北京市高等教育精品教材立项项目
医学高等专科学校教材
中央广播电视大学医科类大专教材

医学免疫学与微生物学

（第三版）

主　编　白惠卿　陈育民　安云庆
编　委　（按姓氏笔画为序）
　　　　王　露　北京大学医学部
　　　　白惠卿　北京大学医学部
　　　　安云庆　首都医科大学
　　　　宋鸿儒　承德医学院
　　　　李　波　广东佛山职工医学院
　　　　沈海中　首都医科大学
　　　　陈育民　河北工程学院医学院
　　　　陈海伦　首都医科大学
　　　　曹明耀　河北工程学院医学院
　　　　彭宜红　北京大学医学部

北京大学医学出版社

YIXUE MIANYIXUE YU WEISHENGWUXUE

图书在版编目（CIP）数据

医学免疫学与微生物学 / 白惠卿，陈育民，安云庆主编．—3版．—北京：北京大学医学出版社，2005.7（2018.4重印）
ISBN 978-7-81071-825-7

Ⅰ．医… Ⅱ．①白…②陈…③安… Ⅲ．①医药学：免疫学 - 医学院校 - 教材 ②医药学：微生物学 - 医学院校 - 教材 Ⅳ．① R3

中国版本图书馆 CIP 数据核字（2007）第 009869 号

医学免疫学与微生物学（第3版）

主　　编：	白惠卿　陈育民　安云庆
出版发行：	北京大学医学出版社
地　　址：	（100191）北京市海淀区学院路38号　北京大学医学部院内
电　　话：	发行部 010-82802230；图书邮购 010-82802495
网　　址：	http://www.pumpress.com.cn
E - m a i l：	booksale@bjmu.edu.cn
印　　刷：	莱芜市圣龙印务有限责任公司
经　　销：	新华书店
责任编辑：李小云　　责任校对：王怀玲　　责任印制：罗德刚	
开　　本：	787×1092mm 1/16　印张：23　字数：580千字
版　　次：	2005年7月第3版　2018年4月第23次印刷
书　　号：	ISBN 978-7-81071-825-7
定　　价：	30.50元

版权所有，违者必究

（凡属质量问题请与本社发行部联系退换）

第三版前言

该版《医学免疫学与微生物学》教材已被北京市教育委员会（京教高［2001］27号文件）确定为北京市高等教育精品教材建设项目。由白惠卿、陈育民、安云庆主编的《医学免疫学与微生物学》（第二版）教材经过六年多教学实践，受到了广大师生的欢迎。但由于本学科尤其是医学免疫学的进展迅速，知识更新很快，有些内容已不能适应学科发展的要求。为此，我们根据教材更新修订规律，在北京大学医学出版社的大力支持下，组成了《医学免疫学与微生物学》（第三版）教材编写委员会。全体编委经过辛苦工作，反复修改，于2004年11月完成了该教材全稿的编写与审定工作。

本次修订保留了第二版教材的基本结构，仍分为医学免疫学和医学微生物学两篇。我们在认真学习国内外相关教材和文献资料的基础上，根据自身多年的教学经验，并针对国内高等医学院校医学专科学生教学现状，对多数章节作了较大的变动、调整，全书由第二版的39章调整为37章，以便更有助于教师和学生的使用。第一篇医学免疫学，将免疫细胞分为适应性免疫的组成细胞和固有免疫的组成细胞两章，并将造血干细胞和T淋巴细胞、B淋巴细胞的分化成熟过程编入免疫器官与组织一章；免疫学应用分为免疫学防治和免疫学检测两章；增写了固有免疫应答、免疫耐受与免疫调节两章。其章节根据认知规律按免疫分子、免疫器官、免疫细胞、免疫应答、免疫病理及免疫应用的顺序编写。第二篇医学微生物学，删去了抗感染免疫一章，将细菌的形态结构和生长繁殖合并为一章，细菌感染的实验室检查、病毒感染的实验室检查和防治原则合并为一章，支原体、衣原体、立克次体、螺旋体和放线菌合并为一章。将疱疹病毒和逆转录病毒均单独成章。其章节将病毒的基本性状和致病性两章排在细菌、病毒感染的实验室检查与防治原则之前。增写了SARS冠状病毒。在书后增编了专业词汇及缩写英汉对照。

编写时各位编委力求突出重点、兼顾全面、删繁就简、除旧布新、循序渐进、深入浅出、语言规范、通俗易懂。同时力求该教材要达到科学性、先进性和实用性。但由于现代医学免疫学与微生物学的发展日新月异，本书很难将新理论和新技术全部编入。此外，鉴于编者水平有限，书中难免存在缺点和不足之处，恳切希望广大师生给予批评指正，多提宝贵意见，以便今后再版时修改完善。

编　委
2004年11月

目 录

第一篇　医学免疫学

第一章　医学免疫学概述 …………… (3)
　第一节　免疫学的基本概念 ………… (3)
　　一、免疫与免疫学 …………… (3)
　　二、免疫系统及其功能 ……… (3)
　　三、免疫的类型与作用特点 … (5)
　第二节　免疫学发展简史和重要成就
　　…………………………………… (6)
　　一、免疫学开创期 …………… (6)
　　二、传统免疫学时期 ………… (6)
　　三、近代免疫学时期 ………… (7)
　　四、现代免疫学时期 ………… (7)
　　五、20世纪获得诺贝尔奖的免疫学家
　　　　及其贡献 ………………… (8)

第二章　抗　原 ……………………… (10)
　第一节　影响抗原免疫原性的因素
　　…………………………………… (10)
　　一、抗原的理化特性 ………… (10)
　　二、宿主的因素 ……………… (11)
　　三、免疫的方法 ……………… (12)
　第二节　抗原特异性与交叉反应性
　　…………………………………… (12)
　　一、抗原决定基的概念与特点 … (12)
　　二、抗原决定基的类型 ……… (14)
　　三、抗原的结合价 …………… (14)
　　四、共同抗原与交叉反应 …… (15)
　第三节　抗原的种类 ………………… (15)
　　一、根据抗原性能分类 ……… (15)
　　二、根据诱导抗体产生是否需要T细
　　　　胞辅助分类 ……………… (16)
　　三、根据抗原与机体的亲缘关系分类
　　　　………………………………… (16)
　　四、白细胞分化抗原 ………… (18)

　　五、其他分类方法 …………… (18)
　第四节　丝裂原、超抗原和佐剂
　　…………………………………… (18)
　　一、丝裂原 …………………… (19)
　　二、超抗原 …………………… (19)
　　三、佐　剂 …………………… (20)

第三章　免疫球蛋白与抗体 ………… (21)
　第一节　免疫球蛋白分子的结构
　　…………………………………… (21)
　　一、免疫球蛋白的基本结构 … (21)
　　二、免疫球蛋白的功能区及其主要功能
　　　　………………………………… (23)
　　三、免疫球蛋白的其他成分 … (23)
　　四、免疫球蛋白的水解片段 … (24)
　第二节　免疫球蛋白的血清型
　　…………………………………… (25)
　　一、同种型 …………………… (25)
　　二、同种异型 ………………… (25)
　　三、独特型 …………………… (26)
　第三节　免疫球蛋白的主要生物
　　　　　学功能 ………………… (26)
　　一、可变区（V区）的功能 … (26)
　　二、恒定区（C区）的功能 … (26)
　第四节　各类免疫球蛋白的主要
　　　　　特性和功能 …………… (28)
　　一、IgG ……………………… (28)
　　二、IgM ……………………… (28)
　　三、IgA ……………………… (29)
　　四、IgD ……………………… (30)
　　五、IgE ……………………… (31)
　第五节　多克隆抗体和单克隆抗体
　　…………………………………… (32)

1

一、多克隆抗体 …………………… (32)
　　二、单克隆抗体 …………………… (32)
　第六节　免疫球蛋白的基因结构
　　　　　及其表达 …………………… (32)
　　一、免疫球蛋白胚系基因及其定位
　　　　…………………………………… (32)
　　二、人类Ig胚系基因结构及其重排和表达 …… (33)
　　三、免疫球蛋白的类别转换 ……… (33)

第四章　补体系统 ……………………… (36)
　第一节　概　述 ……………………… (36)
　　一、补体系统的组成 ……………… (36)
　　二、补体系统的命名 ……………… (36)
　　三、补体的生物合成和理化性质 … (37)
　第二节　补体系统的激活 …………… (37)
　　一、经典激活途径 ………………… (37)
　　二、甘露聚糖结合凝集素激活途径
　　　　…………………………………… (40)
　　三、旁路激活途径 ………………… (40)
　　四、补体系统三条激活途径的比较
　　　　…………………………………… (41)
　第三节　补体活化的调节 …………… (42)
　　一、补体活性片段的自发性衰变 …… (42)
　　二、可溶性补体调节蛋白及其主要作用
　　　　…………………………………… (42)
　　三、膜结合调节蛋白及其主要作用
　　　　…………………………………… (42)
　第四节　补体受体及其作用 ………… (43)
　　一、补体受体1 …………………… (43)
　　二、补体受体2 …………………… (43)
　　三、补体受体3 …………………… (44)
　　四、C3a受体和C5a受体 ………… (44)
　第五节　补体的主要生物学作用
　　一、溶菌和细胞溶解作用 ………… (44)
　　二、调理作用 ……………………… (44)
　　三、免疫粘附与清除免疫复合物作用
　　　　…………………………………… (44)
　　四、炎症介质作用 ………………… (45)
　　五、参与特异性免疫应答 ………… (45)

第五章　细胞因子 ……………………… (46)
　第一节　细胞因子及其受体概述
　　　　…………………………………… (46)
　　一、细胞因子的分类 ……………… (46)
　　二、细胞因子受体 ………………… (47)
　第二节　细胞因子的共同特性和主要
　　　　　生物学作用 ………………… (48)
　　一、细胞因子的共同特性 ………… (48)
　　二、细胞因子的主要生物学作用 … (50)
　第三节　细胞因子各论 ……………… (52)
　　一、白细胞介素的主要来源和生物学功能
　　　　…………………………………… (52)
　　二、Ⅱ型干扰素的主要生物学功能
　　　　…………………………………… (54)
　　三、肿瘤坏死因子及其主要的生物学功能
　　　　…………………………………… (54)
　　四、集落刺激因子的主要来源和生物学功能
　　　　…………………………………… (55)
　　五、趋化性细胞因子及其生物学功能
　　　　…………………………………… (55)
　　六、转化生长因子-β及其主要的生物学功能
　　　　…………………………………… (56)
　第四节　细胞因子与疾病的关系和在
　　　　　疾病治疗中的应用 ………… (56)
　　一、细胞因子与疾病的关系 ……… (56)
　　二、细胞因子及其抑制剂在临床疾病
　　　　治疗中的应用 ………………… (57)

第六章　主要组织相容性复合体及其
　　　　编码的抗原系统 ……………… (59)
　第一节　HLA复合体及其产物 …… (59)
　　一、Ⅰ类基因区基因及其产物 …… (59)
　　二、Ⅱ类基因区基因及其产物 …… (60)
　　三、Ⅲ类基因区基因及其产物 …… (60)
　第二节　HLA-Ⅰ类和Ⅱ类抗原分子
　　　　　的结构 ……………………… (60)
　　一、HLA-Ⅰ类抗原分子的结构 … (60)
　　二、HLA-Ⅱ类抗原分子的结构 … (61)
　第三节　HLA-Ⅰ类和Ⅱ类抗原的
　　　　　分布和主要功能 …………… (62)
　　一、HLA-Ⅰ类和Ⅱ类抗原的分布 …… (62)
　　二、HLA-Ⅰ类和Ⅱ类抗原的主要生

物学功能 …………………… (62)
第四节　HLA 复合体的遗传特征
　　　　　　　　　　　　…………… (63)
　　一、单倍型遗传 ………………… (63)
　　二、多态性现象 ………………… (63)
　　三、连锁不平衡 ………………… (64)
第五节　HLA 在医学上的意义
　　　　　　　　　　　　…………… (64)
　　一、HLA 与同种器官移植的关系 … (64)
　　二、HLA 与输血反应的关系……… (64)
　　三、HLA 与疾病的相关性 ……… (64)
　　四、HLA 异常表达与疾病的关系 … (65)
　　五、HLA 与法医学的关系 ……… (66)

第七章　免疫器官及其主要作用 …… (67)
　第一节　中枢免疫器官 …………… (67)
　　一、骨　髓 ……………………… (67)
　　二、胸　腺 ……………………… (69)
　第二节　外周免疫器官 …………… (71)
　　一、淋巴结 ……………………… (71)
　　二、脾 …………………………… (72)
　　三、粘膜相关的淋巴组织 ……… (72)

第八章　适应性免疫的组成细胞 …… (74)
　第一节　T 淋巴细胞 ……………… (74)
　　一、T 细胞表面分子及其功能 … (74)
　　二、T 细胞亚群及其功能 ……… (77)
　第二节　B 淋巴细胞 ……………… (80)
　　一、B 细胞的表面分子及其功能 … (80)
　　二、B2 细胞的主要生物学特征和功能
　　　　　　　　　　　　…………… (83)

第九章　固有免疫的组成细胞 ……… (84)
　第一节　吞噬细胞 ………………… (84)
　　一、吞噬细胞的种类及特性 …… (84)
　　二、巨噬细胞的主要生物学功能 … (85)
　第二节　树突状细胞 ……………… (88)
　第三节　自然杀伤细胞 …………… (88)
　　一、NK 细胞表面与其杀伤活化和杀伤
　　　　抑制有关的受体 …………… (89)
　　二、NK 细胞杀伤靶细胞的作用机制
　　　　　　　　　　　　…………… (92)
　第四节　NKT 细胞 ………………… (93)

　第五节　γδT 细胞及其作用 ……… (93)
　第六节　B1 细胞及其作用 ……… (94)
　第七节　其他固有免疫细胞 ……… (95)
　　一、嗜酸性粒细胞 ……………… (95)
　　二、嗜碱性粒细胞和肥大细胞 … (95)

第十章　适应性免疫应答 …………… (96)
　第一节　概　述 …………………… (96)
　　一、适应性免疫应答的概念 …… (96)
　　二、适应性免疫应答的类型 …… (96)
　　三、适应性免疫应答发生的场所 … (96)
　　四、适应性免疫应答的基本过程 … (96)
　　五、适应性免疫应答的主要特性 … (96)
　第二节　抗原提呈细胞及其对抗原
　　　　　的加工处理和提呈 ……… (97)
　　一、抗原提呈细胞 ……………… (97)
　　二、抗原提呈细胞对抗原的加工处理
　　　　和提呈 ………………………… (97)
　第三节　T 细胞和 B 细胞的激活
　　　　　　　　　　　　…………… (99)
　　一、T 细胞与 APC 的相互作用和 T 细胞
　　　　活化信号的产生 …………… (99)
　　二、B 细胞与 Th 细胞的相互作用及其
　　　　活化信号的产生 ………… (101)
　第四节　B 细胞介导的体液免疫应答
　　　　　　　　　　　　………… (102)
　　一、TD 抗原诱导的体液免疫应答
　　　　　　　　　　　　………… (102)
　　二、TI 抗原引起的体液免疫应答
　　　　　　　　　　　　………… (103)
　　三、抗体产生的一般规律——初次应答
　　　　和再次应答 ………………… (104)
　第五节　T 细胞介导的细胞免疫应答
　　　　　　　　　　　　………… (105)
　　一、$CD4^+$ 效应 Th1 细胞的形成和主要
　　　　生物学作用 ………………… (105)
　　二、$CD8^+$ 效应 CTL 细胞的形成和主要
　　　　生物学作用 ………………… (107)

第十一章　固有免疫应答 ………… (109)
　第一节　参与固有免疫的组织、细胞
　　　　　和效应分子 ……………… (109)
　　一、组织屏障及其作用 ……… (109)

二、固有免疫细胞及其主要作用 …… (110)
　　三、固有免疫效应分子及其主要作用
　　　…………………………………… (111)
　第二节　固有免疫应答的作用时相
　　…………………………………… (112)
　　一、瞬时固有免疫应答阶段 ………… (112)
　　二、早期固有免疫应答阶段 ………… (112)
　　三、适应性免疫应答诱导阶段……… (113)
　第三节　固有免疫应答的特点及其
　　　　　与适应性免疫应答的关系
　　…………………………………… (113)
　　一、固有免疫应答的特点 …………… (113)
　　二、固有免疫应答与适应性免疫应答的
　　　　关系 ………………………… (115)
第十二章　免疫耐受和免疫调节 … (117)
　第一节　免疫耐受 ………………… (117)
　　一、免疫耐受的发现和人工诱导的免疫
　　　　耐受 ………………………… (117)
　　二、T细胞、B细胞免疫耐受的特点
　　　………………………………… (118)
　　三、影响免疫耐受形成的因素 ……… (118)
　　四、研究免疫耐受的意义 …………… (119)
　第二节　免疫应答的调节 ………… (120)
　　一、抗原和抗体对免疫应答的调节作用
　　　………………………………… (120)
　　二、免疫细胞对免疫应答的调节作用
　　　………………………………… (121)
　　三、神经-内分泌-免疫网络的调节作用
　　　………………………………… (123)
第十三章　超敏反应 ……………… (125)
　第一节　Ⅰ型超敏反应…………… (125)
　　一、参与Ⅰ型超敏反应的主要成分和
　　　　细胞 ………………………… (125)
　　二、Ⅰ型超敏反应的发生过程和发生
　　　　机制 ………………………… (126)
　　三、临床常见的Ⅰ型超敏反应性疾病
　　　………………………………… (128)

　　四、Ⅰ型超敏反应防治原则 ………… (129)
　第二节　Ⅱ型超敏反应 …………… (130)
　　一、Ⅱ型超敏反应的发生机制 ……… (130)
　　二、临床常见的Ⅱ型超敏反应性疾病
　　　………………………………… (130)
　第三节　Ⅲ型超敏反应 …………… (132)
　　一、Ⅲ型超敏反应的发生机制 ……… (132)
　　二、临床常见的Ⅲ型超敏反应性疾病
　　　………………………………… (133)
　第四节　Ⅳ型超敏反应 …………… (134)
　　一、Ⅳ型超敏反应的发生机制 ……… (134)
　　二、临床常见的Ⅳ型超敏反应性疾病
　　　………………………………… (135)
第十四章　免疫学防治 …………… (137)
　第一节　免疫学预防 ……………… (137)
　　一、人工免疫的概念和种类 ………… (137)
　　二、用于人工主动免疫的生物制品
　　　………………………………… (137)
　　三、计划免疫 ………………………… (139)
　　四、预防接种的注意事项 …………… (140)
　第二节　免疫治疗 ………………… (140)
　　一、以抗体为基础的免疫治疗 ……… (141)
　　二、以细胞为基础的免疫治疗 ……… (142)
　　三、以药物为基础的免疫治疗 ……… (142)
　　四、免疫抑制剂 ……………………… (143)
第十五章　免疫学检测 …………… (144)
　第一节　免疫细胞的检测 ………… (144)
　　一、免疫细胞的分离与纯化 ………… (144)
　　二、免疫细胞功能检测 ……………… (145)
　第二节　抗原或抗体的体外检测
　　…………………………………… (148)
　　一、抗原抗体反应的特点 …………… (148)
　　二、抗原抗体反应的影响因素 ……… (149)
　　三、抗原抗体体外检测常用的方法
　　　………………………………… (150)

第二篇 医学微生物学

第十六章 医学微生物学概述 …… (163)
 第一节 医学微生物学的基本概念
  …………………………… (163)
  一、微生物的概念 ………………… (163)
  二、微生物的分类 ………………… (163)
  三、微生物与人类的关系 ………… (164)
  四、微生物学与医学微生物学 …… (165)
 第二节 医学微生物学的发展概况
  与现状 …………………………… (165)

第十七章 细菌的生物学性状 …… (167)
 第一节 细菌的大小与形态 ………… (167)
  一、细菌的大小 …………………… (167)
  二、细菌的形态 …………………… (167)
 第二节 细菌的结构 ………………… (168)
  一、细菌的基本结构 ……………… (168)
  二、细菌的特殊结构 ……………… (172)
 第三节 细菌的理化性状 …………… (175)
  一、细菌的化学组成 ……………… (175)
  二、细菌的物理性状 ……………… (175)
 第四节 细菌的营养与生长繁殖
  …………………………………… (175)
  一、细菌的营养物质与营养类型 … (175)
  二、细菌的生长繁殖 ……………… (176)
 第五节 细菌的新陈代谢 …………… (177)
  一、细菌的分解代谢产物及生化检测
  ………………………………… (178)
  二、细菌的合成代谢产物及其意义
  ………………………………… (178)
 第六节 细菌的形态结构检查与
  人工培养 ………………………… (179)
  一、细菌的形态结构检查 ………… (179)
  二、细菌的人工培养 ……………… (180)
 第七节 细菌的属、种、型、株的
  概念与命名 ……………………… (183)

第十八章 细菌的遗传与变异 …… (184)
 第一节 细菌的变异现象 …………… (184)
  一、形态与结构变异 ……………… (184)
  二、菌落变异 ……………………… (185)
  三、毒力变异 ……………………… (185)
  四、耐药性变异 …………………… (185)
 第二节 细菌遗传变异的物质基础
  …………………………………… (185)
  一、细菌染色体 …………………… (185)
  二、质粒 …………………………… (185)
  三、噬菌体 ………………………… (186)
 第三节 细菌变异的发生机制 ……… (187)
  一、突变 …………………………… (187)
  二、基因的转移与重组 …………… (187)
 第四节 细菌变异的实际应用 ……… (189)
  一、在疾病诊断、治疗和预防中的应用
  ………………………………… (189)
  二、在检测致癌物质方面的应用 … (190)
  三、在基因工程中的应用 ………… (190)

第十九章 细菌的致病性与感染
 …………………………………… (191)
 第一节 致病菌与条件致病菌 ……… (191)
  一、致病菌 ………………………… (191)
  二、条件致病菌 …………………… (191)
 第二节 细菌的致病性 ……………… (191)
  一、细菌致病性的概念 …………… (191)
  二、影响细菌致病性的因素 ……… (192)
 第三节 细菌的毒力物质 …………… (192)
  一、侵袭物质 ……………………… (192)
  二、细菌的毒素 …………………… (193)
 第四节 细菌性感染的发生发展与
  结局 ……………………………… (196)
  一、感染的来源 …………………… (196)
  二、感染的传播方式与途径 ……… (197)
  三、感染的类型 …………………… (197)

第二十章 消毒与灭菌 …………… (200)
 第一节 消毒与灭菌的概念 ………… (200)
 第二节 物理消毒灭菌法 …………… (200)

一、热力消毒灭菌法 …………… (201)
　　二、辐射杀菌法 ………………… (202)
　　三、滤过除菌法 ………………… (202)
第三节　化学消毒灭菌法 ………… (202)
　　一、化学消毒剂的主要种类 …… (203)
　　二、化学消毒剂的作用机制 …… (203)
　　三、化学消毒剂的应用 ………… (203)
　　四、常用消毒剂的种类、浓度及用途
　　　　………………………………… (204)
第四节　影响消毒灭菌效果的因素
　　………………………………………… (206)
　　一、处理剂量 …………………… (206)
　　二、消毒剂的种类与性质 ……… (206)
　　三、微生物的种类与污染程度 … (206)
　　四、温度与湿度 ………………… (206)
　　五、酸碱度 ……………………… (207)
　　六、有机物与其他化学拮抗物 … (207)

第二十一章　病毒的生物学性状
　　………………………………………… (208)
第一节　病毒概述 ………………… (208)
　　一、病毒的概念 ………………… (208)
　　二、病毒的基本特征 …………… (208)
　　三、病毒体的概念 ……………… (208)
　　四、病毒与人类的关系 ………… (209)
第二节　病毒体的大小与形态 …… (209)
　　一、病毒体的大小 ……………… (209)
　　二、病毒体的形态 ……………… (209)
　　三、研究病毒体大小与形态的方法
　　　　………………………………… (209)
第三节　病毒体的结构与化学组成
　　………………………………………… (210)
　　一、裸病毒体的结构与功能 …… (210)
　　二、包膜病毒体的结构与功能 … (211)
　　三、病毒的核酸 ………………… (211)
　　四、病毒的蛋白质 ……………… (212)
第四节　病毒的增殖 ……………… (212)
　　一、病毒的复制周期 …………… (212)
　　二、病毒的异常增殖 …………… (214)
　　三、病毒的干扰现象 …………… (214)
第五节　病毒对理化因素的抵抗特性

　　………………………………………… (215)
　　一、温　度 ……………………… (215)
　　二、紫外线与电离辐射 ………… (215)
　　三、pH …………………………… (215)
　　四、脂溶剂与去垢剂 …………… (215)
　　五、氧化剂、卤素及其化合物 … (215)
　　六、醛类和酚类 ………………… (215)
　　七、抗生素与中草药 …………… (215)
第六节　病毒的分类 ……………… (216)
［附］非寻常病毒致病因子 ……… (217)

第二十二章　病毒感染与致病机制
　　………………………………………… (218)
第一节　病毒的感染方式 ………… (218)
　　一、病毒侵入宿主机体的途径和方式
　　　　………………………………… (218)
　　二、病毒侵入细胞及在体内播散的方式
　　　　………………………………… (219)
第二节　病毒的感染类型 ………… (220)
　　一、整体水平的病毒感染类型 … (220)
　　二、细胞水平的病毒感染类型 … (221)
第三节　病毒的致病机制 ………… (221)
　　一、病毒对感染细胞的致病作用 … (221)
　　二、病毒对感染机体的致病作用 …… (222)

第二十三章　细菌和病毒感染的实验室
　　　　　　　　检查与防治原则 …… (224)
第一节　细菌和病毒感染的实验室
　　　　检查原则 ……………………… (224)
　　一、标本的采集与处理 ………… (224)
　　二、病原体及其结构成分的检测 …… (225)
　　三、细菌与病毒特异性抗体的检测
　　　　………………………………… (228)
第二节　细菌与病毒感染的防治原则
　　………………………………………… (228)
　　一、细菌感染的抗菌药物治疗 … (229)
　　二、病毒感染的药物治疗 ……… (229)

第二十四章　致病性球菌 ………… (232)
第一节　葡萄球菌属 ……………… (232)
　　一、生物学特性 ………………… (232)
　　二、致病性与免疫性 …………… (233)
　　三、微生物学检查 ……………… (235)

四、防治原则……………(235)
第二节　链球菌属……………(235)
　　一、生物学特性……………(235)
　　二、致病性与免疫性………(236)
　　三、微生物学检查…………(238)
　　四、防治原则………………(238)
第三节　肺炎链球菌…………(238)
　　一、生物学特性……………(238)
　　二、致病性…………………(239)
　　三、微生物学检查及防治原则……(239)
第四节　奈瑟菌属……………(239)
　　一、脑膜炎奈瑟菌…………(240)
　　二、淋病奈瑟菌……………(241)

第二十五章　肠道杆菌…………(243)
　第一节　概述…………………(243)
　　一、肠道杆菌的概念………(243)
　　二、肠道杆菌的种类………(243)
　　三、肠道杆菌的共同生物学特性……(243)
　第二节　埃希菌属……………(244)
　　一、生物学特性……………(244)
　　二、致病性…………………(245)
　　三、微生物学检查…………(246)
　　四、防治原则………………(247)
　第三节　沙门菌属……………(247)
　　一、生物学特性……………(247)
　　二、致病性与免疫性………(249)
　　三、微生物学检查…………(250)
　　四、防治原则………………(250)
　第四节　志贺菌属……………(251)
　　一、生物学特性……………(251)
　　二、致病性与免疫性………(252)
　　三、微生物学检查…………(253)
　　四、防治原则………………(253)
　第五节　其他肠道杆菌………(253)
　　一、克雷伯菌属……………(253)
　　二、变形杆菌属……………(254)

第二十六章　弧菌属与弯曲菌……(255)
　第一节　弧菌属………………(255)
　　一、霍乱弧菌………………(255)
　　二、副溶血性弧菌…………(257)

第二节　弯曲菌属……………(258)
第三节　螺杆菌属……………(258)

第二十七章　厌氧性细菌………(260)
　第一节　厌氧芽胞梭菌属……(260)
　　一、破伤风梭菌……………(260)
　　二、产气荚膜梭菌…………(261)
　　三、肉毒梭菌………………(263)
　第二节　无芽胞厌氧菌………(263)
　　一、无芽胞厌氧菌的种类、分布及特性
　　　　………………………(264)
　　二、致病性…………………(265)
　　三、微生物学检查…………(265)
　　四、防治原则………………(266)

第二十八章　分枝杆菌属………(267)
　第一节　结核分枝杆菌………(267)
　　一、生物学特性……………(267)
　　二、致病性…………………(268)
　　三、免疫性与超敏反应……(269)
　　四、微生物学检查…………(270)
　　五、防治原则………………(270)
　第二节　麻风分枝杆菌………(270)

第二十九章　其他致病性细菌……(272)
　第一节　人畜共患病病原菌……(272)
　　一、炭疽杆菌………………(272)
　　二、鼠疫耶氏菌……………(273)
　　三、布鲁菌属………………(274)
　第二节　军团菌属……………(274)
　第三节　白喉棒状杆菌………(275)
　　一、生物学特性……………(275)
　　二、致病性和免疫性………(276)
　　三、微生物学检查…………(276)
　　四、防治原则………………(276)
　第四节　铜绿假单胞菌………(277)
　第五节　百日咳鲍特菌………(277)
　第六节　流感嗜血杆菌………(277)

第三十章　呼吸道病毒…………(279)
　第一节　流行性感冒病毒……(279)
　　一、生物学特性……………(279)
　　二、致病性和免疫性………(280)
　　三、微生物学检查…………(281)

7

四、防治原则……………………(281)
第二节　副粘病毒………………………(281)
　　一、麻疹病毒……………………(282)
　　二、腮腺炎病毒…………………(283)
　　三、呼吸道合胞病毒……………(283)
第三节　其他呼吸道病毒………………(283)
　　一、腺病毒………………………(283)
　　二、风疹病毒……………………(284)
　　三、冠状病毒……………………(285)

第三十一章　经肠道感染的病毒
……………………………………(287)
第一节　肠道病毒………………………(287)
　　一、肠道病毒的种类及特征……(287)
　　二、脊髓灰质炎病毒……………(287)
　　三、其他肠道病毒………………(288)
第二节　急性胃肠炎病毒………………(289)
　　一、轮状病毒……………………(289)
　　二、肠道腺病毒…………………(290)
　　三、杯状病毒……………………(290)

第三十二章　肝炎病毒
第一节　甲型肝炎病毒…………………(291)
　　一、生物学特性…………………(291)
　　二、致病性和免疫性……………(292)
　　三、微生物学检查………………(292)
　　四、预防和控制…………………(292)
第二节　乙型肝炎病毒…………………(293)
　　一、主要生物学特性……………(293)
　　二、致病性和免疫性……………(295)
　　三、微生物学检查………………(296)
　　四、预防措施……………………(297)
第三节　丙型肝炎病毒…………………(297)
　　一、主要生物学特性……………(298)
　　二、致病性………………………(298)
　　三、微生物学检查………………(298)
第四节　丁型肝炎病毒…………………(298)
　　一、主要生物学特性……………(298)
　　二、致病性………………………(298)
　　三、微生物学检查………………(299)
第五节　戊型肝炎病毒…………………(299)
　　一、主要生物学特性……………(299)

　　二、致病性和免疫性……………(299)
　　三、微生物学检查与防治原则…(299)
第六节　其他肝炎相关病毒……………(299)
　　一、庚型肝炎病毒………………(299)
　　二、己型肝炎病毒………………(300)
　　三、TT型肝炎病毒……………(300)

第三十三章　疱疹病毒
第一节　概述……………………………(301)
第二节　单纯疱疹病毒…………………(302)
　　一、生物学特性…………………(302)
　　二、致病性和免疫性……………(303)
　　三、微生物学检查………………(303)
　　四、防治原则……………………(303)
第三节　EB病毒………………………(303)
　　一、生物学特性…………………(304)
　　二、致病性和免疫性……………(304)
　　三、微生物学检查………………(305)
　　四、防治原则……………………(305)
第四节　水痘－带状疱疹病毒…………(305)
第五节　巨细胞病毒……………………(306)
　　一、生物学特性…………………(306)
　　二、致病性和免疫性……………(306)
　　三、微生物学检查及预防………(307)

第三十四章　逆转录病毒
第一节　逆转录病毒的种类及特征
……………………………………(308)
　　一、逆转录病毒的种类…………(308)
　　二、逆转录病毒的共同特性……(308)
第二节　人类免疫缺陷病毒……………(308)
　　一、生物学特性…………………(309)
　　二、致病性和免疫性……………(310)
　　三、微生物学检查………………(311)
　　四、防治原则……………………(312)
第三节　人类嗜T细胞病毒……………(312)
　　一、生物学特性…………………(312)
　　二、致病机制……………………(312)
　　三、微生物学检查与防治………(312)

第三十五章　其他病毒
第一节　狂犬病毒………………………(313)
　　一、生物学特性…………………(313)

二、致病性和免疫性 …………… （313）
三、微生物学检查 ……………… （314）
四、防治原则 …………………… （314）

第二节　黄病毒 …………………（314）
一、流行性乙型脑炎病毒 ……… （314）
二、登革病毒 …………………… （315）

第三节　出血热病毒 ……………（316）
一、汉坦病毒 …………………… （316）
二、新疆出血热病毒 …………… （317）

第四节　人乳头瘤病毒 …………（318）
一、生物学特性 ………………… （318）
二、致病性和免疫性 …………… （318）
三、微生物学检查 ……………… （318）

第五节　朊粒 ……………………（318）
一、生物学特性 ………………… （319）
二、致病性和免疫性 …………… （319）
三、微生物学检查 ……………… （319）

第三十六章　其他原核细胞型微生物
…………………………………… （320）

第一节　支原体 …………………（320）
一、生物学特性 ………………… （320）
二、致病性和免疫性 …………… （321）
三、微生物学检查和防治原则 … （321）

第二节　衣原体 …………………（322）
一、生物学特性 ………………… （322）
二、致病性和免疫性 …………… （322）
三、微生物学检查 ……………… （324）

四、防治原则 …………………… （324）

第三节　立克次体 ………………（324）
一、生物学特性 ………………… （325）
二、致病性和免疫性 …………… （326）
三、微生物学检查 ……………… （327）
四、防治原则 …………………… （327）

第四节　螺旋体 …………………（327）
一、钩端螺旋体 ………………… （327）
二、梅毒螺旋体 ………………… （330）
三、伯氏疏螺旋体 ……………… （331）
四、回归热螺旋体 ……………… （332）

第五节　放线菌 …………………（332）
一、放线菌属 …………………… （332）
二、诺卡菌属 …………………… （333）
三、微生物学检查 ……………… （333）
四、防治原则 …………………… （333）

第三十七章　真　菌 ………………（334）

第一节　真菌的基本特性 ………（334）
一、真菌的分类 ………………… （334）
二、真菌的形态与结构 ………… （334）
三、真菌的培养特性与菌落特征 …… （335）
四、真菌的繁殖方式与抵抗力 … （336）
五、真菌的致病性和免疫性 …… （336）

第二节　致病性真菌 ……………（337）
一、浅部感染真菌 ……………… （337）
二、深部感染真菌 ……………… （338）

专业词汇及缩写英汉对照 ……………（340）

第一篇

医学免疫学

第一章 医学免疫学概述

第一节 免疫学的基本概念

一、免疫与免疫学

免疫（immunity）一词来源于拉丁文 immunis，其原意是免除赋税或差役，在医学上引申为免除瘟疫，即抗御传染病的能力。随着免疫学研究的发展，人们对免疫的概念有了新的认识。现代免疫的概念是指机体免疫系统识别"自己"和"非己"，对自身成分产生天然免疫耐受，对非己异物产生排除作用的一种生理反应；正常情况下，此种生理反应可维持机体内环境稳定，产生对机体有益的保护作用；在有些情况下，免疫超常或低下也能产生对机体有害的结果，如引发超敏反应、自身免疫病和肿瘤等。

免疫学是生命科学的一个重要组成部分，是研究机体免疫系统的组织结构和生理功能的一门学科。免疫学起始于医学微生物学，以研究抗感染免疫为主，现已广泛渗透到医学科学的各个领域，发展成为一个具有多个分支和与其他多个学科交叉融合的生物科学。医学免疫学（medical immunology）是研究人体免疫系统的组成与功能、免疫应答的规律与效应、免疫功能异常所致疾病及其发生机制，以及免疫学诊断与防治的一门生物科学。

二、免疫系统及其功能

（一）免疫系统

免疫系统是机体执行免疫功能的组织系统，由免疫器官、免疫细胞和免疫分子三部分组成（表1-1）。

1. 免疫器官　免疫器官可分为中枢免疫器官和外周免疫器官。人和哺乳动物的中枢免疫器官包括骨髓和胸腺；骨髓是造血器官，也是B淋巴细胞发育成熟的场所；胸腺是T淋巴细胞发育成熟的场所。禽类与鸟类的B淋巴细胞是在腔上囊或法氏囊发育成熟的。外周免疫器官主要包括淋巴结、脾和粘膜相关的淋巴组织，它们是成熟T淋巴细胞、B淋巴细胞寄居和接受抗原刺激后产生免疫应答的主要场所。

2. 免疫细胞　免疫细胞泛指所有参加免疫应答或与免疫应答有关的细胞及其前体细胞，主要包括造血干细胞、单核吞噬细胞、树突状细胞、T淋巴细胞、B淋巴细胞、NK细胞、粒细胞、肥大细胞和红细胞等。根据免疫细胞参与免疫应答的类型又可分为参与和执行适应性（特异性）免疫应答的细胞（如抗原提呈细胞、αβT细胞和B2细胞）及参与和执行固有（非特异）免疫应答的细胞（如单核吞噬细胞、树突状细胞、NK细胞和粒细胞等）。

（1）抗原提呈细胞（antigen presenting cell，APC）：是一类具有摄取、加工处理抗原，并能通过细胞内MHC分子将加工处理后形成的抗原肽运载到细胞表面，供抗原特异性淋巴细胞识别结合，启动免疫应答的细胞。APC可分为专职APC和非专职APC两大类，前者主要包括树突状细胞（dendritic cell，DC）、巨噬细胞和B细胞；后者主要包括内皮细胞、上皮细胞、某些肿瘤细胞和病毒感染的细胞。

(2) αβT 细胞和 B2 细胞：即通常所说的 T 淋巴细胞、B 淋巴细胞。此类 T 淋巴细胞、B 淋巴细胞表面具有特异性抗原受体，即 T 细胞受体（T cell receptor，TCR）和 B 细胞受体（B cell receptor，BCR）。每个 T 细胞和 B 细胞只表达一种 TCR 或 BCR，只能识别结合一种与之相对应的抗原分子。T 细胞表面的 TCR 不能直接识别结合抗原分子，只能识别结合被 APC 摄取、加工处理后，以抗原肽形式表达于 APC 表面的抗原分子，即抗原肽-MHC 分子复合物。B 细胞则可通过表面 BCR 直接识别结合相应的抗原分子，而无需抗原提呈细胞参与。T/B 淋巴细胞识别结合抗原后，可启动特异性细胞和/或体液免疫应答，产生免疫效应。

(3) 参与和执行固有（非特异）免疫应答的细胞：此类细胞不表达特异性抗原识别受体，但能表达可直接识别结合病原体表面某些共有特定分子的受体即模式识别受体（pattern recognition receptor，PRR）。它们对病原微生物等非己异物的识别缺少专一性，即对各种病原微生物和其他抗原性异物均可识别，并迅速产生免疫应答，发挥吞噬、杀菌等非特异性抗感染免疫作用，在特异性免疫应答的启动和效应阶段也发挥重要作用。

3. 免疫分子　免疫分子可分为分泌型和膜型分子两大类，分泌型分子包括由浆细胞合成分泌的抗体、由各种活化免疫细胞分泌的补体和细胞因子等；膜型分子包括表达于细胞膜表面参与免疫应答和发挥免疫效应的各种膜型分子，如主要组织相容性抗原（MHC 分子）、特异性抗原受体和 CD 分子等。

(1) 抗体（antibody，Ab）：是 B 细胞接受抗原刺激，增殖分化为浆细胞后，合成分泌的一种具有免疫功能的球蛋白。它们能与相应抗原（病原微生物）特异性结合，并在补体、吞噬细胞和 NK 细胞参与下，产生溶菌、促进吞噬杀菌和抗体依赖细胞介导的细胞毒作用（ADCC 效应）。

(2) 补体（complement，C）：是正常存在于血清、组织液和细胞膜表面的一组不耐热的蛋白质，又称补体系统。生理条件下，存在于血清和组织液中的补体成分通常以酶原或无活性形式存在。当病原微生物进入体内或抗原与抗体在体内结合形成抗原‐抗体复合物时，可使补体系统激活，产生细胞/细菌溶解、调理促进吞噬、介导炎症反应和免疫调节等作用。

(3) 细胞因子（cytokine，CK）：是由多种细胞，特别是活化免疫细胞合成分泌的一类具有多种生物学活性的小分子蛋白。细胞因子在免疫细胞分化发育、免疫应答及其调节、炎症反应和组织修复等过程中发挥重要作用。

(4) 主要组织相容性抗原（HLA）：即 MHC 分子，在人和哺乳动物广泛分布于有核细胞表面。生理条件下，MHC 分子的主要功能是结合、提呈抗原肽，启动特异性免疫应答。

(5) CD 分子：即分化群（cluster of differentiation，CD）。是用单克隆抗体识别鉴定的存在于免疫细胞表面的膜分子。CD 分子种类很多，具有多种功能，也可作为细胞表面标志，通过检测对免疫细胞进行鉴定。如生理条件下，CD3 分子与 TCR 非共价结合共同组成 TCR-CD3 复合受体分子，其主要作用是转导 TCR 识别抗原后产生的活化信号，同时也是 T 细胞表面特有的、能与其他免疫细胞相鉴别的表面标志。

（二）免疫系统的功能与表现

正常情况下，免疫系统所执行的免疫功能可维持机体内环境相对稳定，具有保护性作用；免疫功能异常时，可产生病理性免疫损伤作用。免疫系统通过对"自己"或"非己"的识别和应答，可发挥如下三种功能（表 1-1）。

1. 免疫防御（immunologic defence） 是机体抗御、清除病原微生物等外来抗原性异物侵袭的一种免疫保护功能，即通常所指的抗感染免疫作用。免疫防御反应异常增高可引发超敏反应；反应过低或缺失，则可引发免疫缺陷病或对病原体高度易感。

2. 免疫自稳（immunologic homeostasis） 是机体免疫系统及时清除体内衰老、损伤或变性细胞，而对自身成分处于耐受状态，以维持内环境相对稳定的一种生理功能。免疫自稳功能失调，可引发自身免疫性疾病。

3. 免疫监视（immunologic surveillance） 是机体免疫系统及时识别、清除体内突变细胞和病毒感染细胞的一种生理性保护作用。免疫监视功能失调，可引发肿瘤或病毒持续性感染。

表1-1 免疫系统的功能与表现

主要功能	生理表现	病理表现
免疫防御	抗感染免疫作用	超敏反应（过高），免疫缺陷病（过低）
免疫自稳	清除衰老或损伤细胞，维持自身耐受	自身免疫性疾病
免疫监视	清除突变细胞或病毒感染细胞	肿瘤或持续性病毒感染

三、免疫的类型与作用特点

根据种系和个体免疫系统的发育过程及免疫应答的效应机制和作用特点，可将机体的免疫分为固有免疫和适应性免疫两种类型。

（一）固有免疫

固有免疫（innate immunity）又称天然免疫（natural immunity）或非特异性免疫（nonspecific immunity），是机体在长期种系发育和进化过程中逐渐形成的一种天然防御功能。固有免疫经遗传获得，与生俱有，对各种侵入的病原体或其他抗原性异物可迅速应答，产生非特异抗感染免疫作用，同时在特异性免疫应答的启动和效应阶段也起重要作用。固有免疫应答系统主要包括：组织屏障（如皮肤粘膜及其附属成分组成的物理和化学屏障），固有免疫细胞（如吞噬细胞、树突状细胞和NK细胞），固有免疫分子（如补体、细胞因子和具有抗菌作用的多肽、蛋白质、酶类物质）等。

（二）适应性免疫

适应性免疫（adaptive immunity）又称获得性免疫（acquired immunity）或特异性免疫（specific immunity），是机体在生活过程中，接受病原微生物等抗原性异物刺激后产生的，只对相应特定病原体等抗原性异物起作用的防御功能。执行适应性免疫应答的细胞是表面具有特异性抗原识别受体的T淋巴细胞、B淋巴细胞，此种抗原特异性淋巴细胞被相应抗原激活后，需经克隆扩增，进而分化成效应细胞方能发挥特异性免疫作用。此外，该种T淋巴细胞、B淋巴细胞在免疫应答过程中可产生免疫记忆，即形成长寿记忆细胞，当再次与相应抗原相遇时能迅速产生应答，发挥免疫作用。

适应性免疫应答又可分为细胞和体液免疫应答两种主要类型。适应（特异）性免疫应答是在病原微生物等非己异物进入体内后，诱导机体免疫系统产生的。进入体内的非己异物能被T淋巴细胞、B淋巴细胞表面相应抗原受体（TCR/BCR）识别结合并启动特异性免疫应答，该非己异物被称为抗原（antigen，Ag）。抗原性物质进入机体后，可选择性激活表面具有相应抗原受体的T淋巴细胞、B淋巴细胞，使T细胞增殖分化为效应T细胞，通过释放细胞因子和细胞毒性介质产生免疫调节和细胞免疫效应；使 B 细胞增殖分化为浆细胞，通过合成分泌抗体产生体液免疫效应。B 细胞介导的免疫应答称为体液免疫应答，T 细胞介导的免疫应答称为细胞免疫应答。

第二节 免疫学发展简史和重要成就

免疫学是一门既古老又年轻的学科，从建立至今已有数百年的历史，其发展过程大致可分为四个时期，即免疫学开创期、传统免疫学时期、近代免疫学时期和现代免疫学时期。本节仅简述各时期的主要贡献及研究内容。

一、免疫学开创期（16～17 世纪）

公元 16～17 世纪（明代），中国医生首先开创应用人痘苗预防天花。这是人类应用最早的疫苗。

二、传统免疫学时期（18～20 世纪初）

（一）人工主动和人工被动免疫疗法的建立

1. Jenner（1778）接种牛痘苗预防天花。

2. Pasteur（1880）制备炭疽等减毒活疫苗预防炭疽等疾病获得成功。

3. Behring 和 Kitasato（1890）用减毒白喉外毒素免疫动物获得抗血清（即白喉抗毒素），用以治疗白喉取得成功。

（二）原始细胞免疫和体液免疫学说的提出和两者的统一

1. Metchnikoff（1883～1890）提出原始的细胞免疫学说，认为吞噬细胞是执行抗感染免疫作用的细胞。

2. Koch（1891）发现结核杆菌和 Koch 现象，即感染过结核杆菌的豚鼠，再次皮下注射少量结核杆菌后，可使注射局部组织发生坏死。上述发现对日后阐明细胞免疫的作用具有重要意义。

3. Ehrlich（1890）提出原始的体液免疫学说，认为血清中存在的抗菌物质在抗感染免疫中起决定作用。

4. Pfeffer（1894）发现溶菌素（抗体），同年 Bordet 发现补体及其与抗体协作产生的溶菌作用。这些发现支持了体液免疫学说。

5. Wright 和 Douglas（1903）发现动物免疫血清能加速吞噬细胞对相应细菌的吞噬，提出免疫血清（含抗体和补体）具有调理吞噬作用，从而将体液和细胞免疫学说统一起来。

（三）免疫病理概念的建立

Riohet 和 Portiter（1902）发现，接受海葵提取液注射后幸免于难的狗，数周后再次接受极小量海葵提取液可立即死亡，据此提出过敏反应即免疫病理的概念。

（四）经典血清学技术的建立

1. Durham 等（1896）发现特异性凝集反应，同年 Widal 建立了诊断伤寒的肥达试验（试管凝集试验）。

2. Kraus（1897）建立了沉淀试验。

3. Bordet 和 Gengou（1900）建立了补体结合试验。

4. Landsteiner（1900）发现了 ABO 血型抗原，建立了检测血型的玻片凝集试验。

三、近代免疫学时期（20 世纪中叶）

（一）细胞转移迟发型超敏反应实验的成功

Chase 和 Landsteiner（1942）用结核杆菌感染豚鼠，然后将豚鼠的血清和淋巴细胞分别被动转移给两组正常豚鼠，再用结核菌抗原（结核菌素）给豚鼠做皮内注射，结果发现：前者局部皮肤无反应，即结核菌素反应阴性；后者局部组织坏死，即出现阳性反应。上述结果表明，结核菌素反应不是由抗体引起，而是由结核菌抗原致敏的淋巴细胞引起。

（二）天然免疫耐受和人工诱导的免疫耐受

Owen（1945）发现在胎盘血管融合的异卵双生小牛体内，各自含有两种不同血型抗原的红细胞，成年后小牛可接受对方移植的皮肤而不排斥。Medawar 等（1953）给胎鼠注入同种异型脾细胞，成功地诱导出获得性移植耐受。

（三）克隆选择学说的建立

Burnet 在上述研究的基础上，结合 Jerne 等提出的天然抗体选择学说等研究成果，于 1958 年提出了抗体生成的克隆选择学说。

（四）免疫球蛋白基本结构的阐明

继 Tiselus 和 Kabat（1938）证明抗体是丙种球蛋白后，Porter 和 Edelman（1959）从多发性骨髓瘤患者血清中获得均质性免疫球蛋白，用酶切和多种化学还原法阐明了免疫球蛋白的基本结构。

四、现代免疫学时期（20 世纪 60 年代初至今）

（一）免疫系统的确立

1. Miller 和 Good（1961）发现胸腺是骨髓未成熟淋巴细胞发育成熟的免疫器官，将胸腺中发育成熟的淋巴细胞称为 T 淋巴细胞（源于 thymus 第一个字母）。

2. Warner 和 Szenberg（1962/1964）发现鸡腔上囊是骨髓未成熟淋巴细胞发育成熟的免疫器官，将腔上囊中发育成熟的淋巴细胞称为 B 淋巴细胞（源于 bursa 第一个字母）。对人和哺乳动物而言，B 淋巴细胞在骨髓（bone marrow）中发育成熟。

3. Claman 和 Mitchell 等（1968）发现了辅助性 T 细胞（Th）并证实抗体产生需要 T-B 细胞协同作用。

4. Cooper 等发现，T/B 淋巴细胞分布于脾脏和淋巴结等外周淋巴组织，提出了外周免疫器官的概念。

（二）特异性免疫应答及其相关免疫细胞表面膜分子的研究

1. 继 Benacenar 证明载体效应后，Mitchison（1970）应用载体效应过继转移实验证明，在抗体形成过程中有载体特异性淋巴细胞和半抗原特异性淋巴细胞参与。Raff 通过载体效应阻断实验证明：T 细胞是载体特异性淋巴细胞，对抗体的产生起辅助作用；B 细胞是半抗原特异性淋巴细胞，是产生抗体的细胞。

2. 20 世纪 70 年代 Unanue 等证明巨噬细胞在抗体形成中的重要作用，确认该种细胞是参与机体免疫应答的第三类细胞。

3. Miller（1968）等发现辅助性 T 细胞（Th），Gershon（1971）发现抑制性 T 细胞（Ts）。

4. Jerne（1974）根据现代免疫学对抗体分子独特型的认识，提出免疫网络学说。

5. 继 Benacerraf 等（1963）在主要组织相容性复合体（MHC）中发现免疫应答相关基因后，Zinkernagal 和 Doherty（1974）证实在免疫应答过程中，免疫细胞间的相互作用受 MHC 限制。

6. Nathensen 和 Strominger（1978）阐明了 MHC 基因产物，即 MHC 分子的结构；20 世纪 80 年代后从分子水平研究证实，MHC 分子在抗原提呈和淋巴细胞识别抗原过程中起重要作用。

7. Tonegawa（1978）等应用分子杂交技术证明并克隆出编码 Ig 分子 V 区和 C 区的基因，同时用 cDNA 片段为探针进一步阐明了免疫球蛋白的基因结构，解答了识别和抗体多样性的起源问题。

8. Haskius 等（1983）证实 T 细胞表面存在抗原受体分子，并分离出这种表面受体分子；Davis（1984）等分离出编码 T 细胞受体的基因；Owen 和 Collins（1985）阐明了 T 细胞受体的分子结构。

（三）免疫技术和其他相关技术的发展

1. Köhler 和 Milstein 等（1975）创建了杂交瘤技术　这是一项突破性的生物技术，可用来大量制备单克隆抗体，对基础医学和临床医学研究起到了巨大的推动作用。

2. Morgan 等（1976）创建了 T 细胞克隆技术　应用这项技术建立了一系列抗原特异性 T 细胞克隆，对细胞免疫学研究起到了巨大的促进作用。

3. Gordon 等（1980）应用转基因技术获得转基因小鼠　这项技术也是一项突破性的生物技术，可使动物不必通过有性杂交就能获得新的基因，表达新的性状和功能性物质。

4. 分子杂交技术的应用　分子杂交技术是现代分子生物学和基因工程中的一项最基本、最重要的技术之一，在医学免疫学中也有巨大的应用价值。分子杂交技术常用的方法有 Southern 印迹、Northen 印迹、斑点杂交和原位杂交等。

5. 基因操作与分析技术　基因打靶和各类反义技术可用于分析特定免疫分子或胞内信息分子的生物学功能；大规模 DNA 测序、新型基因分析技术（微卫星、单核苷酸多态性分析等）和 DNA 芯片等技术有可能进行快速、高通量的基因分析；多聚酶链式反应及其衍生技术，可为分子免疫学研究提供有效手段。

6. 蛋白分析技术　噬菌体肽库、酵母双杂交、计算机分子模拟等技术，可用于分析抗原表位和（或）免疫分子间的相互作用；氨基酸多肽合成技术可用于分析多肽分子间细微的结构差异及其生物学功能的改变，并指导新型疫苗和药物设计；二维电泳和高分辨质谱技术可用于分析复杂的蛋白谱，和发现新的免疫功能分子。

五、20 世纪获得诺贝尔奖的免疫学家及其贡献

20 世纪获得诺贝尔奖的免疫学家及其贡献见表 1—2。

表 1—2　获得诺贝尔医学生理学奖的免疫学家及其主要成就

年代	学者姓名	国家	获奖成就
1901	E. A. Behring	德国	发现抗毒素，开创免疫血清疗法
1905	R. Koch	德国	发现结核杆菌等多种病原菌，建立结核菌素实验，提出郭霍法则

续表

年代	学者姓名	国家	获奖成就
1908	P. Ehrlich	德国	提出体液免疫理论和抗体生成的侧链学说
	E. Metchnikoff	俄国	发现细胞吞噬作用，提出细胞免疫理论
1913	C. Richet	法国	发现过敏现象
1919	J. Bordet	比利时	发现补体，建立补体结合试验
1930	K. Landsteiner	奥地利	发现人红细胞血型
1951	M. Theler	南非	发明黄热病疫苗
1957	D. Bovet	意大利	抗组胺药治疗超敏反应
1960	F. M. Burnet	澳大利亚	提出抗体生成的克隆选择学说
	P. B. Medawar	英国	发现获得性移植免疫耐受性
1972	G. M. Edelman	美国	阐明抗体的本质
	R. R. Porter	英国	阐明抗体的化学结构
1977	R. S. Yalow	美国	创立放射免疫测定法
1980	J. Dausset	法国	发现人白细胞抗原
	G. D. Snell	美国	发现小鼠 H-2 系统
	B. Benaceraf	美国	发现免疫应答的遗传控制
1984	N. K. Jerne	丹麦	提出免疫调节网络学说
	G. Kohler	德国	建立杂交瘤技术，制备单克隆抗体
	Milstein	阿根廷	
1987	Tonegawa	日本	阐明抗体多样性的遗传基础
1996	P. Doherty	澳大利亚	提出 MHC 限制性，即 T 细胞双识别模式
	R. Zinkernagel	瑞士	

（白惠卿）

第二章 抗 原

抗原（antigen，Ag）通常是指能与T细胞抗原受体（TCR）和B细胞抗原受体（BCR）特异性结合，导致T/B淋巴细胞活化产生正免疫应答，即诱导抗体和/或效应T细胞产生，并能与之特异性结合，产生免疫效应或反应的物质。在某些特定条件下，抗原也可诱导机体产生负免疫应答，即对抗原产生特异性免疫无应答状态，又称免疫耐受。

抗原通常具有两种基本特性：①免疫原性（immunogenicity），系指抗原能够刺激机体产生免疫应答，即刺激机体产生抗体和/或效应T细胞的能力；②抗原性（antigenicity），系指抗原能与免疫应答产物，即相应抗体和/或效应T细胞特异性结合，产生免疫效应的能力，又称免疫反应性（immunoreactivity）。同时具有免疫原性和抗原性的物质称为完全抗原（complete antigen）；通常所说的抗原均指完全抗原；本身只有抗原性而无免疫原性的简单小分子物质（如某些多糖、脂类和药物），称为半抗原（hapten）或不完全抗原（incomplete antigen）。半抗原单独作用无免疫原性，当与蛋白质载体（carrier）结合成完全抗原后，可刺激机体产生针对半抗原的特异性抗体。

第一节 影响抗原免疫原性的因素

某种物质是否具有免疫原性，能否作为免疫原诱导机体产生免疫应答，与物质本身的理化性质、机体对该种物质的反应性以及免疫的方式等有着直接的关系。

一、抗原的理化特性

（一）化学性质

具有免疫原性的物质通常是大分子有机物质，无机物没有免疫原性。蛋白质、糖蛋白和脂蛋白具有良好的免疫原性，多糖和多肽具有一定的免疫原性，脂类与核酸本身正常情况下难以诱导免疫应答。

（二）分子大小

具有免疫原性的物质分子量一般大于10kD，通常分子量越大，免疫原性越强。以蛋白质为例，当其分子量大于10kD时具有较强的免疫原性，小于10kD时免疫原性较弱。大分子有机物质免疫原性较强的主要原因是：①表面抗原决定基的数目和种类较多，可有效刺激T/B淋巴细胞活化；②化学结构复杂、相对稳定，在机体内不易被破坏或降解，可持续刺激机体免疫系统产生免疫应答。

（三）化学组成和结构

大分子有机物质并不一定都具有良好的免疫原性，如明胶分子量可达100kD，但因其由直链氨基酸组成，在体内易被降解，故免疫原性很弱。若在明胶分子上连接少量酪氨酸等含苯环的芳香族氨基酸，则能显著增强其免疫原性。胰岛素分子量只有5.7kD，但其结构复杂，含芳香族氨基酸，因此具有免疫原性。上述情况表明，有机物质的免疫原性除与分子量大小有关外，还与其化学组成和结构密切相关。

（四）分子构象和易接近性

B细胞与T细胞不同，可通过其表面BCR直接识别某些抗原分子，启动免疫应答。研究表明，能被BCR直接识别的抗原分子，其表面存在能与BCR互补结合的特殊化学基团（即抗原决定基）。当抗原分子构象发生改变，使表面特殊化学基团隐藏在抗原分子内部，或难以被BCR接近时，此种抗原分子的免疫原性即显著减弱甚至消失。如图2－1所示：抗原分子可因决定抗原特异性的氨基酸残基所处侧链位置或侧链间距的不同，而产生不同的免疫原性。

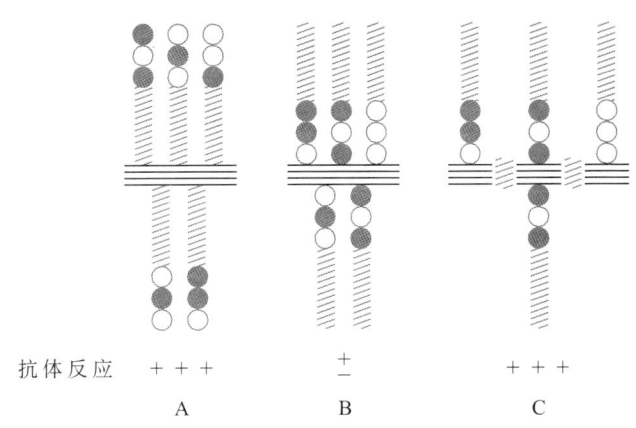

图2－1　抗原的氨基酸残基位置和间距与免疫原性的关系

≡ 多聚赖氨酸　　▨ 多聚丙氨酸　　● 酪氨酸　　○ 谷氨酸

（五）物理状态

化学性质相同的抗原物质可因其物理状态不同而呈现出不同的免疫原性。一般而言，聚合状态抗原的免疫原性较其单体显著增强；颗粒性抗原的免疫原性强于可溶性抗原。因此，人们常将免疫原性较弱的抗原吸附于某些大分子颗粒表面或使其聚合，以增强其免疫原性。

二、宿主的因素

（一）异物性

正常情况下，机体免疫系统一般不对"自身"成分发生免疫应答，而对"非己"抗原性异物产生免疫应答。免疫学中的"非己异物"不仅包括来自体外的非己抗原性物质，还应包括在胚胎期未与淋巴细胞接触或充分接触过的自身物质和某些结构改变的自身物质。眼晶状体蛋白、甲状腺球蛋白和精子确为人体的自身成分，但因其在胚胎期与自身免疫系统隔绝，所以，在外伤、感染等情况下，当上述自身成分（即隐蔽的自身抗原）释放后，可被自身免疫系统视为"非己"成分，而对其产生免疫应答。

抗原性异物免疫原性的强弱与抗原和宿主亲缘关系的远近有关，通常亲缘关系越远，抗原的免疫原性越强；亲缘关系越近，抗原的免疫原性越弱。如鸡卵蛋白对鸭是弱抗原，对哺乳动物（兔）则是强抗原。

（二）遗传因素

机体对抗原性异物的应答能力受遗传因素的控制，如多糖抗原对小鼠具有免疫原性，而对豚鼠则无免疫原性。同种不同品系动物接受同一种抗原刺激后，产生免疫应答的情况也不尽相同，有些为高免疫应答品系，有些为低或无免疫应答品系。如人工合成抗原二硝基苯-多聚-左旋-赖氨酸对品系2豚鼠具有免疫原性，能使之产生免疫应答，而对品系3豚鼠则无免疫原性。人群对某种抗原应答能力所呈现的个体差异也与遗传因素有关。

（三）年龄、性别和健康状态

正常情况下，青壮年个体对抗原的免疫应答能力强于幼年和老年个体，如新生儿和新生动物对多糖类抗原不应答，成年后则产生应答；雌性动物产生抗体的能力高于雄性动物；身体虚弱，健康状态不佳或在感染情况下，也能使机体对抗原的免疫应答能力显著下降。

三、免疫的方法

抗原剂量、免疫途径、免疫次数及其间隔时间，以及免疫佐剂的选择等，均可影响机体对抗原的免疫应答能力。通常抗原剂量要适中，太低和太高均易诱导产生免疫耐受；免疫途径以皮内最佳、皮下次之、腹腔和静脉效果较差，口服则可能诱导产生免疫耐受；减毒活疫苗所需免疫次数少，死疫苗和其他抗原所需免疫次数多；免疫间隔时间要适当，过频和间隔过长均不利于获得良好的免疫效果；选择适当的佐剂可提高或获得所需的免疫应答反应，如弗氏佐剂可诱导和促进IgG类抗体产生，明矾佐剂则易诱导IgE类抗体产生。

第二节 抗原特异性与交叉反应性

抗原特异性是指抗原诱导机体产生免疫应答及其与免疫应答产物，即相应抗体和/或效应T细胞相互作用的高度专一性。如接种伤寒疫苗（抗原）只能诱导机体产生针对伤寒杆菌的抗体，此种抗体也只能与伤寒杆菌结合，而不能与痢疾杆菌或其他抗原结合。抗原特异性是免疫学诊断与防治的重要理论依据。抗原的特异性是由抗原分子中的抗原决定基所决定的。

一、抗原决定基的概念与特点

抗原决定基（antigenic determinant）是指抗原分子中决定抗原特异性的特殊化学基团，又称表位（epitope），通常由5~17个氨基酸残基或5~7个多糖残基/核苷酸组成。抗原决定基（表位）是T细胞受体（TCR）、B细胞受体（BCR）和抗体识别结合的基本单位，他们之间的相互作用具有高度特异性。

应用人工结合抗原即将已知特殊化学基团（半抗原，即抗原表位）分别与同一种载体蛋白结合组成，免疫动物获得抗血清（抗体）；将抗血清分别与上述已知特殊化学基团（半抗原）进行反应，其结果证实了抗原决定基（表位）对抗原特异性的影响。①具有不同酸基的半抗原只能与其相应抗血清（抗体）结合，而不能与它种抗血清（抗体）结合（表2-1），这说明化学基团（表位）的性质可决定抗原的特异性；②氨基苯甲酸邻位、间位、对位三种异构体与其相应抗血清（抗体）可发生强免疫反应，而与其他抗血清（抗体）只产生微弱的免疫反应（表2-2），这说明化学基团（表位）的位置可决定抗原的特异性；③化学基团（表位）的立体构象也可影响抗原的特异性（表2-3）。

表 2—1　不同酸基对半抗原-抗体反应持异性的影响

免疫血清（抗体）	半抗原			
	苯胺 NH_2-C$_6$H$_5$	对氨基苯甲酸 NH_2-C$_6$H$_4$-COOH	对氨基苯磺酸 NH_2-C$_6$H$_4$-SO$_3$H	对氨基苯砷酸 NH_2-C$_6$H$_4$-AsO$_3$H$_2$
苯胺抗体	+++	—	—	—
对氨基苯甲酸抗体	—	++++	—	—
对氨基苯磺酸抗体	—	—	++++	—
对氨基苯砷酸抗体	—	—	—	++++

表 2—2　化学基团空间位置对半抗原-抗体反应特异性的影响

免疫血清（抗体）	半抗原			
	苯胺	邻位氨基苯甲酸	间位氨基苯甲酸	对位氨基苯甲酸
苯胺抗体	+++	—	—	—
邻位氨基苯甲酸抗体	—	+++	—	—
间位氨基苯甲酸抗体	—	—	++++	—
对位氨基苯甲酸抗体	—	—	—	++++

表 2—3　化学基团立体构象对半抗原-抗体反应特异性的影响

免疫血清（抗体）	半抗原		
	右旋酒石酸	左旋酒石酸	消旋酒石酸
右旋酒石酸抗体	+++	—	±
左旋酒石酸抗体	—	+++	±
消旋酒石酸抗体	—	—	+++

二、抗原决定基的类型

（一）根据抗原决定基的结构特点分类

1. 顺序决定基（sequential determinant） 是指一段序列相连续的氨基酸片段，又称线性决定基（linear determinant）。线性决定基多位于抗原分子内部（图 2-2），经抗原提呈细胞（APC）加工处理后，能以抗原肽-MHC 分子复合物的形式表达于 APC 表面，供 T 细胞识别。T 细胞（通过 TCR）识别的抗原决定基均为线性决定基，又称为 T 细胞表位。B 细胞（BCR）也可识别线性决定基，但此种线性决定基存在于抗原分子表面，而不是存在于抗原分子内部。

2. 构象决定基（conformational determinant） 是指序列上不相连续的多肽或多糖通过空间构象形成的具有三维结构的决定基。构象决定基通常位于抗原分子表面，是 B 细胞（通过 BCR）和抗体识别结合的抗原表位（图 2-2）。B 细胞（通过 BCR）识别结合的抗原决定基，又称 B 细胞表位。B 细胞表位包括构象决定基和线性决定基。

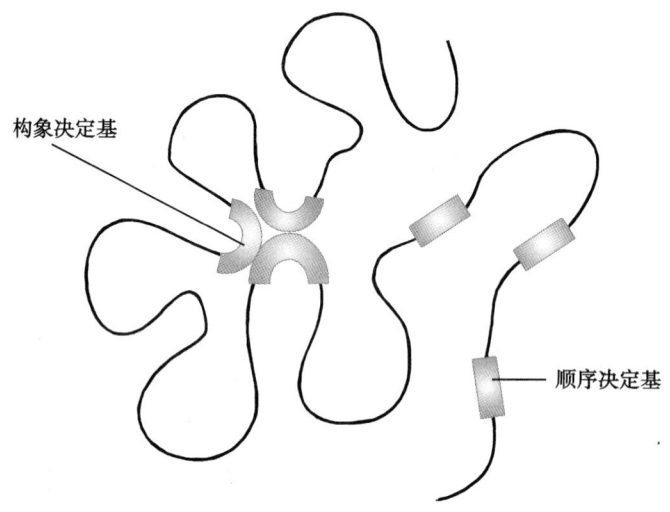

图 2-2 构象决定基与顺序决定基示意图

天然抗原既含 T 细胞表位又有 B 细胞表位，但迄今尚未发现一个表位既可被 T 细胞（TCR）识别又可被 B 细胞（BCR）识别。

（二）根据抗原决定基存在的位置与功能分类

1. 功能性抗原决定基 位于分子表面、易被 B 细胞（BCR）或抗体识别结合的抗原表位，称为功能性抗原决定基；其中有个别化学基团起关键作用，称为免疫优势基团。

2. 隐蔽性抗原决定基 位于抗原分子内部不能与 B 细胞（BCR）或抗体识别结合的抗原表位，称为隐蔽性抗原决定基。此种抗原决定基可因理化因素而暴露于抗原分子表面，成为功能性表位；也可因酶解或修饰（如磷酸化）而产生新的功能性表位。若体内隐蔽性抗原决定基成为功能性表位，则有可能作为自身抗原诱发自身免疫性疾病。

三、抗原的结合价

抗原的结合价（antigenic valence）是指抗原表面能与抗体分子结合的功能性抗原决定基的数目。天然抗原为大分子物质，由多种和多个抗原决定基组成，是多价抗原，此类抗原即含 T 细胞表位又有 B 细胞表位。肺炎球菌荚膜多糖水解产物和半抗原只有一个功能性抗原表位，为单价抗原。

四、共同抗原与交叉反应

天然抗原分子结构复杂具有多种功能性抗原表位，每种 B 细胞表位都能诱导机体产生一种与之相对应的抗体。不同的抗原物质具有不同的抗原表位并各自具有特异性，但在不同的抗原物质上，也可存在某种相同或相似的抗原表位，这种具有相同或相似抗原决定基的不同抗原分子，称为共同抗原（common antigen）或交叉抗原（cross antigen）。存在于同一种属或近缘关系种属生物间的共同抗原称为类属抗原（group antigen）；而存在于不同种属生物间的共同抗原称为异嗜性抗原（heterophile antigen）。天然抗原免疫机体后，可产生多种抗体。因此，由共同抗原刺激机体产生的抗体，不但能与诱导它们产生的抗原特异性结合，而且也能与含有相同或相似抗原表位的其他抗原发生反应，此反应称为交叉反应（cross-reaction）（图 2-3）。

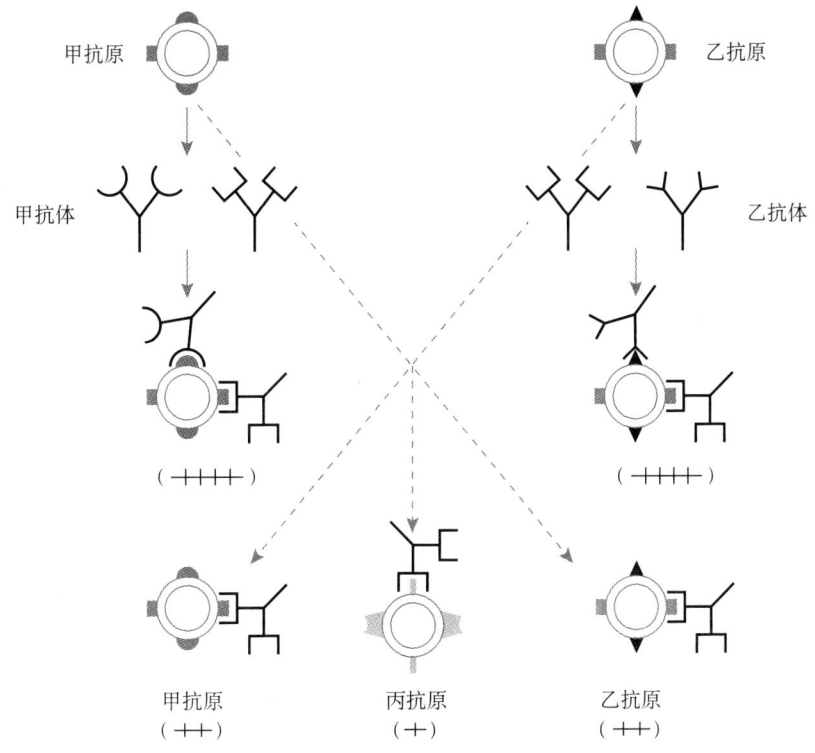

图 2-3 交叉反应示意图

第三节 抗原的种类

抗原的种类繁多，尚无统一的分类方法，一般常用以下几种方法分类。

一、根据抗原性能分类

根据抗原的性能（即免疫原性和抗原性），可将抗原分为完全抗原和不完全抗原/半抗原两类。

二、根据诱导抗体产生是否需要 T 细胞辅助分类

（一）胸腺依赖性抗原

胸腺依赖性抗原（thymus dependent antigen TD -Ag）又称 T 细胞依赖性抗原，简称 TD 抗原。此类抗原既有 T 细胞表位，又有 B 细胞表位，他们刺激 B 细胞产生抗体需要 Th 细胞辅助。绝大多数天然抗原都是 TD 抗原，如各种病原体、异种或同种异体细胞和血清蛋白等。

（二）胸腺非依赖性抗原

胸腺非依赖性抗原（thymus independent antigen TI-Ag）又称 T 细胞非依赖性抗原，简称 TI 抗原。此类抗原由单一重复 B 细胞表位组成，他们刺激 B 细胞产生抗体无需 Th 细胞辅助。TI 抗原可分为以下两类：

1. TI-1 抗原，如细菌脂多糖（LPS）等，其表面除具有单一重复的 B 表位外，还有 B 细胞丝裂原，可刺激相应 B1 细胞产生免疫应答。

2. TI-2 抗原，如细菌荚膜多糖、聚合鞭毛素等，其表面只有单一重复的 B 表位，可刺激相应 B1 细胞产生免疫应答。

三、根据抗原与机体的亲缘关系分类

（一）异种抗原

异种抗原（xenogenic antigen）是指来自其他物种的抗原性物质。与医学有关的异种抗原简要介绍如下：

1. 病原微生物　各种病原微生物如细菌、病毒、立克次体、衣原体和螺旋体等，虽然结构简单，但其化学组成复杂，是含有多种抗原表位的蛋白复合体。病原微生物对人体有很好的免疫原性，将其制成疫苗进行预防注射，可诱导机体对相应病原体感染产生有效免疫保护作用。

2. 外毒素、类毒素和抗毒素　外毒素（extoxin）是某些细菌在生长代谢过程中分泌到菌体外的毒性物质。外毒素为蛋白质，可刺激机体产生相应的抗体即抗毒素，但因其对机体某些特定组织细胞有极强的细胞毒作用，因此不能直接用外毒素制备抗毒素。外毒素经 0.3%～0.4% 甲醛溶液处理后，丧失其毒性作用，仍保留原有免疫原性，即成为类毒素（toxoid）。临床常用的类毒素有破伤风类毒素和白喉类毒素等。用类毒素给人接种，可预防由相应外毒素引起的疾病；免疫动物，可获得相应抗体即抗毒素（antitoxin）。抗毒素源于动物免疫血清，作为抗体，能与相应外毒素特异性结合，具有防治疾病的作用；作为异种蛋白，有可能诱导机体产生超敏反应。因此，临床应用此类生物制剂前，必须做皮肤过敏试验。

（二）同种异型抗原

同种异型抗原（allogenic antigen）是指同一种属不同个体间所具有的抗原性物质。人类同种异型抗原主要有红细胞血型抗原（包括 ABO、Rh 等 40 多种血型抗原）、人类主要组织相容性抗原（详见第六章）和免疫球蛋白同种异型抗原（详见第三章）等。

1. ABO 血型抗原　根据红细胞表面所含 A、B 抗原的不同，可将人类血型分为 A、B、AB 和 O 四种类型。人类 ABO 血型系统的分类见表 2-4。每个人的血清中不含与其本人相

对应的天然血型抗体。

表 2—4 人类 ABO 血型系统的分类

表型	基因型	红细胞表面抗原	血清中天然抗体
A	A/A，A/O	A	抗 A
B	B/B，B/O	B	抗 B
AB	A/B	A 和 B	无抗 A，无抗 B
O	O/O	H（无 A、无 B）	抗 A 和抗 B

ABO 血型物质由多肽和复杂的寡糖构成。在 H 基因作用下，L-岩藻糖可连接到 ABO 血型物质寡糖前体物（precursor oligosaccharides）末端的 D-半乳糖残基上，形成 H 血型物质。H 血型物质是 A 或 B 血型物质的前体，在 A 基因作用下，可将 N-乙酰基-氨基半乳糖连接到 H 血型物质末端的 D-半乳糖残基上，形成 A 血型物质；在 B 基因作用下，可将 D-半乳糖连接到 H 血型物质末端的 D-半乳糖残基上，形成 B 血型物质（图 2—4）。红细胞表面具有 H、A、B 或 AB 血型物质的个体，其血型分别为 O 型、A 型、B 型和 AB 型。ABO（H）血型物质不仅存在于人红细胞膜上，也存在于胃、十二指肠、胰腺、胆囊等组织细胞上以及各种体液和外分泌液中，在唾液、血清、精液、胃液、胆汁、羊水、尿液和泪液中均可检出 ABO（H）血型物质。

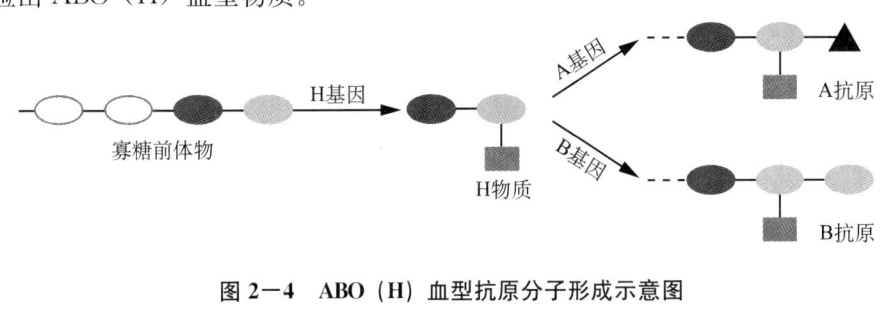

图 2—4 ABO（H）血型抗原分子形成示意图

● N-乙酰基-氨基葡萄糖　▲ N-乙酰基-氨基半乳糖
○ D-半乳糖　■ L-岩藻糖

2. Rh 血型抗原　Landsteiner 和 Wiener（1840）发现恒河猴（Rhesus monkey）红细胞抗血清，能与多数人的红细胞发生凝集反应，表明在人类红细胞和恒河猴红细胞表面具有某种相同的血型物质，称之为 Rh 血型抗原。红细胞表面具有 Rh 抗原者，其血型为 Rh 阳性；不表达 Rh 抗原者，其血型为 Rh 阴性。正常情况下，人体血清中不存在针对 Rh 抗原的抗体。当 Rh 阳性红细胞进入 Rh 阴性个体时，可刺激机体产生针对 Rh 抗原的 IgG 类免疫血型抗体。此类血型抗体可通过胎盘，当体内产生 Rh 抗体的妇女妊娠、且胎儿血型为 Rh 阳性时，就有可能引起胎儿流产或发生新生儿溶血症。

（三）自身抗原

自身抗原（autoantigen）是指能够诱导机体发生自身免疫应答或自身免疫性疾病的自身组织成分，主要包括隐蔽或改变的自身抗原。

1. 隐蔽抗原（sequestered antigen）　是指正常情况下，体内与免疫系统相对隔绝，即从未与免疫细胞接触过的某些自身组织成分。在外伤、感染或手术不慎等情况下，隐蔽抗原释放、进入血液或淋巴液后，被相应淋巴细胞识别，即可产生针对隐蔽抗原的自身免疫应答或引发自身免疫性疾病。如①精子释放入血可刺激机体产生抗精子抗体，从而引发自身免疫性睾丸炎，导致男性不育；②眼晶状体蛋白释放入血，可引发交感性眼炎。

2. 改变/修饰的自身抗原　在病原微生物感染和某些物理（如辐射）和化学（如药物）因素影响下，自身组织结构发生改变，形成新的抗原表位或使隐蔽性抗原决定基暴露成为功能性表位时，即可刺激机体产生免疫应答，重者可引发自身免疫性疾病。如服用甲基多巴类药物后，引起的自身免疫性溶血性贫血等。

（四）异嗜性抗原

异嗜性抗原（heterophilic antigen）是指一类与种属无关，存在于人、动物、植物和微生物之间的共同抗原。此类抗原因首先被 Forssman 发现，又称 Forssman 抗原。例如，A 族溶血性链球菌的细胞膜与人肾小球基底膜和心肌组织具有共同抗原。因此，A 族溶血性链球菌感染后，刺激机体产生的抗体有可能与人肾脏和心肌组织中的共同抗原发生交叉反应，引起肾小球肾炎或心肌炎；大肠杆菌 O_{14} 型脂多糖与人结肠粘膜有共同抗原存在，有可能引发溃疡性结肠炎。

四、白细胞分化抗原

白细胞分化抗原（leukocyte differentiation antigen）是指不同谱系血细胞在其正常分化成熟的不同阶段及活化过程中，出现或消失的细胞表面标志。白细胞分化抗原种类繁多，分布广泛，除表达于白细胞外，还表达于不同分化阶段的红细胞系、巨核细胞/血小板谱系，以及非造血细胞，如血管内皮细胞、成纤维细胞、上皮细胞和神经内分泌细胞等。这些细胞膜表面的抗原分子可用相应单克隆抗体检测鉴定，最初研究人员多采用自己制造、命名的特异性抗体对白细胞分化抗原进行分析和鉴定，故同一分化抗原可能有多个不同的名称。为此，人类白细胞分化抗原国际协作组会议决定：应用以单克隆抗体鉴定为主的聚类分析法，将来自不同实验室的单克隆抗体所识别鉴定的同一白细胞分化抗原归为同一分化群（cluster of differentiation，CD），即以 CD 代替以往的命名。目前人类 CD 的序号已从 CD1 命名到 CD247。

CD 分子可作为细胞表面标志，通过检测，可用于免疫细胞的鉴定。此外，CD 分子还参与免疫细胞的识别、粘附、信号转导、活化与效应等多种生物学活动。

五、其他分类方法

根据理化性质可将抗原分为颗粒性抗原、可溶性抗原、蛋白质抗原、多肽抗原和多糖抗原等；根据来源和诱导免疫应答的性质与特征可将抗原分为内源性抗原、外源性抗原、肿瘤抗原、移植抗原、变应原或过敏原和耐受原等；根据制备方法可将抗原分为天然抗原、人工抗原和合成抗原。

第四节　丝裂原、超抗原和佐剂

通常所说的抗原是指能够通过其抗原表位与相应 T/B 淋巴细胞表面抗原受体（TCR/BCR）结合，启动特异性免疫应答的抗原性物质。此类抗原刺激淋巴细胞所需剂量相对较大，激活淋巴细胞的数量有限（约为淋巴细胞总数的百万分之一），在作用机制和作用特点方面与超抗原和丝裂原有很大差异。

一、丝裂原

丝裂原（mitogen）又称有丝分裂原，是指能够非特异多克隆刺激 T/B 淋巴细胞发生有丝分裂的物质。这些物质通常来自植物种子中的糖蛋白和某些细菌的产物，他们具有强大的非特异性刺激作用，可使体内 30%～60% 的淋巴细胞活化增殖。丝裂原主要包括：植物血凝素（phytohemagglutinin，PHA）、刀豆蛋白 A（concanavalin A，conA）、美洲商陆丝裂原（pokeweed mitogen，PWM）、脂多糖（lipopolysaccharide，LPS）和葡萄球菌蛋白 A（staphylococcus protein A，SPA）。植物血凝素（PHA）和刀豆蛋白 A（conA）是人和小鼠的 T 细胞丝裂原；脂多糖（LPS）和葡萄球菌蛋白 A（SPA）是小鼠的 B 细胞丝裂原；美洲商陆（PWM）是人和小鼠 T、B 两种淋巴细胞共有的丝裂原。

二、超抗原

超抗原（superantigen，SAg）是一类主要由细菌外毒素和某些病毒蛋白产物组成的抗原性物质。此类抗原作用不受 MHC 限制，无抗原特异性，只需极低浓度（1～10ng/ml），即可激活多克隆淋巴细胞（约占淋巴细胞总数的 2%～20%），产生强烈的免疫应答，故称超抗原。

超抗原无需抗原提呈细胞（APC）加工处理，能以完整蛋白的形式多克隆激活 T 细胞。其作用特点如下：①超抗原可直接与 APC 表面 MHC Ⅱ 类分子肽结合槽外侧某些保守氨基酸结合，同时又能与 T 细胞表面抗原受体（TCR）β 链可变区（Vβ）外侧结合，因此 T 细胞活化需 MHC 分子协助，但不受 MHC 分子限制（图 2-5）；②T 细胞总库中，T 细胞受体 β 链可变区（Vβ）根据其氨基酸序列分为 25 个族，超抗原可从中选取某些相对应的 Vβ 族与之结合，因此能使具有同一 Vβ 族的多克隆 T 细胞活化。

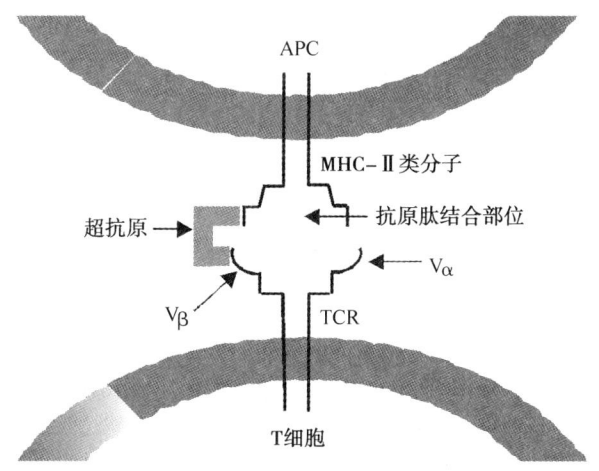

图 2-5 超抗原作用机制示意图

作用于 αβT 细胞的超抗原分为两类：①外源性超抗原，如金黄色葡萄球菌肠毒素 A-E、链球菌致热外毒素；②内源性超抗原，如小鼠乳腺肿瘤病毒蛋白。近年发现作用于 γδT 细胞的超抗原还有热休克蛋白（heat shock protein，HSP）；作用于 B 细胞的超抗原有人类免疫缺陷病毒（human immunodeficiency virus，HIV）gp120。超抗原可能参与机体生理和病理反应，可能与细菌性食物中毒、某些自身免疫病、艾滋病和某些肿瘤的发生有关。

三、佐 剂

佐剂（adjuvant）是指先于抗原或与抗原同时注入体内后，能够增强机体对抗原免疫应答能力或改变免疫应答类型的物质。

（一）佐剂的种类

佐剂的种类很多，主要包括：①生物性佐剂，如卡介苗、短小棒状杆菌、百日咳杆菌、细菌脂多糖、分枝杆菌的胞壁酰二肽和细胞因子等；②无机化合物佐剂，如氢氧化铝和明矾；③人工合成佐剂，如多聚肌苷酸∶胞苷酸（polyI∶C）和多聚腺苷酸∶鸟苷酸（polyA∶U）。目前用于人体的佐剂主要包括氢氧化铝、明矾、polyI∶C、胞壁酰二肽和细胞因子。

弗氏不完全佐剂和弗氏完全佐剂是动物实验中最常使用的佐剂。弗氏不完全佐剂是由液体石蜡（或植物油）和羊毛脂（或吐温）混合而成，使用时与水溶液抗原充分乳化，使抗原与佐剂形成油包水乳剂；在上述不完全佐剂中加入死分枝杆菌（如卡介苗）就成为弗氏完全佐剂。

（二）佐剂的作用机制和应用

1. 佐剂的作用机制

(1) 改变抗原的物理性质，延长抗原在体内的滞留时间，更加有效地刺激免疫应答。

(2) 刺激单核-巨噬细胞，增强他们对抗原的处理和提呈能力。

(3) 刺激淋巴细胞增殖分化，增强和扩大免疫应答能力。

2. 佐剂的主要用途

(1) 增强特异性免疫应答，用于预防接种和动物抗血清的制备。

(2) 作为非特异性免疫增强剂，用于抗肿瘤和慢性感染的辅助治疗。

（陈育民）

第三章 免疫球蛋白与抗体

免疫球蛋白（immunoglobulin，Ig）是指具有抗体活性或化学结构与抗体相似的球蛋白。免疫球蛋白在血清中主要以γ球蛋白的形式存在，可分为分泌型（secreted Ig，SIg）和膜型（membrane Ig，mIg）两种类型，前者主要存在于血液和组织液中，具有抗体的各种功能；后者作为抗原识别受体表达于B细胞膜表面。

抗体（antibody，Ab）是B细胞识别抗原后增殖分化为浆细胞所产生的一类能与相应抗原特异性结合的球蛋白。抗体主要存在于血液和组织液内，也可存在于其他体液如呼吸道粘液、小肠粘液、唾液以及乳汁中。抗体具有多种生物学功能，是介导体液免疫的重要效应分子。他们能与相应抗原（如病原体、毒素）特异性结合，发挥抗感染作用，也可在其他免疫分子和细胞参与下产生免疫效应。

第一节 免疫球蛋白分子的结构

一、免疫球蛋白的基本结构

免疫球蛋白的基本结构（即Ig单体）是由两条相同的长链和两条相同的短链通过链间二硫键连接组成的一个四肽链分子。以IgG为例，免疫球蛋白分子的基本结构及功能区组成如图3-1所示。

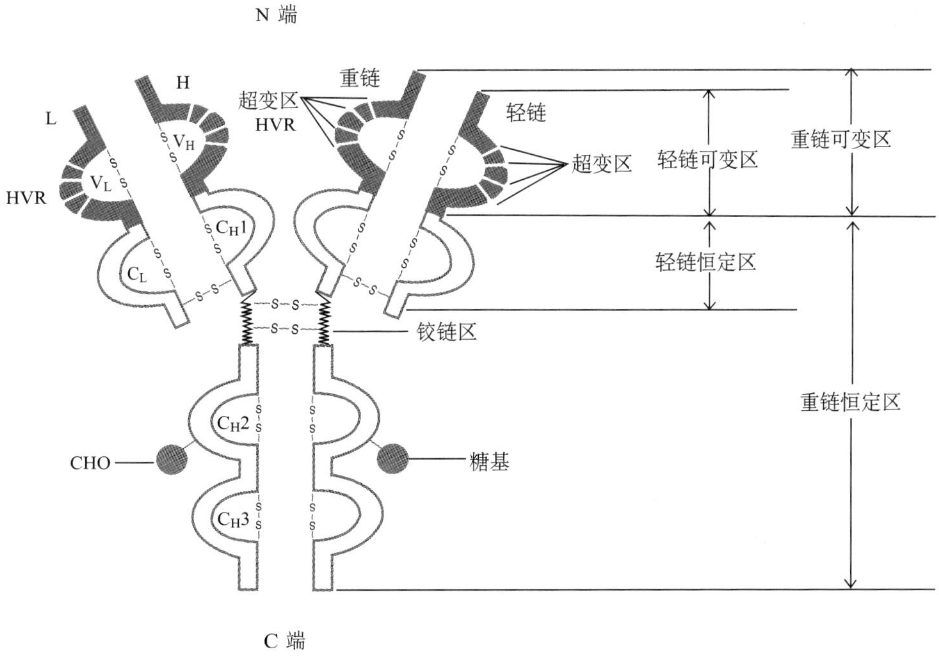

图3-1 免疫球蛋白（IgG）分子基本结构及功能区示意图

（一）重链和轻链

1. 重链　免疫球蛋白的两条长链因分子量大而称之为重链（heavy chain，H链）。每条H链分子量约为50～75kD，由450～550个氨基酸残基组成，H链间有二硫键连接，H链上结合有不同量的糖，故免疫球蛋白属糖蛋白。根据免疫球蛋白H链结构和抗原性的不同，可将其分为五类，即 μ、γ、α、δ 和 ε 链；它们与轻链组成的Ig分别称为IgM、IgG、IgA、IgD和IgE。

2. 轻链　免疫球蛋白的两条短链因分子量小而称之为轻链（light chain，L链）。每条L链分子量约25kD，由214个氨基酸残基组成。L链经二硫键连接在H链的氨基端（N端）。根据L链的结构和抗原性不同，可将免疫球蛋白分为 κ 和 λ 两型。一个天然Ig分子上两条轻链的型别总是相同的。人类血清中 κ 型与 λ 型Ig之比约为 2∶1；而小鼠血清中 κ 型Ig约占95%，马血清中 λ 型Ig约占95%。

（二）可变区与恒定区

免疫球蛋白H链近N端1/4或1/5区段内和L链近N端1/2区段内，约110个氨基酸残基的组成和排列顺序多变，称为可变区（variable region，V区）；其余近羧基端（C端）的氨基酸残基组成和排列顺序相对稳定，称为恒定区（constant region，C区）。H链和L链的V区分别称为VH和VL。H链和L链的C区分别称为CH和CL。

H链/L链可变区肽链通过链内二硫键连接折叠，形成一个球状结构域，又称功能区（domain）。H链/L链恒定区肽链通过链内二硫键连接折叠，可形成以下数目不等的几个球状结构域（功能区）：①γ、α 和 δ 链的C区内形成三个功能区，分别以CH1、CH2和CH3表示；②μ 和 ε 链C区内有四个功能区，即多一个CH4；③L链的C区内只有一个功能区，即CL。

（三）超变区和骨架区

在 V_H 和 V_L 中各有3个氨基酸组成、排列顺序及构型更易变化的特定区段，称为超变区（hypervariable region，HVR），分别以HVR1、HVR2和HVR3表示。这三个超变区分别位于 V_H 区内第31～35、50～65、95～102位氨基酸的区域内和VL区内第24～34、50～56、87～97位氨基酸。可变区中超变区之外的氨基酸组成和排列顺序变化小，称为骨架区（framework region，FR），V_H 和 V_L 内各有四个骨架区，分别用FR1、FR2、FR3和FR4表示。

V_H 和 V_L 结构域内三个超变区共同组成Ig的抗原结合部位（antigen-binding site），该部位能与相应抗原决定基互补结合，因此超变区又被称为互补决定区（complementarity-determing region，CDR），分别用CDR1、CDR2和CDR3表示。不同抗体的CDR序列不同，并因此决定了抗体的特异性。

（四）铰链区

铰链区位于 C_H1 与 C_H2 之间。该区富含脯氨酸，易伸展弯曲，可改变Ig构型，使其适合与抗原分子表面不同距离的抗原表位结合，或能同时与两个抗原分子表面相应的抗原表位结合；也利于暴露Ig分子上的补体C1q结合点而激活补体。此外，铰链区对木瓜蛋白酶和胃蛋白酶敏感，经酶水解处理后，可使Ig从该区断裂为几个不同的片段。五类Ig中，IgG、IgA和IgD重链的 C_H1 与 C_H2 之间有铰链区，IgM和IgE重链无铰链区。

二、免疫球蛋白的功能区及其主要功能

（一）免疫球蛋白的功能区

免疫球蛋白分子的重链和轻链可折叠为几个球状结构域，这些球状结构域因具有不同的生物学功能而称为免疫球蛋白的功能区。这些功能区虽然功能不同，但其二级结构相似，均具有典型的"三明治样"立体结构，即由几条多肽链折叠形成的两个反向平行的β片层（anti-parallel β sheet），通过二者间一个链内二硫键的垂直连接，形成"β桶状"（β barrel）结构。免疫球蛋白轻链可变区和恒定区结构如图3-2所示。

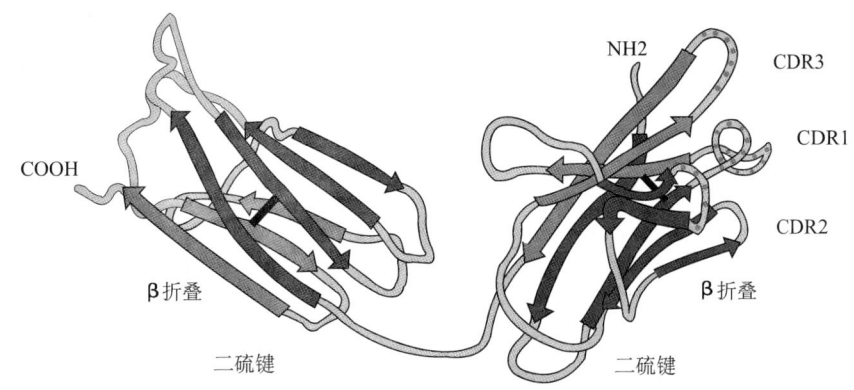

图3-2 免疫球蛋白轻链可变区和恒定区结构示意图

Ig轻链有V_L和C_L两个功能区；IgG、IgA和IgD的重链有V_H、C_H1、C_H2和C_H3四个功能区；IgM和IgE的重链有五个功能区，即多一个C_H4功能区。

（二）各功能区的主要作用

1. V_H和V_L能特异结合抗原，其中HVR（CDR）是与抗原表位互补结合的部位。
2. C_H和C_L具有Ig同种异型遗传标志。
3. IgG的C_H2和IgM的C_H3具有补体C1q结合位点，可参与补体经典途径的激活。
4. IgG的C_H2可介导IgG通过胎盘。
5. IgG、单体IgA的C_H3和IgE的C_H2、C_H3能与多种免疫细胞表面相应受体结合，并由此介导免疫细胞产生不同的生物学效应。

三、免疫球蛋白的其他成分

（一）连接链

连接链（joining chain，J链）是一条富含半胱氨酸的多肽链，分子量约为20kD，由浆细胞合成。其主要功能是将单体Ig分子连接成为多聚体。IgG、IgD、IgE和血清型IgA为单体分子，不含J链；血液中IgM是由IgM单体分子通过二硫键和J链连接组成的五聚体；分泌型IgA（secretory IgA，SIgA）为IgA二聚体，由J链连接，并与分泌片非共价键结合。

（二）分泌片

分泌片（secretory piece，SP）又称分泌成分（secretory component，SC）是一种含糖的肽链，由粘膜上皮细胞合成分泌，是分泌型IgA的一个重要组成部分。分泌片的主要生物学作用是：①通过与IgA二聚体结合，介导SIgA从粘膜下转运至粘膜表面；②保护

SIgA 铰链区，使其不被蛋白酶水解。

四、免疫球蛋白的水解片段

（一）木瓜蛋白酶水解片段

如图 3-3 所示：木瓜蛋白酶水解 IgG，可将其重链于铰链区链间二硫键近氨基端（N端）处断裂，获得三个片段：即两个完全相同的抗原结合片段（fragment antigen binding，Fab），和一个可结晶片段（fragment crystallizable，Fc）。每个 Fab 段由一条完整的轻链和部分重链（V_H 和 C_H1）组成。该片段具有单价抗体活性，只能与一个相应的抗原表位结合，因此他们与相应抗原结合后不能形成大分子免疫复合物。Fc 段主要由 IgG 的 C_H2 和 C_H3 功能区组成，是 IgG 分子与相应免疫效应细胞（表达 IgGFc 受体）结合相互作用的部位。此外，IgG 同种型抗原表位主要存在于 Fc 段，用人 IgG 免疫动物可获得针对人 IgGFc 段的抗体，此类抗体为抗 Ig 同种型抗体，又称第二抗体。

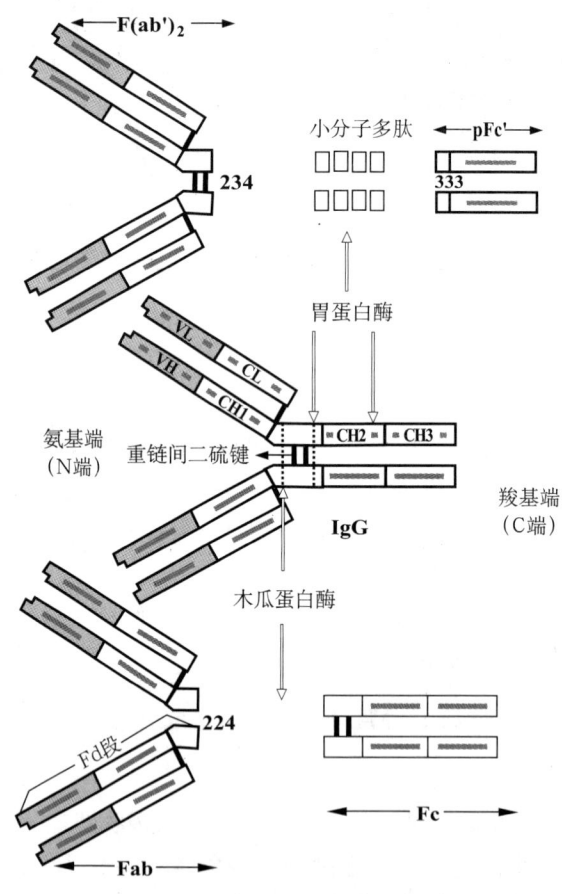

图 3-3 免疫球蛋白（IgG）酶解片段示意图

（二）胃蛋白酶水解片段

如图 3-3 所示，用胃蛋白酶水解 IgG，可将其重链于铰链区链间二硫键近羧基端（C端）处断裂，获得一个大分子片段和若干小分子片段。大分子片段是由铰链区内链间二硫键连接的两个 Fab 片段组成，故称 F（ab'）$_2$ 片段。该片段具有双价抗体活性，与相应抗原结合后可形成大分子复合物，发生凝集或沉淀反应。小分子片段称 pFc'，无生物学活性。根据上述酶解特性，用胃蛋白酶水解破伤风抗毒素等抗体制剂，可大大减少临床使用时可能引起的超敏反应。

第二节 免疫球蛋白的血清型

免疫球蛋白具有抗体活性，能与相应抗原表位特异性结合，产生一系列生物学效应；但其本身对异种动物、同种异体或自身体内某种 B 细胞来说又是一种抗原性物质，能够刺激机体产生相应的抗体，即抗抗体。利用此种抗体检测分析免疫球蛋白的抗原表位，可将其分为同种型（isotype）、同种异型（allotype）和独特型（idiotype）三种血清型。三种血清型的抗原表位（抗原特异性标志）分别位于 Ig 的 C 区和 V 区（图 3-4）。

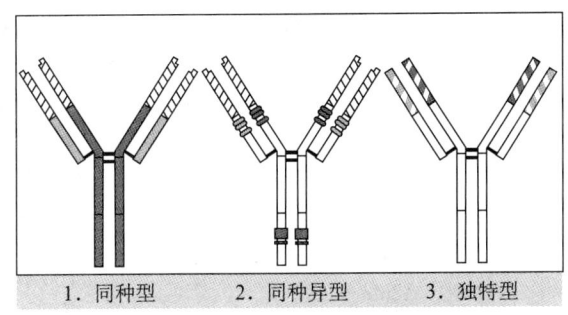

图 3-4 免疫球蛋白的血清型

一、同种型

同种型是指同一种属所有个体的 Ig 分子共有的抗原特异性标志。Ig 同种型抗原特异性因种属不同而异，为种属型标志。同种型抗原决定基（表位）存在于 Ig 恒定区内，根据 Ig 重链恒定区肽链抗原特异性（即同种型抗原表位）的不同，可将 Ig 分为 IgG、IgA、IgM、IgD 和 IgE 五类；其中 IgG、IgA 和 IgM 又根据 C_H 氨基酸组成和 H 链间二硫键数目的差异分成若干亚类（IgG1~4、IgA1~2、IgM1~2）；IgD 和 IgE 尚未发现亚类。根据 CL 的结构和抗原特异性的不同将 Ig 分为 κ 和 λ 两型，每个 Ig 分子中的两条轻链都是相同的，在一个 Ig 单体分子上不可能同时出现 κ 和 λ 型两种轻链。每一类 Ig 都有两种型别，如 IgG 有 κ 型（γ2κ2）和 λ 型（γ2λ2）。λ 型 Ig 又根据轻链上个别氨基酸的差异分为四个亚型，如 190 位氨基酸为亮氨酸时称 OZ（＋）、为精氨酸时称 OZ（－），如 154 位氨基酸为甘氨酸时称 Kern（＋）、为丝氨酸时称 Kern（－）。

二、同种异型

同种异型（allotype）是指同一种属不同个体间，同一类型 Ig 分子所具有的不同的抗原特异性标志。同种异型为个体型标志，主要表现在 Ig 分子的 C_H 和 C_L 上的一个或数个氨基酸的不同，这些差异是由于不同个体的遗传基因决定的，故又称之为遗传标志(marker)。目前已发现在 γ1、γ2、γ3、α2、ε 和 κ 链上有遗传标志，分别命名为 G1m（4 个）、G2m（1 个）、G3m（13 个）、A2m（2 个）、Em（1 个）、Km（3 个）。在 γ4、μ、α1 和 λ 链上尚未发现遗传标志。

三、独特型

独特型（idiotype）是指每个免疫球蛋白分子可变区（V区）肽链所具有的抗原特异性标志。独特型表位由Ig超变区特有的氨基酸序列和构型所决定。Ig的超变区、抗原结合部位和独特型表位这三个不同的概念，事实上是立足于同一物质结构基础上的。独特型表位可刺激异种、同种异体乃至同一个体产生相应的抗独特型抗体。在体内由独特型与抗独特型抗体组成的网络在免疫调节中具有重要作用。B细胞表面抗原受体为膜表面免疫球蛋白（mIg），T细胞表面抗原受体为免疫球蛋白超家族成员，在二者可变区内也存在独特型表位。

表3-1 免疫球蛋白的血清型

类型名称		抗原特异性部位	举例	氨基酸组成	分布
同种型	类	C_H	IgG、IgA、IgM、IgD、IgE	60%不同	同一种系所有正常个体之中
	亚类	C_H	IgG1~4、IgA1~2、IgM1~2	10%不同	
	型	C_L	κ、λ	60%不同	
	亚型	C_L（λ）	OZ（+）、OZ（-）Kern（+）、Kern（-）	1个或数个氨基酸不同	
同种异型		C_H（$\gamma1-\gamma3$）	G1m（4）、G2m（1）、G3m（13）	1个或数个氨基酸不同	同一种系某些个体之中
		C_H（$\alpha2$）	A2m1、A2m2		
		C_L（κ）	κm1、κm2、κm3		
独特型		V_H/V_L	极多		所有Ig之中

第三节 免疫球蛋白的主要生物学功能

免疫球蛋白（抗体）分子是体液免疫应答中最重要的免疫分子，它具有多种生物学活性，其V区可与相应抗原特异性结合，C区可介导一系列生物学效应，包括激活补体、结合Fc受体而发挥调理介导细胞毒和超敏反应等。

一、可变区（V区）的功能

免疫球蛋白可变区的主要功能是特异性识别结合抗原，其内的超变区是与抗原表位互补结合的区域。在体内免疫球蛋白通过其V区与细菌毒素或病原体结合后，可产生中和毒素、中和或抑制病原体生长的作用；在补体和吞噬/杀伤细胞参与下，通过其恒定区介导可产生溶菌、调理吞噬和杀伤等生物学效应。在体外免疫球蛋白通过其V区与抗原结合后，可引起各种抗原抗体反应。一个完整的IgG分子可结合两个抗原决定基，其结合价为二价；IgM分子为五聚体，理论上为十价，但由于空间位阻每个单体只能结合一个抗原决定基，故结合价为五价；双体IgA的结合价为四价。

二、恒定区（C区）的功能

（一）激活补体系统

IgG1~3和IgM与相应抗原结合后，可因构象改变使其位于C_H2/C_H3功能区内的补体C1q结合位点暴露，从而导致补体经典途径激活（图3-5）；IgG4、IgA的凝聚物可激活补体旁路途径。补体激活可产生溶菌效应和由补体裂解产物C3b介导的调理作用。

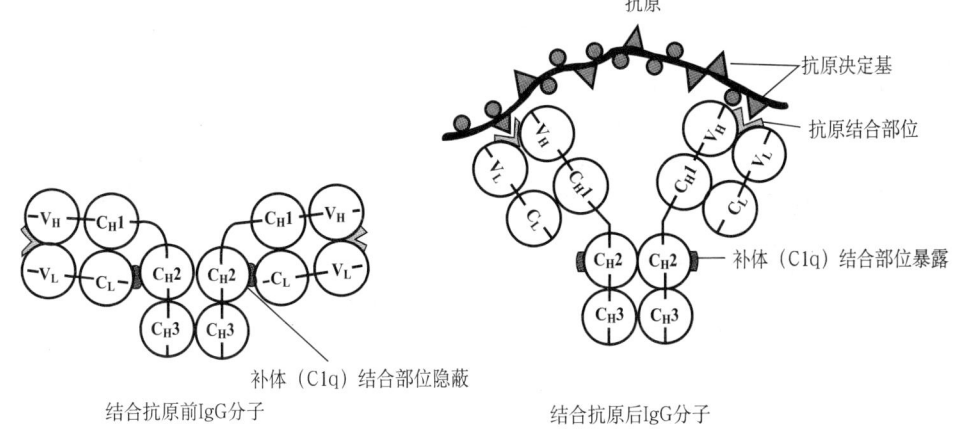

图3-5 IgG分子与相应抗原结合前后的构型变化示意图

（二）调理作用

IgG、单体IgA类抗体与相应细菌等颗粒性抗原特异性结合后，通过其Fc段与巨噬细胞或中性粒细胞表面高亲和力IgGFc受体即FcγRⅠ（CD64）和IgAFc受体即FcαR结合，促进吞噬细胞对上述颗粒性抗原吞噬的作用，称为调理作用（图3-6）。

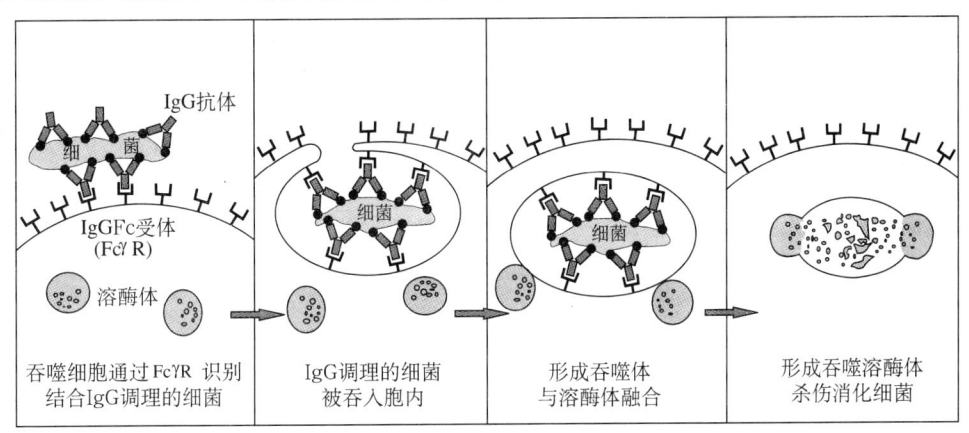

图3-6 抗体介导的调理作用

（三）抗体依赖性细胞介导的细胞毒作用

IgG类抗体与肿瘤或病毒感染细胞表面相应抗原表位特异性结合后，可通过其Fc段与NK细胞表面相应的低亲和力IgGFc受体即FcγRⅢ（CD16）结合，增强或触发NK细胞对靶细胞的杀伤破坏作用，即为抗体依赖性细胞介导的细胞毒作用（antibody dependent cell-mediated cytotoxicity，ADCC），简称ADCC效应。巨噬细胞和中性粒细胞表面的FcγRⅠ也可介导ADCC效应。

（四）介导Ⅰ型超敏反应

IgE为亲细胞性抗体，可通过其Fc段与肥大细胞和嗜碱性粒细胞表面相应Fc受体（FcεRⅠ）结合，而使上述细胞致敏。致敏细胞通过表面特异性IgE抗体与相应抗原（变应原）结合后，可脱颗粒，释放生物活性介质，引起Ⅰ型超敏反应。

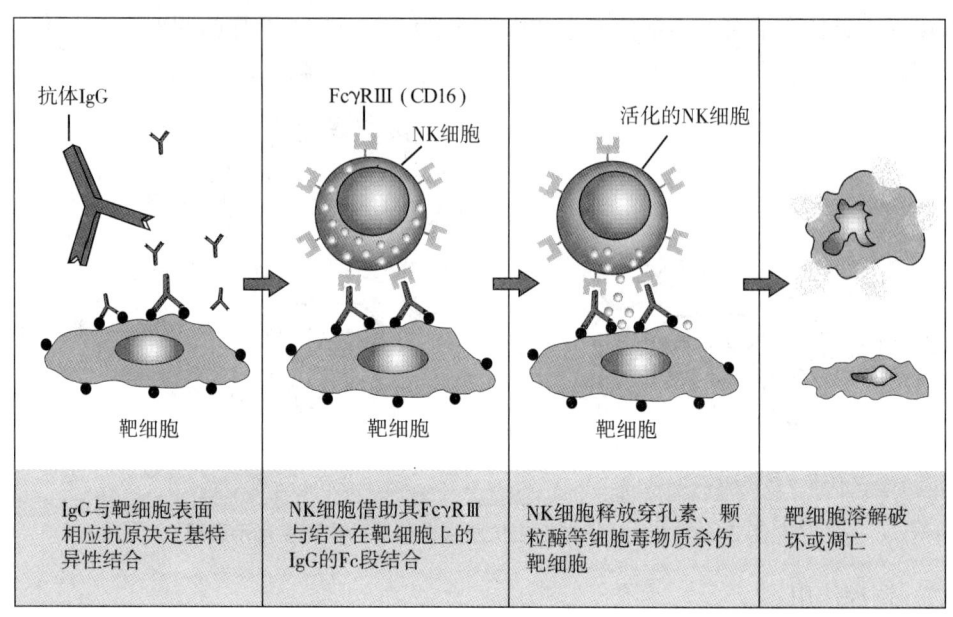

图 3-7 NK 细胞介导的 ADCC 作用

（五）穿过胎盘屏障和粘膜

人 IgG 类抗体是唯一能够从母体通过胎盘转运到胎儿体内的免疫球蛋白。研究表明，母体内 IgG 类抗体可通过其 Fc 段，选择性地与胎盘母体一侧的滋养层细胞表面的相应受体（FcRn）结合，进而通过胎盘进入胎儿血循环中。上述自然被动免疫机制，对新生儿抗感染具有重要意义。此外，分泌型 IgA 可通过分泌片介导穿越呼吸道、消化道等粘膜上皮细胞，到达粘膜表面发挥重要抗感染免疫作用。

第四节　各类免疫球蛋白的主要特性和功能

一、IgG

IgG 主要存在于血液和组织液中，约占血清 Ig 总量的 75%～80%，分子量约为 150kD，血清半衰期较长约 23 天，居五类 Ig 之首；IgG 主要由脾和淋巴结中的浆细胞合成分泌，是再次体液免疫应答产生的主要抗体，具有重要的抗感染免疫作用；抗毒素、抗病毒和大多数抗菌抗体均为 IgG。IgG 是唯一能够通过胎盘的抗体，在新生儿抗感染中起重要作用。IgG 在婴儿出生后 3 个月开始合成，3～5 岁接近成人水平，40 岁后逐渐下降；IgG 有四个亚类，其中 IgG1～3 与相应抗原结合后，可激活补体经典途径，IgG4 凝聚物可激活补体旁路途径；IgG 具有亲细胞特性，可通过其 Fc 段与表面具有相应受体（FcR）的吞噬细胞和 NK 细胞结合，从而产生促进吞噬的调理作用和 ADCC 效应；IgG 可通过其 Fc 段与葡萄球菌蛋白 A（SPA）结合，借此可纯化抗体或用于免疫学诊断。

二、IgM

IgM 分为膜结合型和血清型两种类型：膜结合型 IgM（mIgM）为单体 IgM，表达于 B 细胞表面，构成 B 细胞抗原受体（BCR）。血清中 IgM 是由五个单体 IgM 通过二硫键和连接链（J链）相连组成的五聚体（图3-8），分子量约950kD，居五类Ig之首，又称巨球蛋白；IgM不能通过血管壁，主要存在于血液中，约占血清Ig总量的10%，其抗原结合价为五价，补体激活能力、促进杀菌与溶菌、调理吞噬及凝集作用等都强于IgG，具有高效抗感染免疫作用；若人体缺乏IgM，可导致致死性败血症。IgM是种属进化和个体发育过程中最早产生的抗体，IgM可在胚胎晚期生成（其余各类Ig均在出生后数月才能产生），脐带血IgM升高，提示胎儿宫内感染；IgM也是初次体液免疫应答中最早产生的抗体，血清中某种病原体特异性IgM水平升高，提示近期发生感染，有助于感染性疾病的早期诊断；ABO天然血型抗体为IgM，类风湿因子多为IgM类抗体。

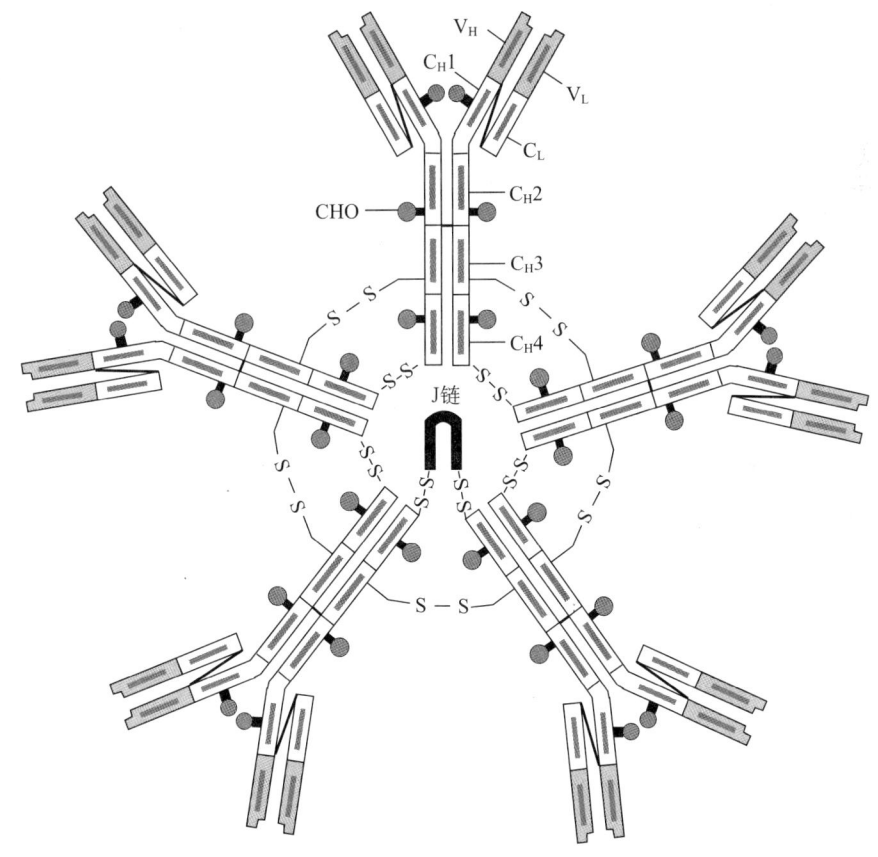

图3-8 IgM五聚体结构示意图

三、IgA

IgA有血清型和分泌型两种类型：血清型IgA主要为单体IgA（分子量约160kD），约占血清Ig总量的10%~15%，具有一定的抗感染免疫作用。分泌型IgA（SIgA）是由J链连接的IgA二聚体与一个分泌片借二硫键共价结合组成（图3-9）。

SIgA主要存在于呼吸道、消化道、泌尿生殖道粘膜表面，以及乳汁、唾液和泪液等外分泌液中，是参与粘膜局部免疫的主要抗体。分泌型IgA形成及其对粘膜表面的转运过程如图3-10所示，粘膜下浆细胞形成的IgA二聚体，能与粘膜上皮细胞基底侧表面多聚免疫球蛋白受体（polymeric Ig receptor，pIgR）结合，然后在胞吞转运过程中，pIgR在蛋白

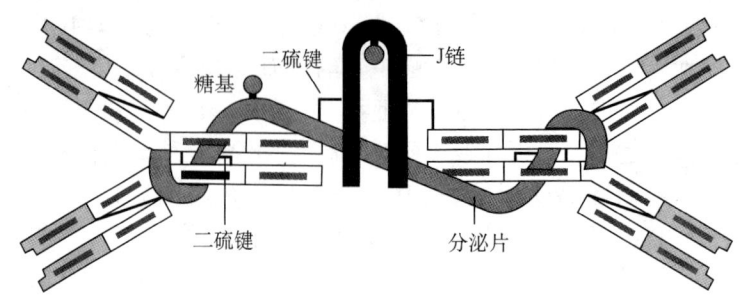

图 3—9 分泌型 IgA 结构示意图

水解酶作用下与膜脱离,其细胞外部分(即分泌片)仍与 IgA 二聚体结合形成分泌型 IgA,并通过胞吐作用将其分泌到粘膜表面。新生儿易患呼吸道、消化道感染性疾病,可能与其自身 SIgA 合成低下有关。但通过母乳,新生儿/婴儿可从乳汁中被动获得抗感染所需的 SIgA。因此应大力提倡母乳喂养。

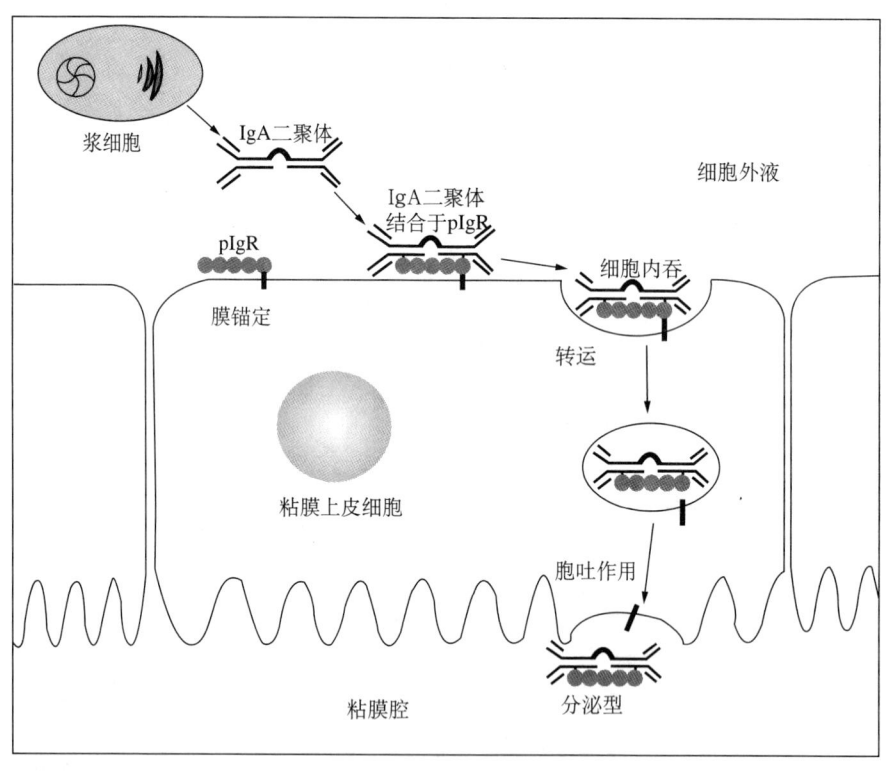

图 3—10 分泌型 IgA 的形成和转运

四、IgD

IgD 分为血清型和膜结合型两种类型,二者均以单体形式存在。血清型 IgD 含量低,仅为血清 Ig 总量的 0.2%;其铰链区较长,易被蛋白酶水解,故半衰期短,仅为 3 天,其生物学功能目前还不清楚。膜结合型 IgD(mIgD)作为抗原受体表达于 B 细胞表面,是 B 细胞分化成熟的标志:即未成熟 B 细胞只表达 mIgM,成熟 B 细胞同时表达 mIgM 和 mIgD。此种成熟 B 细胞是未曾接受过抗原刺激的 B 细胞,又称初始 B 细胞(naive B cell)。

五、IgE

IgE 是种属进化过程中最晚出现的 Ig，也是正常人血清中含量最低的 Ig，仅占血清 Ig 总量的 0.003%；但在过敏性疾病或寄生虫感染患者血清中，特异性 IgE 含量显著增高。IgE 分子量约 190kD，含糖量高达 12%。IgE 主要由呼吸道如鼻咽、扁桃体、支气管和胃肠道粘膜固有层中的浆细胞产生，这些部位正是变应原入侵和超敏反应的好发部位。IgE 为亲细胞性抗体，可通过其 CH2 和 CH3 与肥大细胞、嗜碱性粒细胞表面相应高亲和力受体结合而使上述细胞致敏，并由此导致 I 型超敏反应的发生。

各类免疫球蛋白的主要理化性质和生物学功能见表 3-2。

表 3-2 人类免疫球蛋白的主要理化性质和生物学功能

理化及主要生物学活性	IgM	IgD	IgG	IgA	IgE
分子量（kDa）	950	180	150	160/400	190
沉降系数（S）	19	7	7	7/11	8
重链	μ	δ	γ	α	ε
亚类	μ1、μ2	—	γ1~γ4	α1、α2	—
C 区结构域数	4	3	3	3	4
轻链	κ、λ	κ、λ	κ、λ	κ、λ	κ、λ
亚型	λ1~λ4	λ1~λ4	λ1~λ4	λ1~λ4	λ1~λ4
主要存在形式	五聚体	单体	单体	单体/二聚体	单体
血清中检出时间	胚胎后期	较晚	生后 3 个月	生后 4~6 个月	较晚
占血清 Ig 量比例	5%~10%	0.3%	75%~85%	10%~15%	0.02%
血清含量（mg/ml）	0.7~1.7	0.03	9.5~12.5	1.5~2.6	0.0003
半衰期（d）	10	3	23	6	2.5
抗原结合价	5~	2	2	2/4	2
通过胎盘	—	—	+	—	—
经典途径激活补体	++	—	+	—	—
替代途径激活补体	—	—	+（IgG4）	+	—
结合嗜碱粒细胞/肥大细胞	—	—	—	—	+
调理作用	—	—	+	+	—
结合 SPA	—	—	+	—	—
介导 ADCC	—	—	+	—	—
抗菌、抗病毒活性	+	—	+	+	—
粘膜局部免疫	—	—	—	+	—
介导 I 型超敏反应	—	—	—	—	+

第五节 多克隆抗体和单克隆抗体

一、多克隆抗体

用抗原免疫动物后获得的免疫血清（抗血清）为多克隆抗体。在含有多种抗原表位的抗原物质刺激下，体内多种具有相应抗原受体的 B 细胞克隆被激活，因而可产生多种针对相应不同抗原表位的抗体，这些由不同 B 细胞克隆产生的抗体混合物称为多克隆抗体（polyclonal antibody，PcAb）。事实上，一般条件下饲养的动物，在用某种抗原免疫之前，体内存在的同种型抗体本身就是多克隆的。因此即使选用具有单一抗原表位的抗原免疫动物，所获得抗血清中的抗体仍然是多克隆抗体。简言之，正常动物血清中的抗体均为多克隆抗体。多克隆抗体特异性不高，易出现交叉反应，因此在实际应用中受到了限制。

二、单克隆抗体

单克隆抗体（monoclonal antibody，McAb）通常是指由单一克隆杂交瘤细胞产生的只识别某一特定抗原表位的同源抗体。杂交瘤细胞是由小鼠免疫脾细胞（B 细胞）与小鼠骨髓瘤细胞融合而成。此种杂交瘤细胞既有骨髓瘤细胞大量无限增生的特性，又继承了免疫 B 细胞（浆细胞）合成分泌某种特异性抗体的能力。将这种融合成功的杂交瘤细胞株体外培养扩增或接种于小鼠腹腔，即可从培养上清液或腹水中获得单克隆抗体。

单克隆抗体在结构和组成上高度均一，其类型、抗原结合特异性和亲和力完全相同，此外还具有易于体外大量制备和纯化等优点。因此已广泛应用于医学、生物学各领域。例如：①用 McAb 代替 PcAb 能克服交叉反应，提高免疫学实验的特异性和敏感性；②用 McAb 作亲和层析柱，可分离纯化含量极低的可溶性抗原如激素、细胞因子和难以纯化的肿瘤抗原等；③制备识别细胞表面特异性标志的 McAb，与抗癌药物、毒素或放射性物质耦联，构建生物导弹，用于肿瘤临床治疗。

第六节 免疫球蛋白的基因结构及其表达

一、免疫球蛋白胚系基因及其定位

人 B 细胞内有三组编码 Ig 的基因连锁群，即重链基因连锁群（H 基因库）、κ 链基因连锁群（κ 基因库）和 λ 基因连锁群（λ 基因库）。H 基因连锁群位于第 14 号染色体上，由 V_H、D_H、J_H、C_H 四组基因片段组成；κ 基因连锁群位于第 2 号染色体上，由 Vκ、Jκ、Cκ 三组基因片段组成；λ 基因连锁群位于第 22 号染色体上，由 Vλ、Jλ、Cλ 三组片段组成（表 3－3）。上述胚系基因处于被分隔、无功能状态，需经重排、剪接后才能获得转录功能。

表 3—3　人免疫球蛋白基因连锁群组成和定位

Ig 基因库	V 基因	D 基因	J 基因	C 基因	基因定位染色体序号	
					人	小鼠
H 链基因库（IGH）	$V_H1\sim V_Hn$	$D1\sim Dn$	$J1\sim Jn$	$C_H1\sim C_Hn$	14	12
κ 链基因库（IGK）	$V\kappa1\sim V\kappa n$	—	$J1\sim Jn$	$C\kappa1$	2	6
λ 链基因库（IGL）	$V\lambda1\sim V\lambda n$	—	$J1\sim Jn$	$C\lambda1\sim C\lambda n$	22	16

注：V 基因（variable gene）即可变区基因；D 基因（diversity gene）即多样性基因；
　　J 基因（joining gene）即连接基因；C 基因（constant gene）即恒定区基因。

二、人类 Ig 胚系基因结构及其重排和表达

（一）Ig 重（H）链胚系基因结构及其重排和表达

重（H）链胚系基因由 V_H、D_H、J_H、C_H 四个基因群组成。V_H 基因群中功能性基因片段约 65 个；D_H 基因群位于 V_H 与 J_H 基因群之间，其功能性基因片段约 27 个；J_H 基因群位于 D_H 与 C_H 基因群之间，其功能性基因片段有 6 个；C_H 基因群有 9 个功能性基因片段，其顺序依次为 $5'$-Cμ-Cδ-Cγ3-Cγ1-Cα1-Cγ2-Cγ4-Cϵ-Cα2-$3'$。

人重（H）链胚系基因重排和表达是在骨髓中始祖 B 细胞向前 B 细胞分化发育过程中发生的，其过程如图 3—11 所示：①首先从 D_H 基因群和 J_H 基因群中随机各选一个基因片段，在胞内重组酶作用下形成 D_H-J_H 连接，然后从 V_H 基因群中以同样的方式，任选一个基因片段与 D-J 连接，形成 V-D-J 重组基因片段，此即编码 Ig 重链可变区（V_H）的基因；②Cμ 和 Cδ 基因片段与 V_H-D_H-J_H 重组基因片段相连，发挥转录功能，产生大分子初级 RNA 转录本；③初级 RNA 转录本没有翻译功能，通过剪接后形成具有翻译功能的 mRNA，即 μmRNA 或 δmRNA；④μmRNA 或 δmRNA 进入胞质与多聚核糖体结合，生成 μ 链蛋白或 δ 链蛋白。

（二）Ig 轻（κ）链胚系基因结构及其重排和表达

κ 链胚系基因由 $V\kappa$、$J\kappa$、$C\kappa$ 三组基因群组成。$V\kappa$ 基因群中功能性基因片段约 40 个；$J\kappa$ 基因群位于 $V\kappa$ 基因群与 $C\kappa$ 基因之间，其功能性基因片段有 5 个；κ 基因连锁群中只有一个 $C\kappa$ 基因。κ 链胚系基因重排和表达如图 3—12 所示：①首先从 $V\kappa$ 基因群和 $J\kappa$ 基因群中随机各选一个基因片段，在胞内重排酶作用下形成 $V\kappa$-$J\kappa$ 重组基因片段，此即编码 Igκ 链可变区的基因；②$C\kappa$ 基因片段与 $V\kappa$-$J\kappa$ 重组基因片段相连，发挥转录功能，产生大分子初级 RNA 转录本；③初级 RNA 转录本没有翻译功能，通过剪接形成具有翻译功能的 mRNA，即 κmRNA；④κmRNA 进入胞质与多聚核糖体结合，生成 κ 链蛋白。

三、免疫球蛋白的类别转换

免疫球蛋白类别转换（class switch）是指一个 B 细胞克隆在分化过程中 V-D-J 功能性基因片段保持不变，而发生 C 基因重排的过程。通过类别转换一个 B 细胞克隆可产生两种不同类别的 Ig，但其抗原结合特异性完全相同。

Ig 类别转换是在 B 细胞初次 DNA 重排基础上，即形成功能性 V-D-J 基因片段后发生的。Ig 类别转换可在接受抗原刺激或在某些细胞因子作用下发生，也可在无明显诱因下自发产生。类别转换与 B 细胞内转换重组酶（switch recombinase）的作用有关。在 C 区众多基因中，除

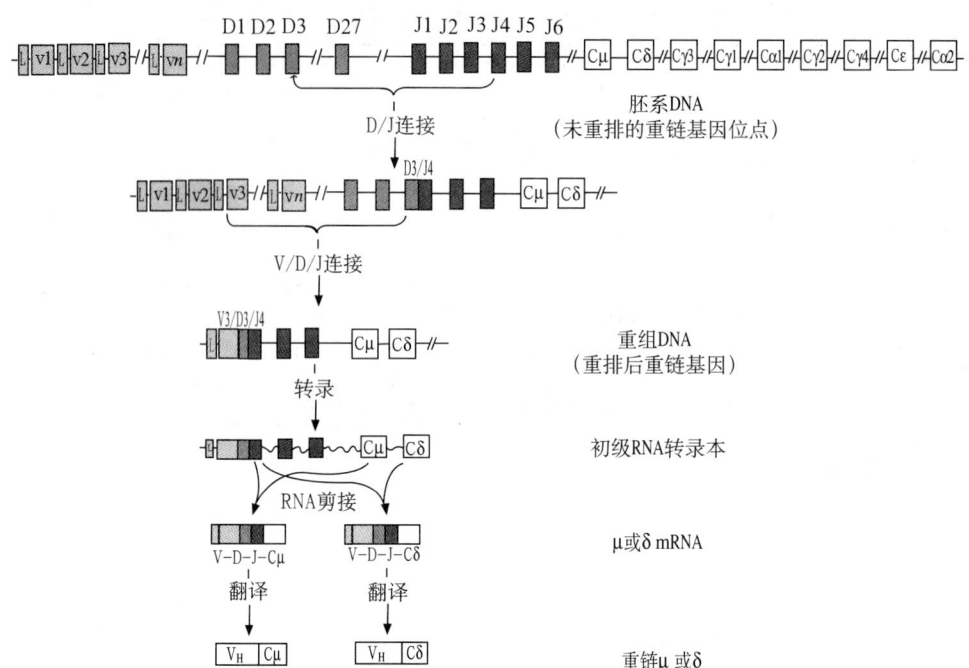

图3—11 免疫球蛋白重链基因结构及 μ 链和 δ 链生物合成示意图

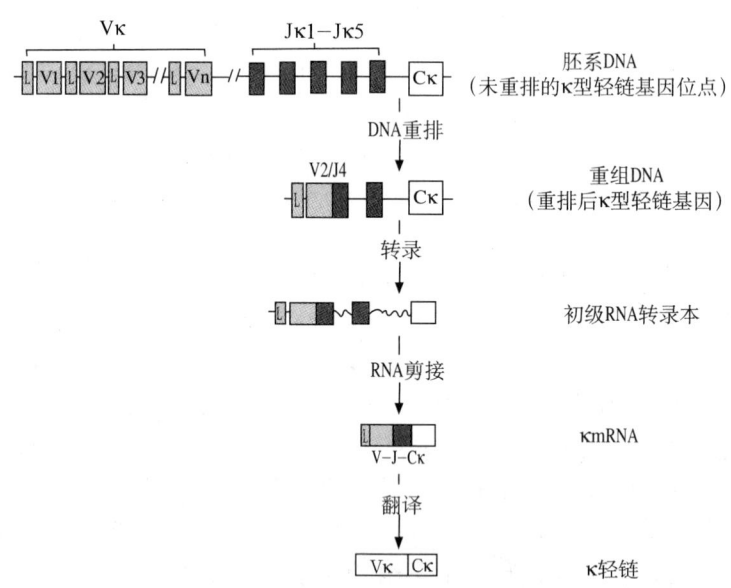

图3—12 κ型轻链基因结构和 κ 链生物合成示意图

Cδ基因外，其余各基因片段上游都有一个转换序列（switch sequence）简称S序列或S区，分别命名为$S\mu$、$S\gamma$、$S\alpha$和$S\varepsilon$。S区含有一系列高度保守的DNA重复序列，各S序列有一定类似性。在转换重组酶作用下，他们能以互补结合的方式彼此相连，形成S-S重排，从而使H链恒定区基因群中每个基因均有机会得到表达。现以$C\mu$向$C\gamma1$基因转换为例，简述Ig类别转换（图3—13）：①首先呈线性排列的重组恒定区基因成环，使$C\mu$基因上游的$S\mu$与$C\gamma1$基因上游的$S\gamma1$互补结合，形成$S\mu$-$S\gamma1$重排；②酶切环状部分，去除环中包含的$C\mu$、$C\delta$和$C\gamma3$基因片段，使原功能区 V-D-J 基因片段与 Cγ1 基因紧密相连，在 DNA 水平实现 C_μ 基因向 $C_{\gamma}1$ 基因的转换；③然后经转录、加工剪接、翻译等步骤，最后产生相应 γ1 多肽链。

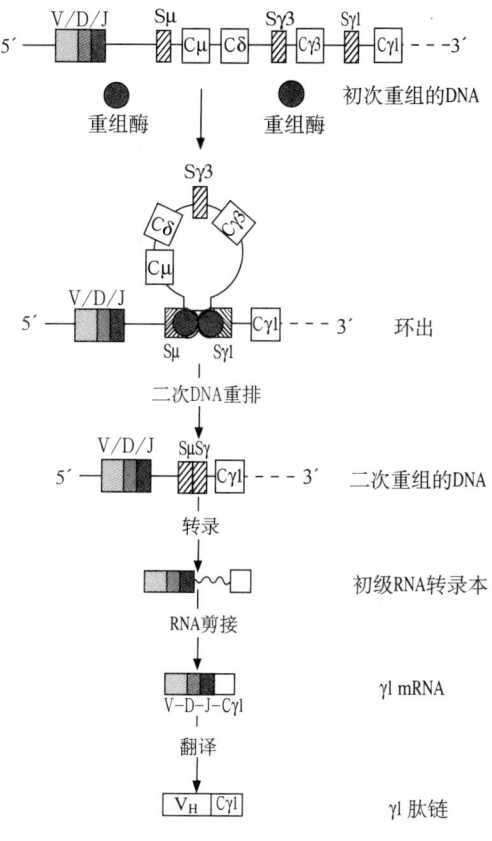

图 3—13 免疫球蛋白类别转换（μ-γ1）示意图

（陈育民）

第四章 补体系统

第一节 概 述

一、补体系统的组成

补体系统（complement system）是由人或脊椎动物血清与组织液中的一组不耐热可溶性蛋白和表达于细胞表面的一组膜蛋白所组成。根据功能，可将补体系统 30 余种蛋白分子分为补体固有成分、补体调节蛋白和补体受体三类。

（一）补体固有成分

补体固有成分是指存在于体液中，参与补体激活酶促级联反应的补体成分，包括：①经典激活途径的 C1q、C1r、C1s、C4、C2；②甘露聚糖结合凝集素（mannan-binding lectin, MBL）激活途径的 MBL 及 MBL 相关的丝氨酸蛋白酶 -1、2（MASP-1、2）；③旁路激活途径的 B 因子、D 因子、P 因子；④参与共同末端通路活化的补体成分，即 C3、C5、C6、C7、C8 和 C9。

（二）补体调节蛋白

补体调节蛋白是指存在于体液中和细胞膜表面的调节控制补体活化的蛋白分子。体液中可溶性补体调节蛋白包括 C1 抑制物、I 因子、C4 结合蛋白、H 因子、S 蛋白和过敏毒素灭活因子等；膜结合调节蛋白包括促衰变因子、膜辅助因子蛋白和同源限制因子等。

（三）补体受体

补体受体是指存在于某些细胞表面，能够介导补体活性片段或补体调节蛋白发挥生物学效应的受体分子。补体受体主要包括：Ⅰ型补体受体（CR1，即 C3bR/C4bR）、Ⅱ型补体受体（CR2，即 C3dR/C3dgR）、Ⅲ型补体受体（CR3，即 iC3bR）、Ⅳ/Ⅴ型补体受体（CR4/CR5）、C1q 受体、H 因子受体和 C3a/C5a 受体。

在正常生理条件下，补体固有成分通常均以酶原或非活化形式存在于体液中，只有被某些物质激活后，才能按一定顺序呈现酶促级联反应，并在激活过程中产生多种具有不同生物学活性的片段和复合物。这些产物可介导产生多种生物学效应，如促进吞噬和细胞溶解等作用，可增强机体免疫防御功能。但在一定条件下，补体过度激活也能引发严重的过敏性炎症反应或产生病理性免疫损伤。

二、补体系统的命名

补体（complement）通常以符号"C"表示。参与补体经典激活途径的固有成分，按其被发现的先后分别命名为 C1、C2、C3、C4、C5、C6、C7、C8 和 C9；补体系统的其他成分以英文大写字母表示，如 B 因子、D 因子、P 因子、I 因子；补体调节蛋白多以其功能命名，如 C1 抑制物、C4 结合蛋白、促衰变因子等；补体活化后的裂解片段，以该成分的符号后面附加小写英文字母表示，如 C3a、C3b 等；具有酶活性的成分或复合物在其符号上画一横线

"—"表示，如 C$\overline{1}$、C$\overline{4b2b}$、C$\overline{3bBb}$；灭活的补体片段在其符号前加英文字母 i 表示，如 iC3b。

三、补体的生物合成和理化性质

补体固有成分绝大多数由肝脏合成，少量由单核-巨噬细胞、肠粘膜上皮细胞和内皮等细胞产生。补体固有成分均为球蛋白，其血清含量相对稳定，约占血浆球蛋白总量的10%，其中C3含量最高（550～1200mg/L），D因子含量最低（1～2 mg/L）。补体固有成分之间分子量差异很大，以C1q分子量最大（410kD）、D因子分子量最小（25kD）。补体性质不稳定，易受多种理化因素影响，如56℃作用30分钟即被灭活，在0～10℃条件下，活性只能保持3～4天，故补体应保存在-20℃以下。此外，紫外线照射、机械震荡、酒精、胆汁或某些添加剂等也均可使补体破坏。

第二节　补体系统的激活

补体系统的激活途径有经典（传统）途径（classical pathway，CP）、甘露聚糖结合凝集素（MBL）途径和旁路（替代）途径（alternative pathway，AP）。

一、经典激活途径

经典激活途径是以抗原-抗体复合物（免疫复合物）为主要激活物，使补体固有成分以C1、C4、C2、C3、C5～C9顺序发生酶促级联反应，产生一系列生物学效应的补体活化途径。

（一）参与经典激活途径的成分

1. 激活物　主要是IgG1～3或IgM与相应抗原结合形成的抗原-抗体复合物，即免疫复合物。此外，C反应蛋白、细菌脂多糖（LPS）、髓鞘脂和某些病毒蛋白（如HIV的gP120）等也可作为激活物。

2. C1　C1是识别结合抗原-抗体复合物的补体组分，是经典途径活化的起始分子，是由一个C1q分子与两个C1r和两个C1s分子借Ca^{2+}连接维系而成的大分子复合物[C1q(C1r-C1s)$_2$]。C1q由六个相同的花蕾状亚单位组成，各亚单位氨基端（N端）聚合成束，羧基端（C端）为球形结构，是与免疫球蛋白补体结合点结合的部位（图4-1）。

（二）经典激活途径的激活过程

经典激活途径的激活过程可分为识别、活化和攻膜三个阶段。

1. 识别阶段　IgG1～3/IgM类抗体与相应抗原结合后，抗体分子构型改变而使其CH2/CH3区的C1q结合点暴露，C1通过其C1q两个或两个以上球形结构与上述抗体分子中相应补体结合点"桥联"结合，可使C1q构型改变，从而导致与之相连的C1r和C1s相继活化。活化的C1s具有丝氨酸蛋白酶活性（以C$\overline{1s}$表示），可依次使C4和C2裂解。如图4-2所示，一个IgM分子与抗原特异性结合后，即可激活C1；对IgG分子而言，则至少需要两个紧密相邻的IgG分子与抗原特异性结合，方可激活C1。

2. 活化阶段　C$\overline{1s}$首先裂解C4，生成C4a和C4b两个片段。其中小片段C4a释放至液相，具有过敏毒素活性；大片段C4b共价结合至相邻细胞或免疫复合物表面。在Mg^{2+}存在的条件下，C2可与细胞/免疫复合物表面结合的C4b结合，继而被C$\overline{1s}$裂解，其小分子裂解

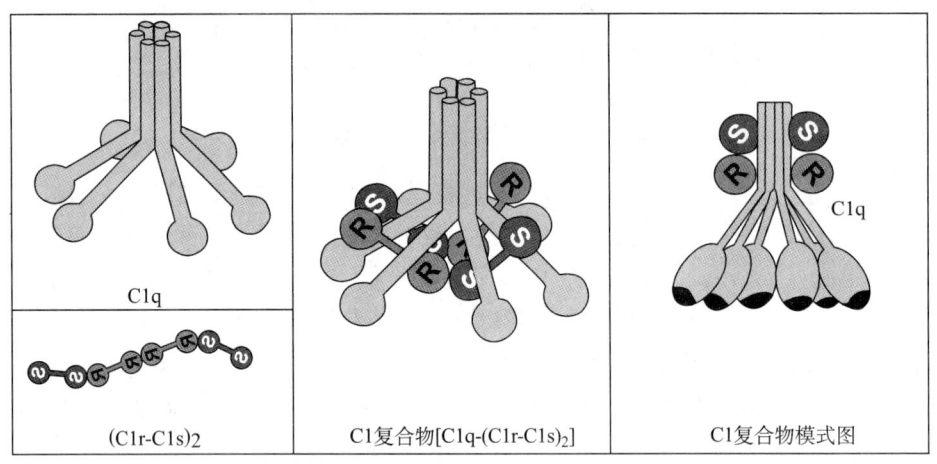

图 4-1 C1 复合物分子结构

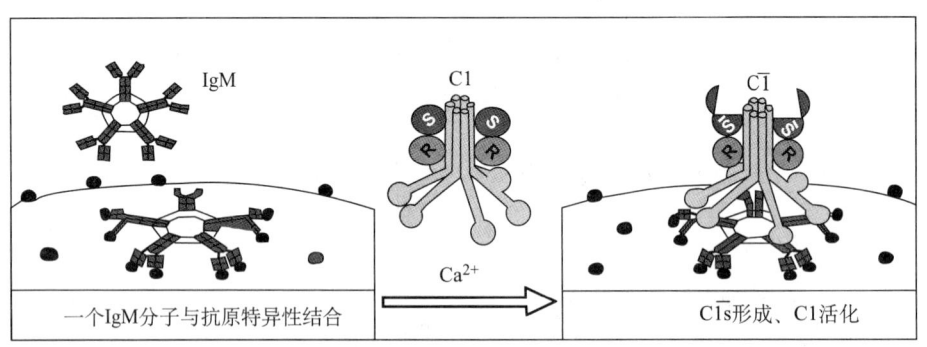

图 4-2A 抗原 - 抗体（IgM）复合物活化 C1 示意图

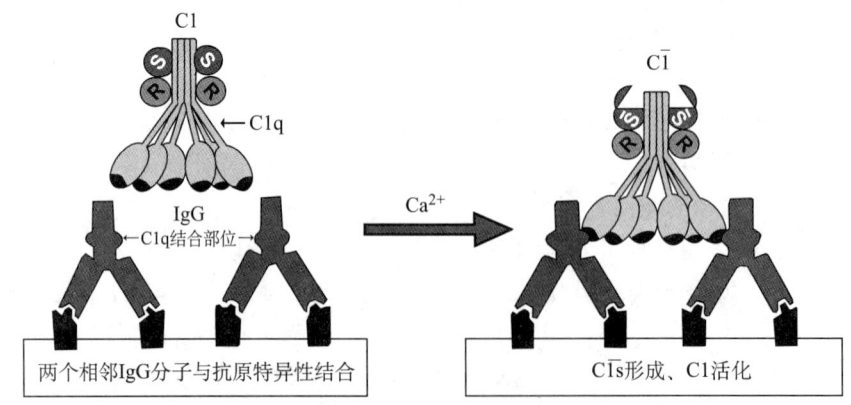

图 4-2B 抗原 - 抗体（IgG）复合物活化 C1 示意图

片段 C2a 释放至液相，大片段 C2b 与 C4b 结合在细胞或免疫复合物表面，形成 C$\overline{4b2b}$ 复合物，此即经典途径 C3 转化酶（图 4-3）。

C3 转化酶（C$\overline{4b2b}$）中的 C4b 可与液相中 C3 结合，C2b 具有丝氨酸蛋白酶活性，可裂解 C3 产生 C3a 和 C3b 两个片段。其小分子裂解片段 C3a 释放至液相，具有过敏毒素活性和趋化能力；大片段 C3b 可与细胞或免疫复合物表面的 $\overline{C4b2b}$ 结合，形成 $\overline{C4b2b3b}$ 复合物，此即经典途径 C5 转化酶（图 4-3）。

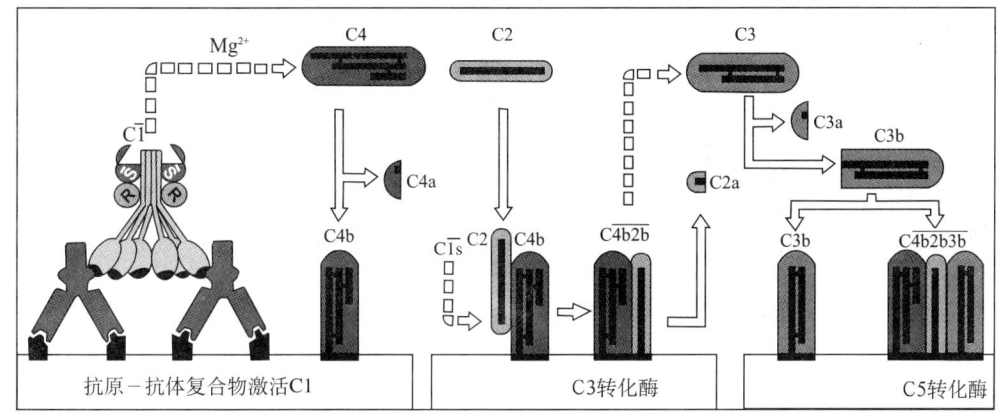

图 4-3 C3 转化酶（$\overline{C4b2b}$）和 C5 转化酶（$\overline{C4b2b3b}$）形成示意图

3. 攻膜阶段　攻膜阶段是补体酶促级联反应中的最后一个反应阶段。三条补体激活途径在此阶段的反应过程完全相同。

在 C5 转化酶（$\overline{C4b2b3b}$/$\overline{C3bnBb}$）作用下，C5 裂解为 C5a 和 C5b 两个片段。其中小分子 C5a 释放至液相，具有过敏毒活性和趋化作用；大分子 C5b 松散结合在细胞/免疫复合物表面，并依次与 C6、C7 结合形成 $\overline{C5b67}$ 复合物。该复合物具有高度亲脂性，能插入细胞膜脂质双层的疏水端，进而与 C8 高亲和力结合，形成 $\overline{C5b678}$ 复合物。此时，细胞膜出现损伤。在此基础上，$\overline{C5b678}$ 复合物可进一步促进 C9 聚合（约 12~15 个 C9 分子）形成 $\overline{C5b6789}$ 复合物（图 4-4），此即膜攻击复合物（membrane attack complex，MAC）。MAC 在细胞膜上形成亲水性孔道，能使水和电解质通过，而不让蛋白质类大分子逸出，最终可因胞内渗透压改变，而使细胞溶解破坏。

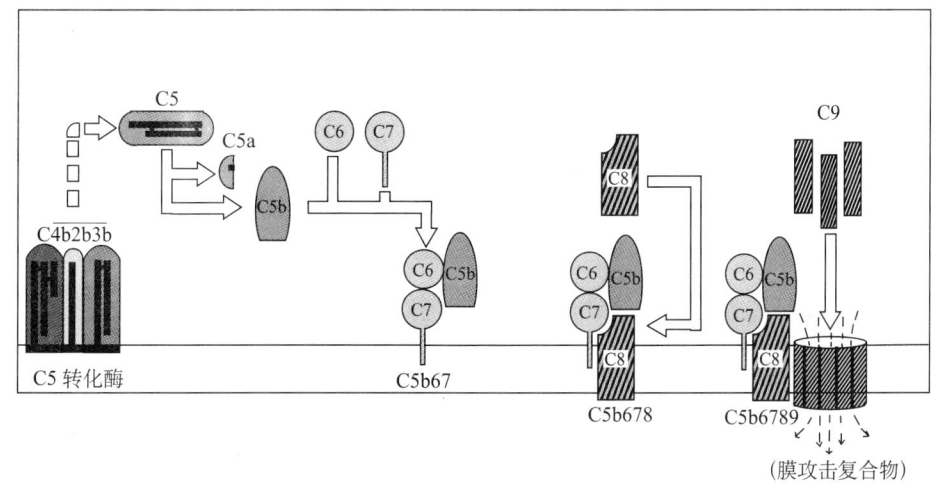

图 4-4 膜攻击复合物（C5b6789）形成示意图

二、甘露聚糖结合凝集素激活途径

甘露聚糖结合凝集素（MBL）激活途径是指由血浆中 MBL 直接与多种病原微生物表面的 N-氨基半乳糖或甘露糖残基结合后，使补体固有成分以 MASP-1、MASP-2、C4、C2、C3、C5～C9 顺序发生酶促级联反应的补体活化途径。

（一）参与 MBL 激活途径的成分

1. 激活物　MBL 激活途径的激活物主要是表面含有 N-氨基半乳糖或甘露糖残基的病原微生物。

2. MBL　MBL 是感染早期，炎症细胞因子（IL-1、IL-6、TNF）刺激肝细胞合成分泌的一种急性期蛋白。MBL 结构与 C1q 分子类似，他们与病原微生物表面 N-氨基半乳糖或甘露糖残基结合后，其构象发生改变，能与血浆中 MBL 相关的丝氨酸蛋白酶 1、2（MBL-associated serine protease 1、2，MASP-1、MASP-2）结合，并使之活化。

（二）MBL 激活途径的激活过程

MBL 与表面含有 N-氨基半乳糖或甘露糖残基的病原微生物结合后，构象改变与血浆中 MASP-2 和 MASP-1 结合并使之活化。活化的 MASP-2 和 MASP-1 具有丝氨酸蛋白酶活性，前者（MASP-2）能以类似于 $C\overline{1s}$ 裂解 C4 和 C2 的方式形成 C3 转化酶（$C\overline{4b2b}$），即通过抗体非依赖方式活化经典途径；后者（MASP-1）能直接裂解 C3 生成 C3b，参与或增强旁路途径的酶促级联反应（图 4－5）。

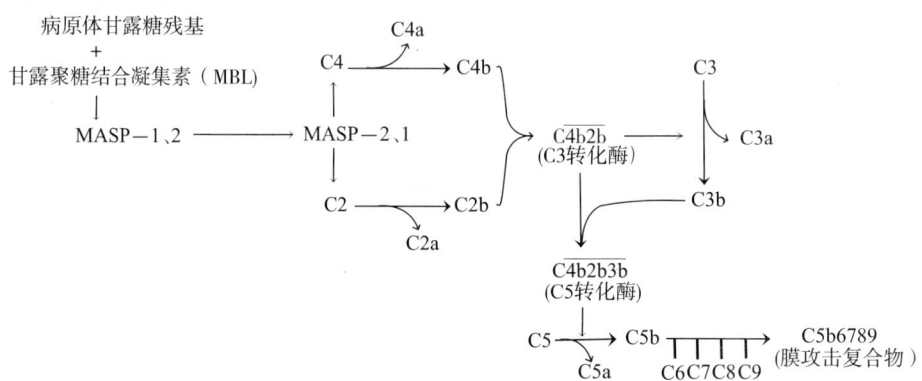

图 4－5　甘露聚糖结合凝集素（MBL）激活补体示意图

三、旁路激活途径

旁路激活途径是指在 B 因子、D 因子和 P 因子参与下，直接由微生物或外源异物激活 C3，以 C3、C5～C9 顺序发生酶促级联反应的补体活化途径。

（一）参与旁路激活途径的成分

1. 激活物　旁路激活途径的激活物主要是革兰阴性菌的脂多糖、革兰阳性菌的肽聚糖和磷壁酸、酵母多糖、葡聚糖及 IgG4、IgA 或 IgE 凝聚物等。这些成分可为补体活化提供保护性环境和接触的表面。

2. B 因子、D 因子与 P 因子　B 因子是由 Blum（1959）首先发现，为 93kD 的单链糖蛋白，在结构和功能上与 C2 极为相似。B 因子对激活物表面的 C3b 具有较高的亲和力。D 因子为单链丝氨酸蛋白酶，在体液中浓度较低，主要以活化形式（$\overline{D}$）存在。$\overline{D}$ 可将 C3bB 复合物中的 B 因子裂解为一个小片段 Ba 和一个大片段 Bb，Bb 具有丝氨酸蛋白酶活性。P 因子又称备解素（properdin），以高亲和力与 $\overline{C3bBb}$ 结合后可加固 C3b 与 Bb 间的结合，使其稳定性和活性大大增强。

（二）旁路激活途径的激活过程

生理条件下，体内自发产生或在经典/MBL 途径中产生的液相 C3b 不稳定，在 H 因子和 I 因子作用下迅速失活，终止级联反应；少数结合于邻近自身组织细胞表面的 C3b，可被细胞表面 DAF、MCP 等补体调节蛋白降解灭活，终止级联反应。当旁路途径激活物进入体内后，可为液相 C3b 提供一个稳定结合的表面。激活物（菌细胞）表面结合的 C3b 不易降解，在 Mg^{2+} 存在的条件下能与 B 因子结合形成 C3bB 复合物。体液中的 $\overline{D}$ 可将 C3bB 复合物中的 B 因子裂解，小片段 Ba 释放至液相中，大片段 Bb 仍与 C3b 结合在一起形成 $\overline{C3bBb}$ 复合物，此即旁路途径 C3 转化酶。$\overline{C3bBb}$ 复合物不稳定，与 P 因子结合后可成为稳定态 C3 转化酶（$\overline{C3bBbp}$）。在 C3 转化酶作用下，C3 裂解为 C3a 和 C3b 两个片段，其中小片段 C3a 释放至液相，具有过敏毒素和趋化作用；大片段 C3b 有些又能与病原体等激活物结合，在 B 因子和 D 因子参与下，形成更多的 $\overline{C3bBb}$ 复合物（C3 转化酶），此即旁路激活的正反馈放大效应；有些能与 $\overline{C3bBbp}$ 复合物结合形成 $\overline{C3bnBbp}$ 复合物，此即旁路途径 C5 转化酶。$\overline{C3bnBbp}$ 与 $\overline{C4b2b3b}$（经典途径 C5 转化酶）的活性完全相同，以同样的方式完成后续补体活化的酶促级联反应（图 4-6）。

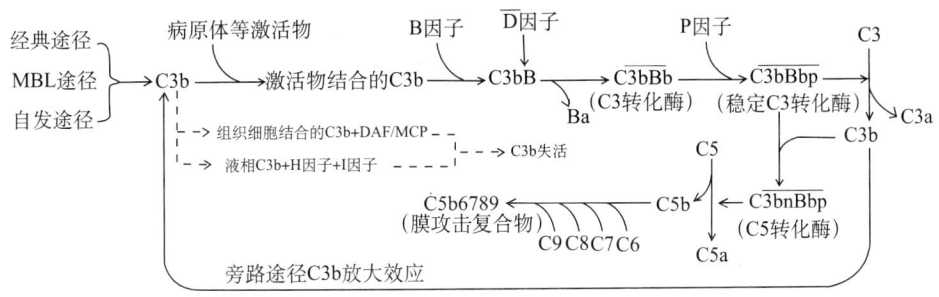

图 4-6　旁路途径激活补体示意图

四、补体系统三条激活途径的比较

补体系统三条激活途径有共同之处，又有各自的特点，其比较见表 4-1。

表 4-1　补体系统三条激活途径的比较

比较项目	经典途径	旁路途径	MBP 途径
激活物	抗原-抗体（IgG1~3 / IgM）复合物	细菌脂多糖、肽聚糖、酵母多糖、凝聚的 IgA/IgG4 等	病原微生物表面甘露糖残基
补体的成分	C1~C9	B 因子、D 因子、P 因子、C3、C5~C9	MBL、MASP-1，2 C2~C9
所需离子	Ca^{2+}、Mg^{2+}	Mg^{2+}	Ca^{2+}
C3 转化酶	$\overline{C4b2b}$	$\overline{C3bBbp}$	$\overline{C4b2b}$
C5 转化酶	$\overline{C4b2b3b}$	$\overline{C3bnBb}$	$\overline{C4b2b3b}$
作用	在特异性体液免疫的效应阶段发挥作用	参与非特异性免疫，在感染早期发挥作用	参与非特异性免疫，在感染早期发挥作用

第三节 补体活化的调节

补体活化过程受多种调节蛋白的严密控制,以保证补体活化适度有序,从而在不损伤自身组织细胞的情况下,协助免疫细胞或其他免疫分子发挥免疫效应,产生对机体有益的免疫防御作用。

一、补体活性片段的自发性衰变

某些补体成分的裂解产物极不稳定,易于自行衰变,成为补体激活过程中的一种自限机制。例如经典和旁路途径C3转化酶即$\overline{C4b2b}$中的C2b和$\overline{C3bBb}$中的Bb片段性质不稳定,易衰变,因而可使C3转化酶失活。C5b也易于自行衰变,故可影响膜攻击复合物的形成。

二、可溶性补体调节蛋白及其主要作用

(一) C1抑制物

C1抑制物(C1-inhibitor,C1-INH)能与活化的C1r-C1s共价结合形成稳定的复合物,使C1r和C1s失活;也能与活化的MASP-1/MASP-2结合,使之失活。C1抑制物又称丝氨酸蛋白酶抑制剂。

(二) C4结合蛋白

C4结合蛋白(C4 binding protein,C4bp)能与C2竞争结合C4b,抑制经典途径C3转化酶,即$\overline{C4b2b}$复合物的形成;作为辅助因子,与C4b结合后,可促进I因子对C4b的裂解作用。

(三) H因子

H因子能与B因子竞争结合C3b,抑制旁路途径C3转化酶,即$\overline{C3bBb}$复合物的形成;作为辅助因子,与C3b结合后,可促进I因子对C3b的裂解作用。

(四) I因子

I因子即灭活因子,在C4bp、H因子、MCP和CR1(C3b/C4bR)等辅助因子作用下,I因子能使液相或膜结合的C3b/C4b裂解灭活,对经典和旁路途径C3转化酶(即$\overline{C4b2b}$和$\overline{C3bBb}$)的形成产生抑制作用。

(五) S蛋白

S蛋白能与$\overline{C5b67}$复合物结合,抑制$\overline{C5b6789}$攻膜复合物的形成,又称膜攻击复合物抑制因子。

(六) 过敏毒素灭活剂

过敏毒素灭活剂即血清羧肽酶N,具有羧肽酶活性,可去除C4a、C3a、C5a羧基末端的精氨酸残基,使之丧失过敏毒素活性。

三、膜结合调节蛋白及其主要作用

膜结合调节蛋白广泛分布于血细胞及其他组织细胞表面(菌细胞表面缺失),其主要功能是保护宿主正常组织细胞免遭补体活化介导的损伤作用。

(一) 膜辅助因子蛋白

膜辅助因子蛋白(membrane cofactor protein,MCP/CD46)广泛分布于白细胞、成纤

维细胞和其他组织细胞表面。他们能与自身组织细胞表面结合的 C3b/C4b 结合，并协助 I 因子将其（C3b/C4b）裂解灭活，抑制经典/旁路途径 C3 转化酶形成，使自身组织细胞不因补体激活而受到损伤。

（二）衰变加速因子

衰变加速因子（decay-accelerating factor，DAF/CD55）广泛分布于血细胞、粘膜上皮细胞和其他组织细胞表面。他们能与自身组织细胞表面结合的 C4b/C3b 结合，并使其裂解失活，可抑制经典/旁路途径 C3 转化酶形成；也能使 C$\overline{4b2b}$ 或 C$\overline{3bBb}$ 复合物中的 C4b/C3b 裂解失活，促进 C3 转化酶衰变。使自身组织细胞不因补体激活而受到损伤。

（三）同源限制因子

同源限制因子（homologous restriction factor，HRF）又称 C8 结合蛋白（C8bp），广泛分布于各种血细胞表面。他们能与 C8 结合，可抑制 C9 聚合，阻止膜攻击复合物（C5b~9）的形成。使细胞不被溶解破坏。

（四）膜反应性溶血抑制剂

膜反应性溶血抑制剂（membrane inhibitor of reactive lysis，MIRL/CD59）广泛分布于各种血细胞和组织细胞表面，其主要功能是阻止膜攻击复合物形成，使组织细胞不被溶解破坏。

第四节 补体受体及其作用

补体活化过程中，可产生多种具有重要生物学活性的补体裂解片段。这些活性片段能够通过与表面具有相应受体的免疫细胞结合，而发挥生物学效应。现已发现的补体受体有十多种。

一、补体受体 1

补体受体 1（CR1/CD35）即 C3b 和 C4b 的受体（C3bR/C4bR），广泛表达于红细胞、血小板、中性粒细胞、单核吞噬细胞、滤泡树突状细胞、NK 细胞、B 细胞和其他组织细胞表面。主要功能：①清除循环免疫复合物；②促进介导调理作用；③CR1 与 C3b/C4b 结合后，可协助 I 因子使与之结合的 C3b/C4b 裂解失活，终止补体活化，保护宿主正常细胞免受补体活化介导的损伤；同时可加速经典和旁路途径 C3 转化酶的灭活。

二、补体受体 2

补体受体 2（CR2/CD21）即 C3d 和 C3dg 的受体，主要表达于 B 细胞、树突状细胞、鼻咽部上皮细胞和活化 T 细胞表面，其配体为 C3d、C3dg、EBV 等。CR2 的主要功能：①CR2（CD21)是 BCR 辅助受体（CD19/CD21/CD81 复合物）中的一个组成成分，参与和促进 B 细胞的活化；②淋巴结皮质区滤泡树突状细胞（follicular dendritic cell，FDC）不表达 MHC-Ⅱ类分子，高表达 FcR 和 CR1/CR2。他们能与抗原-抗体-C3b/C3d 或 C3dg 复合物结合，但不发生内吞，而使上述免疫复合物长期滞留于 FDC 表面，为 B 细胞对抗原的持续接触创造了条件，参与记忆 B 细胞的形成；③CR2（CD21）是 EB 病毒的受体，可介导 EB 病毒进入 B 细胞或表达 CR2 的鼻咽上皮细胞内。

三、补体受体 3

补体受体 3（CR3/CD11b/CD18）即 iC3b 的受体，广泛表达于吞噬细胞、B 细胞、NK 细胞、肥大细胞等骨髓来源的免疫细胞表面。CR3 的主要功能：①单核细胞和中性粒细胞可通过表面 CR3 与内皮细胞表面的 iC3b 结合，产生粘附作用；②吞噬细胞表面的 CR3，能有效识别与 iC3b 结合的微生物等，促进吞噬细胞的吞噬作用。

四、C3a 受体和 C5a 受体

C3aR 和 C5aR（CD88）主要表达于肥大细胞、嗜碱性粒细胞、中性粒细胞、单核吞噬细胞和内皮细胞表面。其主要作用包括：①介导吞噬细胞的趋化和激活作用；②介导肥大细胞/嗜碱性粒细胞脱颗粒、释放组胺等生物活性介质；③促进单核吞噬细胞分泌 IL-1。

第五节 补体的主要生物学作用

补体系统是执行非特异性免疫应答的效应分子，同时也参与特异性免疫反应。补体激活过程中产生的裂解片段，可介导多种生物学效应；膜攻击复合物在细菌/细胞表面形成，可介导溶菌和细胞溶解效应。

一、溶菌和细胞溶解作用

补体激活产生的膜攻击复合物在细菌/细胞表面形成穿膜亲水通道，可产生溶菌和细胞溶解作用。病原微生物感染机体后，可经①直接激活旁路途径，立即产生抗感染免疫效应；②急性期蛋白产生后，通过 MBL 激活途径，产生抗感染免疫效应；③特异性抗体产生后，通过经典激活途径，产生抗感染免疫效应。补体旁路途径激活在机体早期抗感染免疫过程中具有重要意义；MBL 途径和经典途径激活后，可产生更为有效的抗感染免疫反应。

补体激活产生溶菌作用或使肿瘤和病毒感染的靶细胞溶解破坏，对机体有益；在某些特定条件下，若使正常组织细胞溶解破坏，则产生对机体有害的结果。

二、调理作用

补体激活过程中产生的 C3b、C4b 和 iC3b 是一类与 IgG 抗体不同的非特异性调理素。他们与细菌或其他颗粒性抗原结合后，可被具有 CR1、CR2、CR3 的吞噬细胞识别结合，从而在细菌/颗粒性抗原与吞噬细胞之间形成"桥梁"，使吞噬细胞能够更为有效地发挥吞噬作用。此即补体介导的调理作用。

三、免疫粘附与清除免疫复合物作用

可溶性抗原 - 抗体复合物激活补体后，可与补体裂解片段 C3b/C4b 结合，形成抗原 - 抗体-C3b/C4b 复合物。红细胞或血小板通过表面的 CR1 与上述免疫复合物结合即产生免疫粘附后，可随血流将免疫复合物转运至肝脏或脾脏内，被吞噬细胞吞噬清除。

四、炎症介质作用

（一）过敏毒素作用

补体裂解片段 C3a 和 C5a 又称过敏毒素（anaphylatoxin），他们能与肥大细胞或嗜碱性粒细胞表面相应受体（C3aR/C5aR）结合，而使上述靶细胞脱颗粒，释放组胺等一系列血管活性介质，引发过敏性炎症反应。

（二）趋化和激活作用

C5a 对表达相应受体的中性粒细胞具有趋化作用，可诱导中性粒细胞表达粘附分子，并使之活化，显著增强其吞噬杀伤能力。这对机体早期抗感染免疫具有重要意义。

（三）激肽样作用

C2a 具有激肽样作用，能使小血管扩张，通透性增加，引起炎症性充血和水肿。

五、参与特异性免疫应答

补体活化产物可通过不同的作用机制，参与特异性免疫应答。如①C3b/C4b 介导的调理作用，可促进抗原提呈细胞对抗原的摄取和提呈，有助于特异性免疫应答的启动；②抗原-C3d复合物可使 B 细胞表面 BCR 与辅助受体 CD21/CD19/CD81 复合物交联，促进 B 细胞活化（CD21 即 CR2、为 C3d 受体）；③滤泡树突状细胞通过表面 CR1（C3bR）/CR2（iC3bR），可将抗原-抗体-C3b/iC3b 复合物长期滞留于淋巴结皮质区内，可诱导记忆 B 细胞形成。

（宋鸿儒　安云庆）

第五章 细胞因子

细胞因子（cytokines，CK）是指由多种细胞，特别是免疫细胞产生的一类具有多种生物学活性的小分子多肽或糖蛋白。细胞因子与抗体和补体不同，也与由特定腺体细胞分泌的激素不同，他们作为细胞间的信息传递分子，主要发挥以下作用：①调节机体免疫功能；②介导炎症反应；③刺激造血干细胞增殖分化；④参与组织修复，促进伤口愈合。细胞因子通常以可溶性分泌形式存在，通过与受体结合而发挥作用。

第一节 细胞因子及其受体概述

一、细胞因子的分类

细胞因子的分类方法很多，迄今尚未统一。最初根据来源，Dumonda（1968）等将细胞因子分为淋巴因子（lymphokines，LK）和单核因子（monokines，MK）两类。前者主要是指由淋巴细胞产生的细胞因子；后者主要是指由单核/巨噬细胞产生的细胞因子。但上述两种名称现已很少使用。

根据结构和生物学功能，目前多数学者认为可将细胞因子分为六类，即白细胞介素、干扰素、肿瘤坏死因子、集落刺激因子、趋化性细胞因子和生长因子。

1. 白细胞介素（interleukin，IL）是指主要由白细胞产生的，能介导白细胞间或白细胞与其他细胞间相互作用的细胞因子。其主要作用是调节机体免疫应答、介导炎症反应和刺激造血功能。1979年在第二届淋巴因子国际会议上白细胞介素正式命名，现已报道命名的白细胞介素从 IL-1～IL-32。

2. 干扰素（interferon，IFN） 是最早发现的细胞因子，因其具有干扰病毒感染和复制的能力故名。根据来源和理化性质可将干扰素分为 α、β、γ 三种类型：其中 IFN-α 和 IFN-β 主要由白细胞、成纤维细胞和病毒感染的组织细胞产生，又称 Ⅰ 型干扰素；IFN-γ 主要由活化的 T 细胞和 NK 细胞产生，又称 Ⅱ 型干扰素。Ⅰ 型和 Ⅱ 型干扰素的生物学功能基本相同，即具有抗病毒、抗肿瘤和免疫调节等作用。

3. 肿瘤坏死因子（tumor necrosis factor，TNF） 是 Garswell 等在 1975 年发现的一种细胞因子。他们将卡介苗注射给荷瘤小鼠，2周后再注射脂多糖，结果发现在小鼠血清中存在一种能使肿瘤细胞发生出血坏死的物质，将其称之为肿瘤坏死因子。根据来源和结构可将 TNF 分为 TNF-α 和 TNF-β 两种：前者（TNF-α）主要由脂多糖（lipopolysaccharide，LPS）或卡介苗（BCG）活化的单核/巨噬细胞产生，亦称恶液质素；后者（TNF-β）主要由抗原或有丝分裂原激活的 T 细胞和 NK 细胞产生，又称淋巴毒素（lymphotoxin，LT）。TNF-α 和 TNF-β 生物学活性基本相同，它们除具杀瘤作用外，还有抗感染、免疫调节和致炎作用。

4. 集落刺激因子（colony stimulating factor，CSF） 是指能够选择性刺激多能造血干细胞和不同发育阶段造血干细胞定向增生分化、形成某一谱系细胞集落的细胞因子。目前发现的集落刺激因子主要包括：巨噬细胞集落刺激因子（macrophage-CSF，M-CSF）、粒细胞集落刺激因子（granulocyte-CSF，G-CSF）、粒细胞-巨噬细胞集落刺激因子（GM-CSF）、多重集落刺激因子（multi-CSF，即IL-3）、干细胞因子（stem cell factor，SCF）、红细胞生成素（erythropoietin，EPO）和血小板生成素（thrombopoietin，TPO）等。

5. 趋化性细胞因子（chemokine/chemoattractant cytokine） 是近年发现的一类结构高度同源，分子量约为8～10kD的具有趋化和激活作用的细胞因子。目前已发现的趋化性细胞因子多达几十种，如IL-8和单核细胞趋化蛋白-1（monocyte chemotactic protein-1，MCP-1）等。根据趋化因子多肽链近氨基端两个半胱氨酸（C）残基的排列方式，可将其分为CXC、CC、C和CX3C（C代表半胱氨酸，X代表其他任一氨基酸）四个亚家族。

6. 生长因子（growth factor，GF） 是一类可介导不同类型细胞生长和分化的细胞因子。根据其功能和作用的靶细胞的不同，有如下不同的命名：转化生长因子β（transforming growth factor-β，TGF-β）、表皮生长因子（epidermal growth factor，EGF）、成纤维细胞生长因子（fibroblase growth factor，FGF）、血小板衍生的生长因子（platelet-derived growth factor，PDGF）、神经生长因子（nerve growth factor，NGF）和血管内皮细胞生长因子（vascular endothelial cell growth factor，VEGF）等。

细胞因子通常以可溶性蛋白的形式存在于体液或细胞间隙中，有些细胞因子则以膜结合形式存在于细胞表面，发挥其生物学作用。目前发现的膜型细胞因子有：膜型IL-8（mIL-8）、跨膜型TNF-α/β（TM-TNF-α/β）和跨膜型SCF（TM-SCF）等。

二、细胞因子受体

细胞因子通过与细胞表面相应细胞因子受体结合而发挥作用。细胞因子受体为跨膜蛋白，由胞膜外区、跨膜区和胞浆区组成。根据细胞因子受体胞膜外区的结构，可将其分为五个家族。细胞因子受体除膜结合的形式外，还有游离形式存在的，即可溶性细胞因子受体（soluble cytokine receptor，sCKR）。

1. 免疫球蛋白超家族（Ig superfamily，IgSF） 该类受体胞外区有一个或多个Ig结构域，IL-1R、IL-6R、M-CSFR和SCFR等为此类受体家族成员。

2. Ⅰ型细胞因子受体家族 该类受体胞外区有四个高度保守的半胱氨酸残基（C）和一个ＷＳＸＷＳ结构域（W代表色氨酸，S代表丝氨酸，X代表其他任一氨基酸）。IL-2R～7R、IL-9R、IL-11R、IL-13R、IL-15R、G-CSFR为此类受体家族成员。

3. Ⅱ型细胞因子受体家族 该类受体胞外区由200个氨基酸残基组成，故称D200结构域。D200结构域近N端和近膜端各有两个保守的半胱氨酸残基。IFN-α/βR、IFN-γR和IL-10R为此类受体家族成员。

4. Ⅲ型细胞因子受体家族 又称肿瘤坏死因子受体家族，该类受体胞外区含有若干约由40个氨基酸残基组成的富含半胱氨酸的结构域。TNF-αR，TFN-βR和Fas等为此类受体家族成员。

5. 趋化性细胞因子受体家族 该类受体为G蛋白偶联受体，是含有七次疏水性跨膜区段的单链受体分子。IL-8R、MCP-R、MIP-R和LTN-R等为此类受体家族成员。

6. 可溶性细胞因子受体 包括sIL-1、2、4、5、6、7、8R，sG-CSFR，sGM-CSFR，sIFN-rR和sTBF-R等。上述可溶性细胞因子受体可通过与靶细胞表面相应膜受体竞争结合细胞因子的方式，抑制细胞因子对靶细胞的作用。

第二节 细胞因子的共同特性和主要生物学作用

一、细胞因子的共同特性

(一) 细胞因子理化特性及合成分泌特点

1. 绝大多数细胞因子为低分子量（<25kD）可溶性糖蛋白。多数细胞因子以单体形式存在，少数细胞因子如 IL-5、IL-10、IL-12、M-CSF 和 TGF-β 等以双体形式存在。

2. 细胞因子合成分泌是一个短暂自限的过程。细胞接受刺激后，立即启动细胞因子基因转录及蛋白质合成，但转录过程持续时间短暂，刺激终止后合成也随之终止。因此，细胞因子合成分泌具有自限性。

(二) 细胞因子来源和产生特点

1. 细胞因子产生具有多源性。体内多种细胞都可生成，归纳起来主要有以下三类：①免疫细胞，主要包括 T 淋巴细胞、B 淋巴细胞，NK 细胞、单核吞噬细胞、粒细胞、肥大细胞等；②非免疫细胞，主要包括血管内皮细胞、成纤维细胞、上皮细胞；③某些肿瘤细胞，如骨髓瘤细胞、宫颈癌细胞株（WEHI-3）和白血病细胞系如 Jurkat 细胞等。但用于研究和临床治疗的细胞因子均来自基因工程细胞生产的。

2. 细胞因子产生具有多向性。接受某种抗原或有丝分裂原刺激后，一种细胞可分泌多种细胞因子；几种不同类型的细胞也可产生一种或几种相同的细胞因子。

(三) 细胞因子作用特点

1. 细胞因子大多以旁分泌（paracrine）或自分泌（autocrine）方式，作用于邻近细胞或产生细胞因子的细胞本身（图 5-1），因此绝大多数细胞因子只在局部发挥作用。生理条件下，少数细胞因子如 IL-1、TNF-α、TGF-β、EPO 和 M-CSF 等也可通过内分泌（endocrine）方式作用于远处的靶器官和靶细胞（图 5-1）。

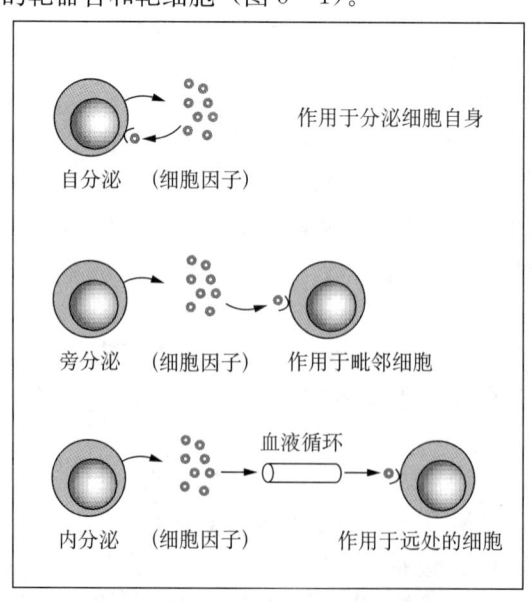

图 5-1 细胞因子的作用方式

2. 细胞因子与相应受体结合具有很高的亲和力，只需极少量（pmol/L）就能产生明显生物学效应，即具有高效性。

3. 细胞因子对靶细胞的作用是抗原非特异性的，且不受MHC限制。一种细胞因子可对多种靶细胞作用，产生多种生物学效应，即具有多效性（图5-2）。

4. 几种不同的细胞因子可对同一种靶细胞作用，产生相同或相似的生物学效应，即具有重叠性（图5-2）。

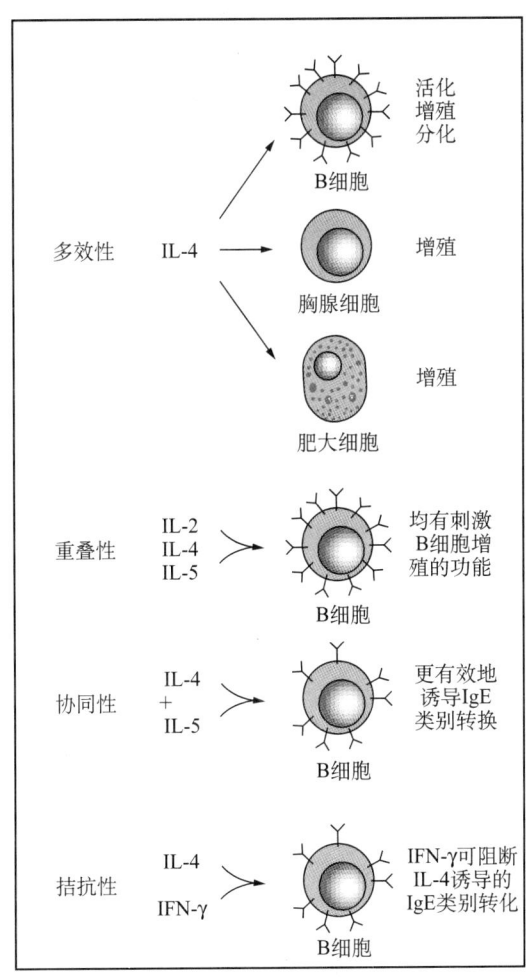

图5-2 细胞因子的作用特点

5. 细胞因子间可通过合成分泌的相互调节、受体表达的相互控制、生物学效应的相互影响而组成细胞因子网络。主要表现为以下几个方面：①一种细胞因子可诱导或抑制另外一些细胞因子的产生；②某些细胞因子可调节自身或其他细胞因子受体在细胞表面的表达；③某些细胞因子之间的作用可表现为协同效应、相加效应或拮抗作用（图5-2）

（四）细胞因子的抑制性调节

1. 细胞因子受体拮抗物　此类拮抗物如IL-1受体拮抗物等存在于正常人体内，他们能与膜表面细胞因子受体结合，但不启动胞内信号转导，故可封闭相应细胞因子与靶细胞表面受体的结合。

2. 可溶性细胞因子受体 此类受体如 sIL-1R 和 sTNF-R 等,可通过与相应膜受体竞争结合细胞因子的作用方式,抑制相应细胞因子对靶细胞的作用。

二、细胞因子的主要生物学作用

(一)参与和调节免疫应答

1. 免疫应答启动阶段 IFN 和 TNF 等可促进 APC 表达 MHC-Ⅱ类分子,增强抗原提呈作用;IL-10 则可减少 MHC-Ⅱ类分子和 B7 等共刺激分子的表达,降低抗原提呈作用。

2. 免疫应答反应阶段 IL-2、IL-4、IL-5、IL-6 等细胞因子可促进 B 细胞活化、增殖、分化,最终成熟为浆细胞;IL-2、IL-12 和 IFN-γ 等细胞因子可促进 T 细胞活化、增殖、分化,最终成熟为效应 T 细胞。

3. 免疫应答效应阶段 IFN-γ、IL-2、TNF-α 和 GM-CSF 等细胞因子可有效激活单核/巨噬细胞、中性粒细胞和 NK 细胞,产生强大的非特异性免疫作用;TGF-β 对上述免疫细胞则主要表现为抑制作用。

4. 免疫应答过程 有些细胞因子具有双向调节作用,可决定免疫应答的类型。例如:①IL-4 可诱导 CD4$^+$ 初始 T 细胞(Th0)分化为 Th2 细胞,并使之分泌 IL-4、IL-5、IL-6、IL-10 等细胞因子,促进 B 细胞增殖分化,介导和增强体液免疫应答能力;同时又可通过对 IFN-γ 的拮抗作用,抑制 Th1 细胞形成,对细胞免疫功能产生下调作用。②IL-12 和 IFN-γ 可诱导 CD4$^+$ 初始 T 细胞分化为 Th1 细胞,介导和增强细胞免疫应答能力;同时又可通过对 IL-4 的拮抗作用,抑制 Th2 细胞形成,对体液免疫功能产生下调作用。

(二)介导炎症反应

1. 局部炎症反应及其抗感染免疫作用 如图 5-3 所示,炎症起始阶段:在促炎细胞因子(IL-1、IL-6、TNF-α)和其他炎性介质如 C3a/C4a/C5a 作用下,血管内皮细胞表达 E-

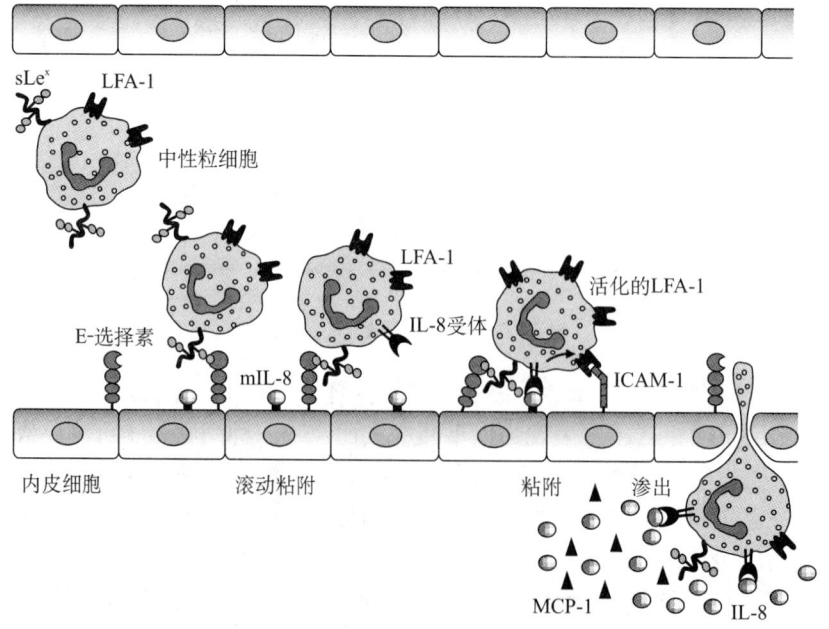

图 5-3 中性粒细胞的粘附和渗出过程

选择素和膜型IL-8等与粘附有关的膜分子。中性粒细胞在血流缓慢的小血管内，可通过表面唾液酸化的路易斯寡糖（sialyl lewis^x，Sle^x，即CD15a）与血管内皮细胞表面E-选择素松散结合，沿血管壁发生滚动粘附和最初的结合，并表达IL-8受体。

炎症细胞渗出阶段：①中性粒细胞通过表面IL-8受体与血管内皮细胞表面膜型IL-8结合，诱导血管内皮细胞表达ICAM-1等粘附分子，使中性粒细胞表面LFA-1等粘附分子表达上调、活化；活化LFA-1与ICAM-1结合，使中性粒细胞粘附在血管内皮细胞上。②促炎细胞因子诱导血管内皮细胞和局部单核巨噬细胞分泌IL-8和MCP-1等趋化性细胞因子；在上述趋化因子作用下，中性粒细胞和单核细胞从血管内皮细胞之间渗出，进入感染部位。

炎症细胞效应阶段：IL-8、MCP-1和巨噬细胞炎症蛋白-1（macrophage inflammatory protein-1，MIP-1）激活进入感染部位的中性粒细胞等吞噬细胞，使之吞噬能力显著增强，有效发挥抗感染免疫作用。

2. 发热和急性期反应及其抗感染免疫作用

（1）TNF-α、IL-1和IL-6为内源性致热原，可直接或间接作用于下丘脑体温调节中枢引起发热。发热对宿主免疫防御功能有益，不仅可抑制病原体生长，而且有助于特异性免疫应答的发生。

（2）急性期反应（acute phase response）是感染早期，在TNF-α、IL-1和IL-6等促炎细胞因子作用下发生的一种反应，表现为感染期间患者血中出现一系列高浓度的急性期蛋白质和中性粒细胞数量的急剧升高。促炎细胞因子刺激骨髓干细胞增殖、释放大量中性粒细胞入血，可提高机体抗感染免疫应答能力；刺激肝细胞合成分泌一系列急性期蛋白质，如C-反应蛋白（C-reactive protein，CRP）和甘露糖结合凝集素（MBL）等，可通过激活补体经典途径和MBL途径，产生包括调理和溶菌作用在内的一系列生物学效应，提高机体抗感染免疫应答能力。

适当的炎症反应对机体有益，可产生抗感染免疫保护作用。严重感染时，体内产生过量促炎细胞因子和其他炎性介质，可产生有害的病理变化，引发感染性休克，重者可因弥散性血管内凝血而导致死亡。

（三）抗病毒和对肿瘤细胞的作用

1. 直接作用组织细胞或瘤细胞产生抗病毒或抗肿瘤作用　①IFN能诱导正常组织细胞产生抗病毒蛋白，从而抑制病毒在细胞内的复制，起到防止病毒感染和扩散的作用；②TNF可直接作用于肿瘤细胞，通过凋亡和溶解机制产生杀瘤作用。

2. 激活效应细胞产生抗病毒或抗肿瘤作用　①IFN-γ、TNF和IL-12等细胞因子可激活巨噬细胞，产生抗病毒和杀抑瘤作用；②IFN-γ可上调靶细胞表面MHC-Ⅰ类分子的表达，从而增强CTL细胞对肿瘤和病毒感染靶细胞的杀伤溶解作用；③IL-2、IL-12和IFN-γ等可激活NK细胞和促进效应CTL细胞生成，增强机体抗病毒和抗肿瘤作用。

（四）刺激造血功能

在机体正常生理代谢及免疫应答和炎症过程中，白细胞、红细胞和血小板不断被消耗，因此机体需不断动员骨髓造血干细胞进行补充。在此过程中，各种集落刺激因子发挥重要作用。例如：①CSF作用于造血干细胞后，可使其对多种集落刺激因子产生应答；②GM-CSF、M-CSF和G-CSF能刺激粒细胞、单核巨噬细胞增生分化；③IL-4与GM-CSF协同作用可刺激朗格汉斯细胞分化为树突状细胞；④IL-7可刺激未成熟T细胞前体细胞增殖分化；⑤EPO 可刺激骨髓红细胞前体使之分化为成熟红细胞；⑥IL-11 和 TPO 可刺激骨髓巨核细胞分化成熟为血小板。

（五）诱导细胞凋亡

细胞凋亡（apoptosis）是一种细胞自主死亡过程。细胞凋亡广泛参与胚胎发育、形态发生、肿瘤消退、炎症反应、正常细胞更新及自身反应性淋巴细胞的清除等作用。近年发现有些细胞因子可直接或间接参与细胞凋亡过程。例如①IL-2 可诱导抗原活化的 T 细胞发生凋亡，从而限制免疫应答的强度；②IL-4 可诱导 IL-2 和 LPS 活化的单核/巨噬细胞发生凋亡，从而限制炎性介质（IL-1、TNF）过度生成；③TNF-α 可直接诱导肿瘤细胞发生凋亡；④IL-2、TNF 和 IFN-γ 等可促进效应细胞表达 Fas 抗原，从而通过 Fas-FasL 途径使靶细胞发生凋亡。

第三节　细胞因子各论

一、白细胞介素的主要来源和生物学功能

名称	主要来源	主要生物学功能
IL-1	单核/巨噬细胞	①促进 T 细胞、B 细胞活化、增殖和分化
	成纤维细胞	②刺激造血细胞增殖分化
	血管内皮细胞	③介导炎症反应，刺激肝细胞产生急性期蛋白
		④刺激下丘脑体温调节中枢，引起发热
IL-2	Th1 细胞	①诱导活化 T 细胞增殖分化和产生细胞因子
	NK 细胞	②促进 B 细胞增殖分化和产生 IgG2
		③增强 NK 细胞杀伤活性，活化单核/巨噬细胞产生杀瘤作用
IL-3	T 细胞	①刺激造血干细胞增殖分化
		②促进肥大细胞增殖分化
IL-4	Th2 细胞	①诱导 Th2 细胞生成，增强体液免疫应答能力
	NKT 细胞	②诱导活化 B 细胞增殖分化和产生 IgE
	肥大细胞	③抑制 Th1 细胞生成，降低细胞免疫应答能力
		④上调 APC 表面 MHC-Ⅱ类分子，增强抗原提呈作用
IL-5	Th2 细胞	①促进嗜酸性粒细胞增殖分化
	肥大细胞	②促进 B 细胞增殖分化和产生 IgA
IL-6	Th2 细胞	①促进 B 细胞增殖分化和分泌抗体
	单核/巨噬细胞	②促进 T 细胞增殖分化
	成纤维细胞	③介导炎症反应，刺激肝细胞产生急性期蛋白

续表

名称	主要来源	主要生物学功能
		④刺激下丘脑体温调节中枢，引起发热
		⑤促进肿瘤细胞生长
IL-7	胸腺基质细胞 骨髓基质细胞	①促进未成熟T细胞、B细胞发育分化 ②促进CTL增殖分化，增强其杀伤活性
IL-8	单核/巨噬细胞 血管内皮细胞	①趋化中性粒细胞、嗜碱性粒细胞和T细胞 ②激活中性粒细胞
IL-9	T细胞	①维持和促进活化T细胞生长 ②促进B细胞增殖分化和产生抗体
IL-10	Th2细胞 B细胞 单核/巨噬细胞	①促进B细胞增殖分化和产生抗体 ②抑制Th1细胞生成及其细胞因子的合成分泌 ③抑制单核细胞、NK细胞活化及其细胞因子的合成分泌 ④抑制巨噬细胞表达MHC-II类分子和B7等协同刺激分子，降低抗原提呈作用
IL11	骨髓基质细胞	促进造血干细胞增殖分化
IL-12	单核/巨噬细胞 NK细胞 B细胞	①促进T细胞和NK细胞增殖分化并增强其杀伤活性 ②促进T细胞和NK细胞产生IFN-γ，调节机体免疫功能 ③促进Th1细胞生成，增强细胞免疫功能 ④抑制Th2细胞生成，降低体液免疫功能
IL-13	T细胞 Th细胞	①上调B细胞MHC-II类分子，促进活化B细胞增殖 ②诱导B细胞产生IgE ③抑制单核/巨噬细胞合成分泌细胞因子
IL-14	T细胞 B细胞	促进活化B细胞增殖分化
IL-15	单核/巨噬细胞 骨髓基质细胞	①刺激活化T细胞、B细胞增殖分化 ②诱导NK细胞生成并增强其杀伤活性 ③趋化T细胞
IL-16	CTL细胞 Th细胞	趋化$CD4^+$ T细胞、单核细胞和嗜酸性粒细胞

续表

名称	主要来源	主要生物学功能
IL-17	Th 细胞	①激活成纤维细胞，使之分泌 IL-6、IL-8 等细胞因子 ②刺激活化单核细胞产生 IL-6、IL-10 等细胞因子
IL-18	单核/巨噬细胞 枯否细胞	①诱导活化 T 细胞和 NK 细胞产生 IFN-γ，增强细胞免疫功能 ②促进 Th 细胞和 NK 细胞增殖，增强 NK 细胞杀伤活性

二、Ⅱ型干扰素的主要生物学功能

Ⅱ型干扰素（IFN-γ）以免疫调节作用为主，同时具有抗肿瘤和抗感染作用。其主要生物学功能简述如下：①上调抗原提呈细胞（APC）MHC-Ⅱ类分子表达水平；诱导上皮细胞和内皮细胞表达 MHC-Ⅱ类分子，提高抗原提呈能力；②上调靶细胞表面 MHC-Ⅰ类分子，增强 CTL 细胞对肿瘤和病毒感染靶细胞的杀伤作用；③促进 $CD4^+$ 初始 T 细胞向 Th1 细胞分化，增强细胞免疫功能；④对 IL-4 具有拮抗作用，可抑制 Th2 细胞生成，降低体液免疫功能；⑤高效激活巨噬细胞、中性粒细胞和 NK 细胞，增强其抗感染和抗肿瘤作用；⑥诱导靶细胞产生抗病毒蛋白，干扰病毒复制，抑制病毒感染和扩散；⑦诱导血管内皮细胞表达粘附分子，促进吞噬细胞粘附，进而穿过血管到达炎症区域，发挥抗感染免疫作用。

三、肿瘤坏死因子及其主要的生物学功能

TNF-α 和 TNF-β 两者具有相同的结合受体，生物学活性相似，简述如下。

1. 杀抑瘤作用 ①通过 TNF 受体介导，直接杀伤某些肿瘤细胞或使之生长受到抑制；②激活单核/巨噬细胞，间接发挥杀/抑瘤作用；③损伤血管内皮细胞，促进血栓形成，阻断肿瘤组织局部血运，导致肿瘤组织出血、缺氧坏死。

2. 免疫调节作用 ①提高 CTL 细胞 MHC-Ⅰ类分子、IL-2R 和 IFN-R 表达水平，促进 CTL 细胞活化、增殖分化，增强细胞免疫功能；②上调巨噬细胞 MHC-Ⅱ类分子表达水平，提高抗原提呈能力。

3. 抗感染作用 ①通过阻止病毒早期蛋白质合成，抑制病毒复制；②刺激肝细胞合成和分泌急性期蛋白质，增强机体抗菌免疫能力。

4. 致炎作用 TNF 可诱导血管内皮细胞表达粘附分子和膜型 IL-8，并使之分泌 IL-1、IL-8 等具有炎性介质和趋化作用的细胞因子；同时诱导血液中吞噬细胞（中性粒细胞、单核细胞）表达相应粘附分子，从而将其锚定在血管内皮细胞表面，进而穿过血管内皮细胞，到达感染部位。在局部 TNF 和 IL-8 等细胞因子作用下，吞噬细胞活化，释放大量炎性介质，促进炎症反应发生。

5. 致热作用 TNF 是一种内源性致热原，可直接作用于下丘脑体温调节中枢引起发热，也可通过刺激单核/巨噬细胞释放 IL-1 引起发热。

四、集落刺激因子的主要来源和生物学功能

名称	主要来源	主要生物学功能
SCF	基质细胞 成纤维细胞 肝细胞	①诱导各类造血干细胞增殖分化，形成集落 ②诱导肥大细胞增殖分化
Multi-CSF (IL-3)	T细胞	①诱导多能干细胞和各种定向干细胞增殖分化，形成集落 ②诱导中性粒细胞、单核细胞、嗜碱性粒细胞活化、增殖分化
GM-CSF	T细胞 单核/巨噬细胞 成纤维细胞 内皮细胞	①诱导晚期髓系干细胞增殖分化，形成集落 ②促进中性粒细胞、单核/巨噬细胞活化，使其功能增强 ③促进肿瘤细胞生长
M-CSF	单核/巨噬细胞 内皮细胞 上皮细胞	①诱导单核细胞前体细胞增殖分化，形成集落 ②增强巨噬细胞吞噬杀伤活性和ADCC效应
G-CSF	单核/巨噬细胞 成纤维细胞	①诱导中性粒细胞前体细胞增殖分化，形成集落 ②增强中性粒细胞吞噬杀伤活性和ADCC效应
EPO	内皮细胞 肾脏细胞	诱导红细胞前体细胞增殖分化，形成集落
TPO	肝细胞 肾细胞 平滑肌细胞	诱导血小板前体细胞增殖分化，形成集落

五、趋化性细胞因子及其生物学功能

趋化性细胞因子可分为四个亚族，各亚族代表成员及其主要生物学作用简述如下。

1. CXC亚族（a亚族） 又称CXC趋化因子，该亚族趋化因子多肽链氨基端具有C-X-C结构（C代表半胱氨酸、X代表任一氨基酸），即两个半胱氨酸残基被其他任一氨基酸残基隔开。该亚族代表成员有中性粒细胞激活蛋白-1（neutrophil activating protein-1，NAP-1，又称IL-8）和血小板因子-4（platelet factor-4，PF-4），其主要功能是趋化并激活中性粒细胞，对T细胞和嗜酸性粒细胞也有一定趋化和激活作用。

2. CC亚族（β亚族） 又称CC趋化因子，该亚族趋化因子多肽链氨基端具有C-C结构（C代表半胱氨酸），即两个半胱氨酸残基紧密相邻。该亚族代表成员有单核细胞趋化蛋白-1，（monocyte chemotactic protein-1，MCP-1）和巨噬细胞炎症蛋白-1α/β（macrophage inflammatory protein-1α/β MIP-1α/MIP-1β），其主要作用是趋化并激活单核/巨噬细胞，对

T细胞和嗜酸性粒细胞也有一定的趋化和激活作用。

3. C亚族（γ亚族）　又称C趋化因子，该亚族趋化因子多肽链氨基端只含一个半胱氨酸残基。淋巴细胞趋化因子（1ymphotactin，LTN）是该亚族代表成员，其主要作用是趋化T细胞、B细胞和NK细胞。

4. CX3C亚族　又称CX3C趋化因子，该亚族趋化因子多肽链氨基端具有C-X-X-X-C结构，即两个半胱氨酸残基被其他三个氨基酸残基隔开。分形素（fractalkine，FKN）是该亚族成员，其主要功能是趋化单核细胞、T细胞和NK细胞。

六、转化生长因子-β及其主要的生物学功能

体内多种细胞均可分泌非活性状态的TGF-β，经酸或某些蛋白酶（如纤溶酶、组织蛋白酶D）作用后，可使之成为有活性的TGF-β。该种TGF-β通常对上皮或神经外胚层来源的细胞产生抑制作用，而对间充质来源的细胞起刺激作用。

TGF-β的主要生物学作用如下：①抑制上皮细胞、血管内皮细胞和T淋巴细胞、B淋巴细胞增殖；②抑制细胞因子或有丝分裂原诱导的免疫细胞和造血细胞的活化和增殖；③抑制巨噬细胞、NK细胞和CTL细胞的杀伤活性；④促进伤口愈合，刺激成纤维细胞、成骨细胞和神经膜细胞和某些肿瘤细胞生长；⑤促进细胞外基质如胶原蛋白和纤粘连蛋白生成，在细胞形态发生和增殖分化过程中起重要作用，有利于胚胎发育和细胞修复。

第四节　细胞因子与疾病的关系和在疾病治疗中的应用

一、细胞因子与疾病的关系

1. 引发内毒素中毒性休克　革兰阴性菌等病原体严重感染时，菌体脂多糖（内毒素）释放，刺激单核-巨噬细胞/中性粒细胞过度表达IL-1、TNF-α和IL-6等促炎细胞因子，可导致产生内毒素中毒性休克，重者可产生弥散性血管内凝血而导致死亡。

2. 与某些肿瘤的形成有关　细胞因子及其受体异常表达与某些肿瘤的形成密切相关。例如：①某些肿瘤细胞可通过分泌大量TGF-β和IL-10等细胞因子，对巨噬细胞、NK细胞和CTL细胞的杀瘤活性产生抑制作用，从而有助于肿瘤的形成；②某些肿瘤细胞如骨髓瘤、心肌粘液瘤、子宫颈癌和膀胱癌细胞可产生大量IL-6，并通过自分泌作用促其自身生长，形成肿瘤。

3. 与某些免疫相关性疾病的发生有关

（1）免疫缺陷病：某些细胞因子或其受体缺陷可引发免疫缺陷病，如IL-2Rγ链基因突变，可导致性联重症联合免疫缺陷病（X-linked severe combined-immunodeficiency disease，XSCID）。

（2）Ⅰ型超敏反应：体内Th1细胞和Th2细胞之间的动态平衡破坏，Th2细胞功能异常增高，产生过量IL-4、IL-5、IL-6和IL-13等细胞因子，导致特异性IgE类抗体产生，引发Ⅰ型超敏反应。

（3）自身免疫病：体内Th1细胞功能异常增高，产生过量IFN-γ，可诱导自身组织细胞表达MHC-Ⅱ类分子，使相应自身反应性T细胞活化，引发自身免疫性疾病，如胰岛素

依赖性糖尿病。

（4）移植排斥反应：IL-2 和 IFN-γ 等细胞因子参与急性移植排斥反应。测定 IL-2、IFN-γ 等细胞因子或其可溶性细胞因子受体的水平，可作为监测移植排斥反应的指标之一。

二、细胞因子及其抑制剂在临床疾病治疗中的应用

细胞因子在临床某些疾病的治疗中已得到初步应用，并具有更加广阔的应用前景，摘要介绍如下。

1. **感染性疾病** ①IFN 已被用于某些感染性疾病，如病毒性肝炎、角膜炎和感染性生殖器疣的治疗；②IFN 对某些寄生虫，如利什曼原虫和弓形虫感染也有一定疗效；③IL-2 可用于艾滋病的辅助治疗，以提高患者 Th1 细胞数目。

2. **肿瘤** ①IFN 已被用于淋巴瘤、黑色素瘤、多发性骨髓瘤和浅表膀胱癌的治疗，取得程度不同的疗效；②IL-2 体外诱导自体 LAK 细胞生成，回输患者获得一定疗效；③IL-2 与肿瘤疫苗联合使用，可通过增强 Tc 和 NK 细胞杀伤活性等作用机制，达到防治肿瘤的目的；④组合细胞因子（IL-1、IL-2、IFN-γ）与 CD3 单克隆抗体或 PHA 联合使用，可诱导细胞因子诱导的杀伤细胞（cytokine induced killer, CIK）形成，该种杀伤细胞对肿瘤细胞的杀伤作用强于 LAK 细胞，获得较好疗效。

3. **免疫相关性疾病**

（1）超敏反应：IFN-γ 可通过抑制 IL-4 对 IgE 抗体的诱生作用，对 I 型超敏反应产生防治作用。

（2）自身免疫病：抗 TNFα 的抗体、可溶性 TNF 受体（STNFR）、IL-1 受体拮抗剂（IL-1Ra）已在临床应用，使类风湿性关节炎滑膜内 TNF-α、IL-1 和其他炎性介质分泌减少，获得较好疗效。

（3）血细胞减少症：多种细胞因子可用于血细胞减少症的治疗。例如①GM-CSF，M-CSF 和 G-CSF 可用来治疗白细胞减少症；②IL-11 可用于治疗放疗和化疗引起的血小板减少症；③EPO 治疗红细胞减少症。

目前，利用基因工程技术生产的重组细胞因子作为生物应答调节剂治疗肿瘤、造血障碍、感染等疑难病症已收到了良好疗效。目前已经批准上市的细胞因子药物及适应证见表 5-1。

表 5-1 已批准上市的细胞因子基因工程药物

名称	适 应 证
IFNα	白血病、Kaposi 肉瘤、肝炎、癌症、AIDS
IFN γ	慢性肉芽肿、生殖器疣、过敏性皮炎、感染性疾病、类风湿关节炎
G-CSF	自身骨髓移植、化疗所致粒细胞减少症、AIDS、白血病、再生障碍性贫血
GM-CSF	自身骨髓移植、化疗导致的血细胞减少症、AIDS、再生障碍性贫血
Epo	慢性肾衰导致的贫血、癌症或癌症化疗导致的贫血、失血后贫血
IL-2	癌症、免疫缺陷、疫苗佐剂
IFN β	多发性硬化症

续表

名称	适应证
IL-11	放化疗所致血小板减少症
SCF	与 G-CSF 联合应用于外周血干细胞移植
EGF	外用药治疗烧伤、溃疡
BFGF	外用药治疗烧伤、外周神经炎

(王 露 安云庆)

第六章 主要组织相容性复合体及其编码的抗原系统

在人和同种不同品系动物个体间进行组织器官移植时，可因两者组织细胞表面同种异型抗原存在差异而发生排斥反应。这种代表个体差异性引起移植排斥反应的同种异型抗原称为组织相容性抗原（histocompatibility antigen，HA）或移植抗原（transplantation antigen，TA）。HA包括多种复杂的抗原系统，其中能引起强烈而迅速排斥反应的抗原系统称为主要组织相容性抗原（major histocompatibility antigen，MHA）系统。不同动物的MHA系统有不同的命名，小鼠的MHA系统称为H-2系统（histocompatibility-2 system）；人的MHA因首先在白细胞表面发现，故称人类白细胞抗原（human leucocyte antigen，HLA）。编码MHA的基因是一组紧密连锁的基因群，称为主要组织相容性复合体（major histocompatibility complex，MHC）。MHC具有极其丰富的多态性。MHC在哺乳动物中普遍存在，小鼠的MHC称为组织相容性-2复合体，简称H-2复合体，位于第17号染色体上；人类的MHC称为HLA复合体，位于第6号染色体上。

第一节 HLA复合体及其产物

HLA复合体位于第6号染色体短臂上，长度为3600～4000kb，至少含有100余个基因座位，其产物为HLA。根据各位点基因及其编码产物结构和功能的不同，可将HLA复合体分为Ⅰ类基因区、Ⅱ类基因区和介于Ⅰ类与Ⅱ类基因区之间的Ⅲ类基因区（图6-1）。

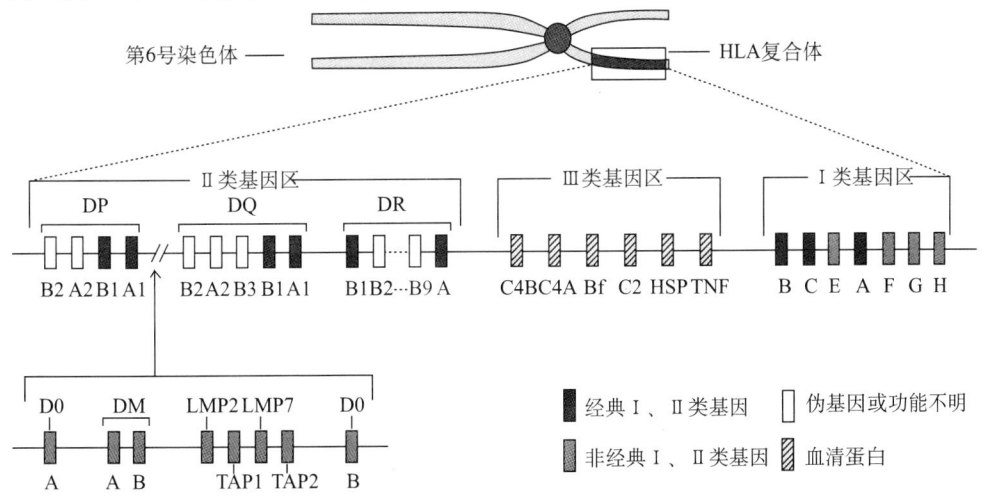

图6-1 人类HLA复合体结构示意图

一、Ⅰ类基因区基因及其产物

Ⅰ类基因区的基因可分为经典和非经典的Ⅰ类基因。经典的Ⅰ类基因包括HLA-A、

HLA-B、HLA-C，每个基因座位上存在多个等位基因，它们均具有高度的多态性。Ⅰ类基因编码的产物称 HLA-Ⅰ类抗原或Ⅰ类分子。实际上Ⅰ类基因仅编码Ⅰ类分子（HLA-A、HLA-B、HLA-C）的重链（α链）。而Ⅰ类分子的轻链即 β_2 微球蛋白（β_2 microglobulin，β_2M），是由位于第 15 号染色体非 HLA 基因编码的。Ⅰ类分子的主要功能是结合、提呈内源性抗原肽。非经典的Ⅰ类基因包括 HLA-E、HLA-F、HLA-G、HLA-H 等基因，又称 HLA-Ⅰb 基因，其中有些基因（HLA-E、HLA-G）为免疫功能相关基因，有些基因功能不明，有些是伪基因。

二、Ⅱ类基因区基因及其产物

Ⅱ类基因区又可分为 HLA-DP、HLA-DQ、HLA-DR、HLA-DO、HLA-DM 五个亚区，经典的Ⅱ类基因包括 HLA-DP、HLA-DQ、HLA-DR 三个亚区的基因；非经典的Ⅱ类基因包括 HLA-DO 和 HLA-DM 两个亚区（位于 HLA-DP 和 HLA-DQ 亚区之间）的基因。它们也具有高度的多态性。

HLA-DP、HLA-DQ、HLA-DR 每个亚区至少含有四个基因座位，其中有些座位上的基因是伪基因。DPB1 基因编码 DPβ 肽链，DPA1 基因编码 DPα 肽链，二者非共价键相连组成 HLA-DP 抗原。DQB1 基因编码 DQβ 肽链，DQA1 基因编码 DQα 肽链，二者非共价键相连组成 HLA-DQ 抗原。DRA 基因编码 DRα 肽链，DRB1 基因编码 DRβ 肽链，二者非共价键相连组成 HLA-DR 抗原。HLA-DP、HLA-DQ、HLA-DR 抗原统称经典的 HLA-Ⅱ类分子。Ⅱ类分子的主要功能是结合、提呈外源性抗原肽。

HLA-DM 亚区包括 DMA 和 DMB 两个基因座位。HLA-DO 亚区包括 DOA 和 DOB 两个基因座位，分别位于 DM 亚区的两侧。在 HLA-DMB 和 DOB 基因座位之间还有低分子量多肽（low molecular weight polypeptide，LMP）和抗原加工相关转运体（transporter associated with antigen processing，TAP）的基因。这些基因编码的产物（HLA-DM、HLA-DO、LMP2、LMP7、TAP1 和 TAP2）主要参与抗原的加工处理和转运（详见第九章）。

三、Ⅲ类基因区基因及其产物

Ⅲ类基因区的基因位于Ⅱ类与Ⅰ类基因区之间，包括编码血清补体成分如 C4、C2、B 因子和编码 TNF 和热休克蛋白 70（heat shock protein70，HSP70）等其他血清蛋白的基因。

第二节　HLA-Ⅰ类和Ⅱ类抗原分子的结构

一、HLA-Ⅰ类抗原分子的结构

HLA-Ⅰ类分子是由一条重链（Ⅰ类基因编码的 α 链）和一条轻链（β_2M）借非共价键连接组成的异二聚体糖蛋白分子。α 链为多态性跨膜糖蛋白，分子量 44 000kD，其胞外部分含有 α_1、α_2 和 α_3 三个结构域。β_2M 为非多态性的非跨膜蛋白，分子量 12 000kD。HLA-Ⅰ类分子的结构可分为抗原肽结合区、免疫球蛋白样区、跨膜区和胞质区四部分（图 6-2）。抗原肽结合区位于 α 链的 N 端，由 α_1 和 α_2 结构域组成，呈凹槽状结构。该凹槽两端封闭，可容纳 8~12 个氨基酸残基组成的抗原肽，是 HLA-Ⅰ类分子与内源性抗原肽结合的区域。

免疫球蛋白样区由 α_3 结构域和 $\beta_2 M$ 组成，两者氨基酸序列高度稳定，与免疫球蛋白恒定区具有同源性，故称免疫球蛋白样区（Ig 样区）。α_3 结构域是 Tc 细胞表面 CD8 分子识别结合的部位。α 链的跨膜区含疏水性氨基酸残基，以 α 螺旋形式跨越脂质双层疏水区，并借此将 HLA- I 类分子锚定在细胞膜上。胞质区即 α 链的羧基末端约 30 个氨基酸残基位于胞质中，其性质恒定，均含有可形成磷酸化的氨基酸序列，可能与细胞内外信号的传递有关。

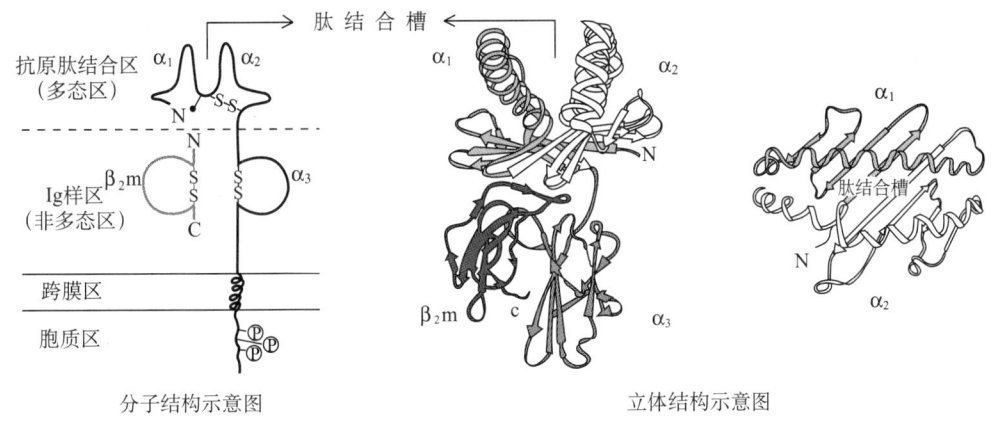

图 6－2 HLA- I 类抗原分子结构及立体结构示意图

二、HLA- II 类抗原分子的结构

HLA- II 类分子是由 II 类基因编码的 α 链（34kD）和 β 链（29kD）以非共价键结合组成的异二聚体糖蛋白分子。α 链和 β 链均为跨膜蛋白，其胞外区各含有两个结构类似的结构域，即 α_1、α_2 结构域和 β_1、β_2 结构域。HLA- II 类分子的结构也分为抗原肽结合区、免疫球蛋白样区、跨膜区和胞质区四部分（图 6－3）。抗原肽结合区位于 α 链和 β 链 N 端，由 α_1 和 β_1 结构域组成，呈凹槽状结构。该凹槽两端开放，可容纳 12～17 个氨基酸残基组成的抗原肽，是 HLA- II 类分子与外源性抗原肽结合的区域。免疫球蛋白样区由 α_2 和 β_2 结构域组成，α_2 与 β_2 结构域交界处是 Th 细胞表面 CD4 分子识别结合的部位。α 链和 β 链跨膜区的氨基酸组成和功能与 I 类分子相似；而胞质区内氨基酸残基数明显少于 I 类分子，其功能可能与跨膜信号的传递有关。

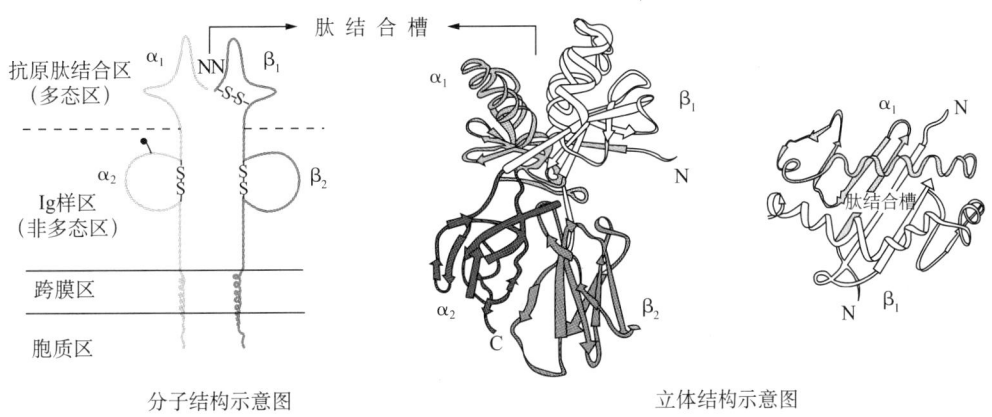

图 6－3 HLA- II 类抗原分子结构及立体结构示意图

第三节 HLA-Ⅰ类和Ⅱ类抗原的分布和主要功能

一、HLA-Ⅰ类和Ⅱ类抗原的分布

经典HLA-Ⅰ类抗原广泛分布于人体各种组织有核细胞及血小板和网织红细胞表面，而在神经细胞、成熟红细胞和滋养层细胞表面尚未检出。HLA-Ⅱ类抗原分布不够广泛，主要存在于B细胞、巨噬细胞和树突状细胞等抗原提呈细胞，以及胸腺上皮细胞和某些活化的T细胞表面，在血管内皮细胞和精子细胞上也有少量表达。HLA-Ⅰ类和Ⅱ类抗原亦可出现于血清、唾液、精液和乳汁等体液中，称为分泌型或可溶型HLA-Ⅰ类和Ⅱ类抗原。

二、HLA-Ⅰ类和Ⅱ类抗原的主要生物学功能

（一）抗原提呈作用

HLA-Ⅰ类和Ⅱ类分子均有结合、提呈抗原的作用。在抗原提呈细胞（antigen presenting cell，APC）内，HLA-Ⅰ类和Ⅱ类分子可通过其抗原肽结合槽分别与内源性和外源性抗原肽结合，形成抗原肽-HLA-Ⅰ类和Ⅱ类分子复合体。后者经转运表达于APC表面，可被$CD8^+$T细胞和$CD4^+$T细胞识别结合，启动特异性免疫应答（详见第九章）。

（二）制约免疫细胞间的相互作用

在免疫应答过程中，T细胞通过表面抗原受体（TCRαβ）与APC表面MHC-Ⅱ类或Ⅰ类分子提呈的抗原肽结合，是启动T细胞活化的重要环节。但APC与T细胞间的相互作用是有条件的，只有当两者MHC分子相同时T细胞才能被激活，即T细胞只能识别自身MHC分子提呈的抗原肽，而不能识别非己MHC分子提呈的抗原肽。而且APC与$CD8^+$T细胞之间的相互作用受MHC-Ⅰ类分子限制，即$CD8^+$T细胞只能识别MHC-Ⅰ类分子提呈的抗原肽；APC与$CD4^+$T细胞之间的相互作用受MHC-Ⅱ类分子限制，即$CD4^+$T细胞只能识别MHC-Ⅱ类分子提呈的抗原肽。此种细胞间相互作用的限制性称为MHC限制性。

（三）诱导胸腺内前T细胞分化

胸腺深皮质区$CD4^+CD8^+$"双阳性"前T细胞与胸腺皮质上皮细胞表面MHC-Ⅰ类或Ⅱ类分子结合相互作用后，可分化发育为$CD8^+$或$CD4^+$"单阳性"未成熟T细胞。此种单阳性未成熟T细胞能与胸腺内巨噬细胞和树突状细胞表面自身抗原肽-MHC-Ⅰ类或Ⅱ类分子复合体结合，而被诱导分化为对自身抗原无反应性的T细胞，即对自身抗原形成天然免疫耐受。只有那些未与APC细胞表面自身抗原肽-MHC-Ⅰ类或Ⅱ类分子复合体结合的"单阳性"T细胞，才能进一步分化发育为可对非己抗原产生应答的具有免疫功能的T细胞。

（四）引发移植排斥反应

在同种异基因组织器官移植时，HLA-Ⅰ类和Ⅱ类抗原作为同种异型抗原，可刺激机体产生特异性效应T细胞（$CD8^+$ TC/$CD4^+$ TH1）和相应抗体。这些免疫效应细胞和分子与移植细胞相互作用，可通过细胞毒等杀伤作用使供体组织细胞破坏，引发移植排斥反应。

第四节 HLA 复合体的遗传特征

一、单倍型遗传

在同一条染色体上紧密相连的 HLA 诸基因座位上等位基因的组合称为 HLA 单倍型 (haplotype)。HLA 复合体是一组紧密连锁的基因群，这些连锁在同一条染色体上的等位基因很少发生同源染色体之间的交换，通常作为一个完整的遗传单位由亲代传给子代，此即单倍型遗传。体细胞中一对同源染色体上 HLA 单倍型的组合称为 HLA 基因型（genotype）。人是二倍体（diploid）生物，每个细胞都有两个同源染色体组，它们分别来自父母双方。第 6 号同源染色体中 HLA 单倍型也是一个来自父系，另一个来自母系。根据孟德尔遗传定律，若父亲第 6 号染色体 HLA 单倍型为 a 和 b，母亲的 HLA 单倍型为 c 和 d，则子女 HLA 单倍型组合在理论上有 ac、ad、bc、bd 四种可能。在同胞之间比较 HLA 单倍型配位有下列三种可能性：①两个 HLA 单倍型完全相同（即 HLA 基因型相同）的几率为 25%；②两个 HLA 单倍型完全不同的几率为 25%；③一个 HLA 单倍型相同的几率为 50%。亲代与子代之间则必然也只能有一个单倍型相同（图 6-4）。这一遗传特点在器官移植提供者的选择以及法医的亲子鉴定中得到了应用。

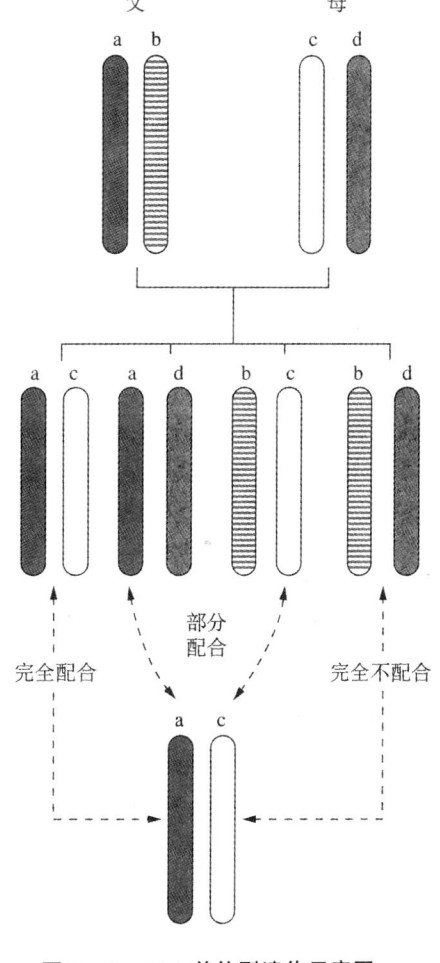

图 6-4 HLA 单倍型遗传示意图

二、多态性现象

对同一个体而言，染色体上任一基因座位只能有两个等位基因，分别来自父、母的同源染色体。但在随机婚配的群体中，同一基因座位可能有两种以上的等位基因，此现象被称为多态性（polymorphism）。多态性是群体的概念，指群体中不同个体同一基因座位上的基因存在差别。HLA 复合体是迄今已知人体内具有最复杂多态性的基因系统。

多态性的发生机制主要是 HLA 复合体基因座位上存在复等位基因及其共显性表达。①复等位基因（multiple alleles）是在群体中，位于同一基因座位上的基因系列；有时可多达数十种的基因，但是对每一个体来说，只能具有其中的任何两个等位基因。HLA 复合体的多数基因座位均有为数众多的复等位基因（表 6-1），这是 HLA 高度多态性的主要原因。②共显性（codominance）表达是指两条染色体同一基因座位上的等位基因均为显性基因，均可同时表达，分别编码特异性抗原。HLA 复合体中每一个等位基因均为共显性，从而大大增加了人群中 HLA 表型的多样性。

表 6-1 HLA-Ⅰ、Ⅱ类基因的等位基因数及抗原特异性数

基因类别	Ⅰ类基因			Ⅱ类基因							合计
	A	B	C	DRA	DRB	DQA1	DQB1	DPA1	DPB1	Dw	
等位基因数	248	486	113	3	385	22	53	20	99	117	1546
抗原特异性	28	61	10		24		9		6	26	164

三、连锁不平衡

HLA复合体各等位基因均有各自的基因频率。基因频率是指在群体中某一等位基因出现的几率与该群体全部等位基因之比。若HLA各座位等位基因随机组合构成单倍型，那么某一单倍型出现的频率应等于相应基因座位各等位基因频率的乘积。但实际情况并非如此，HLA各单倍型基因并非完全随机分布，而是某些基因经常在一起出现，而另一些又较少在一起出现。这种单倍型基因并非随机分布的现象称为连锁不平衡（linkage disequilibrium）。

第五节 HLA在医学上的意义

一、HLA与同种器官移植的关系

同种异体器官移植物存活率的高低主要取决于供者与受者之间HLA型别相合的程度。在同卵双生个体间进行器官和骨髓移植，因两者HLA完全相同，所以移植物可长期存活。根据HLA复合体单倍型遗传特征，同胞间出现HLA基因完全相同的几率为25%，在器官移植时应首先从兄弟姐妹中寻找相同的配型。在一个单倍型相同的同胞或父母与子女间器官移植，其存活率高于无关供受者间器官移植的存活率。通常器官移植物存活率由高到低的顺序是：同卵双生＞同胞＞亲属＞无亲缘关系。在肾移植中，HLA各位点基因配合的重要性依次为HLA-DR、HLA-B、HLA-A。在骨髓移植中，只有在供者、受者之间HLA单倍型完全相同的情况下才容易获得成功。

二、HLA与输血反应的关系

临床发现多次接受输血的病人会发生非溶血性输血反应，患者主要表现为发热、白细胞减少和荨麻疹等。此类输血反应的发生主要与病人血液中存在的抗白细胞和抗血小板HLA抗原的抗体有关。若供者血液中含高效价此类抗体，也可引发这种输血反应。因此，对多次接受输血者应注意选择HLA抗原相同或不含抗白细胞抗体的血液，以避免发生此类输血反应。

三、HLA与疾病的相关性

通过对某些疾病患者与正常人HLA抗原频率的群体调查，发现某些疾病与一种或几种HLA抗原相关。其中最典型的例子是90%以上的强直性脊柱炎患者具有HLA-B27抗原。HLA是第一个被发现与疾病有明确联系的遗传系统，迄今已发现有60余种疾病与HLA抗原有关联（表6-2）。通常用相对危险性（relative risk，RR）表示某种HLA抗原与疾病的相关性，其计算公式为：

$$RR = \frac{P^+ \times C^-}{P^- \times C^+}$$

式中 P^+ 代表具有某种 HLA 抗原的病人数；C^- 代表不带此种 HLA 抗原的对照组人数；P^- 代表不带此种 HLA 抗原的病人数；C^+ 代表具有此种 HLA 抗原的对照组人数。相对危险性（RR）表示某一特定 HLA 抗原与疾病之间的相关程度，RR＝1 时，表明两者无关联；若 RR＞4，则认为疾病与该种 HLA 抗原有关联；RR 值越大，表明相关性越强。但在评估 HLA 与疾病的相关性时应注意，发现 HLA 抗原与某种疾病有关联，并不意味着携带某种 HLA 抗原就一定会患某种疾病。研究 HLA 与疾病相关性可能有助于对某种疾病的诊断、预测、分类及预后的判断。

表 6－2　HLA 抗原频率与疾病的相关性

临床疾病	HLA 型别	HLA 频率（%） 患者	HLA 频率（%） 对照	相对危险性（RR）
霍奇金病	A1	40	32	1.4
特发性血红蛋白沉着症	A3	76	28.2	8.2
强直性脊柱炎	B27	90	9.4	87.4
急性前葡萄膜炎	B27	52	9.4	10.4
亚急性甲状腺炎	B35	70	14.6	13.7
疱疹性皮炎	DR3	85	26.3	15.4
乳糜泻	DR3	79	26.3	10.8
特发性艾迪生病	DR3	69	26.3	6.8
胰岛素依赖性糖尿病	DR3	56	28.2	3.3
	DR4	75	32.2	6.4
重症肌无力	DR3	50	28.2	2.5
	B8	47	24.6	2.7
系统性红斑狼疮（SLE）	DR3	70	28.2	5.8
天疱疮	DR4	87	3.21	14.4
类风湿关节炎	DR4	50	19.4	4.2
桥本甲状腺炎	DR5	19	6.9	3.2
多发性硬化症	DR2	59	25.8	4.1
恶性贫血	DR5	25	5.8	5.4

四、HLA 异常表达与疾病的关系

（一）HLA-Ⅰ类分子表达异常

许多肿瘤细胞因其表面 HLA-Ⅰ类分子表达缺失或显著减少，不能被 $CD8^+$ Tc 细胞有效识别结合，而得以逃逸不被杀灭。促进肿瘤细胞表面 HLA-Ⅰ类分子表达，可显著增强 $CD8^+$ Tc 细胞的杀瘤效应。

（二）HLA-Ⅱ类分子表达异常

某些器官特异性自身免疫病靶细胞，如 Graves 病患者的甲状腺上皮细胞、原发性胆管肝硬化患者的胆管上皮细胞和 I 型糖尿病患者的胰岛 β 细胞等，可异常表达 HLA-II 类分子。他们能以组织特异性方式将自身抗原提呈给自身反应性 T 细胞，从而启动自身免疫反应。活化的自身反应性 T 细胞又可通过分泌大量 IFN-γ，诱导更多的靶细胞表达 II 类抗原，从而加重和延续自身免疫反应，最终导致迁延不愈的自身组织损伤。

五、HLA 与法医学的关系

HLA 系统具有高度多态性，在无血缘关系的人群中，HLA 表型相同的概率极其罕见。HLA 为单倍型遗传，子代 HLA 基因型是由双亲各一单倍型组成，即亲代与子代之间必然有一个单倍型相同。这一遗传特点在法医学亲子鉴定中得到了应用。

（安云庆）

第七章 免疫器官及其主要作用

免疫器官由中枢免疫器官（central immune organs）和外周免疫器官（peripheral immune organs）两部分组成，二者通过血液和淋巴循环相互联系。人和哺乳动物的中枢免疫器官包括骨髓和胸腺；外周免疫器官包括淋巴结、脾和粘膜相关的淋巴组织。

第一节 中枢免疫器官

中枢免疫器官是免疫细胞发生、分化、发育和成熟的主要场所，他们对外周免疫器官的发育也有影响。

一、骨 髓

（一）骨髓的细胞组成及主要功能

骨髓（bone marrow）是由骨髓基质细胞、多能造血干细胞和毛细血管网络构成的海绵状组织。骨髓基质细胞包括网状细胞、成纤维细胞、血窦内皮细胞、巨噬细胞和脂肪细胞等，这些细胞可表达和分泌多种与细胞分化发育有关的膜分子和细胞因子。骨髓是造血器官，可生成多能造血干细胞，是各种血细胞的发源地，也是人和哺乳动物 B 细胞分化发育成熟的器官。

（二）造血干细胞及其分化

造血干细胞（hemopoietic stem cell，HSC）最早产生于胚胎卵黄囊，妊娠 4 周出现于胚肝；妊娠 5 个月至出生后，造血干细胞主要来源于骨髓。造血干细胞具有自我更新和分化两种潜能，在造血组织微环境中，可增殖分化为各种功能不同的血细胞，因此又称多能造血干细胞（multipotential hemopoietic stem cell）。

人类造血干细胞表面主要标志为 CD34 和 CD117。应用 CD34 单克隆抗体可从骨髓、胚肝或脐血中分离、富集造血干细胞。造血干细胞表面 CD34 的表达水平随其成熟而逐渐下降，成熟血细胞通常不表达 CD34 分子。此外，在骨髓基质细胞、大部分内皮细胞和胚胎成纤维细胞表面也能表达 CD34 分子。CD117 是干细胞因子受体（SCF-R），可识别结合多种干细胞因子，对不同分化阶段干细胞的分化发育具有重要诱导和促进作用。

多能造血干细胞具有自我更新和分化两种潜能。在骨髓基质细胞构成的微环境中，多能造血干细胞分化谱如图 7-1 所示：首先分化为定向多能干细胞，即髓样干（祖）细胞和淋巴样干（祖）细胞。髓样干细胞在骨髓中又可分化发育为有核红细胞、巨核细胞、粒-单核细胞前体、嗜碱性粒细胞前体、嗜酸性粒细胞前体；这些未成熟血细胞在骨髓中进一步分化，最终分化发育成熟为红细胞、血小板、中性粒细胞、单核细胞、嗜酸性粒细胞和嗜碱性粒细胞释放入血。一部分淋巴样干细胞在骨髓中，可分化为始祖 B 细胞（pro-B cell），最终发育为成熟的 B 细胞；另一部分淋巴样干细胞经血液进入胸腺，分化为始祖 T 细胞（pro-T cell），最终分化发育为成熟的 T 细胞和 NK 细胞。此外，淋巴样干细胞和粒-单核细胞前体均可分化发育为树突状细胞（dentritic cell，DC），前者称为淋巴系树突状细胞，后者称为髓系树突状细胞。

（三）B 细胞在骨髓中的发育成熟

人和哺乳动物的 B 细胞在骨髓中发育成熟，其发育是抗原非依赖性的，经历了始祖 B 细胞（pro-B）、前 B 细胞（pre-B）、未成熟 B 细胞和成熟 B 细胞四个阶段。

1. 始祖 B 细胞阶段　始祖 B 细胞由骨髓中淋巴祖细胞衍生而来，其表面具有干细胞因子受体（SCF-R，CD117）、白细胞介素-7 受体（IL-7R）、CD34 和 Igα/Igβ 二聚体分子，而不表达 B 细胞抗原受体（BCR，mIgM）。始祖 B 细胞在骨髓微环境中，通过表面 SCF-R 和 IL-7R 与骨髓基质细胞表面膜型 SCF 及其分泌的 IL-7 结合相互作用后，可分化发育为前 B 细胞。

2. 前 B 细胞阶段　前 B 细胞胞质中出现 IgM 的重链分子即 μ 链，膜表面出现 MHC-Ⅱ类分子、

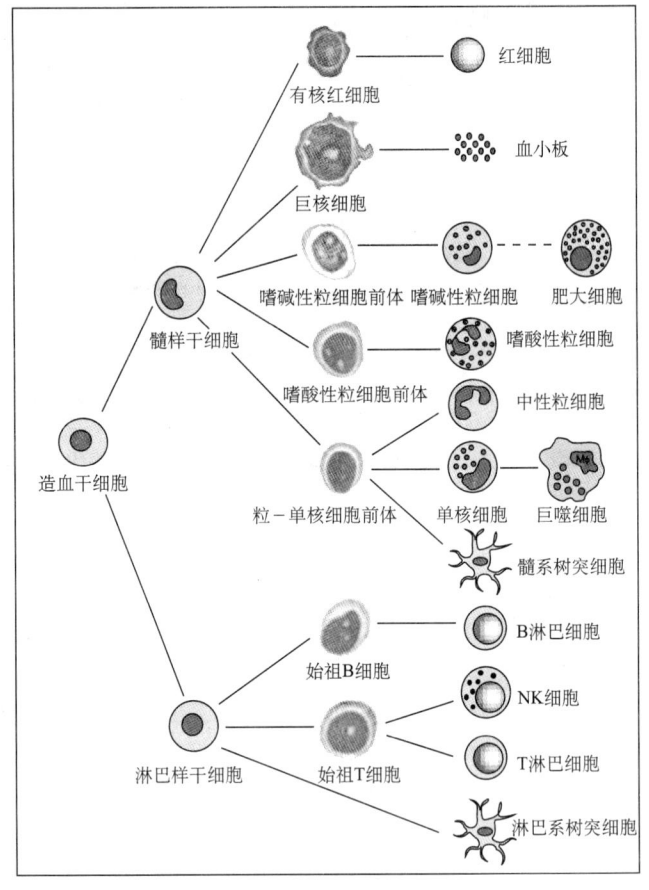

图 7-1　造血干细胞分化谱

Igα/Igβ 二聚体分子、CD19、CD21 和替代性 B 细胞抗原受体，此种前 B 细胞抗原受体没有抗原识别结合能力，而与前 B 细胞的进一步分化发育有关。

3. 未成熟 B 细胞阶段　未成熟 B 细胞由前 B 细胞分化而来，在其胞质中出现完整的 IgM 单体分子，同时细胞表面出现功能性 B 细胞抗原受体（BCR），即完整的 mIgM，以及 Igα/Igβ 二聚体分子、MHC-Ⅱ类分子、CD19、CD20、CD21 和 CD40 等多种膜分子。当未成熟 B 细胞通过表面 BCR（mIgM）与骨髓基质细胞表面自身抗原高亲和力结合相互作用后，可使其发育终止，不再对相应抗原产生应答，即使体内未成熟自身反应性 B 细胞形成中枢免疫耐受。但是某些与骨髓基质细胞表面自身抗原低亲和力结合的未成熟 B 细胞能够继续分化、发育、成熟为具有免疫功能的自身反应性 B 细胞。

4. 成熟 B 细胞阶段　成熟 B 细胞主要由那些未与自身抗原结合的未成熟 B 细胞分化发育而成。此种 B 细胞膜表面同时表达两种 B 细胞受体，即 mIgM 和 mIgD，以及 Igα/Igβ 二聚体分子、MHC-Ⅱ类分子、CD19、CD21、CD81、CD20 和 CD40 等其他膜分子。成熟 B 细胞即通常所说的 B 细胞，他们是具有免疫活性的淋巴细胞，接受抗原刺激后可产生特异性体液免疫应答。未曾接受过抗原刺激的成熟 B 细胞称为初始 B 细胞（naive B cell）。

二、胸　腺

胸腺（thymus）的大小和结构随年龄不同而有明显差别，新生期胸腺约 15～20 克，以后逐渐增大，青春期可达 30～40 克，然后随年龄增长而逐渐萎缩退化，老年期胸腺组织被脂肪取代，功能衰退导致细胞免疫功能下降。胸腺是 T 细胞分化、发育、成熟的中枢免疫器官。来自骨髓的始祖 T 细胞在胸腺基质细胞及其产生的胸腺激素和细胞因子作用下，能够分化发育成熟为具有免疫活性的 T 细胞。

（一）胸腺的结构和细胞组成

胸腺为实质性器官，其结构和细胞组成如图 7－2 所示：胸腺表面有结缔组织被膜包裹，被膜伸入胸腺实质，将其分为若干小叶，小叶由皮质和髓质组成。皮质又分为浅皮质区和深皮质区。浅皮质区主要包括胸腺皮质上皮细胞（抚育细胞）和大淋巴细胞即早期胸腺细胞（始祖 T 细胞），二者密切接触形成多细胞复合体。始祖 T 细胞在胸腺皮质上皮细胞及其产生的激素和细胞因子的作用下分化发育。深皮质区主要含树突状细胞和小淋巴细胞即未成熟 T 细胞，其中未成熟 T 细胞在胸腺皮质内大多死亡，只有约 5% 进入胸腺髓质继续分化成熟。胸腺髓质主要包括巨噬细胞、并指状细胞和中等大小的 T 淋巴细胞，即成熟 T 细胞。

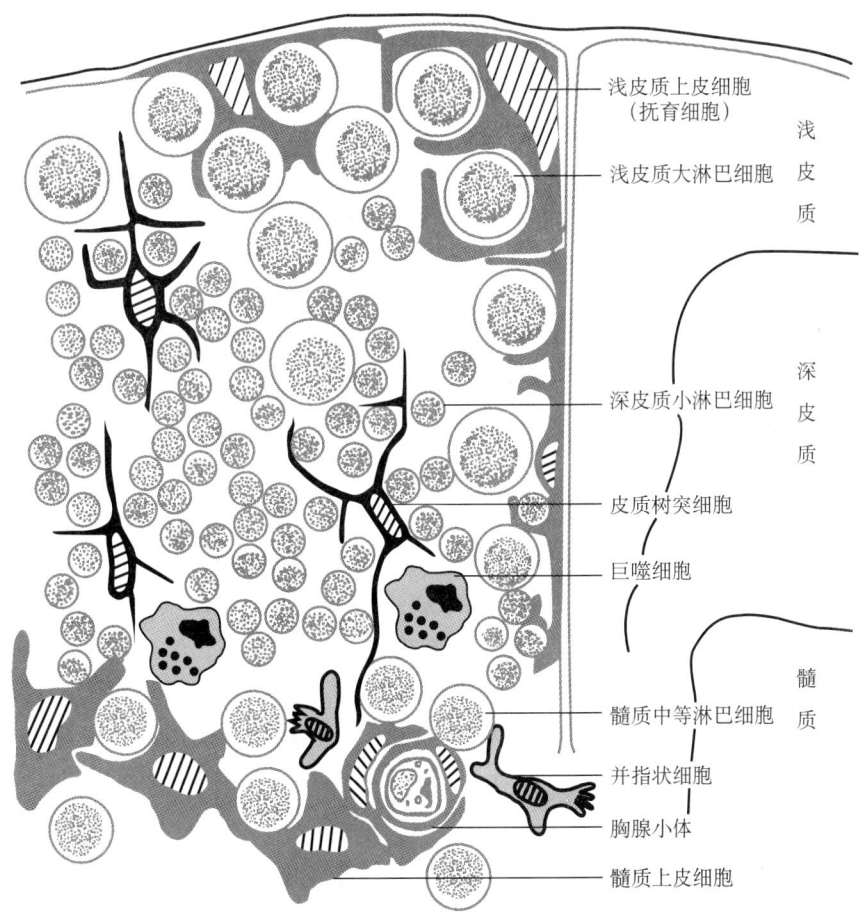

图 7－2　胸腺的结构及其细胞组成示意图

(二) T 细胞在胸腺中的发育成熟

淋巴样干细胞随血液进入胸腺后，经历早期发育、阳性选择和阴性选择三个阶段（图 7-3）后发育成熟。

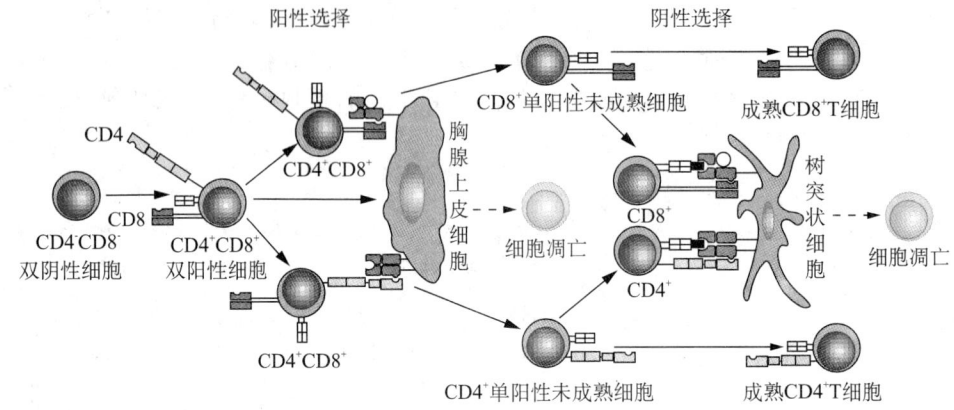

图 7-3 胸腺细胞的阳性和阴性选择

1. **早期胸腺细胞发育阶段** 淋巴样干细胞随血液进入胸腺后，称之为胸腺细胞。早期胸腺细胞位于胸腺皮质区内，不表达 CD4 和 CD8 分子，故称 $CD4^-CD8^-$ 双阴性细胞（double negative cell，DN），简称 DN 细胞。DN 细胞表面具有 SCF-R 和 IL-7R，不表达 T 细胞受体（TCR）和 CD3 分子，又称始祖 T 细胞。在胸腺微环境中，始祖 T 细胞通过表面 SCF-R 和 IL-7R 与胸腺皮质上皮细胞表面膜型 SCF 及其分泌的 IL-7 结合相互作用后，可分化发育为前 T 细胞（Pre-T cell）。前 T 细胞低表达前 T 细胞受体（TCR）和 CD3 分子，同时表达 CD4 和 CD8 分子，故称 $CD4^+CD8^+$ 双阳性细胞（double positive cell，DP），简称 DP 细胞。DP 细胞表面的前 T 细胞受体（TCR）没有抗原识别功能，而与细胞的分化发育有关。

2. **阳性选择阶段** DP 细胞表面 CD4 和 CD8 分子分别是 MHC Ⅱ类和Ⅰ类分子的受体。当 DP 细胞通过表面 CD4 或 CD8 分子分别与胸腺皮质上皮细胞表面 MHC-Ⅱ或Ⅰ类分子以适当亲和力结合相互作用后，可分化发育为未成熟 $CD4^+$ 或 $CD8^+$ 的单阳性细胞（single positive cell，SP），简称 SP 细胞；而未能与胸腺皮质上皮细胞表面 MHC 分子结合或高亲和力结合的 DP 细胞则发生凋亡，此即胸腺中的阳性选择（positive selection）过程。

通过阳性选择：①SP 细胞表面 T 细胞抗原受体（TCR）发育成熟，获得识别结合抗原肽的能力。②T 细胞获得了对抗原识别的 MHC 限制性，即 $CD4^+$ T 细胞只能识别由 MHC Ⅱ类分子提呈的抗原肽；$CD8^+$ T 细胞只能识别由 MHC Ⅰ类分子提呈的抗原肽。

3. **阴性选择阶段** 阴性选择主要发生于胸腺皮质与髓质交界处，位于该处的胸腺树突状细胞/并指状细胞和巨噬细胞高表达共同自身抗原肽-MHC Ⅱ类或Ⅰ类分子复合物。当 SP 细胞通过表面 TCR-CD3 复合受体分子和 CD4 或 CD8 辅助受体分子，与胸腺树突状细胞和巨噬细胞表面相应共同自身抗原肽-MHC Ⅱ类或Ⅰ类分子复合物高亲和力结合后，可发生凋亡而被清除；而那些不能与树突状细胞和巨噬细胞表面共同自身抗原肽-MHC II 类或 I 类分子复合物结合的，或以低亲和力结合的 SP 细胞则得以存活，并进一步分化发育为具有免疫活性的成熟 T 细胞，此即胸腺内的阴性选择（negative selection）过程。未曾接受过抗原刺激的成熟 T 细胞称为初始 T 细胞（naive T cell）。

通过阴性选择：①体内高亲和力自身反应性 T 细胞被清除，即对共同自身抗原形成中枢免疫耐受；②具有识别非己抗原能力的 T 细胞发育成熟为免疫活性细胞。他们进入外周免疫器官和组织后，可接受抗原刺激，产生免疫应答。

第二节　外周免疫器官

外周免疫器官主要包括淋巴结、脾和粘膜相关的淋巴组织，他们是成熟 T 淋巴细胞、B 淋巴细胞寄居和接受抗原刺激后产生免疫应答的主要场所。

一、淋巴结

淋巴结（lymph nodes）沿淋巴管道遍布全身各处，其内 T 细胞约占 75%，B 细胞约占 25%。如图 7-4 所示：淋巴结是由致密结缔组织被膜包被的实质性器官，可分为皮质和髓质两部分。皮质又可分为靠近被膜的浅皮质区和靠近髓质的深皮质区（副皮质区）。浅皮质区有淋巴滤泡，其内含有 B 细胞、滤泡树突状细胞（follicular dendritic cells，FDC）及少量巨噬细胞和 Th 细胞，又称 B 细胞区或胸腺非依赖区。接受抗原刺激后，淋巴滤泡内可出现生发中心，其内含大量增殖分化的 B 细胞，该种 B 细胞迁移到髓质后，可转化为浆细胞。深皮质区为弥散的淋巴组织，主要由 T 细胞组成，富含并指状细胞及少量巨噬细胞，又称 T 细胞区或胸腺依赖区。高内皮小静脉（high endothelial venule，HEV）位于深皮质区，

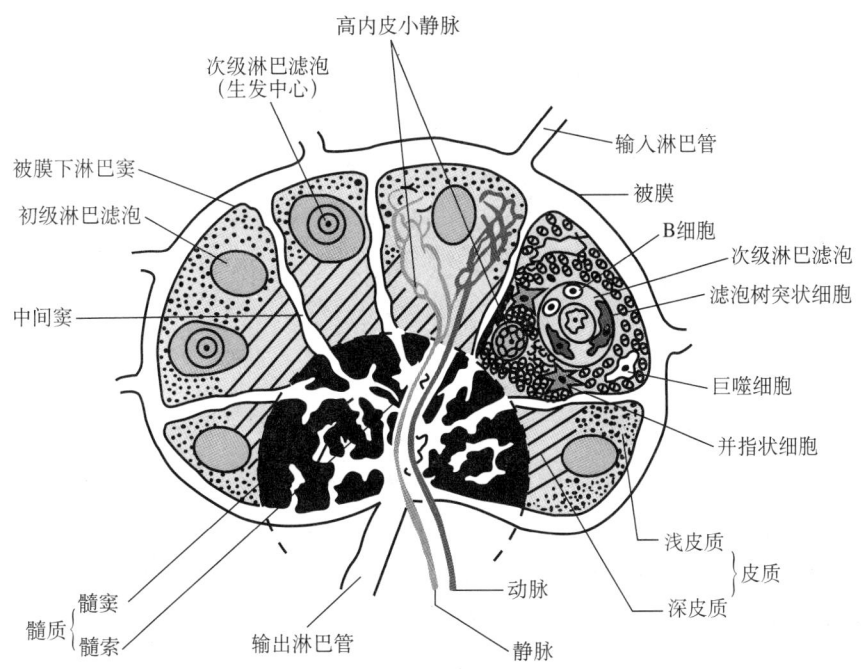

图 7-4　淋巴结的结构及其细胞组成示意图

血管内T细胞、B细胞可穿过高内皮小静脉或其间隙，进入淋巴结相应区域（B细胞进入浅皮质区、T细胞进入深皮质区），然后再迁移到髓窦，并通过输出淋巴管进入淋巴循环系统，最终经淋巴导管返回血流，完成再循环。髓质区由髓索和髓窦组成，内含B细胞、浆细胞、T细胞和大量吞噬细胞。

二、脾

脾（spleen）具有造血、贮血和过滤作用，也是体内最大的外周免疫器官。脾没有输入淋巴管和淋巴窦，淋巴细胞可通过血循环直接进入脾。脾中B细胞约占55%，T细胞约占35%，巨噬细胞约为10%。

脾为实质性器官，由结缔组织被膜包裹，被膜向实质内延伸形成脾小梁，将脾分为若干小叶。如图7-5所示：脾实质主要由红髓和白髓两部分组成，红髓量多，包绕白髓，两者交界处为边缘区。白髓由中央动脉周围淋巴鞘和鞘内淋巴滤泡（脾小结）组成。中央动脉周围淋巴鞘是包绕在脾中央小动脉周围的弥散淋巴组织，主要含T细胞、树突状细胞和少量巨噬细胞，相当于淋巴结的胸腺依赖区。淋巴滤泡分布于淋巴鞘内，主要由B细胞和少量巨噬细胞组成，相当于淋巴结的胸腺非依赖区。接受抗原刺激后，淋巴滤泡可因B细胞增殖分化而出现生发中心。在中央动脉周围淋巴鞘与血窦之间形成的边缘区内，富含B细胞及一定数量T细胞和巨噬细胞。中央小动脉分支可伸入边缘区中，血液中的T细胞、B细胞可于该区进入白髓；白髓内的T细胞、B细胞也可穿过边缘区进入血窦，再经小静脉返回血流，参加再循环。脾红髓包括脾索和脾窦。脾索呈海绵网状，其网孔中富含T淋巴细胞、B淋巴细胞、巨噬细胞和其他血细胞。脾窦充满血液，大量巨噬细胞附着在血窦壁上，能有效清除病原体和衰老损伤的血细胞，并有抗原摄取、加工和提呈作用。

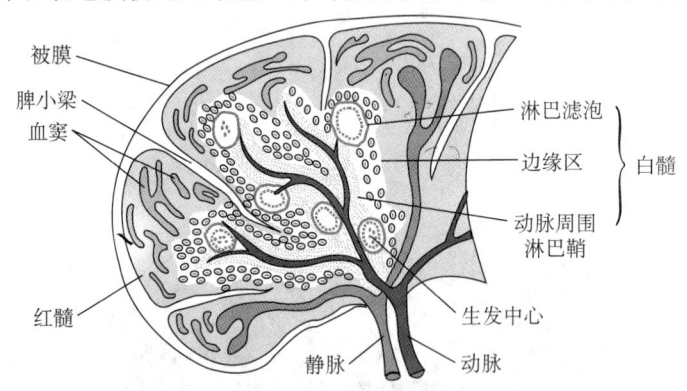

图7-5　脾脏结构

三、粘膜相关的淋巴组织

粘膜相关的淋巴组织（mucosal-associated lymphoid tissue，MALT）是广泛分布于呼吸道、肠道及泌尿生殖道粘膜固有层中的无被膜淋巴组织，又称粘膜免疫系统（mucosal immune system，MIS）。这些淋巴组织或弥散分布，或形成完整的淋巴滤泡，前者称弥散的淋巴组织（diffuse lymphoid tissue）；后者称淋巴聚集体（lymphoid aggregates），包括扁桃体、小肠派氏小结（Peyer's patches）和阑尾等。弥散的淋巴组织内含活化的B细胞、浆细胞、T细胞和巨噬细胞。淋巴聚集体如派氏小结（图7-6）位于粘膜固有层中，富含B细

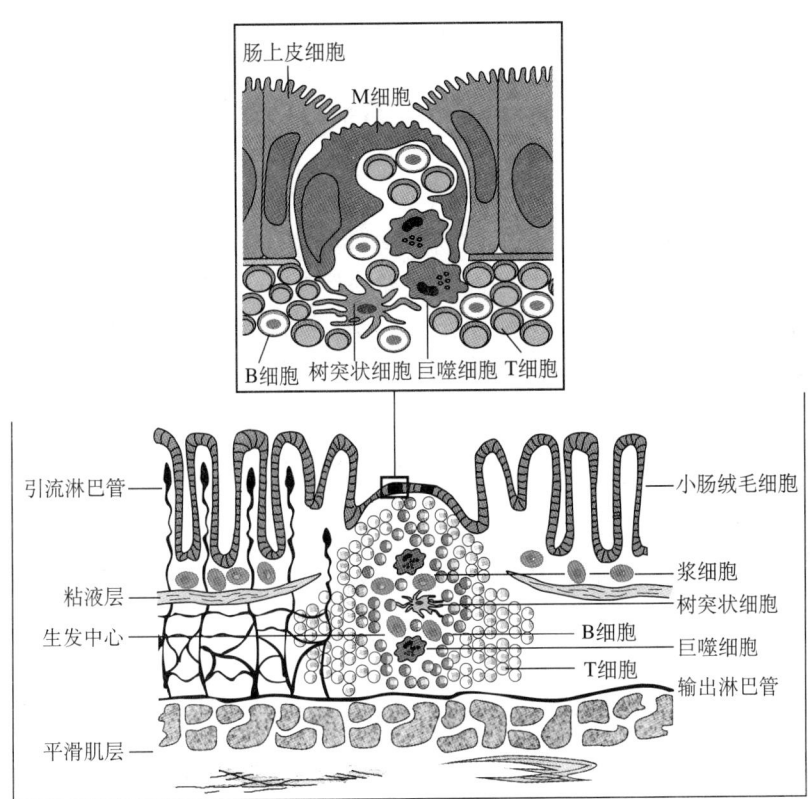

图 7—6 肠粘膜派氏小结和 M 细胞示意图

胞、巨噬细胞、树突状细胞和少量 T 细胞,其内有输出淋巴管通过,血液中 T 细胞、B 细胞可通过与输出淋巴管伴行的高内皮小静脉进入小结。小结上皮有 M 细胞（microfold cell：微皱褶细胞）覆盖,M 细胞是散布于肠道粘膜上皮细胞间的一种特化的抗原转运细胞（specilized antigen transporting cell）。外来抗原可被 M 细胞以吞饮方式纳入胞内,并在未降解情况下穿过 M 细胞,而被 M 细胞下方的巨噬细胞/树突状细胞摄取,进而在派氏小结内,引发免疫应答,产生分泌型 IgA。进入派氏小结的抗原也可通过小结内引流和输出淋巴管输送到外周其他淋巴结中,引起免疫应答。

(白惠卿)

第八章 适应性免疫的组成细胞

适应性免疫（adaptive immunity）又称特异性免疫（specific immunity），是个体在生命过程中，接受病原微生物或其产物等抗原性异物刺激后产生的，只对相应特定病原体等抗原性物质起作用的防御体系。执行适应性免疫应答的细胞包括表达特异性抗原识别受体的 αβT 细胞和 B2 细胞，即通常所说的 T 淋巴细胞、B 淋巴细胞。

第一节 T 淋巴细胞

T 淋巴细胞是来自骨髓的始祖 T 细胞，在胸腺内微环境作用下，分化发育成熟的淋巴细胞，故称胸腺依赖性淋巴细胞（thymus dependent lymphocytes），简称 T 淋巴细胞或 T 细胞。根据 T 细胞分布及其表面抗原受体组成和对抗原识别方式的不同，可将其分为 γδT 细胞和 αβT 细胞两个群体。γδT 细胞是执行非特异性免疫功能的 T 细胞（详见第九章），αβT 细胞是执行特异性免疫功能的 T 细胞。（本书中除特别指明外，T 细胞即指 αβT 细胞）。T 细胞主要分布于淋巴结深皮质区、脾脏中央小动脉周围弥散的淋巴组织和血液中。他们是执行特异性细胞免疫应答的免疫细胞，在 TD-Ag 诱导的体液免疫应答中也起重要作用。

一、T 细胞表面分子及其功能

（一）与 T 细胞识别和活化有关的分子

1. 抗原识别受体　T 细胞受体（T cell receptor，TCR）是 T 细胞表面特异性识别抗原的受体，也是 T 细胞的特征性表面标志。TCR 是由 α、β 或 γ、δ 两条糖肽链借链间二硫键联结组成的 TCRαβ 或 TCRγδ 异二聚体。如图 8-1 所示：TCRαβ 异二聚体由胞外、跨膜和胞内区三个部分组成，每条肽链胞外区均有两个结构域，即靠近氨基（N）端的可变区（V 区）和靠近细胞膜的恒定区（C 区）。TCRαβ 肽链可变区与 Ig 可变区非常相似，各有三个超变区（hypervariable region，HVR），这些超变区的氨基酸组成和排列顺序特别易变，造就了 TCRαβ 的高度多样性。不同 T 细胞克隆表面的 TCRαβ，其超变区均有所不同，他们分别结合不同的抗原决定基（表位），因此具有高度特异性。TCRαβ 超变区是与相应抗原肽-MHC 分子复合物特异性识别结合的部位，又称互补结合区（complementarity determining region，CDR）。TCRαβ 胞内区短小，没有传递信号的作用。但 TCRαβ 疏水性跨膜区含带正电荷的氨基酸残基，借此能与跨膜区带负电荷氨基酸残基、胞内区含 ITAM 结构域的 CD3 多肽链非共价结合，组成 TCRαβ-CD3 复合受体分子，获得信号转导的能力。

CD3 复合体由 γ、δ、ε、ζ 和 η 五种肽链组成，其中 ε 链分别与 γ 链和 δ 链非共价结合，组成 γε 和 δε 异二聚体，ζ 链既能以 ζζ 同源二聚体形式存在，又能与 η 链共价结合形成 ζη 异二聚体。因此，一个 CD3 复合体包含三对二聚体。γ、δ 和 ε 链的特点是胞外区长，胞内区短，跨膜区含有带负电荷的氨基酸残基；ζ 链的胞外区短（9 个氨基酸残基），胞内区长，跨膜区也含有带负电荷的氨基酸残基，这些带负电荷的氨基酸残基能与 TCRαβ 跨膜区带正电荷的氨基酸残基形成氢链或离子键，从而使 T 细胞表面 TCRαβ 与 CD3 复合体非共价结合组成 TCRαβ-CD3 复合受体分子。CD3 复合体五种肽链共同的特点是胞浆内均含有免疫受体酪氨酸活化基序（immune receptor tyrosine-based activation motifs，ITAM），可参与活化信号的转导。

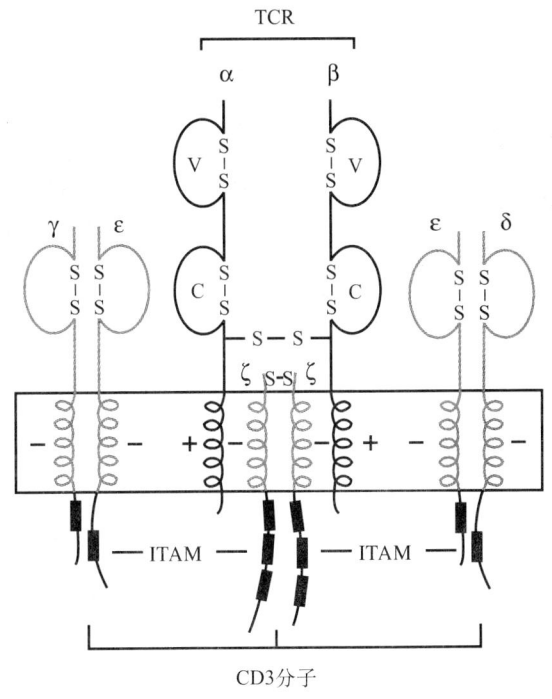

图 8-1　TCR-CD3 复合受体分子示意图

2. TCR 辅助受体　CD4/CD8 分子是 T 细胞表面的 TCR 辅助受体。CD4 分子是一种分子量为 55kD 的跨膜糖蛋白，在细胞膜上以单体形式存在，属 Ig 超家族成员。CD4 分子是识别结合 MHC Ⅱ 类分子的受体，其胞外区含 4 个 Ig 样结构域，其中近氨基（N）端的第一、二个结构域能与 MHC Ⅱ 类分子 β 链 Ig 样区的 $β_2$ 结构域结合，其胞内区与蛋白酪氨酸激酶 $p56^{LCK}$ 相连，参与胞内活化信号的转导（图 8-2A）。CD4 分子也是人类免疫缺陷病毒（HIV）壳膜蛋白 gp120 的受体，因此 HIV 可选择性感染 $CD4^+$ T 细胞，引发获得性免疫缺陷综合征。CD8 分子是由 α 和 β 链借二硫键连接组成的跨膜糖蛋白，属 Ig 超家族成员。CD8 分子是识别结合 MHC-Ⅰ 类分子的受体，其胞外区结构域即 α 链 V 样区能与 MHC-Ⅰ 类分子 α 链 Ig 样区的 $α_3$ 结构域结合，其胞浆区也与 $p56^{LCK}$ 激酶相连，参与胞内活化信号的转导（图 8-2B）。

当 $CD4^+/CD8^+$ T 细胞通过表面 TCRαβ-CD3 复合受体分子与 APC 表面相应抗原肽-MHCⅡ/Ⅰ类分子复合物结合时，其表面 CD4/CD8 分子可与上述抗原肽-MHCⅡ/Ⅰ类分子复合物中的 MHC Ⅱ 类分子（$β_2$ 结构域）/Ⅰ类分子（$α_3$ 结构域）结合，而使 $CD4^+/CD8^+$ T 细胞与 APC 之间的相互作用显著增强，并使 CD4/CD8 分子聚集在 TCRαβ-CD3 复合受体分子周围，导致与 CD4/CD8 分子胞内区相连的 $p56^{LCK}$ 激酶和 CD3 复合分子各条肽链胞内区的 ITAM 活化，从而产生 T 细胞活化第一信号，引发一系列激酶级联反应。因此，CD4 和 CD8 分子又被称为 T 细胞受体的辅助受体，简称 TCR 辅助受体。

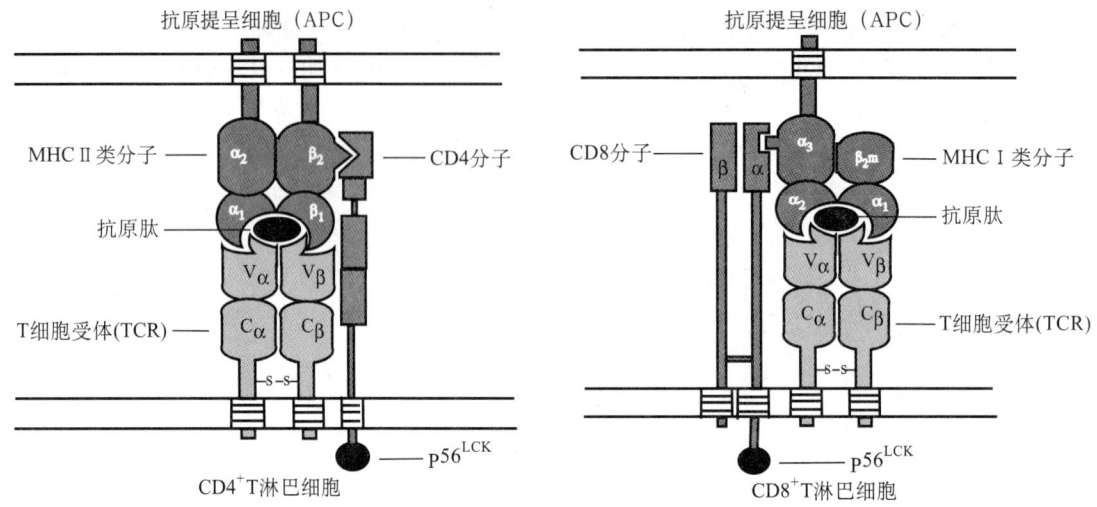

图 8－2A　CD4 分子结构及其配体示意图　　图 8－2B　CD8 分子结构及其配体示意图

3. 粘附分子　粘附分子（adhesion molecule，AM）是一类介导细胞与细胞间或细胞与细胞外基质间相互接触和结合的分子。它们广泛表达于各种细胞表面，有时也可从细胞表面脱落成为可溶性粘附分子。粘附分子间以互为受体和配体的结合方式发挥作用，参与细胞识别、细胞活化信号转导和淋巴细胞归巢等生理活动。根据结构特征，可将粘附分子分为整合素家族、选择素家族、免疫球蛋白超家族、钙粘蛋白家族和一些尚未归类的粘附分子。某些表达于 APC 和 T 淋巴细胞、B 淋巴细胞表面的粘附分子因其具有介导产生共刺激信号的作用，又称共刺激分子（co-stimulating molecule，CM）。

（1）CD28 分子：属 Ig 超家族成员，以同源二聚体形式表达于 CD4$^+$T 细胞和约 50％的 CD8$^+$T 细胞表面。CD28 分子是 T 细胞表面的粘附分子，也是最重要的共刺激分子，其胞外区结构域能与 APC 表面相应粘附分子，即共刺激分子 B7-1/B7-2（CD80/CD86）互补结合，其胞内区与多种信号分子相连，参与活化信号的转导。T 细胞通过表面 TCRαβ-CD3 复合受体分子和 CD4/CD8 分子，与 APC 表面相应抗原肽-MHC Ⅱ/Ⅰ类分子复合物结合后，其表面 CD28 分子能与 APC 表面相应配体 B7 分子结合，诱导产生共刺激信号，即 T 细胞活化第二信号。

（2）CD152 分子：即细胞毒性 T 淋巴细胞抗原-4（cytotoxic T lymphocyte antigen-4，CTLA-4）为同源二聚体，主要表达于活化 T 细胞表面，静止 T 细胞不能表达。CTLA-4 与 CD28 分子有一定的同源性，其胞外区结构域也能与 APC 表面共刺激分子 B7 互补结合，且二者间亲和力显著高于 CD28 与 B7 分子间的亲和力。CTLA-4（CD152）胞内区含免疫受体酪氨酸抑制基序（immunoreceptor tyrosine-based inhibitory motifs，ITIM），当活化 T 细胞通过表面 CTLA-4（CD152）与 APC 表面 B7 分子结合相互作用时，可使其胞内 ITIM 磷酸化，从而导致胞浆内蛋白酪氨酸磷酸酶（PTP）活化，对 T 细胞产生负调节作用，即通过去磷酸化作用向 T 细胞提供活化抑制信号。

（3）CD2 分子：即淋巴细胞功能相关抗原 2（lymphocyte function associated antigen-2，LFA-2），因其能与绵羊红细胞结合又称绵羊红细胞受体。LFA-2 为单链糖蛋白，属 Ig 超家族成员，表达于所有外周血 T 细胞、大部分胸腺细胞和部分 NK 细胞表面。LFA-2 是 T 细胞表面的粘附分子，其主要功能是通过与 APC 表面相应粘附分子 LFA-3 之间的相互作用，促进 T 细胞对抗原的识别和共刺激信号，即 T 细胞活化第二信号的产生。

（4）LFA-1：即淋巴细胞功能相关抗原-1，是由 α 链和 β 链组成的异二聚体（CD11a/CD18），为整合素家族成员，主要表达于 T 细胞表面。它们作为细胞表面的粘附分子能与 APC 表面相应粘附分子，即细胞间粘附分子-1、2（intercellular adhesion molecules-1、2，ICAM-1、2）结合相互作用，促进 T 细胞对抗原的识别和共刺激信号，即 T 细胞活化第二信号的产生。

（5）CD40L：即 CD40 配体（CD154），是表达于活化 $CD4^+$ T 细胞和部分 $CD8^+$ T 细胞表面的共刺激分子。CD40L 为 TNF 超家族成员，以三聚体形式结合 CD40 分子。活化 $CD4^+$ T 细胞通过表面 CD40L 与 B 细胞表面 CD40 分子结合相互作用，可诱导产生共刺激信号，即 B 细胞活化第二信号。

4. 丝裂原受体　T 细胞表面具有植物血凝素（PHA）受体、刀豆蛋白 A（ConA）受体和与 B 细胞共有的美洲商陆（PWM）受体。接受相应丝裂原刺激后，T 细胞可发生有丝分裂、转化为淋巴母细胞。在体外用 PHA 刺激人外周血 T 细胞，观察其增殖分化程度可检测机体细胞免疫功能状态，此即淋巴细胞转化试验。

5. 细胞因子受体　静止和不同分化阶段的 T 细胞可表达多种细胞因子的受体，如 IL-1R、IL-2R、IL-4R、IL-6R、IL-12R 和 INF-γR 等。相应细胞因子与上述细胞因子受体结合后，可诱导或促进 T 细胞活化、增殖和分化。

（二）与 T 细胞凋亡和归巢有关的分子

1. 细胞凋亡相关的分子　Fas 即 CD95 分子，是与细胞凋亡相关的分子，属肿瘤坏死因子受体（TNFR）超家族成员，可组成性或诱导性表达于胸腺细胞、活化 T 细胞、B 细胞、NK 细胞和成纤维细胞等多种类型细胞表面。Fas（CD95）主要以膜受体形式存在，当 Fas 配体（FasL/CD178）与靶细胞表面相应受体（Fas/CD95）结合后，可在靶细胞表面形成 Fas 三聚体，从而使其胞浆内的死亡结构域（death domain，DD）相聚成簇，后者（DD）与连接蛋白（FADD）结合，可募集并激活 caspase8 或 10，进而激活下游 capspase3，capspase6，capspase7，使靶细胞发生凋亡（详见第九章）。

2. 淋巴细胞归巢受体　LFA-1（CD11a/CD18）、L-选择素和 CD44 是淋巴细胞表面的粘附分子，因其能够介导 T 淋巴细胞、B 淋巴细胞从血液回归到淋巴组织，故称淋巴细胞归巢受体（lymphocyte homing receptor，LHR）。LHR 的配体称为地址素（addression），主要包括表达于淋巴结高内皮小静脉内皮细胞表面的外周淋巴结血管地址素（peripheral lymph node vascular addression，PNAd，CD34）、细胞间粘附分子 1 和 2（ICAM-1、2），及表达于派氏小结高内皮小静脉和粘膜固有层小静脉内皮细胞表面的粘膜地址素细胞粘附分子-1（mucosal addression cell adhesion molecule-1，Mad CAM-1）。T/B 淋巴细胞通过表面归巢受体 LFA-1/L-选择素/CD44 分别与相应配体 ICAM-1/PNAd/Mad CAM-1 结合相互作用，可介导淋巴细胞粘附并穿过血管内皮细胞回归到外周淋巴组织。

二、T 细胞亚群及其功能

T 细胞是具有高度异质性的细胞群体，根据其表面标志、功能特点和分化情况可分为不同的亚群。如前所述，根据 TCR 肽链组成情况的不同，可将 T 细胞分为 αβT 细胞和 γδT 细胞两大类。前者是执行特异性免疫应答的 T 细胞，后者为执行非特异性免疫应答的 T 细胞。在执行特异性免疫应答的 T 细胞中，根据不同的分类标准，可将 T 细胞分为以下几种不同的群体。

（一）初始 T 细胞、效应 T 细胞和记忆 T 细胞

根据成熟 T 细胞是否接受过抗原刺激或接受抗原刺激后的分化情况，可将其分为以下三类：

1. 初始 T 细胞（naive T cell） 是指从未接受过抗原刺激的成熟 T 细胞。该种 T 细胞高表达 CD45RA 和粘附分子，又称 Th0 细胞。它们可通过表面 TCR-CD3 复合受体分子与树突状细胞表面相应抗原肽-MHC 分子复合物结合而被激活。活化 Th0 细胞可表达 IL-4、IL-12、INF-γ 和 TGF-β 等多种细胞因子的受体，同时分泌 IL-2、INF-γ、TNF-β 和 IL-4、IL-5、IL-6、IL-9、IL-10 等细胞因子，参与和调节免疫应答。

2. 效应 T 细胞（effector T cell） 是指接受抗原刺激后，经克隆扩增和分化，能够发挥免疫效应的终末 T 细胞。该种 T 细胞高表达 IL-2R（CD25）、粘附分子或膜 FasL。它们与相应 APC 或靶细胞作用后，可通过膜表面 FasL 或通过分泌细胞毒性物质（如穿孔素、颗粒酶）和多种细胞因子，产生细胞毒作用和其他免疫效应。效应 T 细胞表达 CD45RO，而不表达 CD45RA，借此能与初始 T 细胞相区别。

3. 记忆 T 细胞（memory T cell） 是指接受抗原刺激后，在增殖分化过程中停止分化，成为静息状态的长寿 T 细胞。该种 T 细胞表达 CD45RO 和多种粘附分子，当其再次与相应抗原相遇后，可迅速扩增分化成熟为效应 T 细胞，产生免疫效应。

（二）CD4⁺Th 细胞、CD8⁺CTL 细胞和 CD4⁺CD25⁺Tr 细胞

根据 T 细胞表面 CD 分子表达情况及其功能特点，可将 T 细胞分为 CD4⁺Th 细胞、CD8⁺CTL 细胞和 CD4⁺CD25⁺Tr 细胞三类：

1. CD4⁺ 辅助 T 细胞（T helper cell，Th） CD4⁺Th 细胞参与细胞免疫应答，并对 CD8⁺CTL 和 B 细胞的活化、增殖具有重要辅助作用。CD4⁺Th 细胞不能直接识别结合天然抗原分子，只能识别结合表达于 APC 表面的抗原肽-MHC Ⅱ 类分子复合物，并通过不同的分化途径参与细胞和/或体液免疫应答。

(1) CD4⁺Th 细胞亚群及其功能：根据 CD4⁺Th 细胞分泌细胞因子种类和功能的不同，可将其分为 CD4⁺Th1 细胞、CD4⁺Th2 细胞和 CD4⁺Th3 细胞三个亚群（图 8-3）。

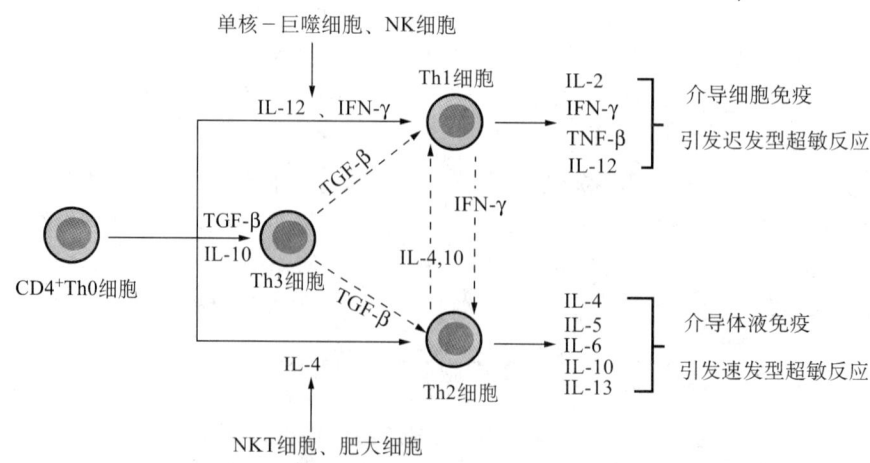

图 8-3 CD4⁺Th 细胞亚群形成及其功能和细胞间相互作用示意图

1) CD4$^+$Th1细胞：分泌以IL-2、IFN-γ、TNF-β和IL-12等Th1型为主的细胞因子，主要参与细胞免疫应答，可介导炎症反应和迟发型超敏反应，具有抗病毒和胞内寄生菌的作用，又称炎症性T细胞。

2) CD4$^+$Th2细胞：分泌以IL-4、IL-5、IL-6、IL-10和IL-13等Th2型为主的细胞因子，主要参与体液免疫应答，可刺激和促进B细胞增殖分化产生抗体，并可诱导B细胞发生IgE类别转换，促进速发型超敏反应的发生。

3) CD4$^+$Th3细胞：分泌以TGF-β为主的细胞因子，可抑制T细胞、B细胞活化和增殖，下调单核-巨噬细胞和NK细胞的吞噬、杀伤活性，对细胞和体液免疫应答产生抑制作用。

(2) CD4$^+$Th细胞亚群的形成：CD4$^+$Th1细胞、CD4$^+$Th2细胞和CD4$^+$Th3细胞均由CD4$^+$初始T细胞即CD4$^+$Th0细胞分化而来。如前所述，CD4$^+$Th0细胞接受抗原刺激后，可表达IL-2、IL-4、IL-10、IL-12、IFN-γ和TGF-β等多种细胞因子的受体，同时分泌Th1型和Th2型等多种细胞因子。它们可通过旁分泌（为主）和自分泌（为辅）作用方式，接受局部微环境中细胞因子对其分化的调控（图8-3）：①在单核-巨噬细胞和NK细胞分泌的IL-12和IFN-γ为主的细胞因子作用下，CD4$^+$Th0细胞可增殖分化为CD4$^+$Th1细胞；②在NKT细胞和肥大细胞分泌的IL-4为主的细胞因子作用下，CD4$^+$Th0可增殖分化为CD4$^+$Th2细胞；③在TGF-β为主的细胞因子作用下，CD4$^+$Th0可增殖分化为CD4$^+$Th3细胞。

(3) CD4$^+$Th细胞亚群间的相互作用：CD4$^+$Th1细胞和CD4$^+$Th2细胞互为抑制细胞，他们可通过释放不同的细胞因子，抑制对方的增殖分化和细胞因子的产生（图8-3）：①CD4$^+$Th1细胞可通过释放IFN-γ和IL-2，抑制CD4$^+$Th0细胞向CD4$^+$Th2细胞分化和Th2型细胞因子的产生，其结果导致细胞免疫功能提高，体液免疫功能下降；②CD4$^+$Th2细胞可通过释放IL-4、IL-10和IL-13，抑制CD4$^+$Th0细胞向CD4$^+$Th1细胞分化和Th1型细胞因子的产生，其结果导致体液免疫功能提高，细胞免疫功能下降；③CD4$^+$Th3细胞可通过释放TGF-β，抑制CD4$^+$Th0细胞活化和CD4$^+$Th1、Th2细胞的形成，使细胞和体液免疫功能下降。上述情况表明，CD4$^+$Th1细胞、CD4$^+$Th2和CD4$^+$Th3细胞在体内作用的动态平衡对维持机体生理功能稳定具有重要意义。

近年发现，CD4$^+$Th1细胞亚群中的部分细胞具有细胞毒作用，该种CD4$^+$Th1细胞被称为CD4$^+$细胞毒性T淋巴细胞（cytotoxic T lymphocyte，CTL）简称CD4$^+$CTL。研究表明，CD4$^+$CTL的主要功能是清除活化的抗原提呈细胞和活化的T细胞，其作用机制尚未完全阐明，可能是通过Fas/FasL途径，使上述靶细胞发生凋亡。

2. CD8$^+$细胞毒性T淋巴细胞（cytotoxic T lymphocyte，CTL或Tc） CD8$^+$CTL识别抗原受MHCⅠ类分子限制，即只能识别结合APC或靶细胞表面MHCⅠ类分子提呈的抗原肽。其主要作用是特异性杀伤肿瘤和病毒感染的靶细胞，同时也可分泌细胞因子，参与免疫调节。当CD8$^+$CTL与靶细胞表面相应抗原肽-MHCⅠ类分子复合物特异性结合后，可通过以下作用机制产生细胞毒作用：①脱颗粒释放穿孔素（perforin）和颗粒酶（granzyme），使靶细胞溶解破坏或发生凋亡；②高表达FasL和分泌大量TNF-α诱导靶细胞凋亡。

根据CD8$^+$CTL分泌细胞因子种类的不同，可将其分为CD8$^+$CTL1和CD8$^+$CTL2两个亚群。前者主要分泌Th1型细胞因子（IL-2、IFN-γ、TNF-β），故称CTL1；后者主要分泌Th2型细胞因子（IL-4、IL-5、IL-6、IL-10和IL-13），故称CTL2。CD8$^+$CTL1和CD8$^+$CTL2具有相同的细胞毒作用，但它们所产生的免疫调节作用有所不同。

3. CD4⁺CD25⁺调节T细胞（regulator T cell，Tr） CD4⁺CD25⁺Tr细胞是近年发现的一种可组成性表达CD25（即IL-2αR）和CD152（CTLA-4）分子的CD4⁺T细胞亚群。该种T细胞被多克隆激活剂和自身抗原激活后，其表面CD25和CD152分子表达显著增高，他们可直接与CD4⁺Th细胞和CD8⁺CTL细胞接触，对上述效应细胞产生抑制作用；也可分泌IL-10和TGF-β等抑制性细胞因子，调节CD4⁺Th细胞和CD8⁺CTL细胞的过度活化与增殖，在免疫应答中发挥负调节作用。研究发现：①去除小鼠体内CD4⁺CD25⁺Tr细胞可引发多种自身免疫病；将此种细胞被动转移则能起到预防甚至治疗某些自身免疫病的作用；②CD4⁺CD25⁺Tr细胞在胸腺中发育成熟，新生期切除胸腺的小鼠，成年后由于体内缺乏此类细胞而高发自身免疫性疾病。目前认为，在生理条件下，CD4⁺CD25⁺Tr细胞可有效抑制体内自身反应性T细胞活化，对防止自身免疫病的发生具有重要作用。

第二节 B淋巴细胞

B淋巴细胞是由哺乳动物骨髓或禽类法氏囊中始祖B细胞分化成熟而来，故称骨髓/法氏囊依赖性淋巴细胞（bone marrow/bursa of fabricius dependent lymphocyte），简称B淋巴细胞或B细胞。成熟B细胞主要分布于淋巴结浅皮层区和脾脏白髓的淋巴滤泡内。在外周血中，B细胞约占淋巴细胞总数的10%～15%。B细胞是体内产生抗体的免疫效应细胞，主要发挥体液免疫作用；B细胞也是专职抗原提呈细胞，可启动特异性体液免疫应答。根据分布、表面标志和功能特征，可将B细胞分为B1和B2细胞两个群体，前者属非特异性免疫细胞，后者即为参与特异性体液免疫应答的B细胞，也是本节所要介绍的主要内容。书中除特别指明外，B细胞即指B2细胞。

一、B细胞的表面分子及其功能

（一）与B细胞识别和活化有关的分子

1. 抗原识别受体 B细胞受体（B cell receptor，BCR）是表达于B细胞膜表面的免疫球蛋白（mIgs），是B细胞表面特异性识别抗原的受体，也是B细胞的特征性表面标志。未成熟B细胞表面的BCR为mIgM；成熟B细胞表面的BCR为mIgM和mIgD。BCR是由两条相同的重链和两条相同的轻链通过链间二硫键共价相连组成的一个四肽链分子。BCR胞外区肽链N端为可变区，其内各有三个超变区，这些超变区的氨基酸组成和排列顺序特别易变，造就了BCR的高度多样性。不同B细胞克隆的BCR超变区有所不同，分别识别结合不同的抗原决定基（表位），因此具有高度特异性。BCR超变区是与相应抗原特异性识别结合的部位，又称互补结合区（CDR）。BCR识别结合抗原的方式与TCR不同，前者（BCR）可直接识别结合抗原分子表面的构象表位，后者（TCR）只能识别结合APC表面由MHC分子提呈的抗原肽。

BCR如图8-4所示：其胞内区短小，没有传递抗原刺激信号的作用。但BCR疏水性跨膜区含带正电荷的氨基酸残基，借此能与跨膜区带负电荷氨基酸残基、胞内区含ITAM结构域的Igα/Igβ异二聚体非共价结合，组成BCR-Igα/Igβ复合受体分子，获得信号转导能力。

Igα/Igβ异二聚体是由CD79a和CD79b两条肽链，通过链间二硫链连接组成的跨膜蛋白。它们与BCR非共价相连组成BCR-Igα/Igβ复合受体分子，表达于除浆细胞之外的所有

B细胞表面。当B细胞通过表面BCR-Igα/Igβ复合受体分子交联结合抗原后，可使Igα/Igβ异二聚体胞内区ITAM磷酸化，进而引发一系列激酶级联反应，诱导B细胞活化。

2. BCR辅助受体 CD19-CD21-CD81复合物是B细胞表面的BCR辅助受体。CD19、CD21和CD81均为膜分子，三者非共价相连共同组成CD19-CD21-CD81复合物。CD19分子属IgSF成员，在B细胞谱系发育的各个阶段和活化B细胞表面均可表达（浆细胞除外），是B细胞特有的表面标志。BCR辅助受体（CD19-CD21-CD81复合物）中的CD21分子是补体C3裂解产物C3d的受体，CD19与CD21紧密相连，其胞内区与酪氨酸激酶（Lyn/Fyn）相连，可转导活化信号。

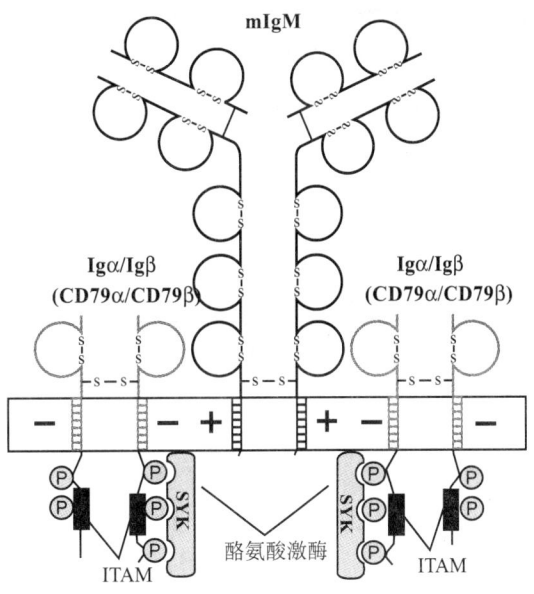

图8-4 BCR-Igα/Igβ复合受体分子示意图

在外周免疫器官中，滤泡树突状细胞（FDC）可通过表面IgGFc受体和C3d受体（CR2）将抗原以免疫复合物（抗原-抗体或抗原-C3d复合物）的形式长期保留在细胞表面而不内吞，以供B细胞识别。B细胞通过表面BCR-Igα/Igβ复合受体分子与免疫复合物中抗原分子表面相应抗原决定基（表位）结合后，可使Igα/Igβ胞浆区相关的酪氨酸激酶（Syk）活化，从而产生B细胞活化第一信号；通过表面CD19-CD21-CD81复合物中CD21（C3dR）与免疫复合物中的C3d结合，使B细胞表面BCR与BCR辅助受体（CD19-CD21-CD81）交联，可使CD19胞内区相连的酪氨酸激酶（Lyn/Fyn）活化，对B细胞活化第一信号的产生起到促进和增强作用。研究证实，在BCR辅助受体参与下，B细胞对抗原刺激的敏感性可提高1000倍。

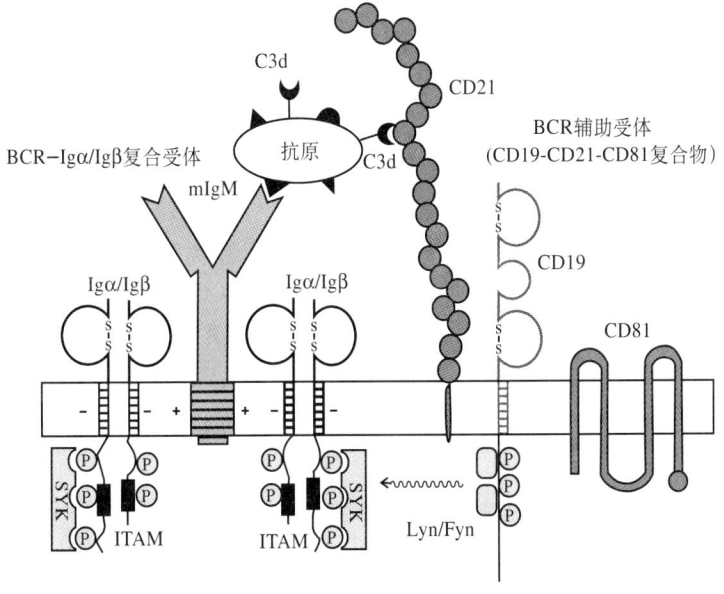

图8-5 BCR辅助受体的结构及其作用示意图

3. 共刺激分子　CD40 分子是肿瘤坏死因子（TNF）受体超家族成员，主要表达于 B 细胞、树突状细胞和活化单核细胞表面，是 B 细胞表面最重要的共刺激分子。B 细胞作为免疫应答细胞，在接受抗原刺激产生活化第一信号基础上，通过表面 CD40 与活化 CD4$^+$ Th 细胞表面相应共刺激分子 CD40L（CD154）互补结合，可产生共刺激信号，即 B 细胞活化第二信号。

4. 补体受体：CD35 和 CD21 是主要表达于 B 细胞、滤泡树突状细胞和吞噬细胞表面的补体受体。CD35（CR1）在活化 B 细胞表面高表达，是识别结合 C3b 和 C4b 的受体，与相应配体结合可促进 B 细胞活化。CD21（CR2）是识别结合 C3d 和 EB 病毒的受体，也是成熟 B 细胞的表面标志；CD21 作为 BCR 辅助受体的一个组成部分，与相应配体结合可促进 B 细胞活化。

5. IgG Fc 受体 II　CD32 分子是表达于 B 细胞、吞噬细胞和朗格汉斯细胞表面的低亲和力 IgG Fc 受体即 IgG Fc 受体 II（FcγR II），包括 FcγR II-A 和 FcγR II-B 两种类型。B 细胞可通过表面 FcγR II-A 与抗原-抗体复合物中的 IgG Fc 段结合，这不仅有助于 B 细胞对抗原的捕获，而且能促进 B 细胞活化。FcγR II-B 是 B 细胞表面的抑制性受体，其胞浆区含有 ITIM 结构域，可转导 B 细胞活化抑制信号，下调特异性体液免疫应答（详见第十三章）。

6. IgE Fc 受体 II　CD23 分子为低亲和力 IgE Fc 受体即 IgE Fc 受体 II（FcγR II），主要分布于 B 细胞、单核细胞和嗜酸性粒细胞表面，活化 B 细胞表达水平明显升高。CD23 可被蛋白酶水解形成可溶性 CD23（soluble CD23，sCD23），因其仍保留与 IgE Fc 段结合的能力，故称之为 IgE 结合因子（IgE-binding factor，IgE-BF）。CD23 分子以不同形式参与 IgE 合成的调节：膜型 CD23 与 IgE 或 IgE 复合物结合后，可抑制 B 细胞合成 IgE；可溶性 CD23 与 B 细胞表面 CD21 结合可促进 IgE 合成。

7. 丝裂原受体　B 细胞表面具有脂多糖（LPS）受体、葡萄球菌 A 蛋白（SPA）受体和与 T 细胞共有的美洲商陆（PWM）受体，接受相应丝裂原刺激后，可发生有丝分裂、转化为淋巴母细胞。

8. 细胞因子受体　静止、活化和不同增殖分化阶段的 B 细胞可表达多种不同的细胞因子受体，如 IL-1R、IL-4R、IL-5R、IL-6R、IL-10R 和 IFN-R 等。相应细胞因子与上述细胞因子受体结合，可诱导或促进 B 细胞活化、增殖和分化。

（二）与 B 细胞诱导 CD4$^+$ Th 细胞活化有关的分子

1. MHC 分子　B 细胞可组成性表达 MHC I 类和 II 类分子，它们作为抗原提呈细胞，可通过 MHC II 类分子将抗原降解产物，以抗原肽-MHC II 类分子复合物的形式运载到细胞表面，供 CD4$^+$ Th 细胞识别，并使之活化。在 B 细胞与 CD4$^+$ Th 细胞相互作用过程中，CD4$^+$ Th 细胞通过表面 TCR-CD3 复合受体分子与 B 细胞表面相应抗原肽-MHC II 类分子复合物结合后，可获得活化第一信号；通过表面 CD4 辅助受体与 B 细胞表面相应配体即 MHC II 类分子 β 链 Ig 样区 β$_2$ 结构域结合，可增强 Th 细胞与 B 细胞之间的粘附作用，促进 T 细胞产生活化第一信号。

2. 粘附分子　B7-1 和 B7-2 分子（即 CD80 和 CD86）、LFA-3 和 ICAM-1、3 是表达于 B 细胞和其他抗原提呈细胞表面的粘附分子，也是共刺激分子。其中 B7-1 和 B7-2 分子在诱导共刺激信号产生过程中起主导作用。B 细胞作为 APC 细胞，在与 CD4$^+$ Th 细胞相互作用过程中，可通过上述表面粘附分子（B7-1、B7-2、LFA-3 和 ICAM-1、ICAM-3）与 CD4$^+$

Th 表面相应粘附分子（CD28、LFA-2 和 LFA-1）结合，诱导产生共刺激信号，即 T 细胞活化第二信号。

（三）B 细胞表面与其凋亡和归巢有关的分子与 T 细胞基本相同，参见本章第一节相关内容。

二、B2 细胞的主要生物学特征和功能

（一）B2 细胞的主要生物学特征

B2 细胞与 B1 细胞相比，在个体发育过程中出现相对较晚（出生后）。它们在骨髓中产生，由多能造血干细胞分化而成，没有自我更新能力。B2 细胞主要分布于外周免疫器官，其表面标志为 $CD5^-$、$mIgM^+/IgD^+$，借此能与 $CD5^+$、$mIgM^+$ B1 细胞相区别（详见第九章）。B2 细胞主要识别可溶性蛋白质抗原，其表面抗原受体（BCR）具有高度多样性，对抗原表位识别具有高度特异性，可直接识别抗原分子表面构象表位，也可识别线性表位。B2 细胞接受抗原刺激后，抗体应答与 B1 细胞相比有如下特点：①抗体产生潜伏期较长（抗原刺激后 1～2 周）；②产生以 IgG 类为主的高亲和力抗体；③能产生记忆细胞，引起再次应答。

（二）B2 细胞的主要生物学功能

1. 合成分泌抗体，产生体液免疫效应　B2 细胞作为免疫应答细胞，接受相应抗原刺激后，在活化 $CD4^+$ Th 细胞辅助下，经活化、增殖，最终分化为浆细胞。浆细胞是具有合成分泌抗体的效应细胞，在不同细胞因子调节下，可产生不同类型的抗体，发挥如下免疫效应：①与相应病原体或细菌外毒素特异性结合，具有抑菌和中和毒素的作用；②IgG 类抗体与病原体等抗原结合后，可介导产生促进吞噬的免疫调理作用；③抗原-抗体复合物激活补体后，可产生溶菌效应和 C3b 介导的调理作用；④IgG 类抗体与肿瘤或病毒感染的靶细胞结合后，可通过 ADCC 效应使靶细胞溶解破坏。

2. 提呈抗原、启动特异性体液免疫应答　B2 细胞作为专职抗原提呈细胞，可通过表面抗原受体（BCR）直接识别结合进而摄取抗原，并通过 MHC Ⅱ 类分子将加工处理后形成的抗原肽，以抗原肽-MHC Ⅱ 类分子复合物的形式转运到细胞表面，供 $CD4^+$ Th 细胞识别，从而启动特异性体液免疫应答。

3. 免疫调节作用　B2 细胞接受抗原刺激后，在活化、增殖、分化过程中，可合成分泌多种细胞因子，发挥免疫调节作用。

（陈育民　安云庆）

第九章 固有免疫的组成细胞

固有免疫（innate immunity）亦称非特异性免疫（nonspecific immunity），是生物体在长期种系进化过程中形成的一系列防御机制。固有免疫在个体出生时就具备，可对侵入的病原体迅速应答，产生非特异抗感染免疫作用；亦可参与对体内损伤、衰老或畸变细胞的清除，同时在特异性免疫应答过程中也起重要作用。执行非特异性免疫作用的细胞主要包括：单核吞噬细胞、树突状细胞、NK细胞、NKT细胞、γδT细胞、B1细胞、中性粒细胞、嗜酸性粒细胞、嗜碱性粒细胞和肥大细胞。

第一节 吞噬细胞

一、吞噬细胞的种类及特性

吞噬细胞（phagocytes）主要包括单核吞噬细胞（mononuclear-phagocyte）和中性粒细胞（neutrophil）两大类。单核吞噬细胞包括血液中的单核细胞（monocytes）和组织器官中的巨噬细胞（macrophages）。单核细胞由骨髓粒-单核细胞前体发育分化而成，约占血液中白细胞总数的3%～8%。其体积较淋巴细胞略大，胞质中富含溶酶体颗粒，其内含有过氧化物酶、酸性磷酸酶、非特异性酯酶和溶菌酶等多种酶类物质。单核细胞在血液中仅停留12～24小时，然后进入表皮棘层，发育分化为朗格汉斯细胞；进入结缔组织或器官，发育成熟为巨噬细胞。单核/巨噬细胞可作变形运动，对玻璃和塑料表面有很强的粘附能力，借此可将单核/巨噬细胞与淋巴细胞彼此分离。

巨噬细胞分为定居的巨噬细胞和游走的巨噬细胞两大类。定居的巨噬细胞广泛分布于宿主全身，可因所处部位的不同而有不同的形态和名称，如在肝中称枯否细胞；脑中称小胶质细胞；骨中称破骨细胞；淋巴结中称被膜下窦巨噬细胞和髓样巨噬细胞；胸腺中称胸腺巨噬细胞等。他们的主要作用是清除体内衰老损伤或凋亡的细胞及免疫复合物和病原体等抗原性异物。游走巨噬细胞由血液中单核细胞衍生而来，其体积数倍于单核细胞，寿命较长，在组织中可存活数月。该种巨噬细胞胞质内富含溶酶体及线粒体，具有强大的吞噬杀菌和吞噬清除体内凋亡细胞及其他异物的能力。他们可表达多种膜受体和膜分子，其中包括：①与其识别结合病原体等抗原性异物有关的调理性和非调理性受体；②与其增殖分化、趋化粘附和抗原提呈有关的受体和分子。此外，它们还能分泌多种细胞因子、小分子炎症介质、补体成分和胞外酶类物质等，参与炎症反应和发挥免疫调节作用。

中性粒细胞占血液白细胞总数的60%～70%，是白细胞中数量最多的一种。中性粒细胞来源于骨髓，产生速率高，每分钟约为1×10^7个，但存活期短，约为2～3天。中性粒细胞胞浆中含有初级和次级两种颗粒，初级颗粒较大，即溶酶体颗粒，内含髓过氧化物酶、酸性磷酸酶和溶菌酶；次级颗粒较小，内含碱性磷酸酶、溶菌酶、防御素和杀菌渗透增强蛋白等。中性粒细胞具有很强的趋化作用和吞噬功能，当病原体在局部引发感染时，它们可迅速穿越血管内皮细胞进入感染部位，对侵入的病原体发挥吞噬杀伤和清除作用。中性粒细胞表面具有 IgGFc 受体和补体 C3b 受体，也可通过调理作用促进和增强其吞噬杀菌作用。

二、巨噬细胞的主要生物学功能

巨噬细胞是体内执行非特异性免疫作用的效应细胞，同时在特异性免疫应答的各个阶段也起重要作用。

（一）识别、清除病原体等抗原性异物

1. 巨噬细胞对病原体等抗原性异物的识别　巨噬细胞表面不表达特异性抗原识别受体，它们对病原体等抗原性异物的识别是非特异性的。目前研究证实，巨噬细胞可通过表面模式识别受体（pattern recognition receptors，PRR）直接识别结合某些病原体共同表达的和宿主衰老损伤或凋亡细胞表面呈现的特定的分子结构；还可通过表面 IgG Fc 受体（FcγR）和补体受体如 CR1（C3b R/C4b R），识别摄取抗体（IgG）或补体（C3b/C4b）结合的病原体等抗原性异物。巨噬细胞表面的模式识别受体又称非调理性受体（nonopsonic receptors）；而膜表面 IgG Fc 受体和补体受体则称为调理性受体（opsonic receptors）。

（1）巨噬细胞表面的模式识别受体及其作用：模式识别受体又称非调理性受体，主要包括甘露糖受体、清道夫受体和 Toll 样受体。上述模式识别受体识别结合的某些病原体或其产物所共有的高度保守的特定分子结构称为病原相关分子模式（pathogen associated molecular patterns，PAMP）。不同种类的微生物可表达不同的 PAMP，主要包括脂多糖、磷壁酸、肽聚糖、甘露糖、细菌 DNA、双链 RNA 和葡聚糖等。上述 PAMP 通常不存在于宿主细胞表面。

1) 甘露糖受体（mannose receptor，MR）：巨噬细胞表面甘露糖受体由 8 个 C 型凝集素结构域组成，借此能与广泛表达于病原体（如分枝杆菌、克雷伯菌、卡氏肺孢菌和酵母菌等）细胞壁糖蛋白和糖脂分子末端的甘露糖和岩藻糖残基（即相应配体）结合，产生吞噬或胞吞作用。

2) 清道夫受体（scavenger receptors，SR）：清道夫受体是吞噬细胞表面一组异质性分子，至少能以 6 种不同的分子形式存在。表达于巨噬细胞表面的清道夫受体，可识别乙酰化低密度脂蛋白及革兰阴性菌脂多糖（LPS）和革兰阳性菌磷壁酸等阴离子聚合体（anionic polymers），也可识别由细胞膜内侧面翻转到胞膜外侧面的磷脂酰丝氨酸（凋亡细胞表面标志）。它们参与对某些病原体的识别和清除，同时也参与对丧失唾液酸的陈旧红细胞和某些凋亡细胞的清除。

3) Toll 样受体（Toll like receptors，TLR）：人类 Toll 样受体家族成员现已确认的有 10 个（TLR1～10）。它们分布于不同的免疫细胞表面，其中 TLR2 和 TLR4（TLR1 和 TLR6）主要表达于单核-巨噬细胞表面。①TLR2 识别的配体种类较多，主要包括革兰阳性菌的肽聚糖和磷壁酸、某些细菌和支原体的脂蛋白和脂肽（lipopeptides）、分枝菌属的阿拉伯甘露糖脂（lipoarabinomannan）和酵母菌的酵母多糖（zymosan）等。最近研究发现，上述 TLR2 配体是由巨噬细胞表面 TLR2 与 TLR1 或 TLR2 与 TLR6 形成的异源二聚体所识别。②TLR4 识别的配体主要包括革兰阳性菌磷壁酸和热休克蛋白 60，它们不能直接识别结合细菌 LPS，但与 LPS 活化信号的转导密切相关。单核-巨噬细胞表面 CD14 分子是细菌脂多糖（LPS）的受体，他们能选择性识别结合感染时血浆中形成的 LPS-LBP 复合物。LBP 即脂多糖结合蛋白（LPS binding protein，LBP）是感染时产生的一种急性期蛋白，因其能与细菌 LPS 结合故名。当巨噬细胞通过表面 CD14 分子与 LPS-LBP 复合物结合后，可使位于同一巨噬细胞表面的TLR4接受LPS的刺激（详见第十一章），从而导致单核/吞噬细胞活化，使其吞噬和杀菌能力增强，同时释放一系列细胞因子引起炎症反应和参与免疫调节。

（2）巨噬细胞表面的调理性受体及其作用：巨噬细胞表面的调理性受体主要包括IgG Fc受体（FcγR）和补体受体（C3b R/C4b R）。

1）IgG Fc受体介导的调理作用：IgG抗体通过其抗原结合部位与病原体表面相应抗原表位结合，再通过其Fc段与巨噬细胞表面相应IgG Fc受体结合，使病原体与巨噬细胞桥联所产生的促进吞噬和激活的效应，称为IgG Fc受体介导的调理作用。

2）补体受体介导的调理作用：补体激活后，以其裂解产物C3b或C4b为中间桥梁，通过其氨基端与病原体等抗原性异物结合，再通过其羧基端与巨噬细胞表面相应CR1（C3b R/C4b R）结合，使病原体与巨噬细胞相互作用所产生的促进吞噬的作用，即为补体受体介导的调理作用。

2. 巨噬细胞对病原体等抗原性异物的杀伤消化和清除　巨噬细胞与病原体等抗原性异物结合后，经吞噬或吞饮作用将病原体等摄入胞内形成吞噬体。在吞噬体内，可通过氧依赖和氧非依赖杀菌系统杀伤病原体。当溶酶体与吞噬体融合形成吞噬溶酶体后，在多种水解酶作用下，可进一步使细菌消化降解，同时形成一些具有免疫原性的小分子抗原肽段。

（1）氧依赖性杀菌系统及其作用：氧依赖性杀菌系统包括反应性氧中间物（reactive oxygen intermediates，ROI）和反应性氮中间物（reactive nitrogen intermediates，RNI）作用系统。

1）ROI系统：是指在吞噬作用激发下，通过呼吸爆发，激活细胞膜上还原型辅酶Ⅰ（NADH氧化酶）和还原型辅酶Ⅱ（NADPH氧化酶），使分子氧活化，生成超氧阴离子（O_2^-）、游离羟基（OH^-）、过氧化氢（H_2O_2）和单态氧（$^1O_2$）产生杀菌作用的系统。这些活性氧物质具有很强的氧化作用和细胞毒作用，可有效杀伤病原微生物，同时对机体组织细胞也有一定的损伤作用。在中性粒细胞和单核细胞中，过氧化氢又能与卤化物（氯化物）、髓过氧化物酶（myeloperoxidase，MPO）组成MPO杀菌系统。目前认为此系统杀菌机制可能与活性氯化物生成有关，该种活性氯化物能使氨基酸脱氨基、脱羧基，生成毒性醛类物质，产生强大杀菌作用。巨噬细胞不具备MPO杀菌系统。

2）RNI作用系统：是指巨噬细胞活化后产生的诱导型一氧化氮合酶（inducible nitric oxide synthase，iNOS），在还原型辅酶Ⅱ（NADPH）或四氢生物蝶呤（tetrahydrobiopterin）存在条件下，催化L-精氨酸与氧分子反应，生成胍氨酸和一氧化氮（nitric oxide，NO）产生杀菌作用的系统。一氧化氮对细菌和肿瘤细胞具有杀伤和细胞毒性作用。

（2）氧非依赖杀菌系统及其作用：氧非依赖杀菌系统是指不需氧分子参与的杀菌系统，主要包括：①酸性pH：吞噬体或吞噬溶酶体形成后，其内糖酵解作用增强，乳酸累积可使pH降至3.5~4.0。此种酸性条件具有杀、抑菌作用；②溶菌酶：在酸性条件下，溶酶体内的溶菌酶能使革兰阳性菌胞壁肽聚糖破坏而产生杀菌作用；③防御素（defensin）：由阳离子蛋白和多肽（30~33个氨基酸）组成，可在菌细胞脂质双层中形成"离子通道"，导致菌细胞裂解破坏。

（3）对病原体等抗原性异物的消化和清除：病原体和抗原性异物被杀伤或破坏后，在吞噬溶酶体内多种水解酶如蛋白酶、核酸酶、脂酶和磷酸酶等作用下，可进一步消化降解。其产物大部分通过胞吐作用排出胞外；其中有些被加工处理为具有免疫原性的小分子肽段，此种小分子肽段能与MHC分子结合形成抗原肽-MHC分子复合物，表达于巨噬细胞表面供T

细胞识别，启动特异性免疫应答。

（二）参与和促进炎症反应

巨噬细胞表面具有单核/巨噬细胞趋化蛋白-1（monocyte/macrophage chemokine protein-1，MCP-1）、粒细胞巨噬细胞集落刺激因子（GM-CSF）、巨噬细胞集落刺激因子（M-CSF）和γ-干扰素（IFN-γ）等细胞因子的受体，借此巨噬细胞能与感染部位组织细胞产生的 MCP-1、GM-CSF、M-CSF 和 IFN-γ 等细胞因子结合而被募集到感染部位并被活化，使其吞噬杀菌能力显著增强。同时活化巨噬细胞又可通过：①分泌巨噬细胞炎症蛋白-1α/β（macrophage inflammatory protein-1α/β，MIP-1α/β）、MCP-1 和 IL-8 等趋化性细胞因子，募集、活化更多的巨噬细胞、中性粒细胞和淋巴细胞，增强抗感染免疫作用；②分泌多种促炎细胞因子如 IL-1β、TNF-α、IL-6 和其他低分子量炎性介质如前列腺素、白三烯、血小板活化因子和多种补体成分等参与和促进炎症反应；③分泌 IFN-α/β 和一系列胞外酶如溶菌酶、胶原酶、尿激酶、弹性蛋白酶等，增强机体抗感染免疫作用或使机体组织细胞发生损伤。感染部位产生适量上述分泌产物引发的炎症反应对机体有益，可产生抗感染免疫保护作用。严重感染时，体内产生大量促炎细胞因子、胞外酶和其他炎性介质，则可产生对机体有害的病理变化，重者可引发感染性休克、弥漫性血管内凝血，甚至死亡。

（三）对肿瘤和病毒感染等靶细胞的杀伤作用

静息巨噬细胞本身杀伤作用微弱，但被细菌脂多糖或 IFN-γ 和 GM-CSF 等细胞因子激活后，能有效杀伤肿瘤和病毒感染的组织细胞。巨噬细胞活化后，其表面调理/非调理性受体表达增加；其胞内溶酶体数目及其反应性氧中间物、反应性氮中间物和各种水解酶浓度显著增高，分泌功能增强。当活化巨噬细胞与上述无法吞噬的肿瘤和病毒感染的组织细胞结合后，可将胞内活性氧、活性氮和酶类物质释放至胞外。这些细胞毒性分子能使肿瘤等靶细胞发生损伤和破坏，产生抗肿瘤、抗病毒作用。此外，活化巨噬细胞还可通过分泌大量 TNF-α，诱导肿瘤或病毒感染的靶细胞发生凋亡；在肿瘤和病毒特异性抗体参与下，也可通过 ADCC 效应杀伤肿瘤和病毒感染的细胞。

（四）加工提呈抗原，启动特异性免疫应答

巨噬细胞是专职抗原提呈细胞，可将摄入的外源性抗原和内源性抗原加工处理为具有免疫原性小分子肽段，并以抗原肽-MHC-Ⅱ/Ⅰ类分子复合物的形式表达于巨噬细胞表面，供 $CD4^+$/$CD8^+$ T 细胞识别。当 T 细胞通过表面 TCR-CD3 复合受体分子和 CD4/CD8 辅助受体分子与巨噬细胞表面相应抗原肽-MHC-Ⅱ/Ⅰ类分子复合物结合相互作用后，可诱导 T 细胞产生活化第一信号；在此基础上，巨噬细胞通过表面 B7 和 ICAM-1 等粘附分子与 T 细胞表面相应粘附分子 CD28 和 LFA-1 等结合相互作用，可产生共刺激信号（即 T 细胞活化第二信号），使 T 细胞活化，启动特异性免疫应答。此外，病原体等抗原性异物被巨噬细胞吞噬消化后，其降解产物可通过胞吐作用排出胞外，其中有些降解产物能直接激活 B 细胞，启动体液免疫应答。

（五）免疫调节作用

活化巨噬细胞可通过分泌多种细胞因子，发挥如下免疫调节作用：①IL-1β：促进 T 细胞、B 细胞活化、增殖和分化；促进造血干细胞增殖分化。②TNF-α：提高 $CD8^+$ CTL 细胞表面 MHC-Ⅰ类分子、IL-2R 和 IFN-R 表达水平，促进 $CD8^+$ CTL 细胞活化、增殖和分化；诱导肿瘤等靶细胞凋亡。③IL-6：促进 B 细胞增殖分化，诱导成熟 B 细胞分泌抗体；促进 T 细胞分化；协同其他细胞因子，促进造血干细胞增生，诱导粒细胞和巨噬细胞成熟。④IL-

12、IL-18：促进T细胞、NK细胞增殖分化，增强其杀伤活性；刺激T细胞、NK细胞产生IFN-γ，增强机体细胞免疫功能。⑤IL-10：抑制单核-巨噬细胞、NK细胞活化；抑制巨噬细胞表达MHCⅡ类分子和B7等共刺激分子，降低抗原提呈作用，下调免疫应答。

第二节 树突状细胞

树突状细胞（dendritic cells，DC）广泛分布于脑以外的全身组织和脏器，数量较少，仅占人外周血单个核细胞的1%，因其具有许多分枝状突起故名。根据来源，可将DC分为两类，即来源于髓样干细胞的髓系树突状细胞（myeloid DC）和来源于淋巴样干细胞的淋巴系树突状细胞（lymphoid DC）。树突状细胞因其分布情况或分化程度不同而有不同的名称。例如，位于表皮和胃肠上皮组织中的DC称为朗格汉斯细胞（langerhan's cell，LC）；心、肺、肝、肾等器官结缔组织中的DC称为间质树突状细胞（interstitial DC）；外周免疫器官胸腺依赖区和胸腺髓质区的DC称为并指树突状细胞（interdigitating cell，IDC）；外周免疫器官淋巴滤泡区的DC称为滤泡树突状细胞（follicular dendritic cell，FDC）；淋巴液中的DC称为隐蔽细胞（veiled cell）。在上述DC中，除胸腺髓质区的DC属淋巴系DC外，其余组织器官中的DC属髓系或淋巴系DC。其中位于表皮和胃肠上皮组织中的朗格汉斯细胞和位于实体器官结缔组织中的间质DC属未成熟DC。这些未成熟DC在接受抗原或炎性介质等作用刺激后，可发育分化为成熟的DC。

树突状细胞是专职抗原提呈细胞，其主要功能是摄取、加工处理和提呈抗原，启动特异性免疫应答。未成熟DC高表达IgGFc受体（FcγR）、C3b受体（C3bR）和某些Toll样受体，低表达MHCⅠ/Ⅱ类分子。他们摄取、加工处理抗原能力强，而提呈抗原激发免疫应答能力弱。成熟DC表面特征性标志为CD1a、CD11c和CD83，可高表达MHC-Ⅱ/Ⅰ类分子和共刺激分子（如B7和ICAM）。他们摄取、加工处理抗原能力弱，而提呈抗原、启动免疫应答能力强。DC能诱导初始T细胞活化，是机体特异性免疫应答的始动者。

树突状细胞也是体内重要的免疫调节细胞，可通过分泌不同的细胞因子参与固有和适应性免疫应答。例如①有些DC可分泌以IL-12为主的细胞因子，诱导或促进初始T细胞分化为Th1细胞，增强细胞免疫应答；②有些DC可分泌以Ⅰ型干扰素为主的细胞因子，产生抗感染和免疫调节等作用；③在有些情况下，DC可通过分泌IL-10和TGF-β等细胞因子，诱导B细胞发生Ig类别转换，产生IgA类抗体；也可通过分泌以IL-1β为主的细胞因子，促进T细胞、B细胞活化。

第三节 自然杀伤细胞

自然杀伤细胞（natural killer，NK）来源于骨髓淋巴样干细胞，其发育成熟依赖于骨髓和胸腺微环境。NK细胞主要分布于外周血和脾脏，在淋巴结和其他组织中也有少量存在。NK细胞不表达特异性抗原识别受体，是不同于T淋巴细胞、B淋巴细胞的第三类淋巴细胞（third population of lymphocytes），因其胞浆内含有大型嗜天青颗粒，又称大颗粒淋巴细胞（large granular lymphocyte，LGL）。NK细胞可表达多种表面标志，其中多数也可表达于其他免疫细胞表面。目前将TCR^-、mIg^-、$CD56^+$、$CD16^+$淋巴样细胞鉴定为NK细胞。此外，NK细胞表面还具有多种与其杀伤活化或杀伤抑制有关的受体。

NK 细胞属非特异性免疫细胞,他们无需抗原预先致敏,就可直接杀伤某些肿瘤和病毒感染的靶细胞,因此在机体抗肿瘤和早期抗病毒或胞内寄生菌感染的免疫过程中起重要作用。在肿瘤或病毒特异性 IgG 抗体存在条件下,NK 细胞也可通过表面 IgGFc 受体(FcγRⅢ)介导,非特异定向识别杀伤与 IgG 抗体特异性结合的肿瘤/病毒感染的靶细胞。此种以 IgG 抗体作为中间桥梁,定向介导 NK 细胞对靶细胞的杀伤作用,称为抗体依赖性细胞介导的细胞毒作用(antibody dependent cell-mediated cytotoxicity,ADCC)。此外,NK 细胞活化后,还可通过分泌 IFN-γ、IL-2 和 TNF 等细胞因子发挥免疫调节作用。

一、NK 细胞表面与其杀伤活化和杀伤抑制有关的受体

NK 细胞能够杀伤某些病毒感染的细胞和突变肿瘤细胞,而对宿主正常组织细胞不具细胞毒作用。上述情况表明,NK 细胞具有识别宿主自身正常组织细胞和体内异常组织细胞的能力。近来研究证实,NK 细胞表面具有两类功能截然不同的受体,其中一类受体与靶细胞表面相应配体结合后,可激发 NK 细胞产生杀伤作用,称为杀伤细胞活化受体;另一类受体与靶细胞表面相应配体结合后,可抑制 NK 细胞产生杀伤作用,称为杀伤细胞抑制受体。

(一) NK 细胞表面识别 HLA-Ⅰ类分子的活化或抑制性受体

NK 细胞表面识别 HLA-Ⅰ类分子的受体由两种结构不同的家族分子构成。一种称之为杀伤细胞免疫球蛋白样受体(killer immunoglobulin-like receptor,KIR);另一种称之为杀伤细胞凝集素样受体(killer lectin-like receptor,KLR)。

1. 杀伤细胞免疫球蛋白样受体(KIR)　KIR 为跨膜糖蛋白,是免疫球蛋白超家族(IgSF)成员,其胞外区含有能与 HLA-Ⅰ类分子结合的结构域。根据胞膜外 Ig 样结构域的数目(2 个或 3 个),可将其分为 KIR2D 和 KIR3D 两个亚类。在 KIR2D 和 KIR3D 两个亚类中,其中一部分胞浆区氨基酸序列较长(longer),含 ITIM 基序,称为 KIR2DL 和 KIR3DL,此种受体可转导活化抑制信号为抑制性受体(图 9-1);另一部分胞浆区氨基酸序列短小(shorter),不具信号转导功能,称为 KIR2DS 和 KIR3DS。此种受体(KIR2DS 和 KIR3DS)跨膜区含有带正电荷的赖氨酸,借此能与跨膜区带负电荷天冬氨酸、胞浆区含 ITAM 基序的 DAP-12 同源二聚体分子非共

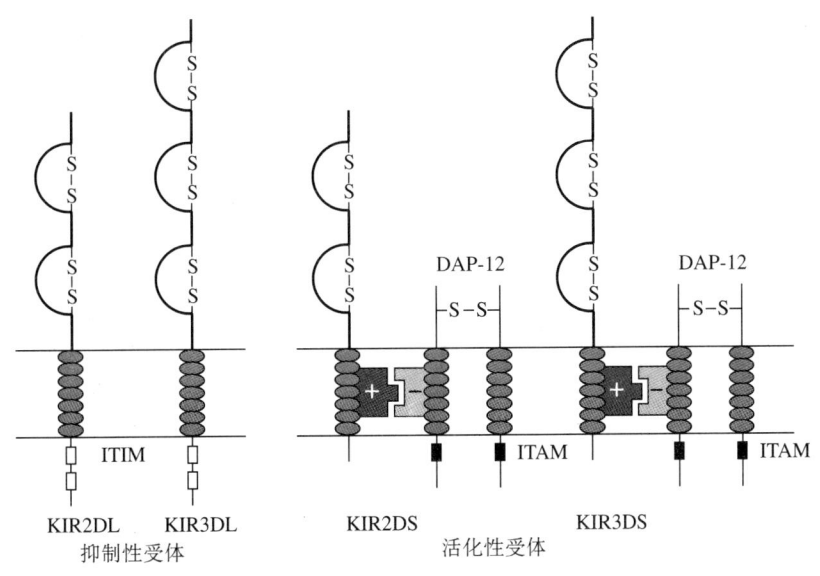

图 9-1　KIR 家族中抑制性受体和活化性受体结构示意图

价结合，而获得转导活化信号的功能，因此为活化性受体（图9-1）。

2. 杀伤细胞凝集素样受体（KLR） KLR是由Ⅱ型膜分子CD94与Ⅱ型膜分子NKG2家族不同成员，通过二硫键共价结合组成的异二聚体。CD94和NKG2家族成员均为C型凝集素家族成员，胞外区均有能与HLA-Ⅰ类分子结合的结构域。CD94本身胞浆区仅含7个氨基酸残基，没有转导信号的功能，他们与NKG2A（胞浆内含ITIM基序）以二硫键共价结合组成的CD94/NKG2A异二聚体为抑制性受体（图9-2）。CD94与NKG2C通过二硫键共价结合组成CD94/NKG2C异二聚体，该种受体胞浆区氨基酸序列短小，不具信号转导功能；他们可通过NKG2C跨膜区带正电荷的赖氨酸，与跨膜区带负电荷天冬氨酸、胞浆区含ITAM基序的DAP-12同源二聚体分子非共价结合，而获得转导活化信号的功能，因此为活化性受体（图9-2）。

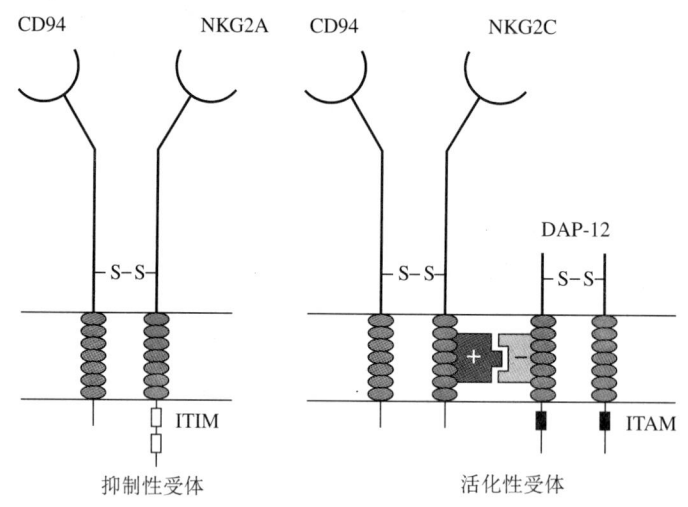

图9-2 KLR家族中抑制性受体和活化性受体结构示意图

3. KIR和KLR的作用及其意义 活化性KIR/KLR和抑制性KIR/KLR通常共表达于NK细胞表面，二者均可识别结合正常表达于自身组织细胞表面的HLA-Ⅰ类分子。在生理条件下，即自身组织细胞表面HLA-Ⅰ类分子正常表达情况下，NK细胞表面杀伤抑制性受体，即KIR2DL/3DL和CD94/NKG2A异二聚体的作用占主导地位，表现为NK细胞对自身正常组织细胞不能产生杀伤作用。对上述情况学者们提出如下解释：①活化性受体是抑制性受体的"调节受体"，可为抑制性受体胞浆区ITIM磷酸化提供必需的磷酸根，亦即抑制性受体活化是在活化性受体作用基础上发生的，最终表现为抑制性受体起主导作用；②杀伤抑制性受体与HLA-Ⅰ类分子之间的亲和力高于活化性受体，导致抑制信号占优势。上述NK细胞表面杀伤和抑制性受体作用的结果，可保证NK细胞对自身正常组织细胞不产生杀伤作用。当靶细胞表面HLA-Ⅰ类分子表达异常，如某些病毒感染细胞和肿瘤细胞表面HLA-Ⅰ类分子表达下降或缺失时，NK细胞表面KIR和KLR丧失识别"自我"的能力。此时，组成性表达于NK细胞表面的另一类杀伤活化受体，如自然细胞毒性受体（natural cytotoxicity receptor，NCR）和NKG2D等，即可通过对病毒感染和肿瘤等靶细胞表面相应配体（非HLA-Ⅰ类分子）的结合，而发挥杀伤作用。

（二）NK细胞表面识别非HLA-Ⅰ类分子配体的杀伤活化受体

NK细胞表面不仅具有识别HLA-Ⅰ类分子的KIR和KLR，还具有一些能够识别靶细胞表面非 HLA-Ⅰ类分子配体的受体。此类受体是具有自然细胞毒作用的受体，主要包括自然细胞毒性受体（如 NKp46、NKp30、NKp44）和 NKG2D 等。上述杀伤活化受体识别的配体主要表达于某些病毒感染细胞和肿瘤细胞表面，而在正常组织细胞表面缺失。因此，NK 细胞可通过此类杀伤活化受体选择性攻击杀伤肿瘤和病毒感染的靶细胞，而对正常组织细胞不起作用。

1. NKG2D　NKG2D 为 NKG2 家族成员，但与该家族中其他成员（NKG2A、B、C、E 和 F）的同源性较低，也不与 CD94 结合。NKG2D 主要表达于 NK 细胞和 γδT 细胞表面，其胞浆区氨基酸不具信号转导功能，跨膜区含有带正电荷的精氨酸，借此能与跨膜区带负电荷天冬氨酸、胞浆区含 ITAM 基序的 DAP-10 同源二聚体非共价结合，而获得转导活化信号的功能（图9-3）。NKG2D 识别的配体不是 HLA-Ⅰ类分子，而是 MHC-Ⅰ类链相关的 A/B 分子

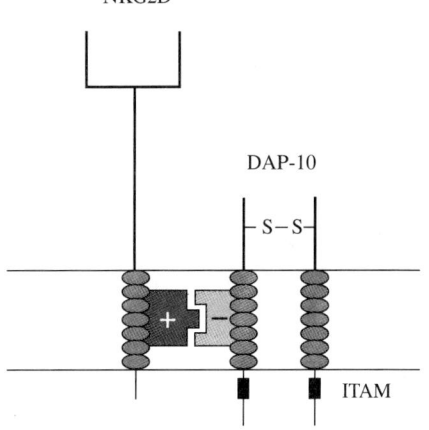

图 9-3　活化性受体 NKG2D 结构示意图

（MHC class Ⅰ chain-related molecules A/B，MIC A/B）。MICA 和 MICB 主要表达于乳腺癌、卵巢癌、结肠癌、胃癌和肺癌等上皮肿瘤细胞表面，而在正常组织细胞表面缺失。

2. 自然细胞毒性受体　自然细胞毒性受体（NCR）包括 NKp46、NKp30 和 NKp44，三者均为免疫球蛋白超家族（IgSF）成员，但彼此无同源性。NCR 只表达于 NK 细胞表面，是 NK 细胞特有的标志，通常在 KIR/KLR 丧失识别"自我"能力时，发挥杀伤作用。

（1）NKp46 和 NKp30：NKp46 和 NKp30 表达于所有 NK 细胞（包括成熟、未成熟、静息和活化 NK 细胞）表面，前者（NKp46）胞外区含有 2 个 Ig 样结构域，后者（NKp30）胞外区只有一个 V 型结构域。NKp46 和 NKp30 胞浆区均不含 ITAM 基序，跨膜区均含带正电荷的精氨酸，借此能与跨膜区含带负电荷天冬氨酸、胞浆区含 ITAM 基序的 CD3ζζ 同源二聚体非共价结合，而获得转导活化信号的功能（图9-4）。

（2）NKp44：NKp44 表达于活化 NK 细胞表面，是活化 NK 细胞的特异性标志，其胞

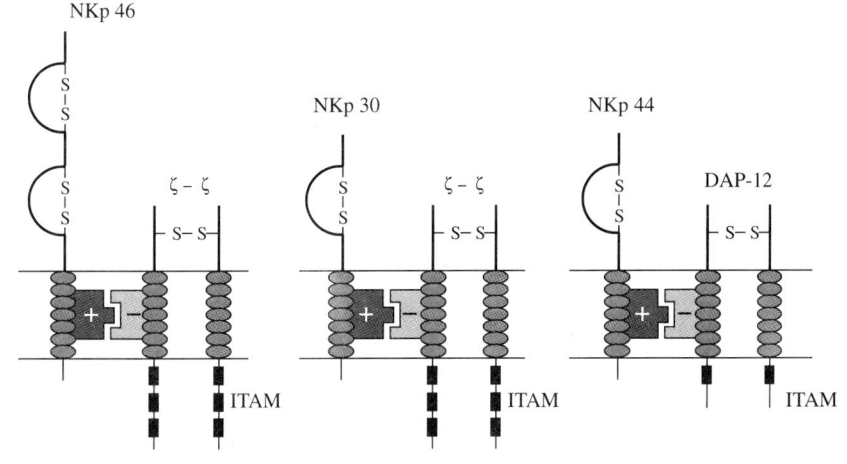

图 9-4　NCR 的分子结构及膜相关分子

外区只有一个 V 型结构域。NKp44 胞浆区不含 ITAM 基序，跨膜区含有带正电荷的赖氨酸，借此能与跨膜区带负电荷天冬氨酸、胞浆区含 ITAM 基序的 DAP-12 同源二聚体非共价结合，而获得转导活化信号的功能（图 9-4）。

研究证实，NCR 识别的配体是表达于某些病毒感染和肿瘤细胞表面，而在正常组织细胞表面不表达的非 HLA-Ⅰ类分子，但其具体识别的配体目前还不十分清楚。

二、NK 细胞杀伤靶细胞的作用机制

NK 细胞与病毒感染和肿瘤靶细胞密切接触后，可通过释放穿孔素、颗粒酶，表达 FasL 和分泌 TNF-α 产生细胞杀伤作用。

1. **穿孔素/颗粒酶作用途径** 穿孔素是储存于胞浆颗粒内的细胞毒性物质，其生物学效应与补体膜攻击复合物类似。在钙离子存在条件下，可在靶细胞膜上形成多聚穿孔素"孔道"，使水电解质迅速进入胞内，导致靶细胞崩解破坏。颗粒酶即丝氨酸蛋白酶，可循穿孔素在靶细胞膜上形成的"孔道"进入胞内，通过激活凋亡相关的酶系统导致靶细胞凋亡。

2. **Fas 与 FasL 作用途径** 活化 NK 细胞可表达 FasL，如图 9-5 所示：当 FasL 与靶细胞表面的相应受体即 Fas（CD95）结合后，可在靶细胞表面形成 Fas 三聚体，从而使其胞浆内的死亡结构域（death domain，DD）相聚成簇。此时，位于胞浆内的 Fas 相关死亡结构域蛋白（Fas-associated death domain protein，FADD）通过其 C 端 DD 与 Fas 受体胞浆区 DD 结合；通过其 N 端死亡效应结构域（death effector domain，DED）与半胱天冬蛋白酶 8/10（Caspase8/10）N 端 DED 结合，而使 Caspase8/10 活化，进而后者诱导效应性 Caspase3、Caspase6、Caspase7 蛋白酶激活，最终导致细胞发生凋亡。

3. **TNF-α 与 TNFR-Ⅰ作用途径** 如图 9-5 所示：TNF 与靶细胞表面相应受体，即Ⅰ型 TNF 受体（TNFR-Ⅰ）结合后，可使之形成 TNF-R 三聚体，从而导致胞浆内的死亡结构域（DD）相聚成簇。此时，位于胞浆内的 TNF 受体相关死亡结构域蛋白（TNF recep-

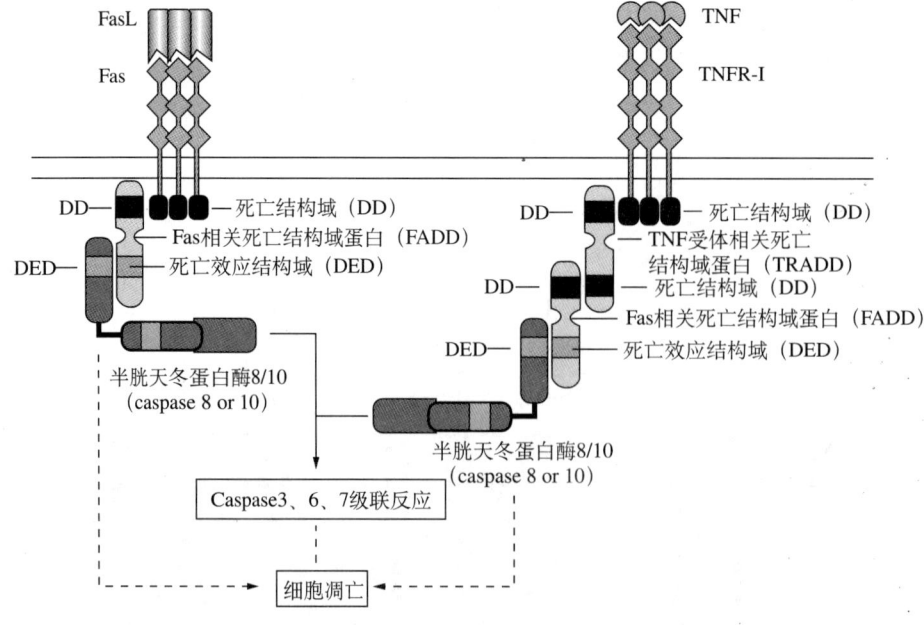

图 9-5 FasL 和 TNF 介导的细胞凋亡示意图

tor-associated death domain protein，TRADD）通过其 C 端 DD 与 TNFR-Ⅰ 胞浆区 DD 结合，通过其 N 端 DD 与 Fas 相关死亡结构域蛋白（FADD）N 端 DD 结合后，能使接头蛋白 FADD 以与上述 FasL 相同的作用方式诱导细胞发生凋亡。

第四节 NK T 细胞

NK T 细胞是指能够组成性表达 NK 细胞表面 NK1.1 分子和 TCR-CD3 复合受体分子的 T 细胞。此类 T 细胞可在胸腺内或胸腺外（胚肝）分化发育，主要分布于骨髓、肝脏和胸腺，在脾脏、淋巴结和外周血中也有少量存在。NK T 细胞绝大多数为 $CD4^-CD8^-$ 双阴性 T 细胞，少数为 $CD4^+$ 单阳性 T 细胞；其表面抗原识别受体（TCR）表达密度较低，约为外周血 T 细胞的 1/3，其中大多数由 α 和 β 链组成，即为 TCRαβ 型，少数为 TCRγδ 型。

NK T 细胞表面 TCR 缺乏多样性，抗原识别谱窄，可识别不同靶细胞表面 CD1 分子提呈的共有脂类和糖脂类抗原，且不受 MHC 限制。NK T 细胞为固有免疫细胞，其主要生物学功能如下：①细胞毒作用：NK T 细胞可组成性表达 IL-12、IL-2 和 IFN-γ 等细胞因子的受体。在相应抗原或细胞因子作用下，NK T 细胞活化，可通过分泌穿孔素使某些病毒感染，胞内寄生菌感染和肿瘤靶细胞发生溶解破坏；也可通过表达 FasL，经 Fas/FasL 途径使上述靶细胞或使胸腺内 $CD4^+CD8^+$ 双阳性胸腺细胞发生凋亡。②免疫调节作用：活化 NK T 细胞可分泌 IL-4 或 IFN-γ 等细胞因子：前者（IL-4）可诱导 $CD4^+$ Th0 细胞向 $CD4^+$ Th2 细胞分化，参与体液免疫应答或诱导 B 细胞发生 IgE 类别转换，参与速发型超敏反应；后者（IFN-γ）与 IL-12 共同作用，可使 $CD4^+$ Th0 细胞向 $CD4^+$ Th1 细胞分化，增强细胞免疫应答。此外 NK T 细胞还可分泌多种趋化性细胞因子，如 MCP-1α，MIP-1β 等参与炎症反应。

第五节 γδT 细胞及其作用

γδT 细胞是执行非特异性免疫功能的 T 细胞，其表面抗原识别受体由 γ 和 δ 两条肽链组成。该种 T 细胞主要分布于皮肤、肠道、呼吸道及泌尿生殖道等粘膜和皮下组织，是构成上皮细胞间淋巴细胞（intraepithelial lymphocytes，IEL）的主要成分之一。在外周血中，γδT 细胞仅占 $CD3^+$ T 细胞的 1%～5%，在胸腺、脾脏、淋巴结和派氏淋巴结 T 细胞中所占比例更低。上述分布情况提示 γδT 细胞在皮肤粘膜免疫防御过程中可能起重要作用。

γδT 细胞组成性表达 TCRγδ-CD3 复合受体分子和 CD2 分子，多数为 $CD4^-CD8^-$ 双阴性 T 细胞，少数为 $CD8^+$ 单阳性 T 细胞。γδT 细胞表面抗原受体（TCRγδ）缺乏多样性和特异性，他们对抗原的识别也与 αβT 细胞不同，既可直接识别某些完整的多肽抗原，且不受 MHC 限制。γδT 细胞直接识别结合的抗原种类有限，通常是多种病原体或感染、突变细胞表达的共同抗原成分。目前已知，γδT 细胞识别结合的抗原主要包括：①感染后产生的热休克蛋白（heat-shock protein，HSP）或表达于感染细胞表面的热休克蛋白；②异常表达于感染细胞表面的脂类抗原-CD1 分子复合物；③某些病毒蛋白或表达于感染细胞表面的病毒蛋白，如疱疹病毒和牛痘病毒糖蛋白等；④细菌裂解产物中的某些磷酸化非多肽类抗原，即磷酸化抗原（phosphoantigen，PAg）。

γδT 细胞是机体早期抗感染免疫的主要效应细胞，也是具有非特异性杀瘤作用的细胞毒

T细胞。他们可识别杀伤某些病毒和胞内寄生菌感染的靶细胞，及表达热休克蛋白和异常表达CD1分子的靶细胞，也可对某些NK细胞敏感或非敏感肿瘤细胞产生细胞毒作用。γδT细胞对上述病毒感染和肿瘤靶细胞的杀伤机制与CD8$^+$ αβT细胞基本相同，也是通过释放细胞毒性效应分子，如穿孔素、颗粒酶，表达FasL和分泌TNF实现的。γδT细胞可被识别结合的抗原激活，并通过分泌IL-2、IL-4、IL-5、IL-6、IL-10、IFN-γ、GM-CSF和TNF-α等多种细胞因子参与免疫调节、增强机体非特异性免疫防御功能，在一定条件下，也参与病理损伤过程。

第六节 B1细胞及其作用

根据发育早晚、存在部位、表面标志和功能差异，可将B细胞分为B1细胞和B2细胞两个亚群。前者（B1细胞）是参与非特异性免疫应答的细胞，后者（B2细胞）是参与特异性体液免疫应答的细胞。

B1细胞在个体发育过程中出现较早（胚胎期），其发生和分化与胚肝密切相关，而不依赖于骨髓。B1细胞主要分布于胸腔、腹腔和肠壁固有层中，是具有自我更新能力的长寿B细胞。B1细胞组成性表达CD5分子，只表达mIgM而不表达mIgD，为CD5$^+$、mIgM$^+$ B细胞。B1细胞抗原受体缺乏多样性，抗原识别谱较窄，识别的抗原主要包括：①某些细菌表面共有的TI-2型多糖抗原，如肺炎球菌荚膜多糖和葡聚糖等；②革兰阴性菌表面共有的TI-1型多糖抗原，如脂多糖；③某些变性的自身抗原，如变性Ig、ssDNA。B1细胞接受上述抗原刺激后产生的抗体具有泛特异性，即可对多种细菌和多种变性自身抗原起作用，并使之从体内清除。这在机体早期抗感染免疫和维持自身稳定过程中具有重要作用。

B1细胞接受抗原刺激及其产生的抗体应答具有以下特点：①B1细胞可通过表面抗原受体，直接与相应多糖抗原表位交联结合而被激活，IL-5等细胞因子作为细胞活化第二信号，可协助和增强TI-2型多糖抗原对B1细胞的激活作用和分泌功能；②B1细胞在接受相应多糖抗原刺激后，48小时之内即可产生以IgM为主的低亲和性抗体，这对机体早期抗感染免疫和清除变性自身抗原具有重要作用；③B1细胞在增殖分化过程中不发生Ig类别转换，每个B1细胞克隆只能产生一种类型Ig；④B1细胞不产生免疫记忆，再次接受相同抗原刺激后，其抗体效价与初次应答时无明显改变。B1细胞和B2细胞比较见表9-1。

表9-1 B1细胞和B2细胞的比较

比较项目	B1细胞	B2细胞
最初产生时间	胎儿期	出生后
主要产生部位	胚肝	骨髓
更新方式	自我更新	骨髓产生
主要分布	胸腔、腹腔、肠壁固有层	脾脏、淋巴结、粘膜相关淋巴组织
表面标志	CD5$^+$、mIgM$^+$	CD5$^-$、mIgM$^+$/mIgD$^+$
特异性	低（泛特异性）	高（单一特异性）
识别的抗原	多糖抗原为主	蛋白质抗原为主

续表

比较项目	B1 细胞	B2 细胞
抗体产生潜伏期	较短，抗原刺激后 48 小时产生	较长，抗原刺激后 1～2 周产生
抗体类型	以 IgM 为主	以 IgG 为主
抗体亲和力	低亲和力抗体	高亲和力抗体
Ig 类别转换	无	有
免疫记忆和再次应答	无	有

第七节 其他固有免疫细胞

一、嗜酸性粒细胞

嗜酸性粒细胞（eosinophil）占血液白细胞总数的 1%～3%，在血液中停留时间较短，仅为 6～8 小时，进入结缔组织后可存活 8～12 天。嗜酸性粒细胞胞浆内含粗大的嗜酸性颗粒，颗粒内含主要碱性蛋白（major basic protein，MBP）、嗜酸性粒细胞阳离子蛋白（eosinophil cationic protein，ECP）、嗜酸性粒细胞过氧化物酶（eosinophil peroxidase，EPO）、芳基硫酸酯酶和组胺酶。嗜酸性粒细胞具有趋化作用和一定的吞噬杀菌能力，特别是在抗寄生虫免疫过程中具有重要作用。此外，嗜酸性粒细胞还可通过释放组胺酶和芳基硫酸酯酶，灭活肥大细胞脱颗粒释放的组胺和白三烯，具有阻抑炎症反应的作用。

二、嗜碱性粒细胞和肥大细胞

嗜碱性粒细胞（basophil），约占血液中白细胞总数的 0.2%，具有趋化作用，被招募到组织中后可存活 10～15 天。肥大细胞存在于粘膜和结缔组织中，而不存在于血循环中。嗜碱性粒细胞和肥大细胞虽然形态特征和分布有所不同，但二者的功能非常相似，他们均为参与 I 型超敏反应的重要效应细胞。嗜碱性粒细胞和肥大细胞表面均表达高亲和性 IgE Fc 受体（FcεRⅠ），胞质内含有类似的嗜碱性颗粒，颗粒内均含有肝素、组胺和过敏性嗜酸性粒细胞趋化因子（eosinophil chemotactic factor of anaphylaxis，ECF-A）。他们被变应原激活后，产生的生物活性介质如白三烯、前列腺素 D2 和血小板活化因子等也基本相同。

（白惠卿 安云庆）

第十章 适应性免疫应答

第一节 概 述

一、适应性免疫应答的概念

适应性免疫应答又称特异性免疫应答（specific immune response）是指体内抗原特异性T/B淋巴细胞接受抗原刺激后，自身活化、增殖、分化为效应细胞，产生一系列生物学效应的全过程。免疫应答的重要生物学意义是通过识别"自身"与"非己"，有效排除体内抗原性异物，以保持机体内环境的相对稳定。但在某些情况下，免疫应答也可对机体造成损伤，引起超敏反应或其他免疫性疾病。此种免疫应答为病理性免疫应答。

二、适应性免疫应答的类型

根据参与免疫应答细胞种类及其效应机制的不同，可将适应性免疫应答分为B细胞介导的体液免疫应答和T细胞介导的细胞免疫应答两种类型。在某些特定条件下，抗原也可诱导机体免疫系统对其产生特异性不应答状态，即形成免疫耐受（immunological tolerance），又称负免疫应答（详见第十二章）。

三、适应性免疫应答发生的场所

淋巴结、脾脏等外周免疫器官是抗原特异性T/B淋巴细胞接受抗原刺激发生免疫应答的主要场所。抗原经血流或淋巴循环进入脾脏或进入引流淋巴结后，可被脾脏边缘区的巨噬细胞和淋巴结中树突状细胞、并指状细胞等抗原提呈细胞（APC）捕获，经加工处理后以抗原肽-MHC-Ⅰ类/Ⅱ类分子复合体的形式表达于APC表面，供相应T/B淋巴细胞识别结合，产生体液和/或细胞免疫应答。

四、适应性免疫应答的基本过程

适应性免疫应答可人为地分为以下三个阶段：①识别活化阶段：是指抗原提呈细胞（APC）加工处理、提呈抗原和抗原特异性T/B淋巴细胞识别抗原后在细胞间粘附分子协同作用下，启动活化的阶段，又称抗原识别阶段；②增殖分化阶段：是指抗原特异性T/B淋巴细胞接受相应抗原刺激后，在细胞间共刺激分子和细胞因子协同作用下，活化、增殖，分化为免疫效应细胞，（即效应T细胞和浆细胞）的阶段；③效应阶段：是浆细胞分泌抗体和效应T细胞释放细胞因子和细胞毒性介质，并在固有免疫细胞和分子参与下产生免疫效应的阶段。

五、适应性免疫应答的主要特性

适应性免疫应答的主要特性如下：①识别"自身"与"非己"的特性：抗原特异性T

淋巴细胞、B淋巴细胞通常对自身正常组织细胞产生天然免疫耐受，对非己抗原性异物产生免疫排斥反应；②特异性：机体接受某种抗原刺激后，只能产生对该种抗原特异性的免疫应答，相应的免疫应答产物（抗体和效应T细胞）只能对该种抗原和表达此种抗原的靶细胞产生作用，而不能对其他抗原产生反应；③记忆性：在抗原特异性T/B淋巴细胞增殖分化阶段，有部分T淋巴细胞、B淋巴细胞中途停止分化，成为静息状态的免疫记忆细胞。当机体再次接触相同抗原时，这些长命免疫记忆细胞可迅速增殖分化为免疫效应细胞，产生相应体液和/或细胞免疫效应。

第二节 抗原提呈细胞及其对抗原的加工处理和提呈

一、抗原提呈细胞

抗原提呈细胞（antigen-presenting cell，APC）泛指具有摄取、加工处理抗原，并将抗原肽提呈给T/B淋巴细胞的一类免疫细胞，可分为专职抗原提呈细胞和非专职抗原提呈细胞两大类。抗原提呈细胞的主要功能是摄取、加工处理和提呈抗原肽，启动特异性免疫应答，还可通过释放细胞因子等物质，发挥免疫调节作用。

专职抗原提呈细胞（professional antigen presenting cell）是指能够组成性表达MHC-Ⅱ/Ⅰ类分子和多种粘附分子（共刺激分子），具有摄取加工处理抗原能力，并能向$CD4^+$T细胞或$CD8^+$T细胞提呈抗原肽的一组异质性细胞，主要包括树突状细胞、单核-巨噬细胞和B细胞。滤泡树突状细胞（FDC）为专职抗原提呈细胞，但与其他DC有所不同，他们不表达MHC-Ⅱ类分子而高表达FcγR（CD64）、C3dR（CD21）和C3bR（CD35）。研究发现，滤泡树突状细胞（FDC）通过表面FcγR和C3dR/C3bR，能与抗原-抗体复合物或抗原-C3d/C3b复合物结合而不发生内吞，因此能将上述免疫复合物长期滞留于细胞表面。这将有助于初始B细胞对抗原的识别和活化，也与诱导记忆B细胞形成有关。

非专职抗原提呈细胞（non-professional antigen presenting cell）主要是指诱导后可表达MHCⅡ类分子，并具有加工处理和提呈抗原能力的细胞，如内皮细胞、上皮细胞和成纤维细胞等。此外，还包括能够表达MHC-Ⅰ类分子和非己抗原的体细胞，如病毒感染的细胞和肿瘤细胞等。此类非专职抗原提呈细胞可通过MHC-Ⅰ类分子向$CD8^+$T细胞提呈相应内源性抗原肽，启动特异性细胞免疫应答。

二、抗原提呈细胞对抗原的加工处理和提呈

抗原提呈细胞（APC）加工处理的抗原可分为两类：一类是通过吞噬或吞饮等作用，被抗原提呈细胞从细胞外摄入胞内的抗原，如细菌和某些可溶性蛋白等，称之为外源性抗原（exogenous antigens）；另一类是在细胞内产生的抗原，如病毒感染细胞内产生的病毒抗原和基因突变产生的肿瘤抗原等，称之为内源性抗原（endogenous antigens）。

（一）外源性抗原加工处理和提呈途径（MHC-Ⅱ类分子途径）

外源性抗原加工处理和提呈途径简称外源性途径（exogenous pathway），又称溶酶体途径（lysosome pathway）或MHC-Ⅱ类途径。抗原提呈细胞（APC）对外源性抗原的加工处理和提呈过程（图10-1）简述如下：①外源性抗原被APC摄入胞浆形成内体（endosome），即吞噬体（phagosome）；②内体与溶酶体融合形成早期内体/溶酶体；③外源性抗

原在内体/溶酶体内被蛋白水解酶降解成小分子多肽片段（抗原肽）形成晚期内体/溶酶体；④在内质网中，新合成的MHC-Ⅱ类分子通过其抗原肽结合槽与恒定链（Ia-associated invariant chain，Ii）中的Ⅱ类相关恒定链短肽（class Ⅱ associated invariant chain peptide，CLIP）结合，形成恒定链/MHC-Ⅱ类分子复合体。该复合体形成后，可阻止内质网中的内源性抗原肽与MHC-Ⅱ类分子结合；⑤恒定链/MHC-Ⅱ类分子复合体在恒定链引导下形成分泌囊泡。内含恒定链/MHC-Ⅱ类分子复合体的分泌囊泡通过高尔基体经糖基化修饰后，进入胞浆与晚期内体/溶酶体融合，在蛋白酶作用下恒定链（Ii）降解，但CLIP仍结合在MHC-Ⅱ类分子抗原肽结合槽内；⑥在HLA-DM分子协助下，首先将CLIP与MHC-Ⅱ类分子解离，然后使外源性抗原肽与空载MHC-Ⅱ类分子结合，形成抗原肽/MHC-Ⅱ类分子复合体；⑦通过胞吐作用与细胞膜融合，使抗原肽/MHC-Ⅱ类分子复合体表达于APC表面，供$CD4^+$T细胞识别。

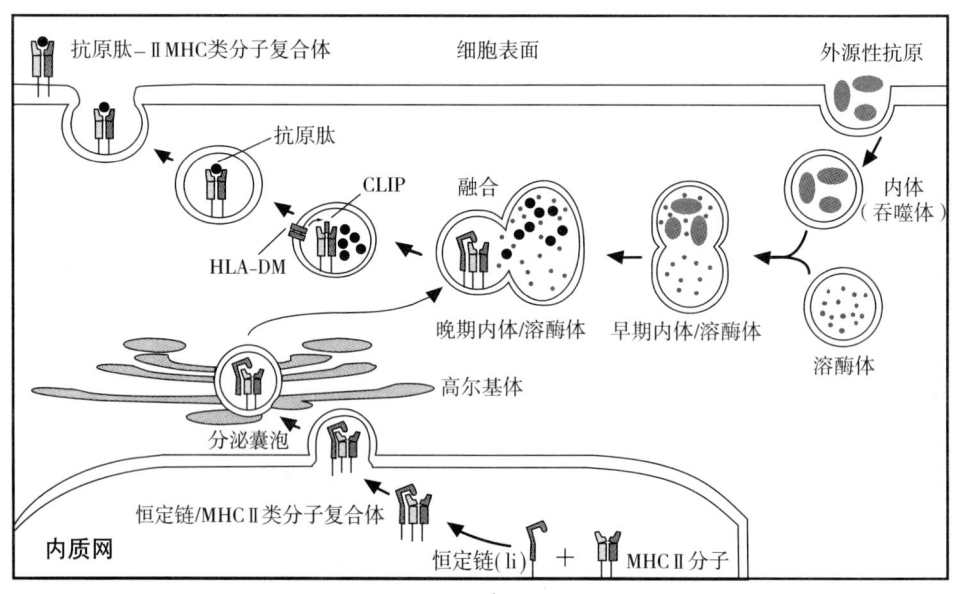

图10—1　外源性抗原的加工及提呈过程

（二）内源性抗原加工处理和提呈途径（MHC-Ⅰ类分子途径）

内源性抗原的加工处理和提呈途径简称内源性途径（endogenous pathway），又称胞质溶胶途径（cytosolic pathway）或MHC-Ⅰ类途径。抗原提呈细胞对内源性抗原的加工处理和提呈过程（图10—2）简述如下：①细胞内合成的蛋白质抗原（内源性抗原）首先与泛素（ubiquitin）结合，在泛素引导下内源性抗原由胞浆进入蛋白酶体；②蛋白酶体由多种蛋白水解酶组成，具有广泛的蛋白水解活性。低分子量多肽（low molecular-weight polypeptide，LMP）2和7（LMP2和LMP7）是蛋白酶体中具有重要酶活性的组分，泛素化内源性抗原经其作用后，可成为更适合于MHC-Ⅰ类分子结合提呈的抗原肽；③内源性抗原肽进入胞浆后，与内质网膜上抗原加工相关转运体（transporter associated with antigen processing，TAP）1和2（TAP1和TAP2）组成的异二聚体结合，使之结构改变、孔道开放，从而介导抗原肽进入内质网腔；④MHC-Ⅰ类分子α链在内质网中合成后，立即与钙联蛋白（calnexin）结合（保护α链不被降解），以保证$β_2$微球蛋白（$β_{2m}$）与α链结合形成MHC-Ⅰ类分子，并使之与进入内质网的抗原肽"对接"成功，组成抗原肽-MHC-Ⅰ类分子复合体；

⑤抗原肽-MHC-Ⅰ类分子复合体以分泌囊泡形式，通过高尔基体经糖基化修饰后进入胞浆，并通过胞吐作用表达于 APC 表面，供 CD8$^+$T 细胞识别。

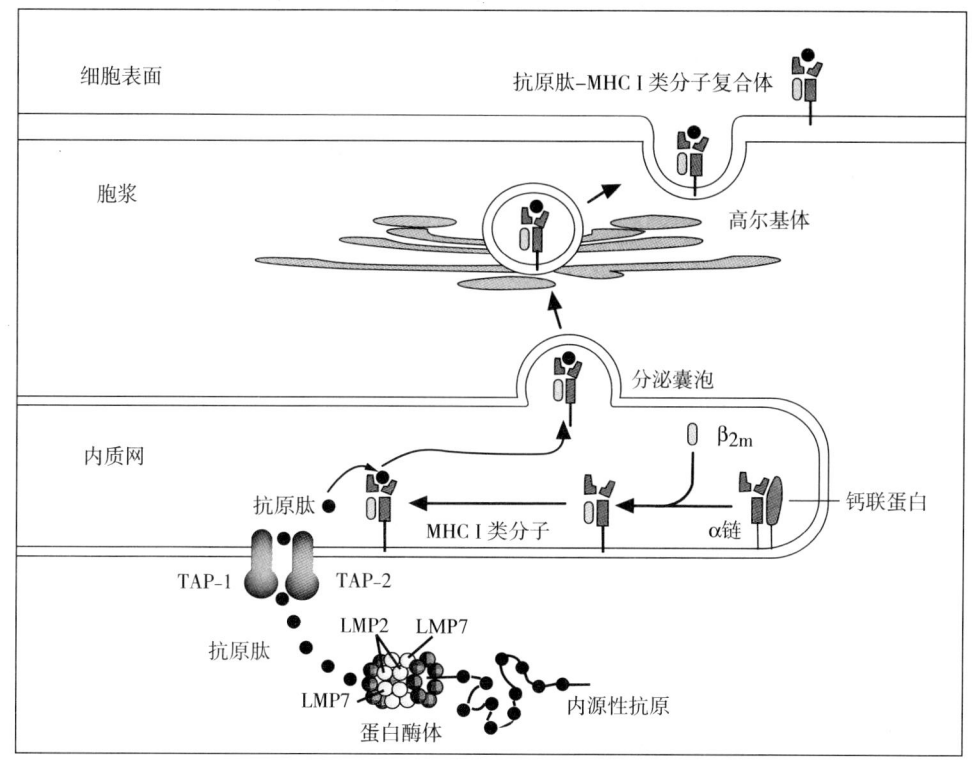

图 10—2　内源性抗原的加工及提呈过程

（三）MHC 分子对抗原的交叉提呈途径

现已证实，MHC 对抗原的提呈存在交叉提呈现象，即在某些情况下，外源性抗原可由 MHC-Ⅰ类分子提呈，而内源性抗原也能由 MHC-Ⅱ类分子提呈。但这种交叉提呈不是抗原提呈的主要形式。MHC 分子对抗原的交叉提呈方式很多，举例说明如下：①进入内质网腔中的内源性抗原肽，可因内质网中 MHC-Ⅱ类分子抗原肽结合槽未能与 Ii 链有效结合，而与 MHC-Ⅱ类分子结合形成内源性抗原肽-MHC-Ⅱ分子复合物，表达于细胞表面供 CD4$^+$T 细胞识别。②某些外源性抗原可从内体/溶酶体中逸出进入胞质，从而使外源性抗原以内源性抗原加工处理的方式，在内质网中与 MHC-Ⅰ类分子结合形成外源性抗原肽-MHC-Ⅰ类分子复合物表达于细胞表面，供 CD8$^+$T 细胞识别。

第三节　T 细胞和 B 细胞的激活

一、T 细胞与 APC 的相互作用和 T 细胞活化信号的产生

无论是 T 细胞介导的细胞免疫应答，还是 B 细胞介导的体液免疫应答均需 CD4$^+$Th 细胞参加。因此在适应性免疫应答过程中，CD4$^+$Th 细胞活化是一个重要环节。T 细胞表面抗原受体不能直接识别结合游离的抗原分子，只能识别结合表达于 APC 表面的抗原肽-MHC 分子复合物，即 T 细胞表面 TCR 不仅识别 MHC 分子提呈的抗原肽，同时还要识别 APC

表面提呈抗原肽的 MHC 分子肽结合区上的部分多肽序列，此种识别具有高度特异性。

外周免疫器官是免疫应答发生的场所。$CD4^+$ Th0 细胞在外周免疫器官与树突状细胞（DC）相遇后，二者首先通过表面粘附分子（CD28 与 B7 分子、LFA-1 与 ICAM-1、ICAM-2、CD2 与 LFA-3）间的相互作用，发生非特异可逆性结合，从而为 $CD4^+$ Th0 细胞表面抗原受体与 DC 表面相应抗原肽-MHC-Ⅱ类分子复合物的特异性结合创造了条件。在 $CD4^+$ Th0 细胞与 DC 短暂密切的接触过程中，$CD4^+$ Th0 细胞通过表面 TCR-CD3 复合受体分子，从 DC 表面众多抗原肽-MHC-Ⅱ类分子复合物中挑选出相应的抗原肽-MHC-Ⅱ类分子复合物，并在与之特异性结合后，通过 CD3 分子将抗原刺激信号转至胞内。

CD4 和 CD8 分子是 T 细胞表面的辅助受体，能与 DC 表面提呈抗原肽的 MHC-Ⅱ/Ⅰ类分子的 Ig 样区结合。上述 CD4 和 CD8 分子的作用不仅可增强 $CD4^+$ Th/$CD8^+$ CTL 细胞表面 TCR-CD3 复合受体分子与 DC 表面抗原肽-MHC-Ⅱ/Ⅰ类分子复合物的结合力度，而且能使 $CD4^+$ Th/$CD8^+$ CTL 细胞膜表面 TCR-CD3 复合受体分子与 CD4/CD8 辅助受体分子聚集，从而诱导和加速 T 细胞活化第一信号的产生。

$CD4^+$ Th 细胞接受活化第一信号刺激后，其表面粘附分子变构，可使之与 DC 细胞间的亲和力和作用时间显著增强和延长。在此种情况下，DC 和 $CD4^+$ Th0 细胞表面的粘附分子作为共刺激分子，互为受体和配体（B7 与 CD28、LFA-3 与 LFA-2、ICAM-1、ICAM-2 与 LFA-1）相互作用后，可诱导产生共刺激信号，即 T 细胞活化第二信号，导致 $CD4^+$ Th 细胞活化。活化 $CD4^+$ Th 细胞可表达 CD40 的配体（CD40L）和多种细胞因子受体，同时分泌多种细胞因子，参与免疫应答和发挥免疫调节作用。

抗原提呈细胞（APC）对 $CD4^+$ Th 细胞和 $CD8^+$ CTL 细胞的激活作用如图 10-3、图 10-4 所示：①$CD4^+$ Th 细胞/$CD8^+$ CTL 细胞通过表面 TCR-CD3 复合受体分子与 APC 表面相应抗原肽-MHC-Ⅱ/Ⅰ类分子复合体特异性结合后，在 CD4/CD8 辅助受体分子协助下，诱导产生 T 细胞活化第一信号；②在活化第一信号产生基础上，$CD4^+$ Th 细胞和 $CD8^+$ CTL 细胞通过表面 CD28 等共刺激分子与 APC 表面 B7 等共刺激分子间的相互作用，可诱导产生共刺激信号即 T 细胞活化第二信号，使 $CD4^+$ Th/$CD8^+$ CTL 活化。

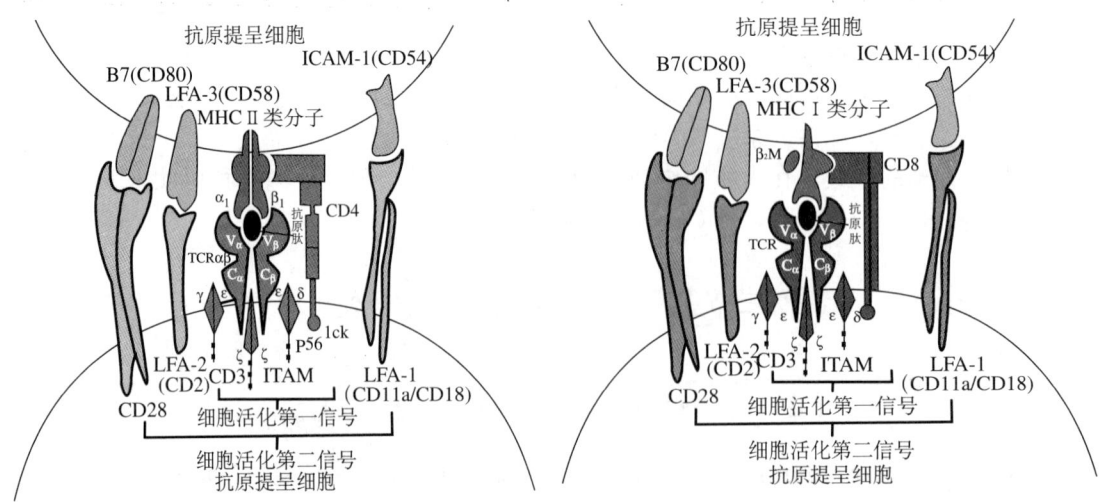

图 10-3 $CD4^+$ Th 细胞活化信号的产生　　图 10-4 $CD8^+$ CTL 细胞活化信号的产生

二、B 细胞与 Th 细胞的相互作用及其活化信号的产生

B 细胞对抗原的识别与 T 细胞有所不同，他们可通过表面抗原受体（BCR）直接识别结合相应的抗原分子，而不是表达 APC 表面的抗原肽-MHC 分子复合物。在外周免疫器官中，B 细胞可通过 BCR-Igα/Igβ 复合受体分子，直接识别结合滤泡树突状细胞（FDC）表面储备的抗原和抗原-C3d 复合物（详见第八章）启动免疫应答。B 细胞既是专职抗原提呈细胞，又是免疫应答细胞。

B 细胞作为专职抗原提呈细胞，通过表面特异性 BCR-Igα/Igβ 复合受体分子识别结合抗原后，可经溶酶体加工处理途径，将 T 细胞识别的线性抗原表位，以抗原肽-MHC-Ⅱ类分子复合体的形式表达于 B 细胞表面，供相应 CD4$^+$ Th 细胞识别。如图 10－5 所示：CD4$^+$ Th 细胞通过表面特异性 TCR-CD3 复合受体分子和 CD4 辅助受体与 B 细胞提呈的抗原肽-MHC-Ⅱ类分子复合体结合相互作用后，可产生 T 细胞活化第一信号。在此基础上，B 细胞通过表面 B7 和 ICAM-1 等共刺激分子与 CD4$^+$ Th 细胞表面 CD28 和 LFA-1 等相应共刺激分子结合，产生共刺激信号即 T 细胞活化第二信号，使 CD4$^+$ Th 细胞激活。活化 CD4$^+$ Th 细胞可表达 CD40L 和多种细胞因子的受体，同时分泌 IL-2、IL-4、IL-5 和 IFN-γ 等多种细胞因子，参与免疫调节，促进/诱导 T 淋巴细胞、B 淋巴细胞活化、增殖和分化。

B 细胞作为免疫应答细胞，通过表面 BCR-Igα/Igβ 复合受体分子识别结合抗原或抗原-C3d 复合物后，在 CD19-CD21-CD81 复合受体协助作用下，产生活化第一信号。在此基础上，B 细胞通过表面 CD40 和 ICAM-1 等共刺激分子与活化 CD4$^+$ Th 细胞表面相应 CD40L 和 LFA-1 等共刺激分子结合相互作用，可诱导产生共刺激信号即 B 细胞活化第二信号，使 B 细胞活化（图 10－5）。活化 B 细胞可表达多种细胞因子的受体，同时分泌多种细胞因子，参与免疫调节，为其进一步增殖分化做好准备。

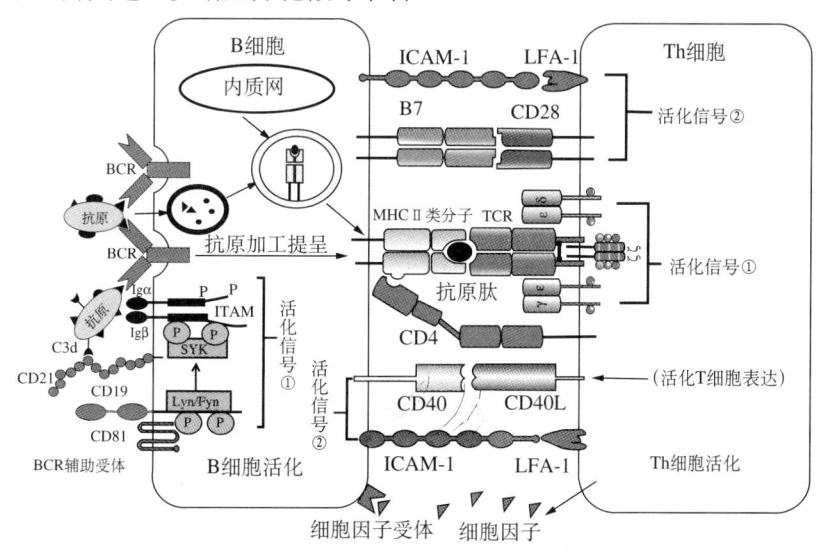

图 10－5　B 细胞和 Th 细胞间相互作用及其活化信号的产生

第四节 B细胞介导的体液免疫应答

TD和TI抗原均可诱发体液免疫应答，这两类抗原分子结构组成特征不同，他们刺激机体产生体液免疫应答所需的免疫细胞种类和免疫应答特点也不尽相同。TD抗原引起的体液免疫应答至少需要三种免疫细胞：即抗原提呈细胞、$CD4^+$ Th细胞和B细胞参加；而由TI抗原引起的体液免疫应答则无需Th细胞和抗原提呈细胞参与。

一、TD抗原诱导的体液免疫应答

TD抗原诱导的体液免疫应答可人为地分为识别活化、增殖分化、效应三个阶段，分述如下。

（一）识别活化阶段

1.$CD4^+$ Th细胞的活化　TD抗原诱导产生体液免疫应答需要$CD4^+$ Th细胞协助，因此$CD4^+$ Th细胞活化是诱导B细胞活化和产生抗体必不可少的条件。如图10-6所示：$CD4^+$ Th0细胞通过表面TCR-CD3复合受体和CD4辅助受体分子与树突状细胞表面相应抗原肽-MHC-Ⅱ类分子复合体结合相互作用后，可获得活化第一信号；通过细胞表面共刺激分子（CD28、LFA-1和LFA-2）与树突状细胞表面相应共刺激分子（B7、ICAM-1和LFA-3）互补结合后，可获得共刺激信号即T活化第二信号，使$CD4^+$ Th0细胞活化。活化$CD4^+$ Th0细胞表达CD40L和IL-2、IL-4、IL-12、IL-13，INF-γ等多种细胞因子的受体，同时分泌多种Th1型和Th2型细胞因子，参与免疫调节。

2.B细胞活化　B细胞活化也需要双信号刺激。如图10-6所示，B细胞可通过表面BCR-Igα/Igβ复合受体交联结合抗原，获得活化第一信号；其表面辅助受体即CD21-CD19-CD81复合物对B细胞活化第一信号的产生具有重要促进和增强作用。在活化第一信号产生基础上，B细胞通过表面CD40等共刺激分子与活化$CD4^+$ Th细胞表达的CD40L等共刺激分子互补结合，可诱导产生B细胞活化第二信号，导致B细胞活化。活化B细胞可表达多种细胞因子的受体，为其增殖分化做好准备，也可分泌细胞因子参与免疫调节。

（二）增殖分化阶段

是活化T淋巴细胞、B淋巴细胞，在细胞因子作用下增殖分化的阶段。活化$CD4^+$ Th0细胞通过表面IL-4等细胞因子受体，经旁分泌和自分泌作用方式与以IL-4为主的细胞因子结合后，可增殖分化形成$CD4^+$ Th2细胞克隆。该种$CD4^+$ Th2细胞可产生大量以IL-4、IL-5、IL-6、IL-10和IL-13为主的细胞因子，为活化B细胞增殖分化做好物质准备。活化B细胞通过表面IL-2、IL-4、IL-5、IL-6等细胞因子受体，与活化$CD4^+$ TH0细胞和$CD4^+$ Th2细胞产生的IL-2、IL-4、IL-5、IL-6等细胞因子结合作用后，可进一步增殖分化为浆细胞。浆细胞是具有合成分泌抗体功能的效应B细胞，在不同细胞因子作用下，可合成分泌不同类型的抗体，发挥体液免疫效应。在B细胞分化阶段，有部分B细胞停止分化，成为长命记忆B细胞。该种记忆B细胞再次与相同抗原接触后，可迅速增殖分化为浆细胞、合成分泌抗体产生免疫效应。

（三）效应阶段

是指浆细胞分泌免疫球蛋白（抗体）发挥免疫保护作用（详见第三章，免疫球蛋白）或引起免疫病理损伤（详见第十四章超敏反应）的阶段。

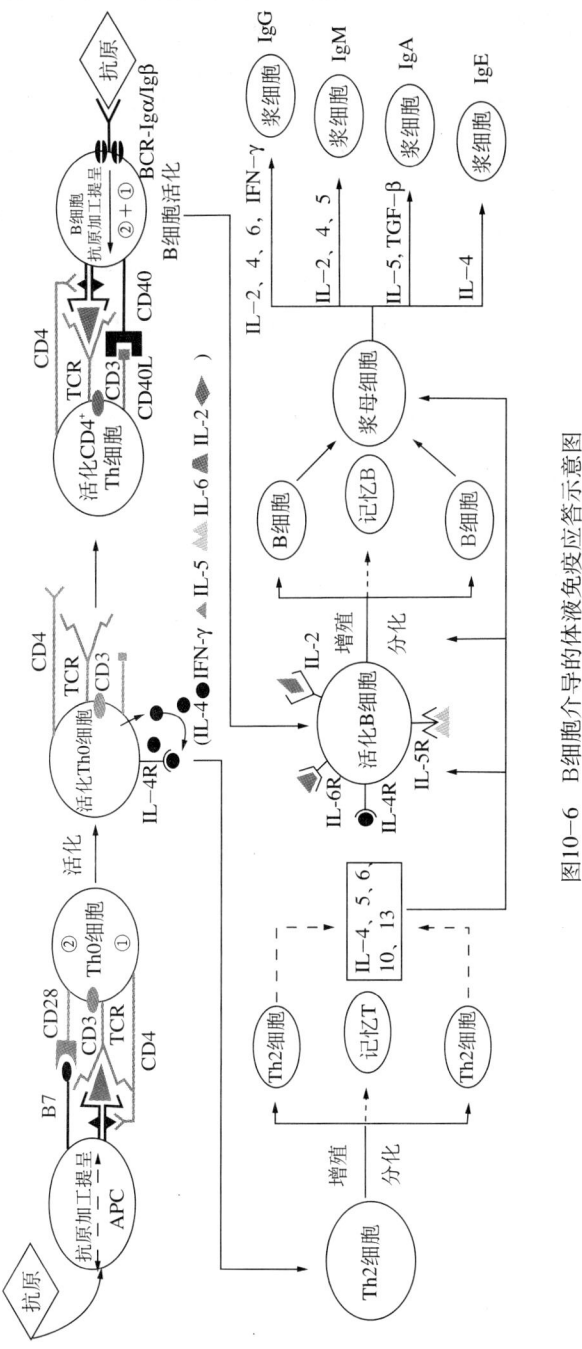

图10-6 B细胞介导的体液免疫应答示意图

二、TI 抗原引起的体液免疫应答

TI 抗原引起的体液免疫应答与 TD 抗原引起的体液免疫应答不同，他们在没有 Th 细胞和抗原提呈细胞参加下，也可刺激 B 细胞产生抗体。目前已知，对 TI 抗原产生免疫应答的细胞为 $CD5^+$ B1 细胞，此类 B 细胞应答不受 MHC 限制，主要产生 IgM 类抗体，不发生 Ig

类别转换，也没有免疫记忆（详见第八章）。

根据抗原分子结构特征，可将 TI 抗原分为 TI-1 和 TI-2 两种类型。TI-1 型抗原，如细菌脂多糖（LPS）具有两种不同的分子结构，一种是可被 B 细胞表面抗原受体（BCR）识别结合的抗原表位；另一种是可被 B 细胞表面丝裂原受体识别结合的丝裂原分子。研究证实：①高浓度 TI-1 型抗原可通过表面丝裂原分子，多克隆诱导 B 细胞增殖分化，产生多克隆抗体；②低浓度 TI-1 型抗原可通过表面抗原表位和丝裂原分子与具有相应抗原受体和丝裂原受体的 B 细胞结合，使之增殖分化，产生某种泛特异性抗体。

TI-2 型抗原是由众多相同抗原表位构成的抗原分子，主要包括葡聚糖、聚合鞭毛素和细菌荚膜多糖。该种抗原不能多克隆诱导 B 细胞增殖分化，他们可通过与 B 细胞表面相应抗原受体（mIgM）交联结合，而使 B 细胞活化，进而增殖分化，产生某种泛特异性抗体。

三、抗体产生的一般规律——初次应答和再次应答

抗体产生可分为四个阶段：①潜伏期：是指抗原进入体内到相应抗体产生之前的阶段，此期的长短与抗原的性质、抗原进入途径和机体状况有关，短者几天，长者数周。②对数期：是指抗体呈指数生长的阶段。③平台期：是指抗体水平相对稳定，既不明显增高，也不明显减少的阶段。④下降期：是指抗体合成小于降解速度，血清中抗体水平逐渐下降的阶段。

病原体等 TD 抗原初次进入机体引发的体液免疫应答称为初次免疫应答（primary immune response）。初次免疫应答与再次免疫应答相比（图 10-7），其特点如下：①抗体产生所需潜伏期较长；②抗体倍增所需时间较长，抗体含量低；③平台期持续时间较短，抗体水平下降迅速；④血清中抗体以 IgM 为主，IgG 为辅且出现相对较晚；⑤抗体与抗原结合的强度较低，为低亲和性抗体。

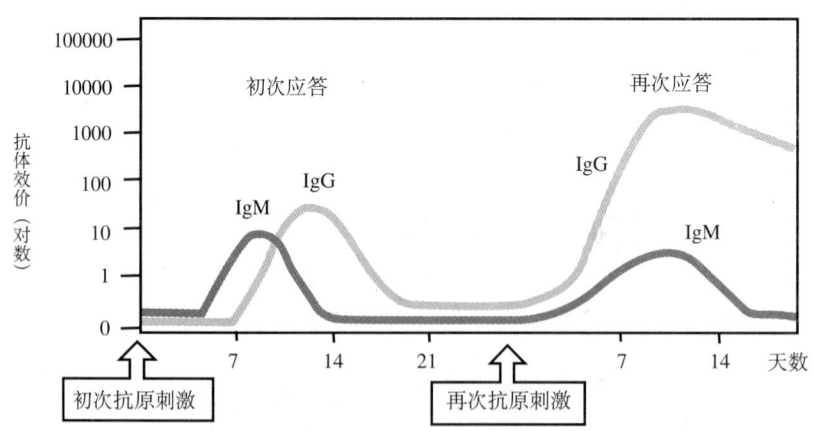

图 10-7 初次与再次免疫应答抗体产生的一般规律

初次应答后，机体再次接受相同抗原刺激产生的体液免疫应答称为再次应答（secondary immune response）或回忆应答（anamnestic response）。再次应答（图 10-7）具有如下特征：①诱导抗体产生的潜伏期明显缩短；②抗体倍增所需时间短，抗体含量迅速大幅度上升；③平台期维持时间较长，抗体水平下降缓慢；④血清中抗体以 IgG 为主；⑤抗体与抗原结合的强度较高，为高亲和性抗体。再次应答主要由记忆 T 淋巴细胞、B 淋巴细胞介导

产生，其应答规律已广泛应用于传染性疾病的预防。例如多数疫苗在初次免疫后，均需进行再次免疫，以便获得对某种传染病更强、更持久的免疫力。

第五节 T细胞介导的细胞免疫应答

T细胞介导的细胞免疫应答由TD抗原引起，参与细胞免疫应答的细胞主要包括专职和非专职抗原提呈细胞（APC）、$CD4^+$ Th细胞和$CD8^+$ CTL细胞。细胞免疫应答过程与体液免疫应答过程类似，也可分为识别活化、增殖分化和效应三个阶段：①首先外源性或内源性TD抗原经专职或非专职APC加工处理后，以抗原肽-MHC-Ⅱ/Ⅰ类分子复合物的形式，表达于APC或靶细胞表面供$CD4^+$ Th细胞和$CD8^+$ CTL细胞识别结合，并在二者表面粘附分子间相互作用基础上，导致$CD4^+$ Th细胞和$CD8^+$ CTL细胞活化；②在局部微循环中不同细胞因子诱导下，活化$CD4^+$ Th细胞和$CD8^+$ CTL细胞增殖分化、最终成熟为具有免疫功能的$CD4^+$效应Th1细胞和$CD8^+$效应CTL细胞；③$CD4^+$效应Th1细胞通过表面TCR-CD3复合受体分子与APC表面相应抗原肽-MHC-Ⅱ分子复合物结合相互作用后，可通过分泌IL-2、IFN-γ、TNF-α/β等细胞因子，产生免疫效应；$CD8^+$效应CTL细胞通过表面TCR-CD3复合受体分子与靶细胞表面相应抗原肽-MHC-Ⅰ类分子密切结合相互作用后，可通过释放穿孔素、颗粒酶和表达FasL对靶细胞产生细胞毒性作用。

一、$CD4^+$效应Th1细胞的形成和主要生物学作用

$CD4^+$效应Th1细胞是体内$CD4^+$ Th0细胞经抗原刺激后，在以IL-12为主的细胞因子作用诱导下产生的，其形成过程（图10-8）和主要生物学作用简述如下：

1. $CD4^+$ Th0细胞的活化　$CD4^+$ Th0细胞通过表面TCR-CD3复合受体和CD4辅助受体分子，与抗原提呈细胞（如树突状细胞）表面相应抗原肽-MHC-Ⅱ类分子复合物结合相互作用，产生活化第一信号；通过表面共刺激分子（CD28、LFA-1）与APC表面相应共刺激分子（B-7、ICAM-1）结合相互作用，获得共刺激信号即活化第二信号。在上述两种信号刺激下，$CD4^+$ Th0细胞活化，表达IL-2、IL-4、IL-12和IFN-γ等多种细胞因子的受体，同时产生IL-2、IL-4和IFN-γ等多种细胞因子，参与免疫调节。与此同时，接受抗原刺激和$CD4^+$ Th0细胞反馈刺激的APC活化，其表面MHC分子和共刺激分子表达增加，并产生IL-1、IL-12、IFN-γ和TNF-α等多种细胞因子，参与免疫调节。

2. $CD4^+$效应Th1细胞的形成　活化$CD4^+$ Th0细胞通过表面IL-12、IFN-γ等细胞因子的受体，经旁分泌和自分泌方式，接受以IL-12和IFN-γ为主的细胞因子的作用后，增殖分化，最终成熟为具有免疫效应功能的$CD4^+$效应Th1细胞，又称$CD4^+$炎性T细胞。

3. $CD4^+$效应Th1细胞的主要生物学作用　$CD4^+$效应Th1细胞通过表面TCR-CD3复合受体分子与APC表面相应抗原肽-MHC-Ⅱ类分子复合体特异性结合后，可通过释放IL-2、IFN-γ和TNF-α/β等细胞因子，在局部组织产生以淋巴细胞和单核吞噬细胞浸润为主的慢性炎症反应或迟发型超敏反应。上述Th1型细胞因子的主要生物学作用简述如下：

（1）IL-2：①诱导非专职APC和某些专职APC表达共刺激分子，为$CD8^+$ CTL细胞活化提供第二信号；②通过旁分泌作用诱导或促进$CD8^+$ CTL细胞增殖分化为效应CTL细胞；③通过自分泌和旁分泌作用途径，促进$CD4^+$ Th1细胞增殖分化，合成分泌IL-2、TNF-β和IFN-γ等细胞因子，扩大细胞免疫效应。

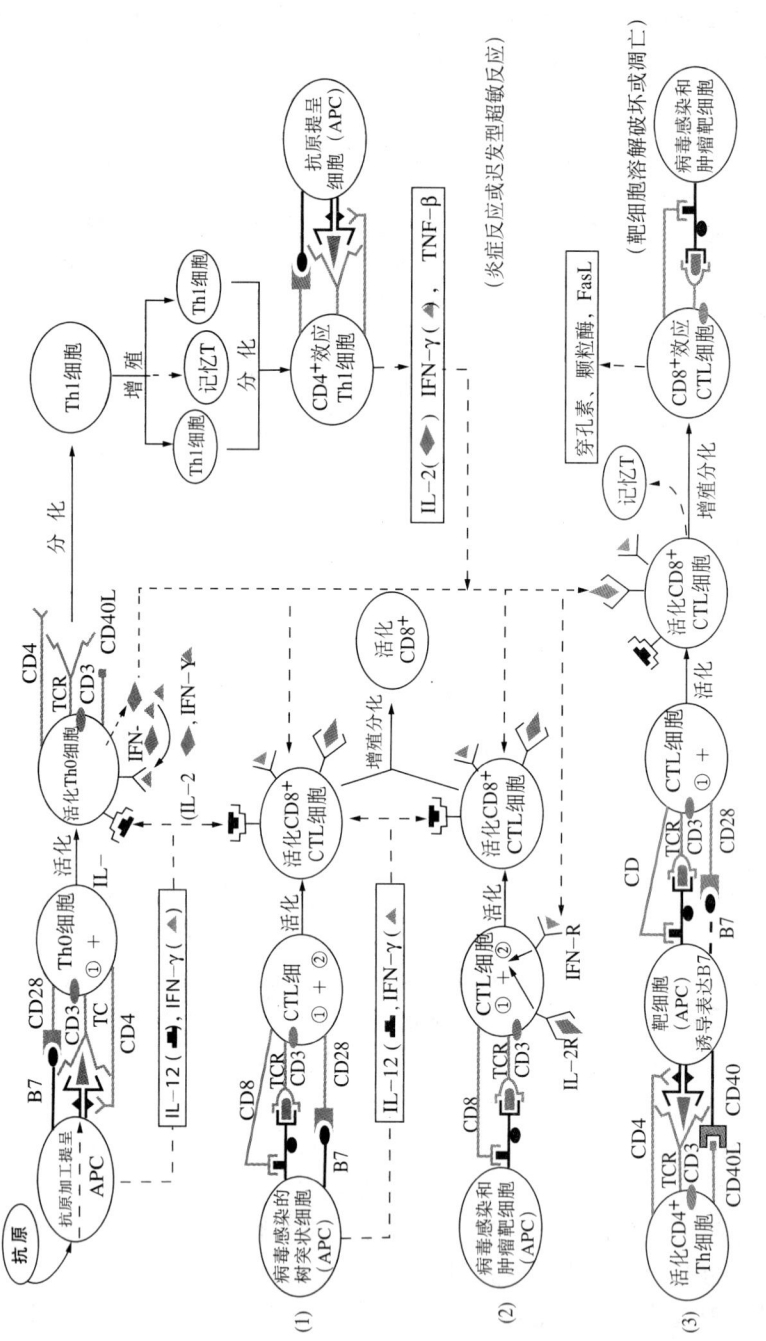

图10-8 T细胞介导的细胞免疫应答示意图

(2) TNF-β：①活化血管内皮细胞使之表达粘附分子，如内皮细胞粘附分子-1（ELDM-1）、细胞间粘附分子-1（ICAM-1）和血管细胞粘附分子-1（VCAM-1）等，同时刺激血管内皮细胞分泌 IL-8 和单核细胞趋化蛋白-1（MCP-1）等趋化性细胞因子。这些粘附分子和趋化因子能使血液中性粒细胞、淋巴细胞和单核细胞等与血管内皮细胞粘附，进而迁移和外渗至局部组织，引起慢性炎症反应；②激活中性粒细胞，增强其吞噬杀菌能力；③局部产生高浓度 TNF-β，可使周围组织细胞发生损伤坏死。

(3) IFN-γ：①作用于某些专职和非专职 APC，使之 MHC-Ⅱ类分子表达增加，提高抗原提呈能力，增强体液和细胞免疫应答能力；②激活单核-巨噬细胞，增强其吞噬和胞内杀伤功能，并使之获得杀伤肿瘤的功能；③诱导巨噬细胞分泌 IL-12，促进 Th0 细胞向 Th1 细胞分化，进一步扩大 Th1 细胞的免疫效应；同时分泌 IL-1、IL-6、血小板活化因子和前列腺素等炎性介质，产生对机体有益的免疫效应或产生对机体有害的病理性免疫损伤；④活化 NK 细胞，增强其杀瘤和抗病毒作用。

二、$CD8^+$ 效应 CTL 细胞的形成和主要生物学作用

$CD8^+$ 效应 CTL 细胞是在专职/非专职 APC 参与和 $CD4^+$ Th 细胞协助下诱导产生的，其形成过程（图 10-8）和主要生物学作用简述如下：

1. $CD8^+$ CTL 细胞的活化　$CD8^+$ CTL 细胞活化也需要双信号刺激，根据靶细胞表面共刺激分子的表达情况，其活化有以下三种方式（图 10-8）：

(1) $CD8^+$ CTL 细胞识别结合的靶细胞是高表达共刺激分子的树突状细胞（如病毒感染的 DC）时，$CD8^+$ CTL 细胞活化无需 $CD4^+$ Th 细胞辅助。在此种情况下，$CD8^+$ CTL 细胞通过表面 TCR-CD3 复合受体和 CD8 分子与上述靶细胞表面相应抗原肽-MHC-Ⅰ类分子复合物特异性结合，可获得活化第一信号；通过表面共刺激分子与靶细胞表面相应共刺激分子互补结合，可诱导产生 T 细胞活化第二信号，使 $CD8^+$ CTL 细胞活化。

(2) $CD8^+$ CTL 细胞识别结合的靶细胞是不表达或低表达共刺激分子的专职或非专职 APC（如病毒感染的细胞和肿瘤细胞）时，$CD8^+$ CTL 细胞活化需 $CD4^+$ Th 细胞协助。在此种情况下，$CD8^+$ CTL 细胞通过表面 TCR-CD3 复合受体分子与上述靶细胞表面相应抗原肽-MHC Ⅰ类分子复合物特异性结合后，虽然可诱导产生活化第一信号，并表达 IL-2 和 IFN-γ 等细胞因子的受体，但由于靶细胞表面不表达或低表达共刺激分子，因此不能或不足以诱导共刺激信号，即 T 细胞活化第二信号产生。此时，某些病毒抗原、肿瘤抗原或同种异体 MHC 抗原可作为外源性抗原被 APC 摄取、加工处理，并以抗原肽-MHC Ⅱ类分子复合物的形式表达于 APC 表面，供 $CD4^+$ Th0 细胞识别，并使之活化。活化 $CD4^+$ Th0 细胞和 $CD4^+$ 效应 Th1 细胞可分泌 IL-2 和 IFN-γ 等细胞因子，这些细胞因子与上述靶细胞表面相应受体（IL-2R 和 IFN-γR）结合后，可诱导产生 T 细胞活化第二信号，使 $CD8^+$ CTL 细胞活化。

(3) 某些病毒抗原、肿瘤抗原或同种异体 MHC 抗原也可通过抗原交叉提呈作用，以抗原肽-MHC-Ⅱ类分子和抗原肽-MHC-Ⅰ类分子复合物的形式表达于同一 APC 表面。在此种情况下，活化 $CD4^+$ Th 细胞通过表面 TCR-CD3 复合受体分子和 CD40L 与 APC 表面相应抗原肽-MHC-Ⅱ类分子和 CD40 结合、相互作用后，可诱导或促进 APC 表达共刺激分子（如 B7 分子），从而能使与同一 APC 结合只产生活化第一信号的 $CD8^+$ CTL 细胞获得 B7 分子刺激，产生 T 细胞活化第二信号，使 $CD8^+$ CTL 细胞活化。活化 $CD8^+$ CTL 细胞可表达 IL-12、IL-2、IL-6 和 IFN-γ 等多种细胞因子的受体，为其增殖分化做好准备。

2. 活化 $CD8^+$ CTL 细胞的增殖和分化　活化 $CD8^+$ CTL 细胞通过表面 IL-12、IL-2 和 IFN-γ 等细胞因子的受体，经旁分泌和/或自分泌作用方式，接受 APC、活化 $CD4^+$ Th 细胞和 $CD4^+$ 效应 Th1 细胞分泌的 IL-12、IL-2 和 IFN-γ 等细胞因子的刺激后，发生克隆扩增，产生足够数量的特异性 $CD8^+$ CTL 细胞，进而分化、成熟为高表达粘附分子和 FasL 的 $CD8^+$ 效应 CTL 细胞。

3. CD8$^+$效应CTL细胞的主要生物学作用　CD8$^+$效应CTL细胞的主要作用是清除肿瘤和病毒感染的靶细胞。他们对上述靶细胞的杀伤破坏作用具有抗原特异性，并受MHC-Ⅰ类分子的限制。CD8$^+$效应CTL细胞经表面TCR-CD3复合受体分子和粘附分子（LFA-1、CD2等），与靶细胞表面相应抗原肽-MHC-Ⅰ类分子复合物和粘附分子（ICAM-1、ICAM-2、LFA-3等）密切结合相互作用后，可通过以下几种作用方式，产生细胞毒效应。

(1) 脱颗粒释放穿孔素和颗粒酶，使靶细胞溶解破坏和发生凋亡：①穿孔素介导的细胞溶解：穿孔素（perforin）是储存在CD8$^+$效应CTL细胞颗粒中的一种蛋白质，又称C9相关蛋白或溶细胞素（cytolysin）。当CD8$^+$效应CTL细胞与相应靶细胞密切接触相互作用时，可使之释放，并嵌入靶细胞膜中，经聚合形成内外开放的多聚穿孔素（polyperforin）通道。这种在靶细胞膜上形成的"孔道"与补体膜攻击复合物的构型和作用类型，可使大量水分伴随Ca^{2+}进入胞浆内，导致靶细胞溶解破坏。②颗粒酶介导的细胞凋亡：颗粒酶（granzymes）又称丝氨酸蛋白酶（serine proteases），也是储存在CD8$^+$效应CTL细胞颗粒内的一种物质，脱颗粒时可随穿孔素一道释放。颗粒酶单独作用不能产生细胞毒效应，只有当穿孔素在靶细胞膜上形成"孔道"时，他们才能进入靶细胞内，通过激活凋亡传导途径，使靶细胞发生凋亡。

(2) 表达FasL和分泌TNF-α等细胞因子，诱导靶细胞凋亡：①FasL与Fas结合介导的细胞凋亡：当表达于CD8$^+$效应CTL细胞表面的FasL或其分泌的FasL与靶细胞表面相应受体即Fas（CD95）结合后，可在靶细胞表面形成Fas三聚体，从而使其胞浆内的死亡结构域（Death domain，DD）相聚成簇，后者（DD）与连接蛋白（FADD）结合，进而募集并激活caspase8和10，使靶细胞发生凋亡（详见第九章）。②TNF-α/β与相应受体（TNFR-Ⅰ）结合介导的细胞凋亡：TNF-α/β的作用与FasL的作用相似，他们与靶细胞表面相应受体，即Ⅰ型TNF受体（TNFR-Ⅰ）结合后，可使之形成三聚体，从而导致其胞浆内的死亡结构域（DD）相聚成簇，后者与连接蛋白（TRADD和FADD）结合，可募集并激活caspase8和10，使靶细胞发生凋亡（详见第九章）。

CD8$^+$效应CTL细胞杀伤、破坏靶细胞后，可与之分离，继续攻击杀伤表达相应抗原的靶细胞。通常一个CD8$^+$效应CTL细胞在几小时内，可连续杀伤数十个靶细胞。这种由CD8$^+$效应CTL细胞介导的特异性细胞毒作用，在清除病毒感染、抗肿瘤免疫监视和同种移植物排斥反应中具有重要意义。

（安云庆）

第十一章 固有免疫应答

固有免疫应答在机体非特异性抗感染免疫过程中具有重要意义，在特异性免疫应答的启动、调节和效应阶段也起重要作用。参与固有免疫应答的物质主要包括：组织屏障、固有免疫细胞、固有免疫分子，如补体、细胞因子及具有抗菌作用的多肽、蛋白和酶类物质。

第一节 参与固有免疫的组织、细胞和效应分子

一、组织屏障及其作用

（一）皮肤粘膜及其附属成分的屏障作用

1. 物理屏障 由致密上皮细胞组成的皮肤和粘膜组织具有机械屏障作用，在正常情况下可有效阻挡病原体侵入体内。粘膜物理屏障作用相对较弱，但粘膜上皮细胞的迅速更新、呼吸道粘膜上皮细胞纤毛的定向摆动及粘膜表面分泌液的冲洗作用，均有助于清除粘膜表面的病原体。

2. 化学屏障 皮肤和粘膜分泌物中含有多种杀、抑菌物质，主要包括：皮脂腺分泌的不饱和脂肪酸、汗腺分泌的乳酸、胃液中的胃酸及唾液、泪液、呼吸道、消化道和泌尿生殖道粘液中的溶菌酶、抗菌肽和乳铁蛋白等。这些抗菌物质在皮肤粘膜表面形成抗御病原体的化学屏障。

3. 微生物屏障 寄居在皮肤和粘膜表面的正常菌群，可通过与病原体竞争结合上皮细胞和营养物质的作用方式或通过分泌某些杀、抑菌物质对病原体产生抗御作用。例如，正常菌群可对局部细菌的生长产生拮抗作用，临床不适当地大量和长期应用广谱抗生素，可因消化道正常菌群大部分被杀伤或抑制，致使耐药性金黄色葡萄球菌和白色念珠菌大量生长，而引发葡萄球菌性肠炎和白色念珠菌性肠炎；口腔中的唾液链球菌能产生 H_2O_2，对白喉杆菌和脑膜炎球菌具有杀伤作用；肠道中大肠杆菌产生的细菌素对某些厌氧菌和革兰阳性菌具有抑制和杀伤作用。

（二）血-脑屏障

血-脑屏障是由软脑膜、脉络丛的毛细血管壁和包在壁外的星形胶质细胞共同组成的胶质膜。此种组织结构致密，能阻挡血液中的病原体和其他大分子物质进入脑组织及脑室，从而对中枢神经系统产生保护作用。婴幼儿血-脑屏障尚未发育完善，故易发生中枢神经系统感染。

（三）血-胎屏障

血-胎屏障由母体子宫内膜的基蜕膜和胎儿的绒毛膜滋养层细胞共同构成。血-胎屏障不妨碍母子间营养物质的交换，正常情况下可防止母体内病原体和有害物质进入胎儿体内，从而保护胎儿免遭感染，使之正常发育。妊娠早期（三个月内）血-胎屏障发育尚未完善，此时孕妇若感染风疹和巨细胞等病毒，可导致胎儿畸形或流产。

二、固有免疫细胞及其主要作用

在第九章中，对体内执行非特异性免疫功能的固有免疫细胞已经作了较全面的介绍。本节从中摘要简述如下：

1. 吞噬细胞　吞噬细胞包括中性粒细胞和单核-巨噬细胞，这些细胞是执行非特异性免疫作用的效应细胞，可及时清除侵入体内的病原微生物，在机体早期抗感染免疫过程中发挥重要作用。感染发生时，在局部某些细菌或其产物（如 LPS）、某些补体裂解片段（如 C3a、C5a）和促炎细胞因子（如 IL-1、IL-8、MCP-1、TNF 等）作用下，血液中的中性粒细胞和组织中的巨噬细胞可穿越血管内皮细胞和组织间隙，迁移募集至感染炎症部位，对侵入的病原微生物形成"围歼"之势。这些聚集在炎症部位的吞噬细胞可通过表面模式识别受体（PRR）与病原微生物表面相应配体，即病原相关分子模式（PAMP）结合，或通过表面调理性受体与 IgG 抗体和 C3b 结合的病原微生物结合，而迅速产生吞噬杀菌效应，使病原微生物在胞内氧依赖/氧非依赖杀菌系统和多种蛋白水解酶的作用下，杀伤破坏、消化降解。中性粒细胞寿命短，发挥吞噬杀菌效应后裂解破坏。巨噬细胞兼备吞噬杀菌和抗原加工提呈作用；活化后具有杀瘤效应，同时还可释放一系列细胞因子和其他炎性介质产生免疫调节作用或介导炎症反应。

2. 自然杀伤细胞　自然杀伤细胞（NK）属非特异免疫细胞，是执行机体免疫监视作用的重要效应细胞。他们无需抗原预先致敏，就可直接杀伤某些肿瘤、病毒或胞内寄生菌感染的靶细胞；也可通过 ADCC 效应定向杀伤 IgG 抗体特异性结合的肿瘤和病毒感染的靶细胞。NK 细胞对上述靶细胞的识别机制与 $CD8^+$ CTL 不同，但它们杀伤靶细胞的作用机制基本相同，即通过释放穿孔素、颗粒酶和表达 FasL 使靶细胞溶解破坏和发生凋亡。NK 细胞可被 IFN-γ、IL-12 和 IL-18 等细胞因子激活，活化 NK 细胞不仅细胞毒作用显著增强，而且还可通过分泌 IFN-γ、IL-2 和 TNF 等细胞因子发挥免疫调节作用。

3. γδT 细胞　γδT 细胞是执行非特异免疫作用的 T 细胞，主要分布于粘膜和上皮组织。γδT 细胞表面抗原受体缺乏多样性，识别的抗原种类有限，主要是某些病原微生物或感染/突变细胞表达的共同抗原，如感染后产生或表达于感染细胞表面的热休克蛋白、CD1 提呈的脂类抗原、某些磷酸化抗原和病毒蛋白等。他们对抗原的识别也与 αβT 细胞不同，即可直接识别结合某些完整的多肽抗原，且不受 MHC 限制。γδT 细胞是皮肤粘膜局部抗病毒感染的重要效应细胞，对肿瘤细胞也有一定的杀伤作用，其杀伤机制与 $CD8^+$ CTL 基本相同。此外，活化 γδT 细胞还可通过分泌多种细胞因子参与免疫调节。

4. NK T 细胞　NK T 细胞是指表面具有 NK1.1 和 TCR-CD3 复合受体分子的 T 细胞，主要分布于肝脏、骨髓和胸腺。NK T 细胞 TCR 缺乏多样性，抗原识别谱窄，可识别不同靶细胞表面 CD1 分子提呈的共有脂类和糖脂类抗原，且不受 MHC 限制。NK T 细胞的主要生物学功能是：①非特异性杀伤肿瘤、病毒或胞内寄生菌感染的靶细胞，其杀伤机制与 $CD8^+$ CTL 类似；②分泌 IL-4、IFN-γ 和 MCP-1α 和 MIP-1β 等细胞因子参与免疫调节和介导炎症反应。

5. B1 细胞　B1 细胞是指表面具有 CD5 和单体 IgM 分子的 B 细胞（$CD5^+$ $mIgM^+$ B 细胞），来源于胚肝，主要存在于腹腔、胸腔和肠壁固有层，具有自我更新能力。B1 细胞抗原受体缺乏多样性，抗原识别谱较窄，主要识别某些细菌表面共有的多糖类抗原。B1 细胞接受相应多糖抗原刺激后，48 小时内即可产生以 IgM 为主的低亲和性抗体，在其分化过程中不发生 Ig 类别转换，也不产生免疫记忆。

三、固有免疫效应分子及其主要作用

1. 补体系统　补体系统是参与固有免疫应答的最重要的一类免疫效应分子。研究证实，多种病原微生物"克服"屏障结构侵入机体后，可通过旁路途径和 MBL 途径迅速激活补体系统，并由此而产生溶菌或病毒溶解作用。此外，某些补体活化产物（如 C3a、C5a）具有趋化和致炎作用，可吸引吞噬细胞、肥大细胞到达感染部位，发挥吞噬杀菌作用和引起炎症反应；有些补体活化产物（如 C3b，C4b）具有调理和免疫粘附作用，可促进吞噬细胞对病原体的吞噬清除。上述作用是在特异性抗体产生之前，即病原体侵入机体后迅速产生的，因此在机体早期抗感染免疫应答中具有十分重要的意义。当病原体特异性抗体产生后，侵入体内的病原体与相应抗体结合形成的免疫复合物，可通过激活补体经典途径，产生溶菌和促进病原体清除等抗感染免疫效应。

2. 细胞因子　病原体感染机体后，可刺激免疫细胞和感染的组织细胞产生多种具有不同生物学作用的细胞因子，摘要介绍如下：

（1）诱导产生抗病毒作用的细胞因子：干扰素是诱导机体产生抗病毒作用的主要细胞因子，可诱导宿主细胞产生抗病毒蛋白，并通过干扰病毒蛋白合成的作用方式，抑制病毒增殖或扩散；亦可通过激活 NK 细胞和巨噬细胞等作用方式，杀伤破坏病毒感染的靶细胞，间接发挥抗病毒作用。

（2）诱导和促进炎症反应的细胞因子：IL-1、IL-6、TNF 和趋化性细胞因子如 IL-8、MCP-1 等是促进抗菌性炎症反应的主要细胞因子，又称促炎细胞因子（pro-inflammatory cytokine），可介导产生如下炎症效应：①使局部血管扩张，通透性增强，同时促进吞噬细胞和局部血管内皮细胞表达粘附分子，增强二者之间的粘附作用，为炎性细胞的外渗创造条件；②介导炎性细胞聚集于感染部位，并使之活化，增强其吞噬杀伤能力；③刺激骨髓干细胞生成并释放大量中性粒细胞入血，以提高机体抗感染免疫应答能力；④刺激肝细胞合成分泌多种急性期蛋白，其中 C-反应蛋白（C-reaction protein，CRP）和甘露聚糖结合凝集素（MBL）作为一种分泌型模式识别受体（PRR）能与某些病原微生物表面相应配体（PAMP）结合，并通过激活补体产生调理作用和溶菌效应；⑤IL-1、IL-6 和 TNF 作为内源性致热原，可作用于下丘脑体温调节中枢引起发热。

（3）诱导和增强抗肿瘤作用的细胞因子：巨噬细胞本身杀瘤作用微弱，但经细菌脂多糖和某些细胞因子如 IFN-γ 和 GM-CSF 等作用激活后，能有效杀伤肿瘤细胞；INF-γ、IL-1 和 IL-12 能促进 NK 细胞增殖并使之活化，可有效增强其杀瘤作用。

3. 防御素　防御素（defensin）是一组耐受蛋白酶的一类富含精氨酸的小分子多肽，对细菌、真菌和某些有包膜病毒具有直接杀伤作用。人和哺乳动物体内存在的 α-防御素为阳离子多肽，主要由中性粒细胞和小肠潘尼细胞产生，可通过以下作用机制杀伤某些细菌和有包膜病毒。①通过与病原体带负电荷的成分如革兰阴性菌的脂多糖、革兰阳性菌的磷壁酸和病毒包膜脂质的静电作用，使病原体膜屏障破坏、通透性增加，导致病原体死亡；②诱导病原体产生自溶酶，干扰 DNA 和蛋白质合成；③具有致炎和趋化作用，可增强吞噬细胞对病原体的吞噬杀伤和清除作用。

4. 溶菌酶　溶菌酶是一种不耐热的碱性蛋白质，广泛存在于各种体液、外分泌液和吞噬细胞溶酶体中。溶菌酶能够裂解革兰阳性菌细胞壁中 N-乙酰葡萄糖胺与 N-乙酰胞壁酸之间的β-1,4糖苷键,使细胞壁的重要组分肽聚糖破坏,从而导致菌细胞溶解破坏。革兰阴性菌由于在其肽聚糖外还有脂多糖和脂蛋白包裹,所以对溶菌酶不敏感。但在相应抗体和补体存在条件下,革兰阴性菌也可被溶菌酶溶解破坏。

5. 乙型溶素 乙型溶素是血清中一种对热较稳定的碱性多肽,在血浆凝固时由血小板释放,故血清中乙型溶素的浓度显著高于血浆中的水平。乙型溶素可作用于革兰阳性菌的细胞膜,产生非酶性破坏效应,但对革兰阴性菌无效。

第二节 固有免疫应答的作用时相

一、瞬时固有免疫应答阶段

瞬时固有免疫应答发生于感染0～4小时之内。皮肤粘膜及其分泌液中的抗菌物质和正常菌群作为物理、化学和微生物屏障,可阻挡外界病原体对机体的入侵,具有即刻免疫防卫作用。当少量病原体突破机体屏障结构,进入皮肤或粘膜下组织后,可及时被局部存在的巨噬细胞吞噬清除。有些病原体如革兰阴性菌可通过直接激活补体旁路途径而被溶解破坏;补体活化产物C3b/C4b可介导调理作用,显著增强吞噬细胞的吞噬杀菌能力;C3a/C5a则可直接作用于组织中肥大细胞,使之脱颗粒释放组胺、白三烯和前列腺素D2等血管活性胺类物质和炎性介质,导致局部血管扩张通透性增强。中性粒细胞是机体抗细菌、抗真菌感染的主要效应细胞,中性粒细胞浸润是细菌感染性炎症反应的重要特征。在感染部位组织细胞产生的促炎细胞因子(IL-8,IL-1和TNF等)和其他炎性介质作用下,局部血管内中性粒细胞可被活化,并迅速穿过血管内皮细胞进入感染部位,发挥强大吞噬杀菌效应,通常绝大多数病原体感染终止于此时相。

二、早期固有免疫应答阶段

早期固有免疫应答发生于感染后4～96小时之内。此时,在某些细菌成分如脂多糖(LPS)和感染部位组织细胞产生的IFN-γ,MIP-1α和GM-CSF等细胞因子作用下,感染周围组织中的巨噬细胞被募集到炎症反应部位,并被活化,以增强局部抗感染免疫应答能力。与此同时,活化巨噬细胞又可产生大量促炎细胞因子和其他低分子量炎性介质如白三烯、前列腺素和血小板活化因子等,进一步增强扩大机体固有免疫应答能力和炎症反应,产生以下主要反应:①在低分子量炎性介质作用下,使局部血管扩张通透性增强,有助于血管内补体、抗体等免疫效应分子和吞噬细胞进入感染部位发挥抗感染免疫作用;②在MIP-1α/β和MCP-1等趋化性细胞因子作用下,使血管内单核细胞和周围组织中更多的吞噬细胞聚集至感染部位,使局部抗感染免疫作用显著增强;③TNF和血小板活化因子可使局部血管内皮细胞和血小板活化,引起血凝形成血栓封闭血管,从而有效阻止局部病原体进入血流向全身扩散;④促炎细胞因子TNF-α、IL-1和IL-6作为内热原,可作用于下丘脑体温调节中枢引起发热,对体内病原体的生长产生抑制作用;⑤促炎细胞因子也是引发急性期反应的主要物质,可促进骨髓细胞生成并释放大量中性粒细胞入血,以提高机体抗感染免疫应答能力;还可刺激肝细胞合成分泌一系列急性期蛋白,如C-反应蛋白(CPR)、甘露聚糖结合凝集素(MBL)和脂多糖结合蛋白(LBP)等。其中CPR和MBL可激活补体,进一步增强调理作用和产生溶菌效应。此外,B1细胞接受某些细菌共有多糖抗原,如脂多糖、荚膜多糖等刺激后，可在48小时之内产生相应以IgM为主的抗菌抗体，此种抗体在血清补体协同作用下，可对少数进入血流的表达上述共有多糖抗原的病原菌产生泛特异性杀伤溶解作用；NK细胞、γδT细胞和NK T细胞则可对某些病毒感染和胞内寄生菌感染的细胞产生杀伤破坏作用，在早期抗感染免疫过程中发挥作用。

三、适应性免疫应答诱导阶段

适应性免疫应答诱导阶段发生于感染96小时之后。此时，活化巨噬细胞和树突状细胞作为专职抗原提呈细胞，可将摄入的病原体等外源性抗原或内源性抗原加工处理为具有免疫原性的小分子多肽，并以抗原肽-MHC分子复合物的形式表达于细胞表面，同时表面共刺激分子（如B7和ICAM等）表达上调，为特异性免疫应答的启动做好准备；然后经淋巴、血液循环进入外周免疫器官，通过与抗原特异性淋巴细胞之间的相互作用，诱导产生特异性免疫应答。

第三节 固有免疫应答的特点及其与适应性免疫应答的关系

一、固有免疫应答的特点

固有免疫应答由固有免疫细胞和分子介导，其主要特点是固有免疫细胞对"非己"异物的识别缺少特异性，即可识别多种病原微生物共同表达的分子，并迅速产生免疫效应，在应答过程中不能形成免疫记忆。

（一）固有免疫细胞的识别特点

固有免疫细胞不表达特异性抗原识别受体，他们可通过表面其他免疫识别分子，即模式识别受体直接识别结合病原微生物共同表达的分子，即病原相关分子模式而被激活，并在未经克隆扩增的情况下，迅速产生效应分子，发挥免疫作用。

1. 模式识别受体（PRR） 主要是指存在于固有免疫细胞表面和血清中的一类能够直接识别结合病原微生物或宿主凋亡细胞表面某些共有特定分子结构的受体。表达于固有免疫细胞膜表面的PRR称为膜型PRR，此类受体为非克隆化表达，即来自不同组织部位的同一类型固有免疫细胞（如巨噬细胞）均表达相同的PRR，具有相同的识别特性。这与抗原特异性T/B淋巴细胞一个克隆表达一种受体，即受体克隆化表达的情况不同。固有免疫细胞表面PRR是胚系基因直接编码（未经重排）的产物，较少多样性，主要包括甘露糖受体、清道夫受体和Toll样受体。存在于血清中的PRR称为分泌型PRR，主要包括某些急性期蛋白如甘露聚糖结合凝集素（MBL）和C-反应蛋白（CRP）。

2. 病原相关分子模式（PAMP） 是模式识别受体（PRR）识别结合的配体分子，主要是指病原微生物表面某些共有的高度保守的分子结构，也包括宿主凋亡细胞表面某些共有的特定分子结构。膜型PRR识别结合的配体分子（PAMP）数量有限，但在病原微生物中分布广泛，主要包括革兰阴性菌的脂多糖、革兰阳性菌的肽聚糖和脂磷壁酸、分枝杆菌和螺旋体的脂蛋白和脂肽、细菌和真菌的甘露糖，以及细菌非甲基化DNA CpG序列、病毒双股RNA（dsRNA）和宿主凋亡细胞表面的磷脂酰丝氨酸等。上述PAMP中，除细菌非甲基化CpG序列和病毒dsRNA能以游离形式存在外，其余通常只表达于某些特定病原微生物和宿主凋亡细胞表面，而不存在于正常宿主细胞表面。借此，固有免疫细胞可通过表面PRR区分"自身"与"非己"成分，并对表达上述配体分子（PAMP）的病原微生物和宿主凋亡细胞以及作为PAMP的某些病原微生物的产物发生应答。分泌型PRR（CRP和MBL）分别能与病原微生物表面的甘露糖残基和磷酸胆碱结合，并通过激活补体产生溶菌和调理作用。固有免疫中主要涉及的PRR及其配体PAMP见表11-1。

表11-1 固有免疫中涉及的PRR及其配体PAMP

膜式识别受体（PRR）	病原相关分子模式（PAMP）
膜型PRR	
TLR2与TLR6/TLR1	革兰阳性菌肽聚糖（PGN）、磷壁酸（LTA），细菌和支原体的脂蛋白、脂肽，酵母菌的酵母多糖
CD14与TLR4（DM-2辅助）	革兰阴性菌脂多糖（LPS），热休克蛋白（HSP）
TLR3	病毒双股RNA（dsRNA）
TLR5	鞭毛素
TLR9	细菌非甲基化DNA CpG序列
甘露糖受体（MR）	细菌甘露糖、岩藻糖
清道夫受体（SR）	革兰阳性菌磷壁酸，革兰阴性菌脂多糖（LPS）
分泌型PRR	
甘露聚糖结合凝集素（MBL）	病原体表面的甘露糖残基
C-反应蛋白（CRP）	细菌细胞壁磷酰胆碱
脂多糖结合蛋白（LBP）	革兰阴性菌脂多糖（LPS）

3. 模式识别受体（Toll样受体）介导的信号转导途径 人类Toll样受体家族成员现已确定的有10个（TLR1~10），分布于不同的免疫细胞表面。研究表明，不同的TLR有不同的信号转导途径，产生不同的生物学效应。现以TLR-4接受细菌脂多糖（LPS）刺激为例，简述TLR-4介导的信号转导途径。

TLR-4介导的信号转导途径如图11-1所示：①巨噬细胞通过表面CD14与LPS-LBP复合物结合后，可使其表面的TLR-4接受LPS的刺激，从而聚集形成TLR-4同源二聚体，并在分泌性蛋白DM-2协同作用下活化；②活化TLR-4通过其胞浆区TIR（Toll/IL-1受体同源区）与胞浆内接头蛋白MyD88（即髓样分化蛋白88）C端相应同源区（TIR）结合形成复合物，再通过MyD88 N端死亡结构域（DD）募集结合IRAK（即IL-1受体相关激酶），并使之磷酸化（活化）；③磷酸化IRAK与TRAF6（即TNF受体相关因子6）结合后，可使TAK1（即TGF-β活化的激酶）活化，进而通过IKB激酶级联反应，使转录因子NG-κB活化，转入核内启动基因转录，表达促炎细胞因子，介导炎症反应。

（二）固有免疫细胞的应答特点

吞噬细胞等固有免疫细胞表面具有多种趋化性细胞因子或介质的受体。在感染部位趋化性细胞因子或介质作用下，吞噬细胞等固有免疫细胞趋化、聚集在感染部位，并通过表面PRR直接与病原微生物或宿主凋亡细胞表面相应配体分子（PAMP）结合而被激活。活化固有免疫细胞与抗原特异性T/B淋巴细胞不同，它们未经克隆扩增，即可迅速产生免疫效应。此外，固有免疫细胞寿命较短，在对病原微生物的应答过程中不能产生免疫记忆，通常

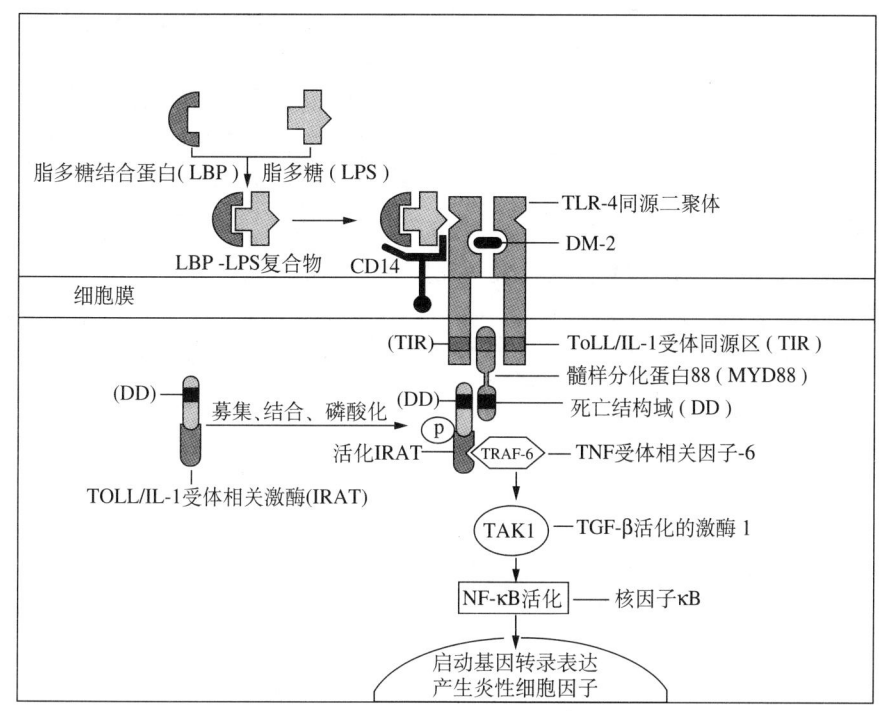

图 11-1 ToLL-4 介导的信号转导途径

①LBP：LPS binding protein. 脂多糖结合蛋白；
②MYD88：myeloid differentiation protein 88. 髓样分化蛋白 88；
③TIR：Toll interleukin-1 region. Toll/IL-1 受体同源区；
④DD：Death domain. 死亡结构域；
⑤IRAK：IL-1 receptor associated kinase. Toll/IL-1 受体相关激酶；
⑥TRAF6：TNF receptor associated factor 6. TNF 受体相关因子 6；
⑦TAK1：TGF-β activated kinase 1. TGF-β 活化的激酶 1。

也不会形成免疫耐受。

二、固有免疫应答与适应性免疫应答的关系

（一）固有免疫应答启动适应性免疫应答

巨噬细胞作为重要的固有免疫细胞，在吞噬、杀伤清除病原微生物等抗原性异物的同时，也启动了抗原加工和提呈的过程，即将抗原降解为小分子肽段，并以抗原肽-MHC 复合物的形式表达于细胞表面，供 T 细胞识别从而产生 T 细胞活化第一信号。此外，巨噬细胞通过表面 PRR（如 Toll 样受体）识别结合病原微生物后，其表面共刺激分子（如 B7 和 ICAM 等）表达增加，这将有助于 T 细胞活化第二信号的产生。在上述两种信号作用下，T 细胞活化启动特异性免疫应答。

（二）固有免疫应答影响特异性免疫应答的类型

固有免疫细胞通过表面 PRR 对不同种类病原体的识别，可启动不同类型的适应性免疫应答。研究表明，不同的固有免疫细胞通过表面 PRR 接受不同的配体分子（PAMP）刺激后，可产生不同的细胞因子。这些不同的细胞因子可决定特异性免疫细胞的分化方向，从而决定了适应性免疫应答的类型。如巨噬细胞接受胞内寄生菌刺激后，可产生以 IL-12 和

IFN-γ 为主的细胞因子，此类细胞因子可诱导 Th0 细胞分化为 Th1 细胞；Th1 细胞可通过分泌 IL-2、IFN-γ 和 TNR-β 为主的 Th1 型细胞因子，诱导活化 $CD4^+$ Th 细胞和 $CD8^+$ CTL 细胞增殖分化为效应 T 细胞，产生细胞介导的免疫应答。NK T 细胞和肥大细胞接受某些寄生虫刺激后，可产生以 IL-4 为主的细胞因子，此种细胞因子可诱导 Th0 细胞分化为 Th2 细胞；Th2 细胞分泌 IL-4、IL-5、IL-6、IL-10 为主的 Th2 型细胞因子，此类细胞因子可诱导活化 B 细胞增殖分化为浆细胞，产生抗体介导的体液免疫应答。

（三）固有免疫应答协助适应性免疫应答发挥免疫效应

B 细胞增殖分化为浆细胞后，通过分泌抗体产生免疫效应。但抗体本身不具杀菌和清除病原体的作用，只有在固有免疫细胞（如吞噬细胞和 NK 细胞）和固有免疫分子参与下，通过调理吞噬、ADCC 和补体介导的溶菌效应等作用机制，才能有效杀伤清除病原体等抗原性异物。

$CD4^+$ 效应 Th1 细胞可通过分泌 IL-2、IFN-γ、TNF-β 等细胞因子和表达 FasL 诱导产生细胞免疫效应。其中除 FasL 和少数细胞因子如 TNF-β 可直接诱导胞内寄生菌感染的靶细胞或其他细胞发生凋亡外，多数细胞因子是通过活化吞噬细胞和 NK 细胞，使其吞噬杀伤功能增强，从而有效清除入侵的病原体。

固有免疫应答和适应性免疫应答的主要特点见表 11-2。

表 11-2 固有免疫应答和适应性免疫应答的主要特点

项目	固有免疫应答	适应性免疫应答
主要参加的细胞	粘膜上皮细胞、吞噬细胞、树突状细胞、NK 细胞、NK T 细胞、γδT 细胞、B1 细胞	αβT 细胞、B2 细胞、抗原提呈细胞
主要参加的分子	补体、细胞因子、抗菌蛋白、酶类物质	特异性抗体
作用时相	即刻～96 小时	96 小时后启动
识别受体	膜式识别受体，胚系基因直接编码，较少多样性	特异性抗原识别受体，胚系基因重排编码，具有高度多样性
识别特点	直接识别病原体某些共有高度保守的分子结构，具有泛特异性	识别 APC 提呈的抗原肽-MHC 分子复合物，具有高度特异性
作用特点	未经克隆扩增和分化，迅速产生免疫作用，没有免疫记忆功能	经克隆扩增、分化为效应细胞后发挥免疫作用，有免疫记忆功能
维持时间	维持时间较短	维持时间较长

（安云庆）

第十二章 免疫耐受和免疫调节

第一节 免疫耐受

免疫耐受（immunological tolerance）是指机体免疫系统接受某种抗原作用后产生的特异性免疫无应答状态，也称负免疫应答。对某种抗原产生耐受的个体，再次接受同一抗原刺激后，不能产生用常规方法可检测到的特异性体液和/或细胞免疫应答，但对其他抗原仍具有正常的免疫应答能力。

免疫耐受与免疫抑制（immunosuppression）截然不同。前者是指机体对某种抗原的特异性免疫无应答状态；后者是指机体对任何抗原均不反应或反应减弱的非特异性免疫无应答或应答减弱状态，此种状态主要由两方面原因引起：①遗传所致免疫系统缺陷或免疫功能障碍；②后天应用免疫抑制药物、放射线或抗淋巴细胞血清等影响免疫系统功能正常发挥。

自身抗原或外来抗原均可诱导产生免疫耐受，能诱导免疫耐受的抗原称为耐受原（tolerogen）。自身抗原诱导产生的免疫耐受称为天然耐受（natural tolerance）或自身耐受（self tolerance）；外来抗原诱导产生的免疫耐受称为获得性耐受（acquired tolerance）或人工诱导的免疫耐受。正常免疫耐受机制的建立对维持机体自身稳定具有重要意义。目前认为，免疫耐受是一种特殊形式的免疫应答，具有一般免疫应答的某些共性，即耐受需经抗原诱导产生，具有特异性和记忆性。

一、免疫耐受的发现和人工诱导的免疫耐受

（一）天然免疫耐受现象

1945年，Owen发现一对异卵双生小牛在胚胎期由于胎盘血管融合而发生血液交流。出生后，在这两头小牛体内同时存在两种不同血型抗原的红细胞，而不产生相应血型抗体。这种血型嵌合体小牛不仅允许对方不同血型的红细胞在体内长期存在，而且还能接受对方的皮肤移植物而不发生排斥反应，但不能接受其他无关小牛的皮肤移植。Owen称这一现象为天然免疫耐受。

（二）人工诱导的免疫耐受

1953年，Medawar等人成功地复制了胚胎期诱导耐受的动物模型（图12-1）。他们首先将CBA系小鼠的脾细胞（内含大量淋巴细胞）注入A系孕鼠的胚胎内，待A系胎鼠出生后8周，再将CBA系小鼠的皮肤移植给该A系小鼠。结果发现，受体小鼠的皮肤移植物可长期存活，不被排斥，而将其他品系小鼠的皮肤移植给该A系小鼠，则发生移植排斥反应。这一实验结果与Burnet的克隆选择学说相符合，即胚胎期接触某种抗原物质后，可使体内相应的免疫细胞克隆被清除，从而对该种抗原产生免疫耐受。此种耐受试验在新生期小鼠也获得成功。此后，Dresser等（1962）发现，在一定条件下，用去凝聚的可溶性蛋白也可诱导成年动物产生耐受，但与胚胎期和新生动物相比，诱导成年动物耐受较难，产生的免疫耐受也不持久。

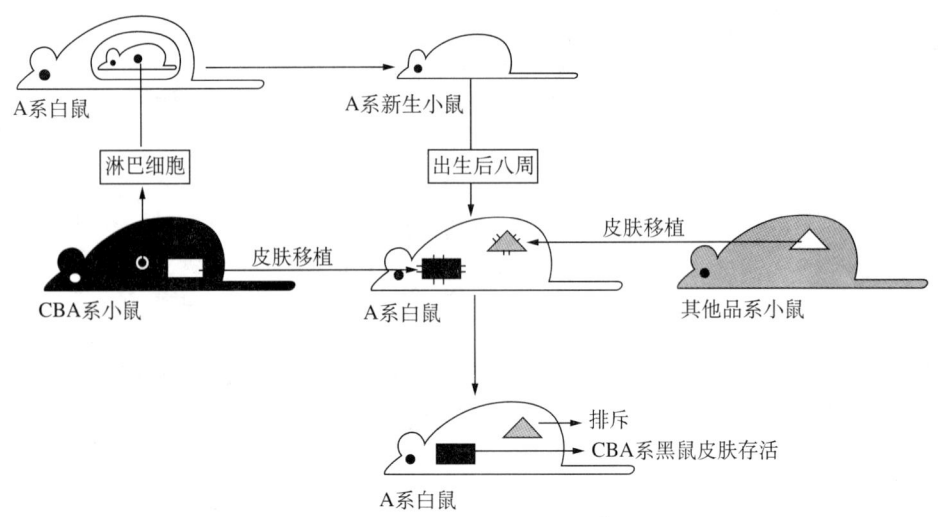

图 12-1 胚胎期免疫耐受动物模型示意图

二、T 细胞、B 细胞免疫耐受的特点

成年小鼠 T 细胞、B 细胞免疫耐受特点有所不同，研究证实：①小鼠 T 细胞免疫耐受易于建立，通常在 1 天内即可形成，这种由 T 细胞建立的免疫耐受持续时间较长，可达 150 天左右；②诱导 B 细胞形成耐受所需时间较长，约 1～2 周。这种由 B 细胞建立的免疫耐受持续时间较短，在 50 天内即可消失；③高剂量 TD 抗原能使 T、B 两种细胞均产生免疫耐受；④低剂量 TD 抗原只能使 T 细胞产生耐受，不能使 B 细胞产生耐受（最小耐受剂量：B 细胞 1～10mg，T 细胞 10μg）；⑤高剂量 TI 抗原只能使 B 细胞产生耐受，不能使 T 细胞产生耐受；⑥低剂量 TI 抗原既不能使 T 细胞也不能使 B 细胞产生耐受。

三、影响免疫耐受形成的因素

（一）抗原因素

1. 抗原的性状　一般而言，小分子可溶性、非聚合状态的抗原，如血清蛋白、多糖和脂多糖等多为耐受原。这些小分子可溶性抗原在体内不易被 APC 摄取，因而不能有效刺激 T 细胞活化，结果导致免疫无反应性；它们（高浓度）也可通过对 B 细胞的封闭作用使之"无能"，而诱导机体产生免疫耐受。大分子颗粒性物质和蛋白质聚合物，如血细胞、细菌和人丙种球蛋白聚合物等为良好的免疫原，它们易被吞噬细胞摄取，经加工处理后能有效刺激淋巴细胞产生免疫应答。

2. 抗原的剂量　诱导耐受所需的抗原剂量随抗原种类、细胞类型、动物种属/品系和年龄而异。研究表明，TD 抗原无论剂量高低均可诱导 T 细胞产生耐受；低剂量 TD 抗原不能诱导 B 细胞产生耐受，只有高剂量 TI 抗原才能诱导 B 细胞产生耐受。其中小剂量抗原引起的耐受称低带耐受（low-zone tolerance），大剂量抗原引起的耐受称高带耐受（high-zone tolerance）。

3. 抗原的注射途径　一般而言，抗原经静脉注射最易诱导产生免疫耐受，腹腔注射次之，皮下和肌肉注射最难。但不同部位静脉注射引起的结果也不相同：①人丙种球蛋白经肠系膜静脉注入可引起耐受，经颈静脉注入则引起免疫应答；②白蛋白注入门静脉能引起耐受,注入周围静脉则引起免疫应答。目前认为,通过肠系膜和门静脉注射易于引起耐受,可能与肝脏枯否细胞对大分子颗粒抗原和聚合抗原的吞噬降解或解聚作用有关。此外,口服某些抗原后可产生"耐受分离"(split tolerance)现象,即在诱导粘膜局部产生免疫应答的同时,却可引起全身性免疫耐受。

4. 抗原的持续存在　耐受原持续存在是维持机体免疫耐受状态的重要条件。这可能是由于免疫系统中不断有新的免疫活性细胞产生,持续存在的耐受原可使新生的免疫活性细胞产生耐受。因此若耐受原在体内消失,则原已建立的免疫耐受也将逐渐消退或终止。此时机体对该种特异性抗原可重新产生免疫应答。

5. 抗原表位的特点　最近发现,有些抗原表位易于诱导形成免疫耐受,如鸡卵溶菌酶,其 N 端氨基酸构成的表位能诱导具有抑制作用的 T 细胞活化;而其 C 端氨基酸构成的表位,则可诱导具有辅助功能的 T 细胞活化。例如,H-2b 小鼠经天然鸡卵溶菌酶免疫后,不能产生相应抗体,表现为免疫耐受;若去除鸡卵溶菌酶 N 端的 3 个氨基酸,使其具有抑制作用的抗原表位破坏,则可使 H-2b 小鼠 Th 细胞活化,协助 B 细胞产生相应抗体。

(二) 机体因素

1. 机体免疫系统的发育程度　诱导免疫耐受形成的难易与机体免疫系统的发育成熟程度有关。通常诱导免疫耐受形成在胚胎期最易,新生期次之,成年期最难。体外实验证实,未成熟免疫细胞易于诱导产生免疫耐受;成熟免疫细胞难以诱导产生耐受。通常诱导成熟免疫细胞耐受所需的抗原量比未成熟免疫细胞的高数十倍。

2. 动物种属或品系　免疫耐受诱导和维持的难易程度随动物种属、品系不同而异。大鼠和小鼠在胚胎期或新生期均易诱导形成免疫耐受;兔、有蹄类和灵长类在胚胎期较易诱导产生耐受,出生后较难。同一种属不同品系动物诱导产生耐受的难易程度也有很大差异。例如注射 0.1mg 人丙种球蛋白即可使 C57BL/6 小鼠产生耐受,但对 A/J 小鼠则需 1mg,而对 BALB/C 小鼠即使注射 10mg 也难以使之耐受。

3. 免疫抑制措施的联合应用　成年动物免疫细胞业已成熟,单独使用抗原一般不易建立免疫耐受,但与免疫抑制措施配合则可诱导机体产生免疫耐受。常用的免疫抑制方法有:①全身淋巴组织照射(操作时,用铅板遮蔽骨髓及其他生命重要的非淋巴器官),破坏胸腺及外周淋巴器官中已成熟的淋巴细胞,造成类似新生期状态。此时,骨髓中重新形成的未成熟淋巴细胞易被抗原诱导而建立免疫耐受;②注射抗淋巴细胞血清或抗 T 细胞抗体(如抗人 $CD4^+$ 单克隆抗体)破坏成熟 Th 细胞;③应用环磷酰胺和环孢素 A 等免疫抑制药物,选择性抑制 B 细胞和 Th 细胞。上述方法在器官移植实践中已被证实是延长移植物存活的有效措施。

四、研究免疫耐受的意义

免疫耐受的研究不论在理论上还是在医学实践中均有重要意义。机体如何识别"自身"和"非己"是免疫学理论研究的核心问题之一。免疫耐受及其机制的研究,不仅较好地解释了机体何以能够"识别"并清除"非己"成分,而对自身抗原不应答的现象,而且还为阐明免疫应答的调节机制提供了实验依据。

免疫耐受的诱导、维持和破坏与许多临床疾病的发生、发展和转归有关。目前人们正在研究通过诱导和维持免疫耐受的方法来防治超敏反应、自身免疫性疾病和器官移植排斥反应;而对某些传染性疾病和肿瘤等,则可通过解除免疫耐受,激发免疫应答来促进机体对病原体和肿瘤的清除。

第二节 免疫应答的调节

免疫应答的调节是指在免疫应答过程中,免疫系统内部各种免疫细胞和免疫分子通过相互促进、相互制约,而使机体对抗原刺激产生最适应答的复杂生理过程。该过程是在遗传基因控制和神经-内分泌系统参与下完成的。免疫调节作用的正常发挥对维持机体内环境稳定具有重要意义。免疫功能失调或异常,将会导致机体发生自身免疫性疾病、肿瘤、超敏反应或严重感染等有害病理性反应。

一、抗原和抗体对免疫应答的调节作用

(一)抗原对免疫应答的调节作用

抗原的性质可影响免疫反应的类型。如蛋白质抗原既可诱导体液免疫应答又可诱导细胞免疫应答,而多糖和脂类抗原只能诱导产生体液免疫应答,且抗体大多为低亲和性IgM类抗体。抗原的剂量和免疫途径也可影响免疫应答的类型,如抗原剂量适当,经皮下或皮内免疫,可获得正免疫应答,即产生特异性细胞和/或体液免疫应答;如抗原量过高/低,或经口进入体内,常可诱导产生负免疫应答,即对该抗原形成免疫耐受。

(二)抗体或抗原-抗体复合物对免疫应答的负反馈调节作用

1. 抗体的负反馈调节　高浓度抗体能有效封闭抗原,并使之从体内迅速清除,从而降低或抑制抗原对免疫细胞的刺激作用。高浓度抗体能诱导机体产生针对其V区独特型表位的抗体(抗独特型抗体),此种IgG类抗独特型抗体通过其抗原结合部位能与BCR可变区相应独特型表位结合;通过其Fc段能与存在于同一B细胞表面的FcγR-Ⅱ结合,而使B细胞表面BCR与FcγR-Ⅱ交联,产生抑制信号,终止B细胞增殖分化和产生抗体(图12-2)。

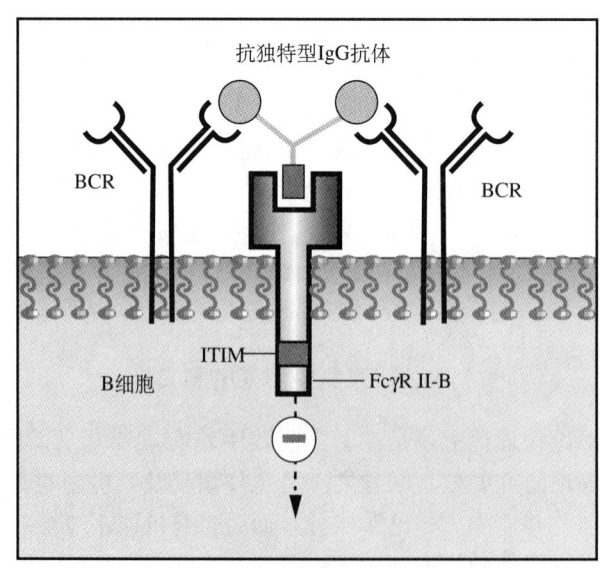

图12-2　IgG类抗独特型抗体对B细胞的抑制作用示意图

2. 抗原抗体复合物的负反馈调节　低浓度IgG类抗体与相应抗原结合形成的免疫复合

物,可经抗原分子表面多价抗原表位与B细胞表面BCR特异性结合,同时又可经IgG抗体的Fc段与同一B细胞表面的Fc γR-Ⅱ结合,使BCR与Fc γR-ⅡB发生交联,产生抑制信号,终止B细胞增殖分化和产生抗体(图12-3)。

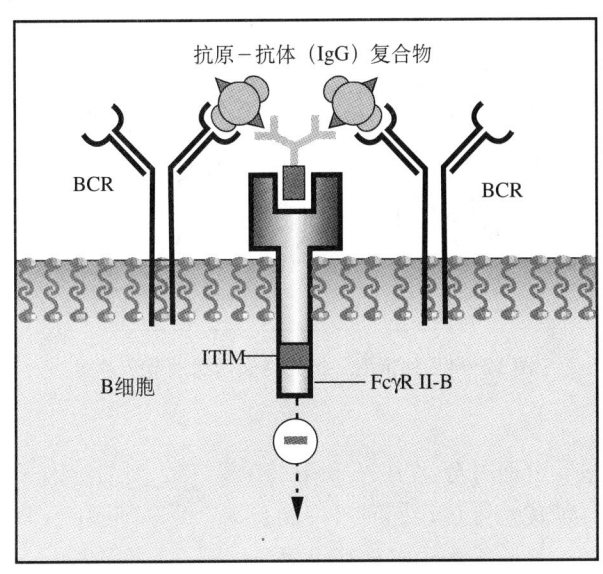

图12-3 抗原抗体(IgG)复合物对B细胞的抑制作用示意图

3. 独特型-抗独特型网络调节 Jerne(1974)提出:体内某种抗原特异性抗体(Ab1)数量足够大时,其V区独特型表位可诱导机体产生抗独特型抗体(Ab2)。独特型表位存在于抗体分子及TCR/BCR的互补结合区(CDR)和骨架区(FR)。因此抗独特型抗体(Ab2)可分为针对CDR独特型表位的β型抗独特型抗体(Ab2β)和针对FR独特型表位的α型抗独特型抗体(Ab2α)两类。如图12-4所示:当抗原A进入体内后,可选择性刺激具有相应抗原受体的B细胞克隆扩增,产生大量Ab1;Ab1能与相应抗原A特异性结合使之清除,也可通过其V区独特型表位刺激相应B2细胞增殖分化,产生抗独特型抗体(Ab2)。针对CDR独特型表位的Ab2β,其V区结构与抗原A相似,能与抗原A竞争结合Ab1;也可模拟抗原A与相应T细胞、B细胞表面抗原受体结合,促其增殖分化,增强抗原A特异性免疫应答。因此,Ab2β又被称为抗原A的内部影像(internal image)。针对FR独特型表位的Ab2α,则可封闭抗原A与T细胞、B细胞表面抗原受体或Ab1可变区的结合,对抗原A特异性免疫应答产生抑制作用(图12-4)。

根据上述独特型-抗独特型网络调节机制,目前在临床进行了如下尝试:①用β型抗独特型抗体,即抗原内部影像——Ab2β作为疫苗,代替那些不易获得的病原体或难以分离提取的肿瘤抗原成分用于某些感染性疾病和肿瘤的防治;②诱导机体产生α型抗独特型抗体即Ab2α,以减少或去除体内相应T淋巴细胞、B淋巴细胞和Ab1对抗原的特异性免疫应答,用于自身免疫性疾病的防治。

二、免疫细胞对免疫应答的调节作用

(一)$CD4^+$ Th细胞对免疫应答的调节

1. $CD4^+$ Th1细胞 可通过分泌IL-2和IFN-γ等Th1型细胞因子,介导产生细胞免疫效应;同时可抑制$CD4^+$ Th0细胞向$CD4^+$ Th2细胞分化,及Th2型细胞因子的产生,导致

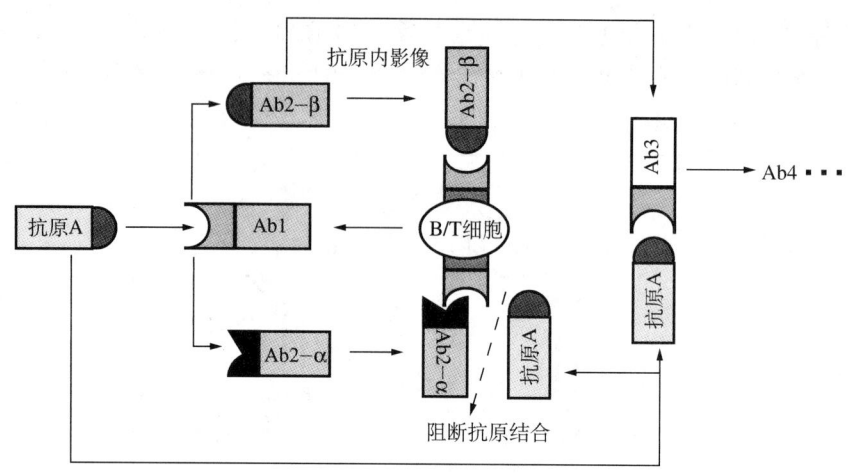

图 12-4 独特型-抗独特型网络调节示意图

体液免疫功能下降。

2. CD4$^+$ Th2 细胞　可通过分泌 IL-4 和 IL-10 等 Th2 型细胞因子，诱导 B 细胞增殖分化、产生抗体、发挥体液免疫效应；同时可抑制 CD4$^+$ Th0 细胞向 CD4$^+$ Th1 细胞分化，及 Th1 型细胞因子的产生，导致细胞免疫功能下降。

3. CD4$^+$ Th3 细胞　可通过分泌 TGF-β，使特异性体液和细胞免疫应答及吞噬细胞和 NK 细胞的吞噬杀伤功能显著下降。

（二）CD8$^+$ CTL 细胞对免疫应答的调节

CD8$^+$ CTL 细胞可分为 CD8$^+$ CTL-1 细胞和 CTL-2 细胞两个亚群。CTL-1 主要分泌 IL-2 和 IFN-γ 等 Th1 型细胞因子，可促进 CD4$^+$ Th1 细胞生成、增强细胞免疫功能；而对 CD4$^+$ Th2 细胞产生负调节作用，使体液免疫应答能力下降。CTL-2 主要分泌 IL-4 和 IL-10 等 Th2 型细胞因子，可促进 CD4$^+$ Th2 细胞生成，增强体液免疫功能；而对 CD4$^+$ Th1 细胞产生负调节作用，使细胞免疫应答能力下降。

（三）NK T 细胞对免疫应答的调节作用

NK T 细胞活化后，可通过分泌穿孔素等细胞毒性介质使肿瘤和病毒感染的细胞溶解破坏，也可通过分泌细胞因子发挥免疫调节作用。①在胞内病原体感染刺激下，NK T 细胞可通过分泌以 IL-12 和 IFN-γ 为主的细胞因子，促进 CD4$^+$ Th1 细胞生成，增强细胞免疫应答能力，而对 CD4$^+$ Th2 细胞产生负调节作用，使体液免疫应答能力下降；②在胞外病原体感染刺激下，NK T 细胞可通过分泌以 IL-4 为主的细胞因子，促进 CD4$^+$ Th2 细胞生成，增强体液免疫应答能力，而对 CD4$^+$ Th1 细胞产生负调节作用，使细胞免疫应答能力下降。

（四）γδ T 细胞对免疫应答的调节作用

γδ T 细胞的免疫调节作用与 NK T 细胞类似。①在胞内病原体感染作用下，可通过分泌 IFN-γ/α 和 IL-2 等细胞因子，增强细胞免疫应答，而降低体液免疫应答能力；②在胞外病原体感染作用下，可通过分泌 IL-4、IL-5、IL-6 等细胞因子，增强体液免疫应答，而降低细胞免疫应答能力。

（五）免疫细胞表面抑制性受体介导的负反馈调节作用

免疫细胞可表达两类功能相反的受体，即激活性受体和抑制性受体。激活性受体胞浆区含有免疫受体酪氨酸活化基序（ITAM），ITAM 中的酪氨酸发生磷酸化后，可被蛋白酪氨酸激酶（PTK）分子或其连接蛋白上的 SH2 结构域识别结合，进而通过招募 PTK 参与启动激活信号的转导。抑制性受体胞内区含有免疫受体酪氨酸抑制基序（ITIM），对 ITIM 中磷酸化酪氨酸识别结合的是带有 SH2 结构域的蛋白酪氨酸磷酸酶（PTP），而不是 PTK。PTP 被招募活化后，可阻断激活信号在胞内的传递过程，对细胞活化产生抑制作用。

1. CTLA-4 介导的免疫抑制作用　T 细胞活化的第二信号为共刺激信号，是通过 T 细胞表面 CD28 分子与 APC 表面 B7 分子结合获得。CTLA-4 只表达于活化 T 细胞表面，其胞浆区含有 ITIM，为抑制性受体，也能与 APC 表面 B7 分子结合，但产生的作用与 CD28 相反，即传导活化抑制信号，可终止活化 T 细胞增殖分化，对特异性免疫应答产生下调和抑制作用。

2. Fc γR-Ⅱ 介导的免疫抑制作用　与抗体或抗原抗体复合物的负反馈调节作用相同。

3. NK 细胞表面 KIR2DL/3DL 和 CD94/NKG2A 介导的免疫抑制作用　活化性 KIR/KLR 和抑制性 KIR/KLR 通常共表达于 NK 细胞表面，二者均可识别结合正常表达于自身组织细胞表面的 ILA-Ⅰ类分子。在生理条件下，NK 细胞通过表面杀伤活化性受体与组织细胞表面 HLA-Ⅰ类分子结合后，可为抑制性受体胞浆区 ITIM 磷酸化提供必需的磷酸根。在此种作用基础上，NK 细胞表面杀伤抑制性受体即 KIR2DL/3DL 和 CD94/NKG2A 与组织细胞表面 HLA-Ⅰ类分子结合，可产生杀伤抑制作用，使正常组织细胞不被杀伤破坏，以维持机体内环境的生理平衡。

三、神经－内分泌－免疫网络的调节作用

神经、内分泌、免疫三大系统在控制机体生命活动过程中起重要作用。这三大系统通过相互刺激、相互制约构成的多维控制网络，对于维持机体的正常生理功能和健康具有极其重要的意义。

（一）神经内分泌对免疫应答的调节

神经内分泌系统主要由大脑、垂体和靶腺（如甲状腺、甲状旁腺、胰腺、肾上腺、睾丸、卵巢等腺器官）组成。下丘脑是生命中枢所在，也是免疫调节的重要器官。下丘脑接受神经性和化学性刺激后，可通过释放下丘脑激素调节垂体素的生成，进而通过垂体激素刺激影响靶腺相应激素的合成和分泌（表 12－1）。肾上腺皮质激素是最早发现的具有免疫抑制功能的激素，它几乎对所有的免疫细胞如淋巴细胞、巨噬细胞、中性粒细胞和肥大细胞等都有抑制作用。各种应激因素均可使血中肾上腺皮质激素含量增高，所以由应激引起的免疫抑制均与该类激素的作用密切相关。这种由下丘脑－垂体－肾上腺组成的神经内分泌系统对机体免疫功能具有重要的负反馈调节作用。除此之外，还存在非垂体－肾上腺轴的免疫调节作用，如生长激素和生乳素对多种免疫细胞具有促进分化和增强功能的作用，而内源性阿片肽（包括脑啡肽、内啡肽和强啡肽）对免疫细胞功能的影响则较为复杂。如 α-内啡肽对 T 细胞、B 细胞具有抑制作用，可抑制抗体合成和淋巴细胞转化；而 β-内啡肽能增强 CTL 细胞、NK 细胞和粒细胞的活性；脑啡肽可抑制抗体合成，但能促进淋巴细胞转化和增强 NK 细胞活性。在免疫细胞表面存在多种激素和神经递质的受体，因而它们能够接受有关激素和神经递质的刺激而发生相应的功能变化。

表 12－1　下丘脑－腺体－靶腺激素

下丘脑释放的激素→	垂体激素→	靶腺产生的激素
促肾上腺皮质激素释放因子（CRF）	促肾上腺皮质激素（ACTH）	肾上腺：肾上腺皮质激素
促甲状腺激素释放因子（TRH）	促甲状腺激素（TSH）	甲状腺：甲状腺素
生长激素释放激素（GHRH）	生长激素（GH）	肝：生长调节素
促性腺激素释放激素（GnRH）	黄体生成素（LH）	性腺：性腺类固醇
	促卵泡激素（FSH）	

神经系统可通过广泛分布于免疫器官中的交感神经和副交感神经对免疫细胞进行调节。超微结构研究表明，交感神经和副交感神经末梢与免疫细胞紧密接触，它们能够通过释放去甲肾上腺素和乙酰胆碱等神经递质对免疫细胞产生作用。目前已知：去甲肾上腺素与免疫细胞表面相应受体（肾上腺 β_2 受体）结合后，可使细胞内 cAMP 浓度升高，从而对免疫细胞功能的发挥产生抑制作用；乙酰胆碱与免疫细胞表面相应受体（毒蕈碱受体）结合后，可使细胞内 cAMP 浓度升高，从而对免疫细胞功能发挥产生促进作用。

（二）免疫系统对神经内分泌系统的调节

免疫细胞不仅可以接受神经内分泌的调控，其本身也可通过合成分泌多种神经递质和激素样物质，如促肾上腺皮质激素、内啡肽、脑啡肽、生长激素、生长抑制素、生乳素、催产素等，对神经内分泌系统产生调节作用。此外免疫细胞还可通过合成分泌细胞因子和抗体对神经内分泌系统产生作用。如单核吞噬细胞分泌的促炎细胞因子 IL-1、IL-6 和 TNF-α 等，可通过丘脑－垂体－肾上腺素轴线，刺激皮质激素合成，对机体免疫细胞活性产生抑制作用，使其合成细胞因子的能力下降，导致皮质激素合成减少，解除对免疫细胞的抑制作用；免疫细胞解除抑制后，细胞因子含量增加，又可促进皮质激素合成，如此循环，构成免疫神经内分泌调节网络。体内产生的针对神经递质受体和激素受体的抗体，也能通过与上述受体结合，对相应神经递质和激素的作用产生竞争抑制作用。

（宋鸿儒　安云庆）

第十三章 超敏反应

超敏反应（hypersensitivity）是指机体的免疫系统在对抗原发生免疫效应时所发生的一种以机体生理功能紊乱或组织细胞损伤为主的特异性免疫应答。超敏反应是一类异常的病理性应答，其结果可引起机体多种临床疾病，称为超敏反应性疾病。免疫效应与炎症密切相关，是免疫应答的正反面，免疫效应越强烈炎症损伤就越严重。

Gell 和 Coombs 根据超敏反应发生机理和临床特点将其分为四型：Ⅰ型超敏反应，即速发型超敏反应，又称过敏反应（anaphylaxis）；Ⅱ型超敏反应，即细胞毒型或细胞溶解型超敏反应；Ⅲ型超敏反应，即免疫复合物型或血管炎型超敏反应；Ⅳ型超敏反应，即迟发型超敏反应。

第一节 Ⅰ型超敏反应

Ⅰ型超敏反应又称过敏反应（anaphylaxis）或变态反应（allergy），主要由特异性 IgE 抗体介导产生，可发生于局部，亦可发生于全身。肥大细胞和嗜碱性粒细胞是参与超敏反应的主要效应细胞，其释放的生物活性介质是引发各种临床疾病的物质基础。其主要特征是：①致敏机体再次接触变应原后反应发生快，消退亦快；②患者通常出现生理功能紊乱，而不发生严重的组织细胞损伤；③具有明显个体差异和遗传背景，临床将接受某些抗原刺激后，易产生特异性 IgE 抗体的患者，称为特应性素质个体。

一、参与Ⅰ型超敏反应的主要成分和细胞

（一）变应原及其特征

变应原（allergens）是指能够选择性诱导机体产生特异性 IgE 抗体应答，引起过敏反应的抗原性物质。天然变应原大多为相对分子量较小（10~20kD）的可溶性蛋白质抗原；某些药物或化学物质其本身没有免疫原性，但进入体内后，可作为抗原表位与组织蛋白结合而获得免疫原性，成为变应原。

临床常见的变应原有植物花粉颗粒、真菌或其孢子、尘螨或其排泄物、昆虫或其毒液、异种动物血清、动物皮屑或羽毛，以及牛奶、鸡蛋、鱼虾、蟹贝等食物和青霉素、链霉素、先锋霉素、磺胺、普鲁卡因、有机碘化合物等药物与化学物质。有些变应原为酶类物质如：①尘螨中的半胱氨酸蛋白酶是一种与木瓜蛋白酶同源的变应原，可引起呼吸道过敏反应；②细菌酶类物质如枯草菌溶素是引起过敏性哮喘的变应原；③蜂毒中的磷脂酶 A2 是引起局部或全身过敏反应的变应原。变应原常通过呼吸道、消化道及皮肤粘膜等途径进入体内诱导特异性 IgE 或 IgG4 抗体产生，使机体处于致敏状态。

（二）抗体

参与Ⅰ型超敏反应的抗体主要是 IgE，其次为 IgG4。引起Ⅰ型超敏反应的特异性 IgE 类抗体又称为变应素（allergins）。IgE 为亲细胞性抗体，能与肥大细胞和嗜碱性粒细胞表面的 IgEFc 受体（FcεRⅠ）结合，使该细胞处于致敏状态。正常人血清中 IgE 含量很低，而

在过敏患者体内，特异性IgE含量异常增高。IgE主要由鼻咽、扁桃体、气管和胃肠道粘膜下固有层的浆细胞产生，这些部位也是变应原易于侵入引发过敏反应的部位。$CD4^+$ Th2细胞分泌的IL-4可诱导变应原特异性B细胞增殖分化为浆细胞，产生特异性IgE抗体。而$CD4^+$ Th1细胞分泌的IFN-γ具有抑制IgE合成的作用。

（三）细胞

1. 肥大细胞和嗜碱性粒细胞　肥大细胞广泛分布于呼吸道、胃肠道、泌尿生殖道粘膜下层和皮肤血管周围的结缔组织中。嗜碱性粒细胞主要分布于外周血中，数量较少，它们也可被招募到变态反应部位发挥作用。肥大细胞和嗜碱性粒细胞表面具有高亲和性IgEFc受体（FcεRⅠ），胞质内含有大量的嗜碱性颗粒，颗粒内含有丰富的具有生物活性的介质，如组胺等。当IgE与这些细胞表面的FcεRⅠ结合后，再与相应变应原结合，使FcεRⅠ桥联就可启动细胞活化，导致脱颗粒、释放生物活性介质，产生相应临床效应。

2. 嗜酸性粒细胞　主要分布于呼吸道、消化道和泌尿生殖道粘膜组织中，在血循环中仅有少量存在。该细胞通常不表达高亲和性FcεRⅠ，其胞浆内富含嗜酸性颗粒。当它们被某些细胞因子如IL-3、IL-5、GM-CSF或血小板活化因子（PAF）激活后，可表达高亲和性FcεRⅠ，并使表面C3bR及FcγR表达增加。这些变化导致嗜酸性粒细胞脱颗粒，释放一系列生物活性介质。其中一类是具有毒性作用的颗粒蛋白和酶类物质，主要包括嗜酸性粒细胞阳离子蛋白、主要碱性蛋白、嗜酸性粒细胞衍生的神经毒素和嗜酸性粒细胞过氧化物酶、嗜酸性粒细胞胶原酶等。这些物质可杀伤寄生虫和病原微生物，也可引起组织细胞损伤。另一类介质与肥大细胞和嗜碱性粒细胞释放的脂类介质（如LTs、PAF）类似。

（四）FcεR

FcεR有高亲和性受体（FcεRⅠ）与低亲和性受体（FcεRⅡ）两种。FcεRⅠ由α、β和两条γ链组成，其中α链与IgE Fc段结合，亲和力相当于FcγRⅠ与IgG亲和力的100倍，故体液中很低浓度的IgE即可与表达FcεRⅠ的肥大细胞等相结合。FcεRⅡ与IgE的亲和力仅为FcεRⅠ的1%，但其分布范围较为广泛，如B细胞、肥大细胞、嗜碱性粒细胞、嗜酸性粒细胞、MΦ、NK细胞、血小板与树突状细胞等表面均具有FcεRⅡ。

二、Ⅰ型超敏反应的发生过程和发生机制

（一）致敏阶段

变应原进入机体后，可选择诱导变应原特异性B细胞产生IgE抗体应答。IgE类抗体与IgG类抗体不同，它们可在不结合抗原情况下，以其Fc段与肥大细胞和嗜碱性粒细胞表面相应受体（FcεRI）结合，而使机体处于对该变应原的致敏状态（图13-1）。表面结合特异性IgE的肥大细胞/嗜碱性粒细胞，称为致敏肥大细胞/嗜碱性粒细胞，简称致敏靶细胞。游离状态的IgE抗体半衰期仅为2~3天，当与肥大细胞/嗜碱性粒细胞表面FcεRI结合后，其半衰期可维持数月甚至更长，如长期不接触变应原，致敏状态可逐渐消失。

（二）激发阶段

是指相同变应原再次进入机体后，通过与致敏肥大细胞/嗜碱性粒细胞表面IgE抗体特异性结合，使之脱颗粒释放生物活性介质的阶段。多价变应原与致敏靶细胞表面两个或两个以上相邻IgE抗体结合，使膜表面FcεRⅠ交联，启动致敏靶细胞活化脱颗粒，释放组胺、激肽原酶、白三烯、前列腺素D_2、血小板活化因子等生物活性介质（图13-1）。

（三）效应阶段

是指生物活性介质作用于效应组织和器官，引起局部或全身过敏反应的阶段（图13－1）。根据效应发生的快慢和持续时间的长短，可分为早期相反应和晚期相反应两种类型。

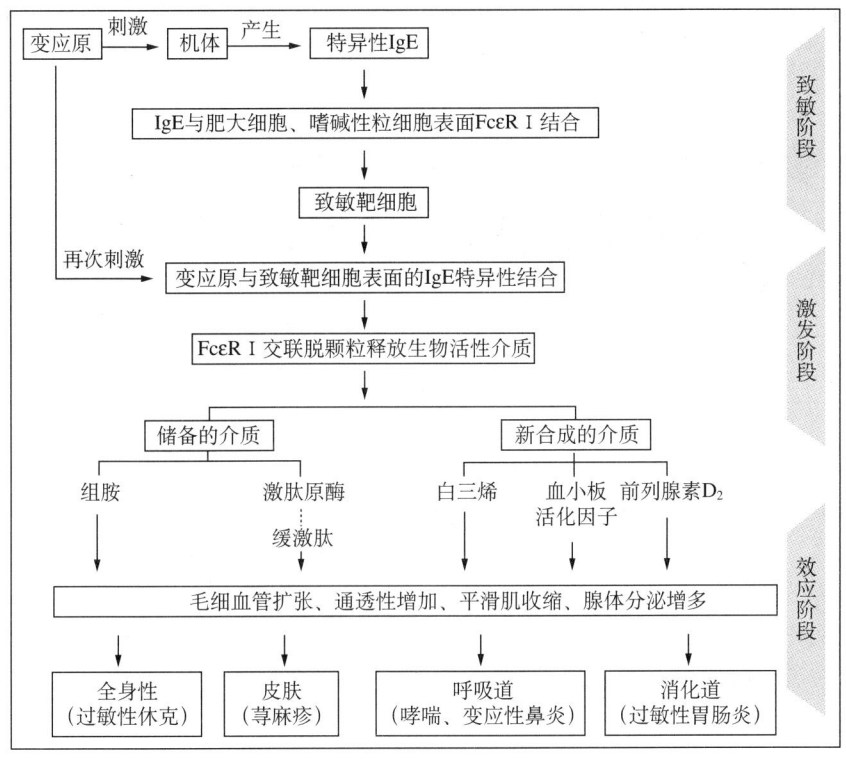

图13－1　Ⅰ型超敏反应发生过程示意图

1. 早期相反应　也叫即刻相反应，通常在接触变应原后数秒钟内发生，可持续数小时。该种反应主要由组胺引起。临床上可表现为皮肤红斑、丘疹、水肿和瘙痒，支气管哮喘，腹痛腹泻，严重时可发生休克。

2. 晚期相反应　也叫延迟相或迟缓相反应，发生在变应原刺激后6～12小时，可持续数天。该种反应主要由新合成的脂类介质如白三烯，血小板活化因子和某些细胞因子引起。这些因子吸引嗜酸性粒细胞和中性粒细胞浸润，这些细胞及其产生的酶类物质和脂类介质进一步加重炎症，表现为受累部位出现红斑、硬结、发热、瘙痒和烧灼感。

Ⅰ型超敏反应发生机制如图13－2所示。

（四）参与效应的生物活性介质及其主要作用

1. 颗粒内预先形成储备的介质及其作用

（1）组胺：是引起即刻相反应的主要介质，其主要作用是：①可使小静脉和毛细血管扩张、通透性增强，血中大分子物质渗出，从而导致局部充血水肿，甚至可致休克；②可使支气管、胃肠道、子宫、膀胱等处平滑肌收缩，特别是支气管平滑肌对组胺更为敏感；③能引起胃酸大量分泌，也可刺激唾液腺、泪腺及胰、肠、支气管等部位腺体分泌增加；④刺激神经末梢可引起皮肤发红和瘙痒。

（2）激肽原酶：可使血浆中激肽原（α2-球蛋白）生成激肽，其中缓激肽（9肽）的作用最强。激肽的作用有：①毛细血管扩张，通透性增强；②支气管、子宫以及肠道平滑肌收缩；③吸引嗜酸性和中性粒细胞等向局部趋化；④刺激神经末梢引起疼痛。

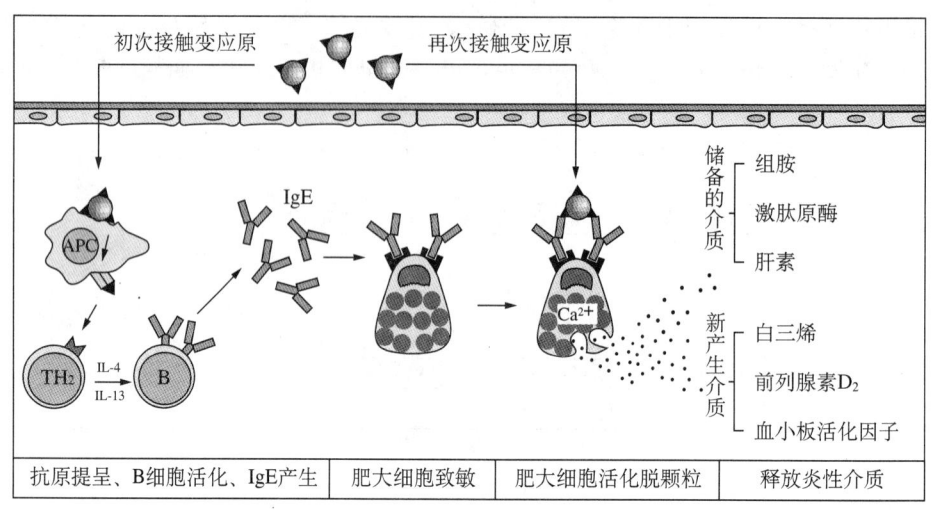

图 13-2 Ⅰ型超敏反应发生机制示意图

2. 细胞内新合成的介质及其作用

(1) 白三烯（leukotrienes，LTs）：是细胞活化过程中由细胞膜磷脂在磷脂酶作用下，形成花生四烯酸经脂氧合酶途径形成的介质，通常由 LTC4、LTD4 和 LTE4 混合组成。它们是引起晚期相反应的主要介质，其主要作用是：使支气管平滑肌强烈而持久的收缩；使毛细血管扩张通透性增强；促进粘膜、腺体分泌增强。

(2) 前列腺素 D_2（prostaglandin D_2，PG D_2）：PG D_2 是细胞膜磷脂在磷脂酶作用下，形成花生四烯酸经环氧合酶途径形成的介质。其主要作用是刺激支气管、胃肠和子宫平滑肌收缩，使血管扩张通透性增加，增强腺体分泌。

(3) 血小板活化因子（platelet activating factor，PAF）：是烷基化磷脂在磷脂酶 A_2 和乙酰转移酶作用后形成的产物。主要参与晚期相反应，可凝聚和活化血小板使之释放组胺、5-羟色胺等血管活性胺类物质，增强和扩大Ⅰ型超敏反应。

(4) 细胞因子：如 IL-4 和 IL-13 可扩大 $CD4^+$ Th2 细胞应答和促进 B 细胞发生 IgE 类别转换；IL-3、IL-5 和 GM-CSF 可促进嗜酸性粒细胞生成和活化。

三、临床常见的Ⅰ型超敏反应性疾病

(一) 全身性过敏反应

1. **药物过敏性休克**　以青霉素引发最为常见，此外头孢菌素、链霉素、普鲁卡因等也可引起。青霉素具有抗原表位，本身无免疫原性，但其降解产物青霉噻唑醛酸或青霉烯酸，与体内组织蛋白共价结合形成青霉噻唑蛋白或青霉烯酸蛋白后，可刺激机体产生特异性 IgE 抗体，使肥大细胞和嗜碱性粒细胞致敏。当再次接触青霉噻唑醛酸或青霉烯酸共价结合的蛋白时，即可与靶细胞表面特异性 IgE 分子交联结合而触发过敏反应，重者可发生过敏性休克甚至死亡。青霉素制剂在弱碱性溶液中易形成青霉烯酸，因此使用青霉素时应临用前配制，放置后不可使用。临床发现少数人在初次注射青霉素时也可发生过敏性休克，这可能与其曾经使用过被青霉素污染的注射器等医疗器械，或吸入空气中青霉菌孢子而使机体处于致敏状态有关。

2. **血清过敏性休克**　临床应用动物免疫血清如破伤风抗毒素、白喉抗毒素进行治疗或

紧急预防时，有些患者可因曾经注射过相同的血清制剂已被致敏，而发生过敏性休克，重者可在短时间内死亡。

（二）呼吸道过敏反应

常因吸入花粉、尘螨、真菌和毛屑等变应原或呼吸道病原微生物感染引起。过敏性鼻炎和过敏性哮喘是临床常见的呼吸道过敏反应。过敏性哮喘有早期相和晚期相反应两种类型，前者发生快，消失也快；后者发生慢，持续时间长，同时局部出现以嗜酸性和中性粒细胞浸润为主的炎症反应。

（三）消化道过敏反应

少数人进食鱼、虾、蟹、蛋、奶等食物后可发生过敏性胃肠炎，出现恶心、呕吐、腹痛和腹泻等症状，严重者也可发生过敏性休克。此种过敏反应可能与患者胃肠道粘膜表面分泌型 IgA 含量减少和蛋白水解酶缺乏有关。

（四）皮肤过敏反应

主要包括荨麻疹、特应性皮炎（湿疹）和血管性水肿。这些皮肤过敏反应可由药物、食物、肠道寄生虫或冷热刺激等引起。

四、Ⅰ型超敏反应防治原则

（一）变应原皮肤试验

查明变应原，避免与之接触是预防Ⅰ型超敏反应发生最有效的方法。临床检测变应原最常用的方法是皮肤试验。即将易引起过敏反应的药物、生物制品或其他可疑变应原稀释后（青霉素 25U、抗毒素血清 1：100、尘螨 1：100000、花粉 1：10000），取 0.1ml 在受试者前臂内测作皮内注射，15～20 分钟后观察结果。若局部皮肤出现红晕、风团直径＞1cm 为皮试阳性。

（二）脱敏治疗

1. **异种免疫血清脱敏疗法** 抗毒素皮试阳性但又必须使用者，可采用小剂量（0.1ml→0.2ml→0.3ml）、短间隔（20～30 分钟）多次注射抗毒素的方法（24 小时内，将治疗剂量的抗毒素全部注入体内）进行脱敏治疗。其机制可能是小剂量变应原进入体内与有限数量致敏靶细胞作用后，释放的生物活性介质较少，不足以引起明显临床症状，同时介质作用时间短无累积效应。因此短时间内小剂量多次注射变应原（抗血清）可使体内致敏靶细胞分期分批脱敏，以致最终全部解除致敏状态。此时大量注射抗血清就不会发生过敏反应。但此种脱敏是暂时的，经一定时间后机体又可重新致敏。

2. **特异性变应原脱敏疗法** 对已查明而难以避免接触的变应原如花粉、尘螨等，可采用小剂量、间隔较长时间、反复多次皮下注射相应变应原的方法进行脱敏治疗。其作用机制如下：①可能与改变抗原进入途径，诱导机体产生大量特异性 IgG 类抗体而使 IgE 抗体应答降低有关；②该种 IgG 类抗体可通过与相应变应原结合，而影响或阻断变应原与致敏靶细胞的相互作用。因此这种变应原特异性 IgG 抗体又称封闭抗体。

（三）药物防治

1. **抑制生物活性介质合成和释放的药物**

（1）阿司匹林：为环氧合酶抑制剂，可抑制前列腺素等介质生成。

（2）色甘酸二钠：可稳定细胞膜，阻止致敏靶细胞脱颗粒释放生物活性介质。

（3）肾上腺素、异丙肾上腺素和前列腺素 E：可激活腺苷酸环化酶促进 cAMP 合成，使胞内 cAMP 浓度升高，抑制靶细胞脱颗粒和释放生物活性介质。

（4）甲基黄嘌呤和氨茶碱：可抑制磷酸二酯酶阻止 cAMP 分解，使胞内 cAMP 浓度升高，抑制靶细胞脱颗粒和释放生物活性介质。

2. 生物活性介质拮抗药

（1）苯海拉明、扑尔敏、异丙嗪等：为抗组胺药物，可通过与组胺竞争结合效应器官细胞膜上组胺受体而发挥抗组胺作用。

（2）乙酰水杨酸：为缓激肽拮抗剂。

（3）多根皮苷酊磷酸盐：对白三烯具有拮抗作用。

3. 改善效应器官反应性的药物

（1）肾上腺素：既可解除支气管平滑肌痉挛，又可使外周毛细血管收缩升高血压，因此在抢救过敏性休克时具有重要作用。

（2）葡萄糖酸钙、氯化钙、维生素 C 等：既可解除平滑肌痉挛，还能降低毛细血管通透性和减轻皮肤与粘膜的炎症反应。

第二节　Ⅱ型超敏反应

Ⅱ型超敏反应是由 IgG 或 IgM 类抗体与靶细胞表面相应抗原结合后，在补体、吞噬细胞和 NK 细胞参与作用下，引起的以细胞溶解或组织损伤为主的病理性免疫反应。Ⅱ型超敏反应又称细胞毒型或细胞溶解型超敏反应。

一、Ⅱ型超敏反应的发生机制

（一）靶细胞及其表面抗原

正常组织细胞、改变的自身组织细胞和被抗原或抗原表位结合修饰的自身组织细胞，均可成为Ⅱ型超敏反应中被攻击杀伤的靶细胞。靶细胞表面的抗原主要包括：①正常存在于血细胞表面的同种异型抗原，如 ABO 血型抗原、Rh 抗原和 HLA 抗原；②外源性抗原与正常组织细胞之间具有的共同抗原，如链球菌胞壁成分与心脏瓣膜、关节组织糖蛋白之间的共同抗原；③感染和理化因素所致改变的自身抗原；④结合在自身组织细胞表面的药物抗原表位或抗原-抗体复合物。

（二）抗体、补体和效应细胞的作用

参与Ⅱ型超敏反应的抗体主要是 IgG 和 IgM 类抗体。①该类抗体具有补体 C1q 结合点，与靶细胞表面相应抗原结合后，可通过激活补体传统途径或通过补体裂解产物 C3b 介导的调理作用，使靶细胞溶解破坏；②IgG 抗体与靶细胞表面相应抗原结合后，可通过其 Fc 段与效应细胞（巨噬细胞、中性粒细胞和 NK 细胞）表面相应受体（FcγR）结合，对靶细胞产生调理吞噬和/或 ADCC 作用，使之溶解破坏（图 13-3）；③抗细胞表面受体的自身抗体与细胞表面相应受体结合，可导致靶细胞功能亢进或功能低下。

二、临床常见的Ⅱ型超敏反应性疾病

（一）输血反应

多发生于 ABO 血型不符的输血。如将 A 型供血者的血误输给 B 型受血者，由于 A 型血红细胞表面有 A 抗原，受者血清中有天然抗 A 抗体，两者结合后激活补体可使红细胞溶

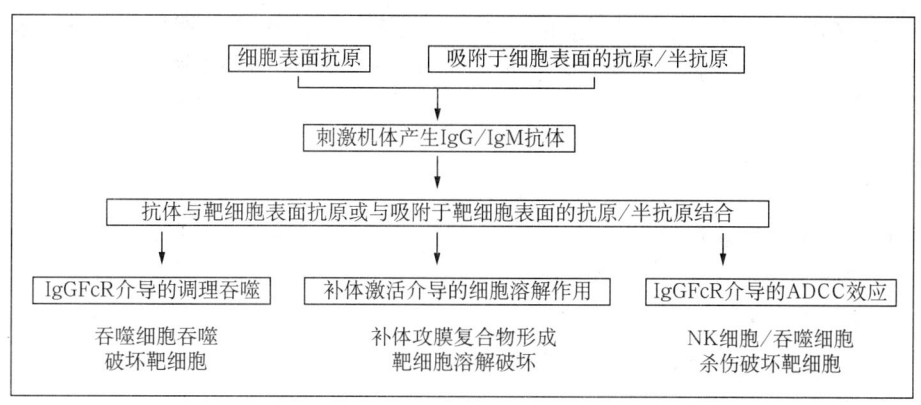

图 13-3　Ⅱ型超敏反应发生机制示意图

解破坏引起溶血反应。

（二）新生儿溶血症

血型为 Rh⁻ 的母亲由于输血、流产或分娩等原因接受红细胞表面 Rh 抗原刺激后可产生 Rh 抗体，此类免疫血型抗体为 IgG 类抗体可通过胎盘。当体内产生 Rh 抗体的母亲妊娠或再次妊娠且胎儿血型为 Rh⁺ 时，母体内的 Rh 抗体便可通过胎盘进入胎儿体内，与其红细胞表面相应 Rh 抗原结合使之溶解破坏，引起流产或发生新生儿溶血症。产后 72 小时内给母体注射 Rh 抗体及时清除进入母体内的 Rh⁺ 红细胞，可有效预防再次妊娠时发生新生儿溶血症。

母子间 ABO 血型不符（母亲为 O 型、胎儿为 A 型或 B 型）引起的新生儿溶血症也不少见，但症状较轻。其发生机制如下：母体内 IgM 类天然血型抗体不能通过胎盘屏障进入胎儿体内，与新生儿溶血症的发生无关。分娩时少量进入母体内的胎儿红细胞，可通过表面 A 和/或 B 血型物质刺激母体产生 IgG 类抗 A 和/或抗 B 抗体。此类血型抗体能够通过胎盘进入胎儿体内，使红细胞溶解破坏，引起新生儿溶血症。但是胎儿体内除红细胞外，在其血清或某些组织中也存在 A、B 血型物质，它们能够与红细胞竞争结合 IgG 类血型抗体，使新生儿溶血症减轻。目前 ABO 血型不符引起的新生儿溶血症尚无有效的预防办法。

（三）自身免疫性溶血性贫血

服用甲基多巴类药物或某些病毒如流感病毒、EB 病毒感染后，能使红细胞膜表面成分发生改变，从而刺激机体产生抗红细胞自身抗体。这种抗体与自身改变的红细胞特异性结合，可引起自身免疫性溶血性贫血。

（四）药物过敏性血细胞减少症

青霉素、磺胺、安替比林、奎尼丁和非那西叮等药物抗原表位能与血细胞膜蛋白或血浆蛋白结合获得免疫原性，从而刺激机体产生药物抗原表位特异性的抗体。这种抗体可与红细胞、粒细胞或血小板等血细胞表面结合或吸附的药物结合，或先与药物结合形成抗原-抗体复合物后再与具有 IgGFc 受体的红细胞、粒细胞或血小板结合，从而引起药物溶血性贫血、粒细胞减少症和血小板减少性紫癜。

（五）肺出血-肾炎综合征

又称 Goodpasture 综合征，临床以肺出血和进行性肾功能衰竭为特征，严重者可死于肺出血和尿毒症。病因尚未确定，其发生机制可能是：病毒或细菌感染能使肺泡基底膜抗原发生改变，刺激机体产生 IgG 类抗肺泡基底膜自身抗体，而肺泡基底膜和肾小球基底膜有共同抗原成分，抗肺泡基底膜自身抗体不但能与肺泡基底膜也能与肾小球基底膜结合，并由此而激活补体，形成膜攻击复合物，使细胞溶解破坏；同时在吞噬细胞和 NK 细胞作用下，可通过调理吞噬和 ADCC 效应使肺泡和肾小球基底膜发生损伤。

(六) 甲状腺功能亢进 (Graves 病)

是一种特殊的 Ⅱ 型超敏反应，即抗体刺激型超敏反应。该病患者体内可产生针对甲状腺细胞表面甲状腺刺激素 (thyroid stimulating hormone, TSH) 受体的自身抗体。该种抗体与甲状腺细胞表面 TSH 受体结合可刺激甲状腺细胞合成分泌甲状腺素，引起甲状腺功能亢进，而不是使甲状腺细胞破坏。因此将此类超敏反应归属为特殊的 Ⅱ 型超敏反应。

第三节 Ⅲ 型超敏反应

Ⅲ 型超敏反应是由中等大小可溶性免疫复合物沉积于局部或全身毛细血管基底膜后，通过激活补体并在血小板、嗜碱性、中性粒细胞参与作用下，引起的以充血水肿、局部坏死和中性粒细胞浸润为主要特征的炎症反应和组织损伤（图 13-4）。Ⅲ 型超敏反应又称免疫复合物型或血管炎型超敏反应。

一、Ⅲ 型超敏反应的发生机制

(一) 中分子可溶性免疫复合物的形成

循环中可溶性抗原与相应 IgG 类抗体结合，可形成抗原-抗体复合物，即免疫复合物。免疫复合物形成的大小与抗原和抗体的比例有关：抗原与抗体比例适中时，可形成大分子免疫复合物，此种复合物易被吞噬细胞吞噬清除；抗原或抗体过剩时形成的小分子可溶性免疫复合物可通过肾小球滤出；二者均不能引起 Ⅲ 型超敏反应。只有当抗原（或抗体）量略多于抗体（或抗原）时，形成中分子可溶性免疫复合物（分子量为 1000kD、沉降系数为 19s）才能随血液循环播散，并可能沉积在不同组织部位，引起 Ⅲ 型超敏反应。目前认为，可溶性抗原在体内不断产生或出现，同时机体吞噬细胞功能低下，或补体成分缺陷，可能是中分子可溶性免疫复合物在循环中持续存在的主要原因。

(二) 中分子可溶性免疫复合物的沉积

中分子循环免疫复合物不易被单核吞噬细胞吞噬清除，随血流进入肾小球毛细血管后也不能通过肾小球基底膜随尿液排出体外，因此有可能沉积于血管基底膜上，造成组织损伤。影响循环免疫复合物沉积的因素主要包括以下几个方面：

1. 血管活性胺类物质的作用　①免疫复合物可直接与血小板表面 IgGFc 受体（FcγR）结合，使之活化释放组胺等炎性介质；②激活补体产生的过敏毒素（C3a/C5a）和 C3b，能使肥大细胞、嗜碱性粒细胞和血小板活化，释放组胺等炎性介质。上述血管活性胺类物质可使血管内皮细胞间隙增大，这不仅可增加血管通透性，而且有助于免疫复合物对血管内皮细胞间隙的沉积。

2. 局部解剖和血液动力学因素的作用　循环免疫复合物容易沉积于血压较高的毛细血管迂回处。肾小球基底膜和关节滑膜等处的毛细血管迂回曲折，血流缓慢且易产生涡流；同时该处毛细血管内血压较高，约为其他部位毛细血管的 4 倍，因此可促进中分子可溶性免疫复合物沉积到血管内皮细胞间隙之中。

（三）免疫复合物沉积后引起的组织损伤

1. 补体的作用　免疫复合物可经传统途径激活补体系统产生过敏毒素，使嗜碱性粒细胞和肥大细胞脱颗粒，释放组胺等炎性介质引起局部水肿，同时吸引中性粒细胞聚集在免疫复合物沉积的部位，引起组织损伤。补体攻膜复合物在局部组织细胞表面形成后，可通过细胞溶解作用使损伤进一步加重。

2. 中性粒细胞的作用　中性粒细胞浸润是Ⅲ型超敏反应病理组织学的主要特征之一。局部聚集的中性粒细胞，在吞噬免疫复合物过程中，可通过释放蛋白水解酶、胶原酶、弹性纤维酶和碱性蛋白等，使血管基底膜和周围组织细胞发生损伤。

3. 血小板的作用　免疫复合物和C3b可使血小板活化产生5-羟色胺等血管活性胺类物质，导致血管扩张通透性增强引起充血和水肿。同时可使血小板聚集并通过激活凝血机制形成微血栓，造成局部组织缺血、出血和组织坏死。

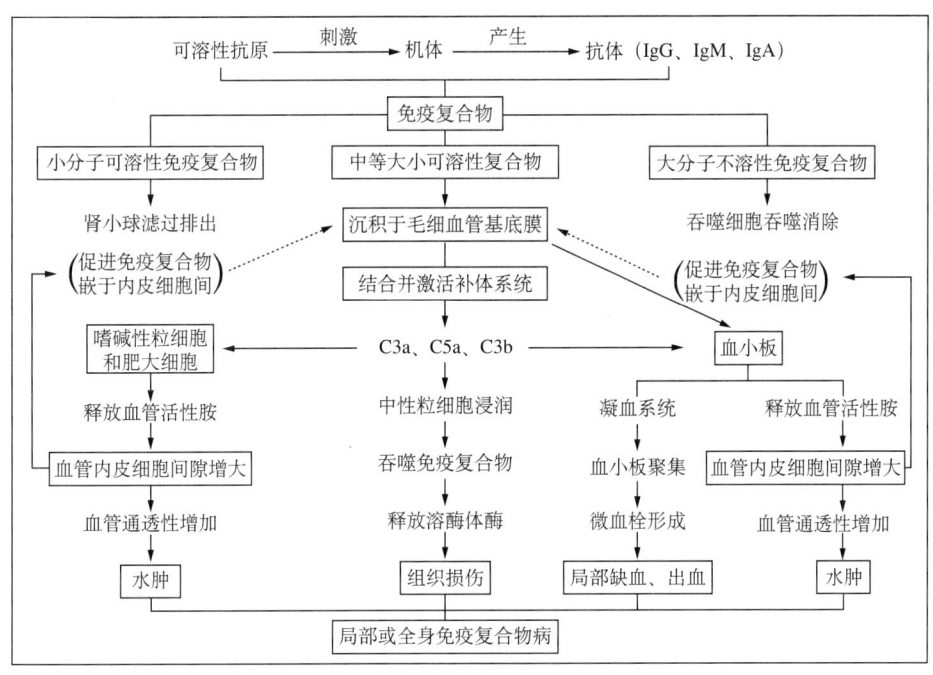

图13-4　Ⅲ型超敏反应发生机制示意图

二、临床常见的Ⅲ型超敏反应性疾病

（一）局部免疫复合物病

1. Arthus反应　是一种实验性局部Ⅲ型超敏反应。1903年Arthus发现用马血清经皮下反复免疫家兔数周后，当再次注射马血清时可在注射局部出现红肿、出血和坏死等剧烈炎症反应。此种现象被称为Arthus反应。

2. 类Arthus反应　①可见于胰岛素依赖型糖尿病患者。局部反复注射胰岛素后可刺激机体产生相应IgG类抗体，若此时再次注射胰岛素，即可在注射局部出现红肿、出血和坏死等与Arthus反应类似的局部炎症反应；②长期吸入某种真菌孢子或含有动植物蛋白的粉尘，可刺激机体产生相应IgG类抗体。当上述抗原物质与相应抗体在肺泡和肺泡间质内结合形成免疫复合物时，可引起肺部的急性炎症反应，临床称之为超敏反应性肺炎。

(二) 全身性免疫复合物病

1. 血清病 通常在初次大量注射抗毒素 (马血清) 后1~2周发生,其主要临床症状是发热、皮疹、淋巴结肿大、关节肿痛和一过性蛋白尿等。这是由于患者体内抗毒素抗体已经产生而抗毒素尚未完全排除,二者结合形成中分子可溶性循环免疫复合物所致。血清病具有自限性,停止注射抗毒素后症状可自行消退。有时应用大剂量青霉素、磺胺药等也可引起类似血清病样的反应。

2. 链球菌感染后肾小球肾炎 一般发生于A族溶血性链球菌感染后2~3周。此时体内产生抗链球菌抗体,它们与链球菌可溶性抗原结合形成循环免疫复合物,沉积在肾小球基底膜上,可使肾脏损伤引起免疫复合物型肾炎。由免疫复合物引起的肾炎也可在其他病原微生物如葡萄球菌、肺炎双球菌、乙型肝炎或疟原虫感染后发生。

3. 类风湿性关节炎 病因尚未查明,可能与病毒或支原体的持续感染有关。目前认为,上述病原体或其代谢产物能使体内IgG分子发生变性,从而刺激机体产生抗变性IgG的自身抗体。这种自身抗体以IgM为主,也可以是IgG或IgA类抗体,临床称之为类风湿因子 (rheumatoid factor, RF)。当自身变性IgG与类风湿因子结合形成免疫复合物,反复沉积于小关节滑膜时即可引起类风湿性关节炎。

第四节 Ⅳ型超敏反应

Ⅳ型超敏反应是由效应T细胞与相应抗原作用后引起的以单个核细胞浸润和组织细胞损伤为主要特征的炎症反应。此型超敏反应发生较慢,当机体再次接受相同抗原刺激后,通常需经24~72小时方可出现炎症反应,因此又称迟发型超敏反应。此型超敏反应发生与抗体和补体无关,而与效应T细胞和吞噬细胞及其产生的细胞因子或细胞毒性介质有关(图13-5)。

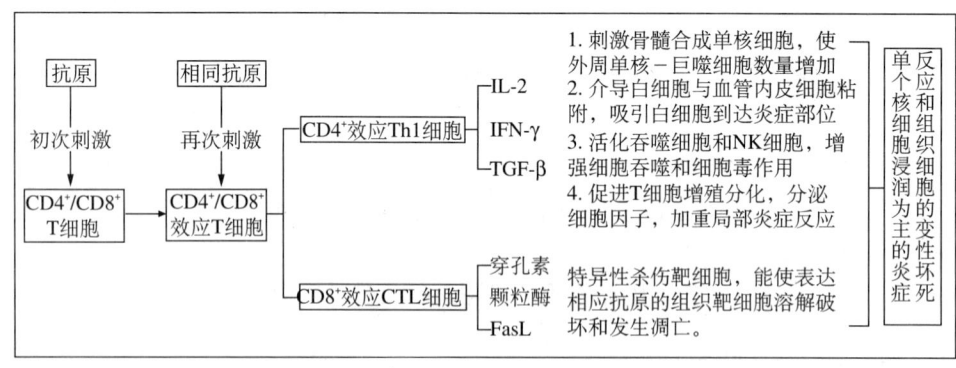

图13-5 Ⅳ型超敏反应发生机制示意图

一、Ⅳ型超敏反应的发生机制

(一) 效应T细胞的形成

引起Ⅳ型超敏反应的抗原主要有胞内寄生菌、某些病毒、寄生虫和化学物质。这些抗原性物质经抗原提呈细胞 (APC) 加工处理后,能以抗原肽-MHCⅡ/Ⅰ类分子复合物的形式表达于APC表面,使具有相应抗原受体的CD4$^+$初始T细胞和CD8$^+$CTL细胞活化。这些活化T细胞在IL-12和IFN-γ等细胞因子作用下，有些增殖分化为效应T细胞，即CD4$^+$效应Th1细胞和CD8$^+$效应CTL细胞；有些中途停止分化，成为静息状态的记忆T细胞。

（二）效应T细胞介导的炎症反应和细胞毒作用

效应T细胞再次与相应抗原接触时，可通过释放一系列细胞因子和/或细胞毒性介质引起炎症反应或迟发型超敏反应。抗原特异性记忆T细胞接受相应抗原刺激后，可迅速增殖分化为效应T细胞，增强扩大炎症效应或迟发型超敏反应。

1. CD4$^+$Th1细胞介导的炎症反应和组织损伤　CD4$^+$Th1效应细胞与抗原提呈细胞表面相应抗原作用后，可通过释放INF-γ、TNF-β、IL-2、IL-3和GM-CSF等细胞因子，产生以单核细胞和淋巴细胞浸润为主的炎症反应。

（1）IL-3和GM-CSF：可刺激骨髓生成单核细胞，使外周巨噬细胞数量增加。

（2）TNF-β：可活化局部血管内皮细胞，使其表面粘附分子表达增高，同时分泌IL-8和MCP-1等趋化性细胞因子，从而促使血液中吞噬细胞和淋巴细胞与血管内皮细胞粘附，进而迁移外渗，聚集在抗原存在部位，参与炎症反应。局部高浓度TNF-β也可直接对周围组织细胞产生细胞毒作用，引起组织损伤。

（3）INF-γ：可激活单核吞噬细胞，增强其吞噬杀伤功能，并能诱导单核吞噬细胞合成分泌IL-1、IL-6、血小板活化因子、前列腺素和溶酶体酶等一系列促炎细胞因子和炎性介质，引发迟发型超敏反应产生病理性免疫损伤。

（4）IL-2：可促进抗原特异性T细胞增殖，具有增强和扩大迟发型超敏反应的作用。

2. CD8$^+$CTL细胞介导的细胞毒性作用　CD8$^+$CTL细胞与靶细胞表面相应抗原结合作用后，可通过释放穿孔素和颗粒酶等介质，使靶细胞溶解破坏或发生凋亡；也可通过其表面FasL与靶细胞表面Fas结合或通过分泌大量TNF-α，使靶细胞发生凋亡。事实上，Ⅳ型超敏反应的发生机制与细胞免疫应答的机制完全相同，只是前者在免疫应答过程中给机体带来明显或严重的损伤，而后者产生对机体有利的结果。

二、临床常见的Ⅳ型超敏反应性疾病

（一）传染性迟发型超敏反应

胞内寄生菌、病毒和某些真菌感染可使机体发生Ⅳ型超敏反应。由于该种超敏反应是在感染过程中发生的，故称传染性迟发型超敏反应。结核病人肺空洞形成、干酪样坏死和麻风病人皮肤肉芽肿形成，以及结核菌素皮试引起的局部组织损伤均与迟发型超敏反应有关。

（二）接触性皮炎

是机体经皮肤接受抗原刺激后，当再次接触相同抗原时发生的以皮肤损伤为主要特征的Ⅳ型超敏反应。引起接触性皮炎的抗原有油漆、染料、农药、化妆品、药物如磺胺、青霉素和某些化学物质如二硝基氯/氟苯等。这些小分子抗原表位能与表皮细胞内角蛋白结合形成完全抗原，从而刺激机体产生小分子抗原表位特异性的效应T细胞。此时机体再次接触相应抗原即可发生接触性皮炎，患者局部皮肤出现红肿、皮疹、水泡，严重者可出现剥脱性皮炎。

此外，同种异体移植排斥反应和某些自身免疫性疾病的发生机制，均与Ⅳ型超敏反应有关。

根据发生机制将超敏反应分为四种类型，但临床实际情况是复杂的，有些超敏反应性疾病可由多种免疫损伤机制引起。例如①系统性红斑狼疮引起的肾脏损伤主要由Ⅲ型超敏反应所致，而同时发生的血细胞减少症则是由于Ⅱ型超敏反应；②链球菌感染后肾小球肾炎主要是由Ⅲ型超敏反应引起，也可由Ⅱ型超敏反应所致。同一抗原也可在不同条件下引起不同类型的超敏反应。如青霉素所致的超敏反应通常以过敏性休克、荨麻疹、哮喘等Ⅰ型超敏反应为主；亦可引起局部类Arthus反应和关节炎等Ⅲ型超敏反应；当长期大剂量静脉注射时还可发生由Ⅱ型超敏反应引起的溶血性贫血；反复多次局部涂抹则可造成由Ⅳ型超敏反应引起的接触性皮炎。此外由青霉素引起的Ⅰ、Ⅲ 和Ⅱ、Ⅳ混合型超敏反应的病例也偶有发生。

（白惠卿）

第十四章 免疫学防治

免疫学防治是依据免疫学原理,应用免疫制剂或免疫调节剂来诱导或调节机体的免疫功能,从而预防和治疗疾病。随着免疫学理论与技术的飞速发展,免疫学防治已从治疗控制传染性疾病的传播,扩展到了肿瘤、自身免疫性疾病、免疫缺陷病、超敏反应性疾病和器官移植等许多疾病的防治。

第一节 免疫学预防

一、人工免疫的概念和种类

人工免疫就是有计划、有目的的给人体接种抗原或输注抗体或免疫细胞,使机体获得某种特异性抵抗力,从而达到预防或治疗某种疾病的方法。人工免疫可依据给机体注入的物质不同分为人工主动免疫和人工被动免疫两种(表14-1)。

表14-1 两种人工免疫的主要区别

区别点	主动免疫	被动免疫
注入物质	抗原制剂	抗体制剂或细胞因子
免疫力出现时间	慢,1~4周	快,立即产生
免疫力维持时间	长(数月至数年)	较短(2周至数周)
用途	主要用于预防	主要用于紧急预防或治疗

(一)人工主动免疫

人工主动免疫(artificial active immunization)是用疫苗或类毒素等抗原性物质免疫机体,使之产生特异性免疫应答,从而对相应病原体感染产生抵抗作用的措施,也称为预防接种。人工主动免疫的特点是免疫力出现较晚,接种后1~4周才能产生,但维持时间较长,可达数月至数年。人工主动免疫主要用于传染性疾病的特异性预防。

(二)人工被动免疫

人工被动免疫(artificial passive immunization)是给机体注射含特异性抗体的免疫血清(如抗毒素)或细胞因子等免疫效应分子,以治疗或紧急预防传染性疾病的措施。人工被动免疫是通过被动输入方式获得,效应分子进入机体后可立即产生免疫作用。但是这些效应分子并非由接种者自身产生,故免疫力维持时间较短,通常为2~3周。人工被动免疫多用于临床治疗或紧急预防。

二、用于人工主动免疫的生物制品

人工免疫所用的各种抗原制剂、免疫血清、免疫细胞制剂、细胞因子以及免疫诊断所用的菌液与抗血清等,因来源于生物体,故统称为生物制品(biological product)。本节主要介绍用于免疫预防的生物制品。

(一) 常规疫苗

疫苗 (vaccine) 是用各种病原微生物制备的用于人工主动免疫的抗原性制剂。通常将用细菌制备的生物制品称为菌苗，用病毒、螺旋体、立克次体和衣原体等制成的生物制品称为疫苗；而国际上把以上两类制剂以及类毒素统称为疫苗。习惯上将用灭活或减毒的完整病原体与类毒素制备的疫苗又称为常规疫苗。

1. 死疫苗 (death vaccine)　选用免疫原性强的病原微生物标准株，经人工大量培养后，用物理或化学方法将其杀死或灭活而制成的生物制品称死疫苗，又称灭活疫苗 (inactivated vaccine)。常用的死疫苗有伤寒、副伤寒、百日咳、霍乱、钩端螺旋体、鼠疫、脊髓灰质炎、狂犬病、乙型脑炎、流感、甲肝、斑疹伤寒疫苗等。死疫苗的优点是易于制备，较稳定，易保存；但死疫苗在体内不能生长繁殖，对人体刺激时间短，故需多次重复接种才能获得较好的免疫力。此外，死疫苗主要诱导机体产生体液免疫应答，而难以诱导产生细胞免疫应答，因此免疫效果有一定的局限性。为减少注射次数并获得较好的免疫效果，常可制成混合制剂，如百白破三联疫苗等。

2. 活疫苗 (live vaccine)　是用人工诱导变异或从自然界筛选出来的毒力高度减弱或基本无毒的活的病原微生物制成的生物制品称活疫苗，又称减毒活疫苗 (live-attenuated vaccine)。例如，用牛型结核杆菌在人工培养基上多次传代后制成的卡介苗；用脊髓灰质炎病毒在猴肾细胞中反复传代后制成脊髓灰质炎减毒活疫苗。活疫苗在体内有一定的增殖能力，可产生类似自然状态下的轻型或隐性感染的免疫作用。目前使用的减毒活疫苗主要有卡介苗 (BCG)、脊髓灰质炎、麻疹、腮腺炎、风疹、水痘-带状疱疹、黄热病、腺病毒、轮状病毒疫苗等。活疫苗的接种途径一般采用自然感染途径，如脊髓灰质炎疫苗以口服为佳。其主要优点是：①接种剂量小，免疫效果好，一般只需接种一次就可获得3~5年或更长时间的免疫保护作用；②不仅能诱导机体产生特异性体液免疫应答，还能诱导产生特异性细胞免疫应答。减毒活疫苗的不足之处是：①运输、保存条件要求较高，保存不当可使疫苗丧失原有的免疫作用；②活疫苗有发生突变恢复毒力的可能性，必须严格鉴定。此外，免疫缺陷个体和孕妇一般不宜接种活疫苗。

死疫苗与活疫苗的比较见表14—2。

表14—2　死疫苗与活疫苗的主要区别

区别点	死疫苗	活疫苗
制剂性状	完整的、无生命的病原微生物	弱或无毒株、有生命的微生物
接种量及次数	量大，2~3次	量小，1次
保存及有效期	易保存、较稳定、有效期1年	不易保存，4℃数周失效
免疫效果	较差，维持数月至1年	较好，维持1~5年或更长

3. 类毒素 (toxoid)　是将细菌外毒素经0.3%~0.4%甲醛处理，使其毒性丧失而仍保留其原有免疫原性而制成的生物制品。临床常用的类毒素有白喉类毒素、破伤风类毒素等。目前使用的百白破三联疫苗即是用白喉类毒素、百日咳杆菌死疫苗和破伤风类毒素混合制成。

(二) 新型疫苗

是指用能诱导产生有效保护性反应的病原体抗原成分或DNA等制备的疫苗。

1. 亚单位疫苗 (subunit vaccine)　是去除病原体中与诱发保护性免疫无关或有害成

分,选用有效抗感染免疫成分制成的疫苗。目前研制成功的亚单位疫苗包括:肺炎球菌和脑膜炎球菌荚膜多糖疫苗、流感病毒血凝素和神经氨酸酶亚单位疫苗、百日咳杆菌丝状血凝素亚单位疫苗等。为提高亚单位疫苗的免疫原性,可加入适当佐剂或与蛋白载体偶联后使用。

2. 结合疫苗(conjugate vaccine) 细菌荚膜多糖具有抗吞噬作用,属 T 细胞非依赖性抗原。用细菌荚膜多糖制备的多糖疫苗进行免疫,可直接刺激 B 细胞产生 IgM 类抗体,但不能产生记忆细胞,也无 Ig 的类别转换。该种疫苗对婴幼儿的免疫效果较差。结合疫苗是由细菌荚膜多糖水解物与白喉类毒素化学偶联组成。白喉类毒素为蛋白质载体,他们与荚膜多糖偶联形成的结合疫苗为 T 细胞依赖性抗原。该种疫苗具有良好的免疫作用,可诱导机体产生具有免疫保护作用的 IgG 类抗体。目前已获得批准使用的联合疫苗有 b 型流感杆菌多糖/肺炎球菌荚膜多糖/脑膜炎球菌 A 群多糖 - 破伤风类毒素疫苗。

3. 合成肽疫苗(synthetic peptide vaccine) 是将具有保护性免疫作用的人工合成的多肽抗原与适当载体结合后组成的疫苗,为提高其免疫原性,可辅以佐剂一起使用。目前,根据疟原虫孢子表位研制的疟疾疫苗已进入临床试验阶段;细菌毒素、HIV 和肿瘤等合成肽疫苗也在研制之中。

4. 基因工程疫苗 主要包括重组抗原疫苗、重组载体疫苗和 DNA 疫苗。

(1) 重组抗原疫苗(recombinant antigen vaccine):是采用 DNA 重组技术制备的只含保护性抗原组分的基因工程疫苗。制备过程如下:首先对编码有效免疫原的基因进行克隆,然后将目的基因插入适当的原核或真核表达载体,后者转染宿主菌或真核细胞,通过表达获得目的基因产物。重组抗原疫苗不含活的病原体和病毒核酸,安全有效,成本低廉。目前获准使用的有乙型肝炎重组抗原疫苗、口蹄疫疫苗和莱姆病疫苗等。

(2) 重组载体疫苗(recombinant vector vaccine):又称重组减毒活疫苗(recombinant attenuated live vaccine)。该种疫苗是将编码病原体有效免疫原的基因插入活载体(无/弱毒的病毒或细菌疫苗株)基因组中。接种后,目的基因产物可随疫苗株在宿主体内的增殖而大量表达,并由此诱导机体产生相应免疫保护作用。如果将多种病原体的具有免疫保护作用的基因插入同一载体,则可构成表达多种保护性抗原的多价疫苗。目前以痘苗病毒作为载体,用来研制和使用的重组载体疫苗有乙型肝炎病毒疫苗、狂犬病毒疫苗、麻疹和单纯疱疹等病毒疫苗;利用伤寒 Ty21a 疫苗株为载体研制的重组载体疫苗有痢疾疫苗。

(3) DNA 疫苗(DNA vaccine):是将编码病原体有效免疫原的基因插入细菌表达质粒所构建的疫苗,又称基因疫苗或核酸疫苗。DNA 疫苗转染宿主细胞后,可表达具有免疫保护作用的抗原,从而诱导机体产生相应的特异性免疫应答。此类疫苗的作用机制尚未完全清楚,在体内应用是否可能导致异常反应也有待验证。目前进入临床试验的 DNA 疫苗有疟疾 DNA 疫苗和 HIV DNA 疫苗。

5. 抗独特型疫苗(anti-idiotype vaccine)是用抗抗体方法获得和天然抗原结构相同的抗体作为抗原而制备的疫苗。

此外,还有多糖交联疫苗、瘤苗和避孕疫苗等。

三、计划免疫

计划免疫(planed immunization)是根据某些特定传染病的疫情监测和人群免疫状况分析,按照规定的免疫程序有计划地进行人群预防接种,提高人群免疫水平,达到控制以致最终消灭相应传染病的目的而采取的重要措施。目前,我国实施的儿童计划免疫程序见表 14—3。

表 14-3 我国实施儿童计划免疫程序

接种时间	接种的生物制品
新生儿	卡介苗、乙肝疫苗
2个月	三价脊髓灰质炎疫苗第1丸
3个月	三价脊髓灰质炎疫苗第2丸、白百破三联疫苗第1针
4个月	三价脊髓灰质炎疫苗第3丸、白百破三联疫苗第2针
5个月	白百破三联疫苗第3针
6个月	乙肝疫苗
8个月	麻疹疫苗
1.5~2岁	白百破三联疫苗第4针
4岁	三价脊髓灰质炎疫苗第4丸
7岁	卡介苗、麻疹疫苗、白喉-破伤风二联疫苗
12岁	卡介苗

除此以外还可对处于不同地区的人群及一些特殊人群应接种不同的疫苗，如乙脑、流脑、腮腺炎、黄热病、伤寒等疫苗主要用于流行或重点地区儿童的预防接种；狂犬病疫苗仅用于与动物密切接触的人员和被动物咬伤者；流感疫苗和肺炎球菌多糖疫苗多用于高龄人群。

四、预防接种的注意事项

1. 接种剂量、次数和间隔时间 死疫苗接种量大，接种次数多、为2~3次，每次间隔7~8天；类毒素接种2次，因其吸收缓慢，每次间隔4~6周；活疫苗能在体内繁殖，接种量少，接种次数少，一般只接种一次。在接种时一定要注意接种的对象、接种时间、接种方法，严格按照疫苗的说明书进行接种。

2. 接种途径 死疫苗应皮下注射；活疫苗可皮内注射、皮上划痕或经自然感染途径接种，如脊髓灰质炎疫苗以口服为佳，麻疹、流感、腮腺炎疫苗雾化吸入为好。

3. 接种后反应 通常表现为局部红肿、疼痛、淋巴结肿大，有些人可出现发热、头痛、恶心等症状，一般无需处理，数天后可恢复正常。少数人可引起Ⅰ、Ⅱ、Ⅲ型超敏反应，如过敏性休克和接种后脑炎等。这可能与机体的生理因素、免疫功能状态有关。

4. 禁忌证 由于免疫接种可引起异常反应，所以有下列情况不宜作免疫接种：①免疫功能缺陷，特别是细胞免疫功能低下者。②高热、严重心血管疾病、肝病、肾病、活动性结核、活动性风湿热、急性传染病、甲亢、严重高血压、糖尿病及正在应用免疫抑制剂者。③妊娠期及月经期。④湿疹及其他严重皮肤病者不宜作皮肤划痕法接种。

第二节 免疫治疗

免疫治疗（immunotherapy）是利用免疫学原理，针对疾病的发生机制，用各类生物制品或药物来增强或抑制免疫应答，以调整免疫功能，维护机体免疫功能的相对稳定性，达到治疗疾病的目的所采取的措施。本章主要介绍以抗体、免疫效应细胞为基础的免疫治疗方法，及临床常用的免疫增强剂和免疫抑制剂。

一、以抗体为基础的免疫治疗

抗体是体液免疫应答的产物，具有中和毒素、激活补体、免疫调理、ADCC等多种生物学效应，是进行被动免疫的主要生物制剂。目前临床采用的治疗性抗体主要包括多克隆抗体，单克隆抗体和基因工程抗体。

(一) 多克隆抗体

主要包括用抗原多次免疫动物后获得的动物血清和从人血浆或血清中提取的免疫球蛋白。临床常用的多克隆抗体有抗毒素、人丙种球蛋白和抗淋巴细胞抗体等。

1. 抗毒素（antitoxin）　是用类毒素对马进行免疫接种后获得的免疫血清，内含针对外毒素的抗体，对相应外毒素具有中和作用，故称抗毒素。抗毒素主要用于治疗和紧急预防外毒素所致的疾病。常用的有白喉抗毒素、破伤风抗毒素、肉毒抗毒素和气性坏疽多价抗毒素等。

2. 人丙种球蛋白　人丙种球蛋白分为血浆丙种球蛋白和胎盘丙种球蛋白，它们分别从正常人血浆和孕妇胎盘组织中提取获得。人丙种球蛋白可用于麻疹、脊髓灰质炎和甲型肝炎等病毒感染性疾病的紧急预防，也可用于丙种球蛋白缺乏症的治疗。

3. 抗淋巴细胞抗体　是用人外周血淋巴细胞作为抗原，免疫动物后获得的针对人淋巴细胞表面抗原的抗体。将其注入人体后，在补体和吞噬细胞参与下可使淋巴细胞溶解破坏。该种多克隆抗体可用来延长移植物存活时间，也可用来治疗某些自身免疫性疾病。

(二) 单克隆抗体（McAb）

指单一克隆B细胞杂交瘤产生的针对一种抗原表位的抗体。单克隆抗体和多克隆抗体相比，具有特异性高，均一性好，无批间差异等优点。

1. 抗细胞表面标志性CD分子单克隆抗体　如抗CD3和CD4单克隆抗体可分别与成熟T细胞表面的CD3分子和Th细胞表面的CD4分子结合，并在补体作用下使上述单克隆抗体结合的T细胞溶解破坏，从而有效控制急性排斥反应的发生。在骨髓移植时，上述单克隆抗体还可用来清除骨髓中的成熟T细胞，以防止移植物抗宿主反应的发生。

2. 抗体导向药物治疗　是将化疗药物、毒素、同位素等细胞毒性物质与肿瘤细胞特异性抗体相连接，利用抗体的导向作用、将细胞毒性物质携带至肿瘤病灶局部，特异性杀伤肿瘤细胞的治疗方法。此种治疗方法在动物实验中取得了较好疗效。抗体导向药物在临床B细胞淋巴瘤、非霍奇金淋巴瘤和急性髓样白血病的治疗中已得到应用，并取得一定疗效。但由于目前人类肿瘤特异性抗原发现的数目极少，以及鼠源性单抗可引起较强免疫应答等一系列问题，限制和影响了单克隆抗体在临床的应用。

(三) 基因工程抗体

单克隆抗体为鼠源性抗体，人体应用后可产生人抗鼠抗体反应，从而使鼠源性单克隆抗体在体内的功能受到严重影响。通过制备基因工程抗体，可显著减轻鼠源性抗体诱发的免疫反应。基因工程抗体的种类很多，主要介绍以下两种。

1. 嵌合抗体（chimeric antibody）　是将鼠源性抗体的可变区与人抗体恒定区嵌合组成的基因工程抗体，这种鼠-人嵌合抗体可减轻鼠源性抗体诱发的免疫反应，减少由此产生的副作用。

2. 人源化抗体（humanized antibody）　互补决定区（CDR）是抗体识别抗原决定基的区域，可直接介导抗体与抗原的结合。将小鼠抗体分子的CDR序列移植到人类抗体可变区框架中形成的抗体称为人源化抗体，又称 CDR 移植抗体。该种抗体可进一步消除鼠源性序列引起的免疫反应。

二、以细胞为基础的免疫治疗

以细胞为基础的免疫治疗是给患者输入正常免疫细胞或免疫效应细胞，以激活或增强机体免疫应答能力的方法。

（一）造血干细胞移植

造血干细胞是具有多种分化潜能和自我更新能力的免疫细胞，在适当条件下可被诱导分化为多种组织和细胞。移植造血干细胞能使患者免疫系统得以重建或恢复造血功能。目前造血干细胞移植已经成为临床治疗癌症、造血系统疾病和自身免疫性疾病的重要方法之一。移植所用的造血干细胞可来自骨髓、外周血和脐血细胞。

骨髓中造血干细胞数量较多，是理想的干细胞来源；外周血干细胞数量较少，但便于采集。上述两种干细胞因 HLA 型别与供者相同难以寻找，使其使用受到限制。脐血干细胞含量与骨髓相近，HLA 表达低、免疫原性弱，移植物抗宿主反应发生率低，来源方便、易于采集。故脐血细胞是一种较好的干细胞来源。

（二）免疫效应细胞过继免疫治疗

取自体淋巴细胞经体外激活、增殖后回输患者，直接杀伤肿瘤细胞或激发机体抗肿瘤免疫效应的治疗方法称为过继免疫治疗。例如肿瘤浸润淋巴细胞（tumor infiltrating lymphocyte, TIL）是从实体肿瘤组织中分离、体外经 IL-2 诱导后形成的杀伤性淋巴细胞；淋巴因子激活的杀伤细胞（lymphokine activated killer cell, LAK）是外周血淋巴细胞体外经 IL-2 诱导培养后形成的杀伤性淋巴细胞。上述细胞能直接杀伤肿瘤细胞，与 IL-2 联合治疗某些晚期肿瘤有一定疗效。

三、以药物为基础的免疫治疗

（一）生物应答调节剂

生物应答调节剂（biological response modifier, BRM）是具有促进和调节免疫功能的生物制剂，通常对免疫功能正常者无影响，而对免疫功能异常，特别是免疫功能低下者有促进或调节作用。生物应答调节剂又称免疫增强剂，已广泛用于肿瘤、感染、自身免疫病和免疫缺陷病的治疗。常用的生物应答调节剂包括微生物及其产物、细胞因子、中药和植物多糖和某些化学合成药物。

1. 微生物及其产物　卡介苗（BCG）、胞壁酰二肽（MDP）、短小棒状杆菌、溶血性链球菌 Su（OK-432）等微生物组分或其代谢产物具有良好的非特异性免疫增强作用和佐剂效应。其中卡介苗、短小棒状杆菌可通过活化巨噬细胞，增强 NK 细胞活性，并可诱导免疫细胞产生 IL-1、IL-2、TNF 等多种细胞因子而发挥作用，在抗肿瘤和抗感染治疗中具有较为确切的疗效。

2. 中草药与植物多糖　多种中草药（如人参、黄芪、枸杞等）可明显增强机体免疫功能。某些中药的有效成分（如人参皂苷、黄芪多糖）已被分离鉴定，并证实它们具有双向、多效的免疫调节作用。多种植物多糖（如香菇多糖、灵芝多糖）可促进淋巴细胞增殖和多种细胞因子产生，能有效增强细胞免疫功能。上述中药和多糖制剂多用于肿瘤和感染的辅助治疗，并取得了较好的效果。

3. 细胞因子　目前在临床上应用并取得确切疗效的细胞因子是少数几种作用相对专一的细胞因子，如 IFN、GM-CSF、TNF、IL-3、IL-2、IL-12 等细胞因子可分别用于治疗病毒感染，增强抗肿瘤疗效及化疗后造血与免疫功能的恢复。

4. 化学合成药物　最常用的是左旋咪唑（levamisole），该药原为驱虫药，20 世纪 70 年代发现该药具有活化巨噬细胞、增强 NK 细胞活性和促进 T 细胞产生 IL-2 等细胞因子的作用。此外，西咪替丁（cimetidine）、异丙肌苷（isoprinosine）等也可增强机体免疫功能，后者可用于抗病毒的辅助治疗。

四、免疫抑制剂

免疫抑制剂是一类能够抑制机体免疫功能的生物或非生物制剂，主要用于治疗自身免疫性疾病和抑制移植排斥反应的发生。

（一）化学合成药物

1. 糖皮质激素　糖皮质激素（如泼尼松、地塞米松等）具有明显的抗炎和免疫抑制作用，对单核-巨噬细胞、T 细胞、B 细胞都有较强的抑制作用。常用于治疗炎症、超敏反应性疾病和移植排斥反应。

2. 环磷酰胺　属烷化剂抗肿瘤药物，其主要作用是抑制 DNA 复制和蛋白质合成，阻止细胞分裂。活化 T 细胞、B 细胞进入增殖、分化阶段，对烷化剂敏感，故可抑制体液免疫和细胞免疫应答。环磷酰胺主要用于治疗自身免疫病、移植排斥反应和肿瘤。

3. 硫唑嘌呤　该药属嘌呤类抗代谢药物，主要通过抑制 DNA、蛋白质的合成，阻止细胞分裂，对细胞免疫、体液免疫均有抑制作用，也具有抗炎作用，主要用于防治移植排斥反应。

（二）微生物制剂

1. 环胞素 A（cyclosporin A，CsA）　是真菌代谢产物的提取物，可通过阻断 T 细胞内 IL-2 基因的转录，抑制 IL-2 依赖的 T 细胞活化。环胞素 A 在治疗移植排斥反应中取得了较好疗效，也可用于自身免疫病的治疗。

2. FK-506　属大环内酯抗生素，为真菌产物。其作用机制与环胞素 A 类似，但抑制作用更强，且副作用较小，是抗移植排斥反应首选的药物。

（三）中草药

雷公藤多苷是效果较为肯定的免疫抑制剂，对细胞免疫和体液免疫应答均有抑制作用。雷公藤多苷可用来治疗移植排斥反应（包括移植物抗宿主反应）和多种自身免疫性疾病，如类风湿性关节炎和系统性红斑狼疮等。

（宋鸿儒）

第十五章 免疫学检测

免疫学检测是应用免疫学原理及检测技术，对抗原、抗体、细胞因子、免疫细胞及其功能等的测定。免疫学检测技术具有特异性高、敏感性强、操作简便、反应快速、可以自动化等特点。随着免疫学和分子生物学、细胞生物学、免疫化学等相关学科的发展，免疫学检测技术不断发展和完善，推动了生命科学的研究过程，揭示了许多生命活动的规律和疾病的本质，为临床疾病的诊断、发病机制的研究、疗效评价、预后判断和防治提供了新的手段和模式。免疫学检测技术和方法日新月异、种类繁多，本章仅介绍临床常用的免疫学检测技术及其原理、方法和实用意义。

第一节 免疫细胞的检测

检测免疫细胞的数量和功能是判断机体免疫功能状态的主要指标。对人而言，检测的免疫细胞主要来源于外周血；对实验动物而言，检测的免疫细胞除来源于外周血外，也可来自胸腺、脾、淋巴结和其他组织。

一、免疫细胞的分离与纯化

免疫细胞的种类繁多，各种免疫细胞均有其独特的表面标志、理化性状、粘附与吞噬能力，依此可将不同种类的免疫细胞分离与纯化，并进一步测定其数量与功能。

（一）外周血单个核细胞

外周血单个核细胞（peripheral blood mononuclear cell，PBMC）包括淋巴细胞和单核细胞，他们是免疫学实验中最常用的细胞。常用的分离方法是葡聚糖-泛影葡胺（又称淋巴细胞分离液）密度梯度离心法。其原理是红细胞和粒细胞的比重（约1.092）大于单个核细胞（约1.075），将肝素抗凝血置于比重为1.077的葡聚糖-泛影葡胺分离液液面上，低速离心（2000rpm/min）20分钟后，可使不同比重的外周血细胞分层；即将红细胞沉于管底；多形核白细胞分布于红细胞层与分离液之间；单个核细胞则分布于血浆层与分离液界面（图15-1）。此种分离方法获得的PBMC，其纯度可达95％。

（二）淋巴细胞的分离与纯化

1. 玻璃粘附法　将收获的PBMC置于玻璃培养皿中，鉴于单核细胞能与玻璃粘附而滞留在平皿表面，故收获未粘附细胞即为相对较纯的淋巴细胞。

2. E花环分离法　成熟T细胞表面具有绵羊红细胞（SRBC）受体（CD2），能与SRBC结合形成E花环。花环形成细胞比重较大，经密度梯度离心可沉于管底，而与其他细胞分离。用低渗法裂解花环中SRBC，即可获得纯化T细胞。B细胞则可直接取自分层液的界面。

3. 尼龙毛柱分离法　因B细胞易粘附于尼龙毛（聚酰胺纤维）表面，T细胞不易粘附，故先冲下的细胞群中，80％～90％为T细胞。此法不易回收尼龙毛粘附细胞（B细胞和巨噬细胞）。

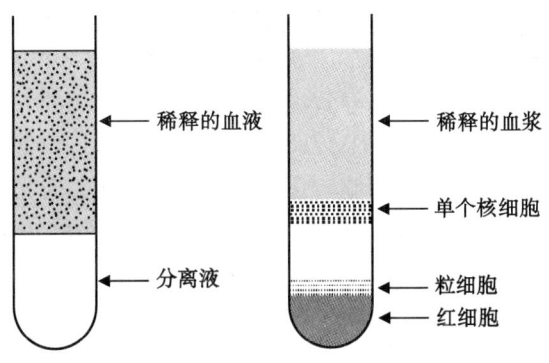

图 15－1 Ficoll 分层液分离单个核细胞示意图

4. 免疫吸附分离法（洗淘法） 将已知抗淋巴细胞表面标志的抗体包被聚苯乙烯培养板，加入淋巴细胞悬液，使表达相应表面标志的淋巴细胞结合在培养板上，洗脱后即可获得具有相应表面标志的淋巴细胞。例如，用抗 CD4 抗体包被聚苯乙烯培养板，可将 $CD4^+$ T 细胞与 $CD8^+$ T 细胞相分离。

5. 补体细胞毒分离法 加入某一亚群相应的特异性抗血清和补体，通过激活补体发挥细胞毒作用，将某一亚群细胞清除。如用抗 CD3 单抗和补体可破坏人 T 细胞，从而有效地分离出 B 细胞群。

6. 免疫磁珠（immune magnetic bead，IMB）分离法 IMB 由抗淋巴细胞表面标志的抗体与磁性微珠交联结合组成。将 IMB 加入细胞悬液中后，可使表达相应表面标志的淋巴细胞与之结合。然后，在磁场作用下，结合相应淋巴细胞的免疫磁珠吸附在靠近磁铁的管壁上。弃去悬液中游离的细胞，将免疫磁珠结合的细胞解离，即可获得具有某种表面标志的淋巴细胞。

7. 流式细胞术分离法 借助荧光激活细胞分类仪（简称流式细胞仪）将荧光抗体标记的细胞进行快速准确鉴定和分类的技术。流式细胞仪集光学、流体力学、电力学和计算机技术于一体，可对细胞作多参数（包括细胞大小、核型、表面分子种类等）定量测定和综合分析。程序原理如下：将待测细胞悬液与荧光素标记的抗体反应后，在压力作用下（细胞）排成单列经喷嘴喷出形成液滴射流（每个液滴包裹一个细胞）；在液滴射流与高速聚焦激光束相交处，液滴中细胞受激发光照射可产生散射光并激发各种荧光信号；后者（荧光信号）被光电检测器接受可转化为电信号；电信号经加工处理存储于计算机中，再用分析软件对数据进行统计处理和图像显示，快速准确获得结果。流式细胞仪的主要用途如下：①定量分析鉴定活细胞表面表达的特异分子；②免疫细胞分类和百分计数；③白血病和淋巴瘤的免疫学分型；④细胞周期和细胞凋亡检测。此外，流式细胞仪还具有分选功能，借助光电效应、微滴通过电场时出现不同偏向，可分类收集所需的细胞和其亚群。分选纯度高达 95% 以上，且可保持细胞活性，可供进一步研究使用。从而可分选出用特异性荧光抗体标记的阳性细胞。

二、免疫细胞功能检测

（一）T 细胞功能检测

1. T 细胞增殖试验 是检测机体细胞免疫功能常用的技术。根据刺激物不同，T 细胞增殖可分为特异性和非特异性两种方式，前者是用某种特异性抗原如结核菌素（OT）刺激相应抗原特异性T细胞活化,并使之增殖;后者是用丝裂原(如PHA、ConA)或抗CD3单克隆抗体等非特异激活多克隆T细胞,并使之增殖。在增殖过程中,细胞DNA、RNA、蛋白质合成增加,细胞形态改变,最终导致细胞增殖分化。常用的方法有:

(1) 形态观察法:取外周血液或PBMC与适量PHA混合,置37℃培养72小时,取培养细胞作涂片染色镜检,依据淋巴母细胞转化的形态特征,在普通光镜下观察并计数其转化率。每份标本计数200个细胞,正常人群外周血的PHA淋巴细胞转化率为60%~80%,如在50%以下视为T细胞功能降低。

(2) ^{3}H-TdR掺入法:取外周血单个核细胞(PBMC)与PHA共同培养,在终止培养前8~15小时加入氚标记的胸腺嘧啶核苷(^{3}H-TdR)。在细胞增殖过程中,^{3}H-TdR可掺入细胞新合成的DNA中,且掺入量与细胞增殖水平呈正比。培养结束后收集细胞,用液体闪烁仪测定样品的放射活性,可反映细胞的增殖状况。该法灵敏可靠,应用广泛,但需特殊仪器,且易发生放射性污染。

(3) MTT法:MTT是一种噻唑盐,化学名3-(4,5-二甲基-2-噻唑)-2,5-二苯基溴化四唑。取外周血单个核细胞与PHA共同培养,在培养终止前数小时加入MTT。在细胞增殖过程中,MTT可掺入细胞,并作为胞内线粒体琥珀酸脱氢酶的底物参与反应,形成褐色甲臜颗粒。研究证实,甲臜生成量与细胞增殖水平成正比,当甲臜被盐酸异丙醇或二甲基亚砜溶解后,借助酶标测定仪检测细胞培养物OD值,即可反映细胞的增殖水平。该法灵敏度不及^{3}H-TdR掺入法,但操作简便,无放射性污染。

2. 细胞毒试验 CTL及NK细胞可杀伤靶细胞。常用^{51}Cr释放法,预先用Na$_2$^{51}CrO$_4$标记靶细胞,^{51}Cr可穿过细胞膜与胞浆中小分子蛋白质结合,一旦细胞膜被破坏,同位素随蛋白质外溢,以γ计数仪测定释出的^{51}Cr放射活性(cpm),即可测得CTL及NK细胞的杀伤活性。其细胞毒活性(%)=(试验孔cpm均值-自然释放对照孔cpm均值)÷(最大释放对照孔cpm均值-自然释放对照孔cpm均值)×100%。也可用形态学检查法,即将杀伤性效应细胞(如人PBMC)与靶细胞按一定比例相互作用后,涂片用苔盼蓝或伊红-Y染色,在光镜下观察并计数着色的死亡细胞数,推算CTL及NK细胞的杀伤活性。

3. 皮肤试验 是检测T细胞功能的体内试验,试验简便易行,将一定量某种抗原注入皮内(或斑贴),经48~72小时后观察结果,若局部皮肤出现红肿、硬结直径大于0.5cm者为阳性反应,说明此机体已建立了对该抗原的细胞免疫。通常细胞免疫功能正常者皮试阳性;细胞免疫功能低下者,反应微弱或皮试阴性。本试验可用于某些传染病和免疫缺陷病的诊断。也可用来观测肿瘤患者临床疗效和预后判断。皮试常用的生物性抗原多是从病原体中提取,如结核菌素、结核菌素纯蛋白衍生物、麻风菌素、链激酶-链道酶、念珠菌素等,也可用植物血凝素。

(二) B细胞功能检测

1. B细胞增殖试验 原理与T细胞增殖试验相同,对人的B细胞常用的刺激物有富含SPA的金黄色葡萄球菌菌体及抗人IgM抗体。对小鼠B细胞常用的刺激物是细菌脂多糖(LPS)。

2. 抗体形成细胞测定 常用溶血空斑试验测定针对SRBC抗原产生的抗体形成细胞数目。该试验是将待检的B细胞、SRBC、补体及适量的琼脂糖液混合,倾注平皿,温育1~3小时后,肉眼观察有无溶血空斑出现。若出现空斑,则空斑数目即为抗体形成细胞数。

3. 血清中免疫球蛋白含量的测定 对受试者血清Ig进行定量测定,有助于评价B细胞

功能，同时也是诊断体液免疫缺陷的重要指标。此外血清中血型抗体以及某些特异性抗体的测定都有助于了解 B 细胞的功能，常用的方法见抗原抗体检测。

（三）NK 细胞活性测定

检测 NK 细胞活性常用的 ^{51}Cr 释放法与 T 细胞的细胞毒试验相同。此外尚有乳酸脱氢酶释放法，即将效应细胞与靶细胞按一定比例混合孵育，若靶细胞被杀伤，则存在于胞内的乳酸脱氢酶（LDH）释放。用光度计测定培养上清液中乳酸脱氢酶活性（通过加入 LDH 底物显色），根据计算公式可获得效应细胞的杀伤活性。其细胞杀伤活性（％）＝（实验孔 OD 值－自然释放对照孔 OD 值）÷（最大释放对照孔 OD 值－自然释放对照孔 OD 值）×100％。

（四）吞噬细胞功能测定

1. 中性粒细胞趋化功能测定

（1）琼脂糖凝胶法：制备琼脂糖凝胶板，用打孔器打 3 个孔，中央孔加粒细胞悬液，两侧孔分别加趋化因子和生理盐水对照，经数小时温育后用戊二醛固定，移去琼脂糖，对粘附在玻片上的细胞染色，观察被检细胞的趋化程度。

（2）过氧化物酶测定法：采用滤膜渗透法，当中性粒细胞向含趋化因子的培养小室运动后终止培养，因中性粒细胞内含有过氧化物酶，溶解细胞后，加入该酶的底物二甲氧基苯胺，405nm 波长比色，测定培养小室中的过氧化物酶含量，以反映中性粒细胞的趋化活性。

2. 中性粒细胞吞噬功能测定　将白细胞与白色念珠菌或表皮葡萄球菌悬液混合，取样制片、固定、美蓝染色，在油镜下观察计数吞噬细菌和未吞噬细菌的中性粒细胞数，同时计数吞噬细菌的中性粒细胞吞噬的细菌数，从而计算其吞噬率（％）和吞噬指数。

吞噬率（％）＝（吞噬细菌的中性粒细胞数÷计数的中性粒细胞数）×100％

吞噬指数 ＝（吞噬的细菌总数÷计数的吞噬细菌的中性粒细胞数）×100％

3. 中性粒细胞胞内杀菌功能测定　常用硝基四氮唑蓝（NBT）还原试验，即在抗凝全血或白细胞悬液中加入 NBT，中性粒细胞在杀菌过程中产生反应性氧中间物（ROI），其中超氧阴离子（O_2^-）能使被吞噬进细胞内的 NBT 还原成不溶解的暗蓝色甲臜，沉淀于细胞浆中，称 NBT 阳性细胞。光镜下计数 NBT 阳性细胞，其百分率可反映中性粒细胞的杀伤功能，正常参考值为 7％～15％。全身性细菌感染病人常在 10％以上，病毒感染或不伴感染的发热患者常在 10％以下。儿童慢性肉芽肿或葡萄糖-6-磷酸脱氢酶缺乏者，其阳性率显著下降。

4. 巨噬细胞吞噬功能测定

（1）炭粒廓清试验：正常小鼠肝枯否细胞和脾巨噬细胞可吞噬清除炭粒。据此，给小鼠静脉定量注射印度墨汁（炭粒悬液），间隔一定时间取血，测定不同时间血中炭粒的浓度，即根据血液中炭粒廓清速度，可判断巨噬细胞的吞噬功能。

（2）鸡红细胞吞噬试验：用 10％斑蝥酒精浸液敷贴法在前臂采集人巨噬细胞或从小鼠腹腔渗出液中获得鼠巨噬细胞，将带有巨噬细胞的玻片放入 10％鸡红细胞悬液中，37℃水浴 30～60min，取出玻片冲洗、固定、瑞氏染色，在油镜下观察 100 个巨噬细胞，计算吞噬率（％）和吞噬指数。

吞噬率（％）＝（吞噬鸡红细胞的巨噬细胞数÷计数的巨噬细胞数）×100％

吞噬指数＝（吞噬的鸡红细胞总数÷计数的吞噬鸡红细胞的巨噬细胞数）×100％

第二节　抗原或抗体的体外检测

抗原抗体反应具有高度特异性。在一定条件下，二者特异性结合后可出现肉眼可见或仪器可检测到的反应。据此，在体外可用已知的抗原（或抗体）来检测相应未知的抗体（或抗原）。根据抗原物理性状和参加反应成分的不同，可将抗原抗体反应分为几种不同的类型。抗体主要存在于血清中，因此体外的抗原抗体反应又称血清学反应（serological reaction）。

一、抗原抗体反应的特点

（一）抗原抗体反应的特异性

一种抗原通常只能与其刺激机体产生的抗体结合，这种抗原抗体结合反应的专一性称为特异性。抗原与抗体的结合不同于化学反应，是以非共价键的形式结合。抗原表位与抗体分子超变区二者是互补性的特异性结合，但并不形成牢固的共价键。抗原抗体结合所涉及的非共价键包括：①非极性氨基酸侧链之间的疏水键；②带不同电荷的氨基酸侧链之间的离子键；③不同原子之间的氢键；④相反极性电子云团之间的范德华引力等。其中最主要的是疏水键。几种作用力的大小都与两分子的距离密切相关，只有两分子表面广泛密切接触时，才能产生足够的力使二者结合。抗原与抗体的结合力通常用亲和力（affinity）和亲合力（avidity）来表示，亲和力是指抗体分子一个抗原结合部位与一个相应抗原表位之间的结合强度；亲合力是指反应系统中复杂抗原与相应抗体之间的结合强度。亲合力与亲和力有关，也与抗体的结合价和抗原的有效决定簇数目相关。

天然抗原分子通常具有多种抗原表位，可刺激机体产生多种特异性抗体。若两种不同的抗原分子具有一种或数种相同的抗原表位，则二者均能与对方抗血清中的相应抗体结合，即发生交叉反应。交叉反应可影响血清学诊断的准确性，采用单克隆抗体进行检测是克服交叉反应的有效方法之一。

（二）抗原抗体反应的可逆性

抗原与相应抗体除空间构型具有互补性外，两者主要是通过分子表面的氢键、疏水键、静电和范德华力非共价结合。非共价结合的抗原抗体复合物不稳定，降低溶液 pH 或提高溶液离子强度可使抗原抗体复合物解离，即抗原抗体反应具有可逆性。解离后的抗原和抗体仍能保持原有理化特性和生物学活性。据此，可通过亲和层析法纯化抗原或抗体。

（三）抗原抗体反应的比例性

抗原与相应抗体结合后能否出现肉眼可见的反应取决于二者的浓度和比例。在一定浓度范围内，二者比例合适，即抗原略多于抗体时，可出现肉眼可见的反应物（即由网格状抗原抗体复合物形成的沉淀物或凝集物）；若比例不合适，即抗原或抗体过剩时，可形成小分子抗原抗体复合物（图15－2）。此种小分子复合物多呈游离状态，不能为肉眼所见。据此在实验过程中，应注意调整反应体系中抗原与抗体的比例，以避免出现假阴性结果。

（四）抗原抗体反应的阶段性

抗原抗体反应可分为两个阶段：第一个阶段是抗原抗体特异性结合阶段，其特点是反应快，可在数秒钟至几分钟内完成，一般不能为肉眼所见；第二阶段为反应可见阶段，根据参加反应的抗原物理性状的不同，可出现凝集、沉淀和细胞溶解等现象。反应可见阶段所需时间较长，从数分钟、数小时到数日不等，且受电解质、温度和酸碱度等因素影响。

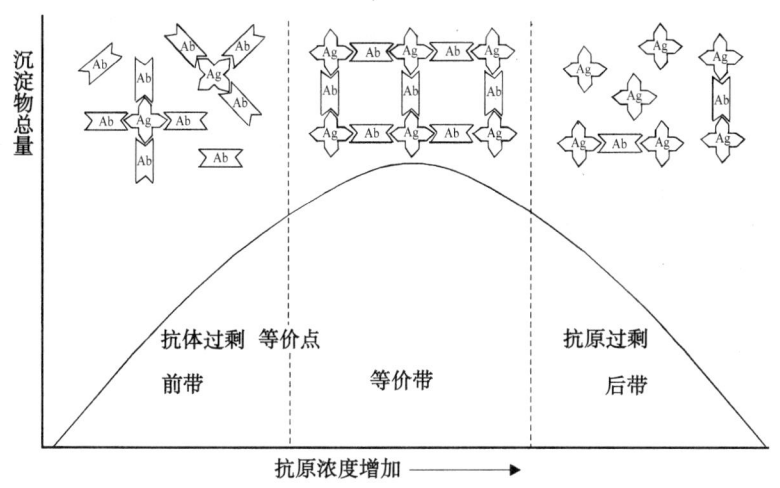

图 15-2 沉淀素定量反应曲线

二、抗原抗体反应的影响因素

（一）反应物自身因素

1. 抗原　抗原的理化性状、抗原决定簇的数目和种类均可影响抗原抗体反应结果。如颗粒性抗原与相应抗体结合后可出现凝集，而可溶性抗原与相应抗体结合后则出现沉淀，单价抗原与相应抗体结合则不出现可见反应。红细胞的 Rh 抗原与相应抗体结合后不出现直接凝集等。

2. 抗体　①不同动物来源的抗体，其反应性不同：如家兔及大多数动物的免疫血清等价带较宽，马等大动物和人的免疫血清等价带较窄，家禽免疫血清不能结合哺乳动物的补体，单克隆抗体不适用于凝集反应和沉淀反应。②抗体的亲和力与特异性：免疫动物3周后获得的抗体，其特异性较好，亲和力也较高。③浓度：合适的浓度才出现明显的可见反应。因此试验前应预先滴定抗体找出合适的反应浓度。

（二）环境条件（反应条件）因素

1. 电解质　抗原和抗体具有胶体性质，在中性或弱碱性条件下有较高的亲水性。当抗原与抗体结合后，其亲水性减弱；在电解质作用下，抗原抗体复合物失去较多负电荷，从而使之彼此连接出现肉眼可见的凝集或沉淀现象。实验中常用 0.85% 的 NaCl 溶液作为稀释液，以提供适当浓度的电解质。

2. 温度　提高温度可增加抗原与抗体分子的碰撞机会，加速抗原抗体复合物的形成。但温度过高（50℃以上）可使抗原或抗体变性失活，影响实验结果。通常抗原抗体反应的最适温度是 37℃。

3. 酸碱度　抗原抗体反应的最适 pH 值在 6～8 之间，pH 过高或过低，即过碱或过酸，均可影响抗原或抗体的理化性状。例如，当反应液中的 pH 值接近抗原的等电点时，可因抗原自沉而出现非特异性酸凝集。该种凝集现象不是颗粒性抗原与相应抗体特异性结合的结果，严重影响试验的可靠性。

三、抗原抗体体外检测常用的方法

（一）凝集反应

在一定条件下，细菌、细胞等颗粒性抗原与相应抗体结合后，形成肉眼可见凝集团块的现象，称为凝集反应（agglutination）。

1. **直接凝集反应** 是颗粒性抗原直接与相应的抗体结合所出现的凝集。包括玻片凝集和试管凝集两种检测方法。

（1）玻片法：为定性实验，常用已知抗体检测未知抗原。本法简捷快速，主要用于细菌和人类 ABO 血型的鉴定。其方法是将含有已知抗体的诊断血清和待检菌液或红细胞悬液各加一滴在玻片上混合，数分钟后，细菌或红细胞凝集成簇者为阳性反应。

（2）试管法：为半定量试验，常用已知抗原检测未知抗体的相对含量。临床诊断伤寒或副伤寒所用的肥达反应和诊断布氏菌病所用的瑞特实验以及诊断斑疹伤寒的外斐反应等均为试管凝集试验。其方法是将待检血清在试管内用生理盐水倍比稀释，然后于各管中加入等量已知菌液，37℃条件下放置一定时间后观察凝集程度，以判断血清中抗体的效价。通常以出现明显凝集现象（＋＋）的血清最高稀释倍数为该血清的抗体效价，也称抗体滴度。

2. **间接凝集反应** 是将可溶性抗原或抗体吸附在一种与免疫无关的载体颗粒表面成为致敏颗粒，在一定条件下与相应抗体或抗原作用后出现颗粒物凝集的现象（图 15－3，15－4）。常用的载体颗粒有人 O 型红细胞、聚苯乙烯乳胶颗粒等，相应的凝集现象分别称为间接血球凝集和间接乳胶凝集。间接凝集反应具有灵敏、快速、简便等特点，已广泛应用，如将链球菌溶血毒素 O 吸附在乳胶颗粒上，可检测受试者血清中的抗链"O"抗体；将人 IgG 吸附在乳胶颗粒上，可检测患者血清中的类风湿因子；将抗 HCG 抗体吸附在胶体金颗粒上，可用于妊娠的快速诊断。

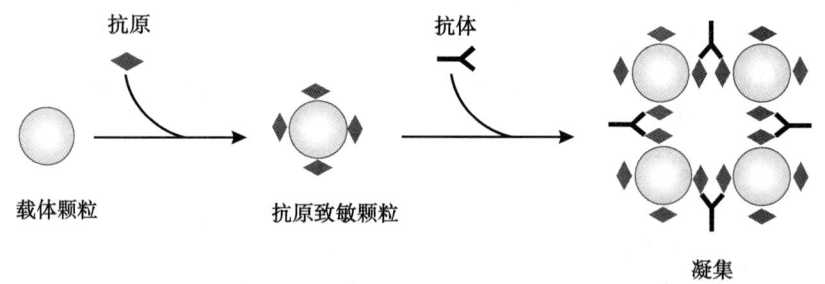

图 15－3 间接凝集反应原理示意图

此外，Coombs 试验（检测单价抗体的抗人球蛋白试验）也是间接凝集反应。

（1）直接 Coombs 试验：可检测结合在 Rh^+ 红细胞表面的单价抗体（即 IgG 类抗 Rh 抗体）。将抗人球蛋白的抗体（即抗 IgGFc 段的具有双价抗体活性的抗体）直接加入受试者离心洗涤后的红细胞悬液中，若红细胞表面结合有 Rh 抗体，便可出现红细胞凝集的现象。此种结果表明，新生儿患有 Rh 溶血症。

（2）间接 Coombs 试验：可检测 Rh^- 经产妇（婴儿 Rh^+）血清中游离的单价抗体（抗 Rh 抗体）。取受试者血清与 Rh^+ 红细胞作用，离心洗涤后于红细胞中加入抗人球蛋白抗体，若受试者血清中含 Rh 单价抗体，红细胞便可发生凝集。间接 Coombs 阳性者近期不宜再次妊娠。

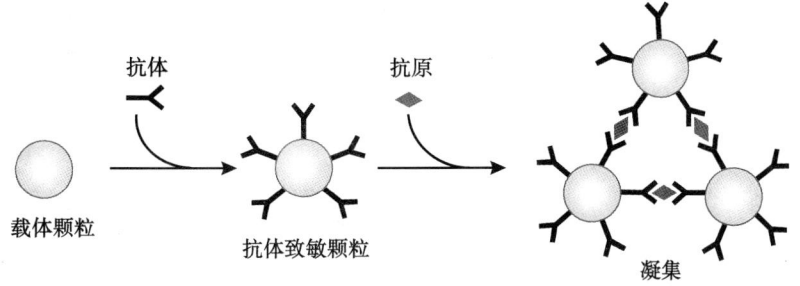

图15-4 反向间接凝集反应原理示意图

3. 间接凝集抑制试验 将待测可溶性抗原与相应抗体先行混合作用一定时间后,再加入相应抗原致敏的颗粒悬液;若待测抗原与抗体结合,则反应液中游离抗体不复存在,加入相应致敏颗粒就不再出现凝集现象,称为间接凝集抑制(图15-5)。如临床常用的妊娠诊断试验,其试剂包括诊断抗原即人绒毛膜促性腺激素(HCG)致敏的乳胶颗粒和诊断血清即抗HCG的抗体,取待检尿液和诊断血清各一滴,在玻片上混匀,然后再加一滴HCG致敏的乳胶颗粒,混匀并缓慢摇动数分钟后观察结果。若不出现凝集,表明待检尿中存在HCG,为妊娠诊断试验阳性;若出现凝集,则表明待检尿中无HCG,为妊娠诊断试验阴性。

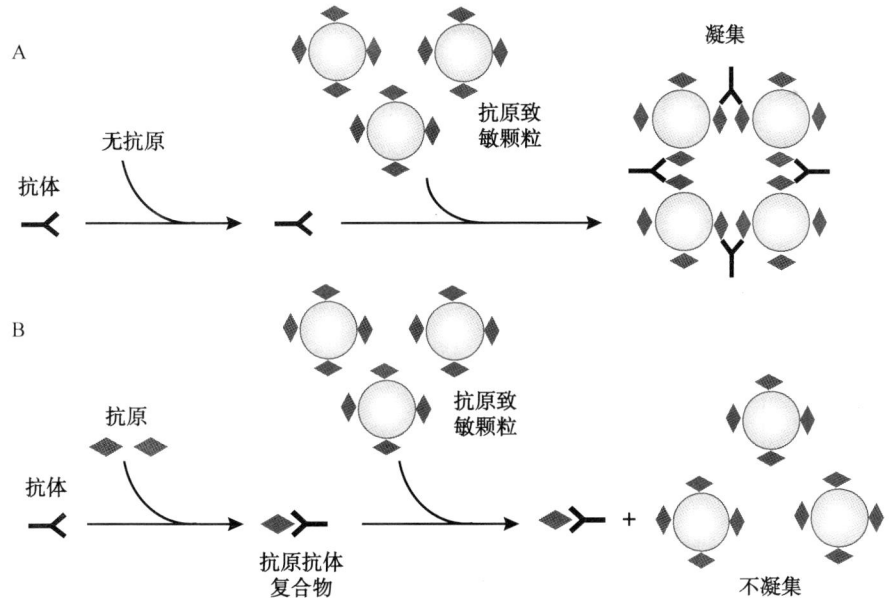

图15-5 间接凝集抑制试验原理示意图

4. 协同凝集 是以葡萄球菌作为IgG类抗体的载体进行的凝集反应。IgG的Fc段可与葡萄球菌蛋白A(SPA)结合,而可变区与抗原表位结合的能力不受影响。当结合在葡萄球菌表面SPA上的IgG与相应抗原结合时,可使葡萄球菌发生凝集(图15-6)。

(二)沉淀反应

在一定条件下,血清蛋白、细菌滤液及组织浸出液等可溶性抗原与相应抗体结合后,形成肉眼可见的沉淀物或仪器可检出的沉淀现象,称为沉淀反应(precipitation)。沉淀反应可

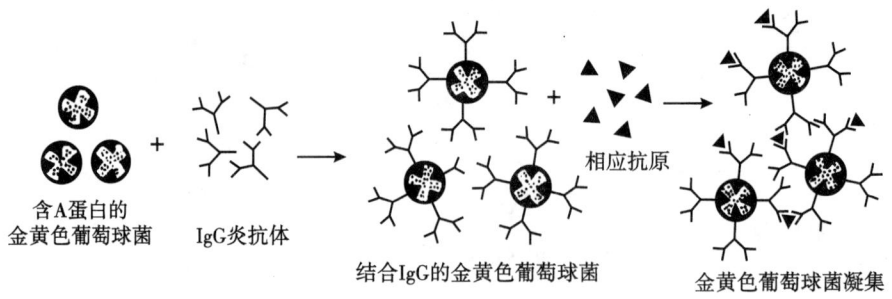

图 15－6　协同凝集试验示意图

在液体中进行，也可在半固体琼脂凝胶中进行。在液体中进行的环状和絮状沉淀反应，因其操作复杂、敏感性差已被免疫比浊法所取代。在半固体琼脂凝胶中进行的沉淀反应，是使可溶性抗原和抗体在凝胶中扩散，在比例合适处相遇形成肉眼可见的白色沉淀现象，故称为琼脂扩散（agar diffusion）或免疫扩散（immunodiffusion）。根据试验时是抗原与抗体二者，还是其中一者发生扩散而分为单扩散与双免疫扩散。将琼脂扩散与电泳技术结合，又衍生出了对流电泳、火箭电泳和免疫电泳等多种检测方法。

1. 单免疫扩散（single immunodiffusion）　是一种定量试验，敏感性较高，可用来测定血清中 IgG、IgM、IgA 和补体如 C3 等含量。将一定量已知抗体与融化琼脂混匀制成凝胶板，在适当位置打孔后，加入被测抗原置湿盒中，使抗原向四周扩散与琼脂中的相应抗体相遇，可在比例适宜处形成以孔为中心的白色沉淀环（图 15－7）。沉淀环直径与抗原含量成正比，所以先用已知不同浓度的标准抗原通过扩散绘制标准曲线，便可根据被测样品沉淀环直径的大小，从标准曲线中获知样品中抗原的含量。此试验方法简单、经济，结果易于观察和保存，但需 1~2 天才能出结果。

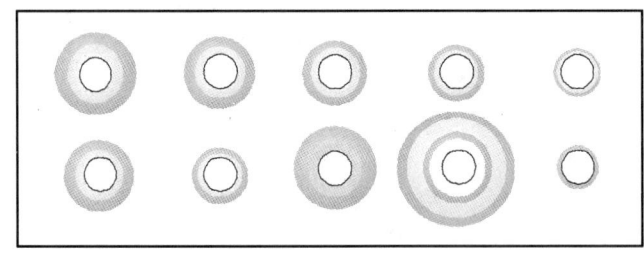

图 15－7　单琼脂扩散试验示意图

上排为 5 个不同浓度的参考品；下排为患者血清，下排右 2 为异常病理血清

2. 双免疫扩散（double immunodiffusion）　先制备琼脂板按规定打孔，将抗原和抗体分别加于不同的小孔内，置湿盒中，使二者相互扩散，若二者相对应则在比例合适处形成白色沉淀线。若反应材料中有两种以上抗原抗体系统，则在小孔间出现两条以上的沉淀线。其沉淀线的位置、形状、相互关系等与抗原抗体的浓度、分子量大小及两孔内抗原抗体系统的关系等密切相关（图 15－8，15－9）。本试验为定性试验，常用于检测抗原或抗体的浓度、组成和两种抗原的相关性；所需时间较长，灵敏度较低。

3. 对流免疫电泳（counter immunoelectrophoresis，CIE）　又称免疫电渗电泳。是一种将双免疫扩散和电泳技术结合在一起的检测方法。试验在装有 pH 8.6 缓冲液的电泳槽中进行。试验时将抗原加到阴极孔内、抗体加到阳极孔内，通电后琼脂板孔内的抗原和抗体在电场和电渗作用影响下相对而行，在二者相遇最适比例处可形成白色沉淀线。本法操作简便，敏感性高，所需时间短（约1h），可用来检测血清中的HBsAg和甲胎蛋白（AFP）等可溶性抗原。

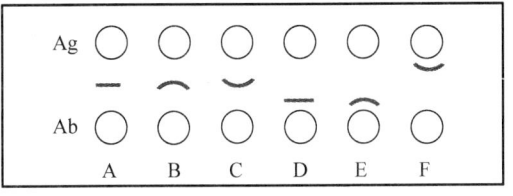

图15-8 沉淀线形状、位置与抗原抗体扩散率及浓度的关系

A：Ag、Ab浓度及扩散率近似；B：Ag、Ab浓度近似，扩散率Ag>Ab；C：Ag、Ab浓度近似，扩散率Ag<Ab；D：浓度Ag>Ab，扩散率近似；E：浓度Ag>Ab，扩散率Ag>Ab；F：浓度Ag<Ab，扩散率Ag<Ab

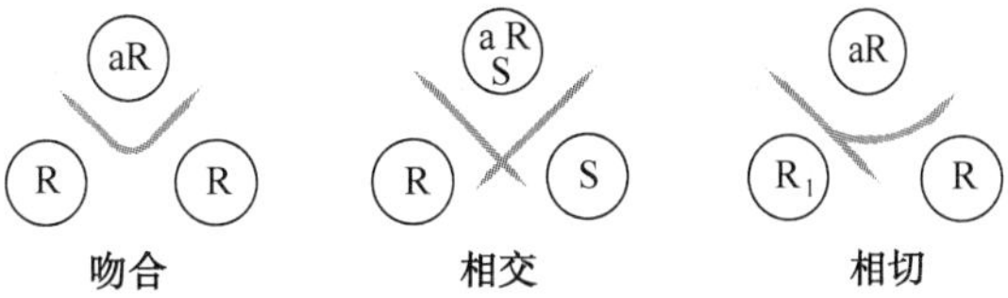

图15-9 双向免疫扩散试验所显示不同形态的沉淀线

三角形上孔为抗体，下孔为抗原

其原理是抗原和抗体在电泳时受两种作用力的影响，一种是使抗原和抗体由阴极向阳极移动的电场力，另一种是使抗原和抗体由阳极向阴极移动的电渗力。通常抗原等电点偏低（pH 4~5），在碱性缓冲液（pH 8.6）中所带负电荷较多，受电场力较大；而其相对分子质量较小，所受电渗力较小，合力结果是电场力大于电渗力。因此，通电后抗原由阴极向阳极移动。抗体为球蛋白，等电点偏高（pH 6~7），所带负电荷较少，受电场力影响较小；而其相对分子质量较大，所受电渗力较大，合力结果是电渗力大于电场力。因此，通电后抗体由阳极向阴极移动。两者相对而行，缩短了反应时间，提高了试验的敏感性。

4. 火箭电泳（rocket electrophoresis） 又称电泳免疫扩散。是将单免疫扩散与电泳技术结合在一起的定量检测方法。将一定量已知抗体与融化琼脂混匀制成凝胶板，然后在凝胶板一侧打一排孔，加入被测抗原和所需的标准对照抗原。在装有pH 8.6缓冲液的电泳槽中电泳时，将内含抗原的小孔侧置于阴极端。通电后抗原向阳极泳动，与琼脂凝胶中的抗体相遇，在最适比例处可形成锥形沉淀峰，其形状似火箭故称火箭电泳。鉴于沉淀峰的面积和高低与抗原浓度成正比，所以先用不同浓度的标准抗原制成标准曲线，即可根据样品沉淀峰的面积和高度查出被测样品中的抗原含量。本试验敏感性与单免疫扩散相当，但所需时间短，故可用来快速测定标本中可溶性抗原的含量（图15-10）。

5. 免疫电泳（immunoelectrophoresis） 将琼脂平板电泳与双免疫扩散相结合的一种检测方法。先将待检标本放置在琼脂板孔内进行电泳，使标本中迁移率不同的各种成分彼此分开，然后在琼脂板上沿电泳方向挖一与其平行的抗体槽，加入相应抗血清进行双免疫扩散。彼此分开位于不同区域的抗原与相应抗体相遇，可形成肉眼可见的沉淀弧（图15-11）。根据沉淀弧的数量、位置、形状，并通过与已知标准抗原相比较，可对样品中所含成分及其性质作出判断。本试验样品用量小、特异性高、分辨力强，主要用于血清蛋白及抗体成分的分析研究，亦可用于抗原或抗体提取物的纯化鉴定。

6. 免疫比浊（immuno nephelometry） 可溶性抗原与抗体在液相中特异性结合，可形成一定大小的抗原抗体复合物，使反应液出现一定的浊度。在一定量抗体中分别加入相应

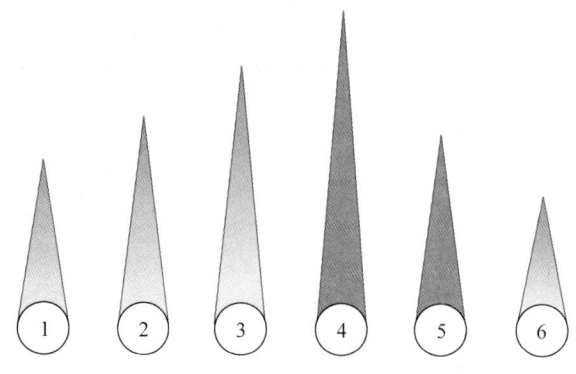

图15－10　火箭电泳结果示意图
注：1~4为递增量标准品，5~6为待测标本

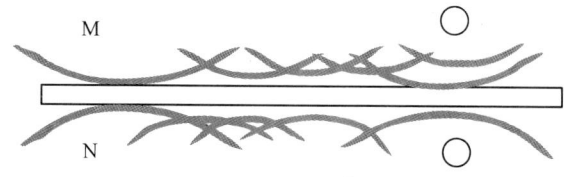

图15－11　免疫电泳沉淀线示意图
注：槽中加抗正常人血清抗体
M：IgG骨髓瘤患者血清免疫电泳图
N：正常人血清电泳图

递增量的可溶性抗原，二者结合可形成数量不等的免疫复合物而使反应体系呈现不同的浊度，用浊度仪测定各反应体系的浊度，绘制出标准曲线；便可根据检测的浊度，从标准曲线中获知样品中抗原的含量。本法快速、简便，不仅取代了传统环状和絮状沉淀反应，还可替代单免疫扩散测定Ig等可溶性抗原的含量。免疫比浊法近年发展迅速，已建立数种不同类型的测定方法，如透射比浊法、散射比浊法、免疫乳胶比浊法和速率抑制免疫比浊法等。

（三）免疫标记反应

又称免疫标记技术（immunolabelling techniques），是将抗原抗体反应与标记技术结合在一起，用以测定抗原或抗体的一种试验方法。为提高抗原和抗体检测的灵敏性，可用易显示的物质标记已知的抗原或抗体，通过检测标记物，间接测定待检抗体或抗原。常用的标记物有酶、荧光素、放射性同位素、生物素－亲和素、胶体金及铁蛋白等，标记后的标记物质与抗体或抗原仍保留原有的特性和免疫学活性。

免疫标记技术极大地提高了抗原抗体反应的灵敏度，不但能对抗原或抗体进行定性和精确定量测定，而且借助光镜或电镜技术，能够观察抗原、抗体或抗原抗体复合物在组织细胞内的分布和定位。

1. 荧光免疫技术（fluorescent immune technique）　是用荧光素标记特异性抗体（简称荧光抗体）或抗原作为标准试剂，用于相应抗原或抗体的分析鉴定和定量测定。荧光免疫技术包括荧光抗体染色技术和荧光免疫测定。前者是用荧光抗体对细胞、组织切片或其他标本中的抗原进行鉴定和定位检测，可用荧光显微镜直接观察（荧光免疫显微技术）或用流式细胞仪进行自动分析检测（流式荧光免疫技术）；后者是应用荧光标记的抗体或抗原测定体液标本中相应抗原或抗体的荧光免疫测定。常用的荧光素有异硫氰酸荧光素（fluorescein isothiocyanate，FITC）和藻红蛋白（phycoerythrin，PE），在荧光显微镜（激发光作用）下，前者（FITC）散发黄绿色荧光，后者（PE）散发红色荧光。若荧光抗体与标本中相应抗原结合，在荧光显微镜下就能观察到黄绿色或红色荧光，借此可对标本中抗原进行鉴定或定位。本节仅介绍荧光免疫显微技术（又称荧光免疫组化技术）。

（1）直接法：用荧光素标记特异性抗体，将特异性荧光抗体直接滴加于待测标本上，直接与相应抗原反应（图15－12）。优点是特异性高，缺点是每检测一种抗原必须制备相应的荧光抗体。

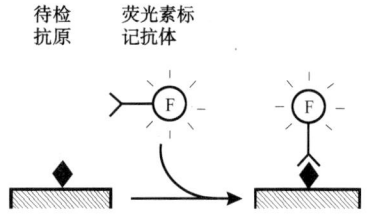

图15－12 直接荧光免疫法示意图

（2）间接法：用荧光素标记抗球蛋白抗体（抗抗体），待基质标本中的抗原与相应抗体（第一抗体或待测抗体）结合后，再用荧光素标记的抗抗体（第二抗体）结合第一抗体，通过荧光现象检测抗原或抗体（图15－13）。

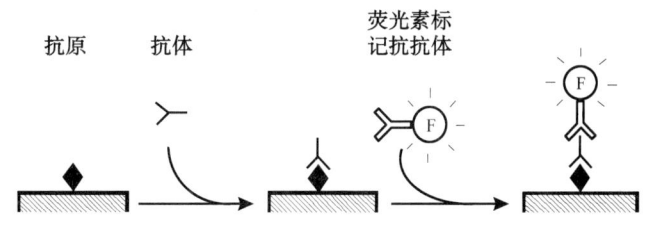

图15－13 间接荧光免疫法示意图

（3）补体法：用荧光素标记抗补体抗体，待基质标本中的抗原与相应抗体结合后，加入补体，补体与抗原抗体复合物结合，再加入荧光素标记的抗补体抗体，通过荧光现象检测抗原或抗体（图15－14）。

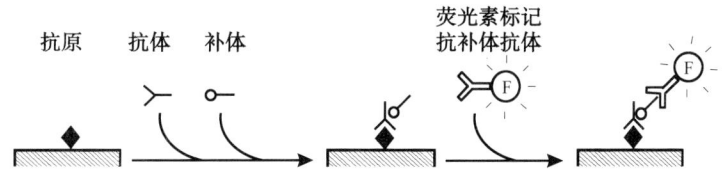

图15－14 补体结合荧光免疫法示意图

2. 放射免疫技术　是用放射性核素标记抗原或抗体进行免疫学检测的技术，兼备放射性核素的高灵敏性和抗原抗体反应的高度特异性，同时具有重复性好、准确性高等优点。但放射性核素对人有一定的危害性，且易污染环境，因此本法应用受到一定限制。标记所用的放射性核素主要包括：^{125}I、^{131}I、^{3}H、^{14}C、^{32}P 等。本法主要用于微量物质如胰岛素、生长激素、甲状腺素、孕酮等激素及吗啡、地高辛等药物和IgE的测定。方法有两种：

（1）放射免疫测定（radioimmunoassay，RIA）：以同位素标记的抗原（Ag*）、标本中待测的抗原（Ag）与固定量的特异性抗体竞争结合。当Ag*与Ab的量固定时，形成的Ag*-Ab复合物将随待测标本中抗原（Ag）的增加而减少，游离的Ag*增加；这是由于Ag-Ab复合物的生成量增加所致。因此，Ag*-Ab复合物的形成量与待测Ag含量成反比。

（2）免疫放射测定或免疫放射量度分析（immunoradiometric assay，IRMA）：是将过量的同位素标记抗体与待测抗原直接反应，尔后加入固相抗原（免疫吸附剂）与游离的同位素标记抗体结合。经离心去除沉淀物，其上清液的放射性强度，与待测抗原的含量成正比。

3. **酶免疫技术**（enzyme immune techniques） 是以酶标记的抗体或抗原作为主要试剂，将酶对底物的高效专一催化作用与抗原抗体反应的高度特异性相结合的一种测定技术，根据酶作用于底物后的显色反应，对抗原或抗体进行定位、定性或定量的测定分析。常用的酶有辣根过氧化物酶（horseradish peroxidase，HRP）和碱性磷酸酶（alkaline phosphatase，AP）。

酶免疫技术可分为酶免疫组化技术和酶免疫测定（enzyme immunoassay，EIA）两大类。前者主要用于细胞、组织切片或其他标本中抗原（抗体）的定位和定性检测；后者主要用于体液标本中抗原或抗体的定性和定量分析。EIA 又可根据抗原抗体反应后，是否需要分离结合的与游离的酶标记物，而分为均相酶免疫测定和非均相酶免疫测定两种类型。非均相酶免疫测定根据是否使用固相支持物作为抗体（抗原）的载体，又可分为液相和固相酶免疫测定两种类型。固相酶免疫测定是将抗原（抗体）吸附在固相支持物（称为载体）上，使免疫反应在固相载体上进行，然后借助与固相抗原抗体复合物或固相抗体（抗原）特异结合的酶标记物催化底物的显色反应，测定标本中抗原（抗体）的含量；其特点是只需经过固相的洗涤，就可达到抗原抗体复合物与其他物质的分离，大大简化了操作步骤。固相酶免疫测定中最常用的是酶联免疫吸附试验（enzyme linked immunosorbent assay，ELISA）。

(1) ELISA：是利用抗原或抗体蛋白能非特异性的吸附于聚苯乙烯等固相载体表面的特性，使抗原抗体反应在固相载体表面进行的一种酶免疫技术，可用于多种可溶性抗原与抗体的检测。常用的方法有：

1）双抗体夹心法：首先将已知抗体吸附（包被）在固相载体表面，洗涤去除未吸附的抗体后加入待检标本；若标本中含有相应抗原，即与包被在固相表面的抗体结合；洗涤去除未结合的成分后，加入抗原特异性的酶标抗体；洗涤去除未结合的酶标抗体后加底物显色（图15-15）。其步骤可简化为：固相抗体＋待测抗原＋酶标抗体＋底物显色。

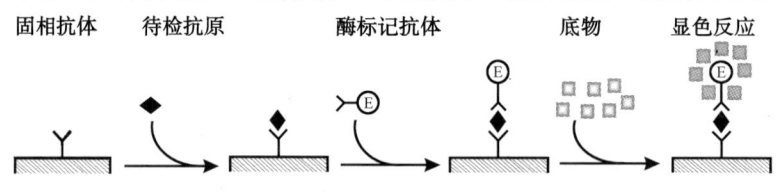

图 15-15 双抗体夹心法测抗原示意图

2）双位点一步法：在双抗体夹心法的基础上，将待检抗原标本与酶标抗体同时加入进行结合反应。其步骤可简化为：固相抗体＋待测抗原－酶标抗体＋底物显色。包被所用的抗体和酶标抗体通常是针对同一抗原分子中不同抗原表位的单克隆抗体。

3）竞争法：将已知抗体包被在固相载体表面，洗涤去除未吸附的抗体后，将待检抗原标本适当稀释与酶标抗原同时加入并温育，使二者与固相抗体竞争结合。洗涤去除游离的酶标抗原及其他未结合物后加底物显色（图15-16）。其步骤可简化为：固相抗体＋待测抗原－酶标抗原＋底物显色。

4）间接法：将已知可溶性抗原包被在固相载体表面，洗涤后加入待检标本，若标本中含有相应的特异性抗体，即与包被在固相表面的抗原结合；洗涤后加酶标记抗 Ig 抗体（二抗）使之与待检抗体 Fc 段结合；洗涤后加底物显色（图15-17）。其步骤可简化为：固相

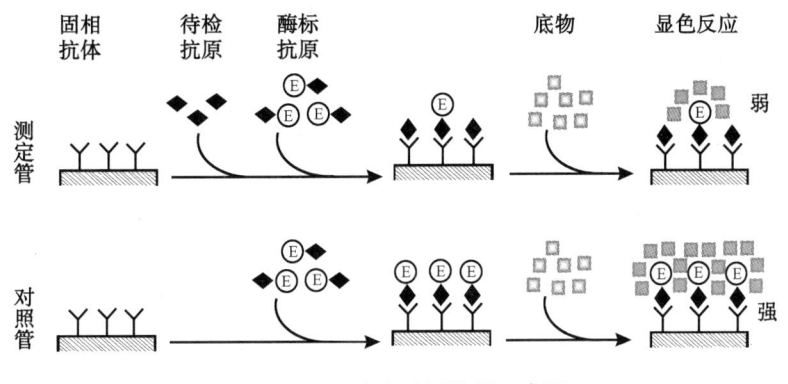

图 15－16 竞争法测抗原示意图

抗原＋待测抗体＋酶标抗抗体＋底物显色。

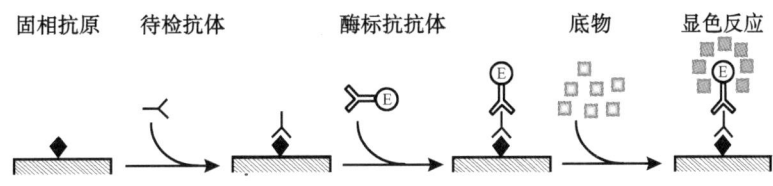

图 15－17 间接法测抗体示意图

5）捕获法：有称 IgM 抗体捕捉 ELISA（MAC-ELISA）。将抗人 IgM 抗体包被在固相载体表面，洗涤去除未吸附的抗人 IgM 抗体及其他杂质；加入待测稀释血清，使血清中 IgM 与固相抗人 IgM 结合形成免疫复合物，洗涤后加入特异性抗原，使之与固相上相应的特异性 IgM 结合，洗涤去除未结合物；加入酶标抗体（抗特异性抗原的抗体），与结合于固相 IgM 上的特异性抗原结合，洗涤后加底物显色（图 15－18）。其步骤可简化为：固相抗人 IgM＋待测人 IgM＋特异性抗原＋酶标抗体＋底物显色。

（2）均相酶免疫测定：最常用的是酶扩大免疫测定技术（enzyme multiplied immunoassay technique，EMIT）。EMIT 是将半抗原或小分子抗原如药物、激素、毒品、兴奋剂等与酶

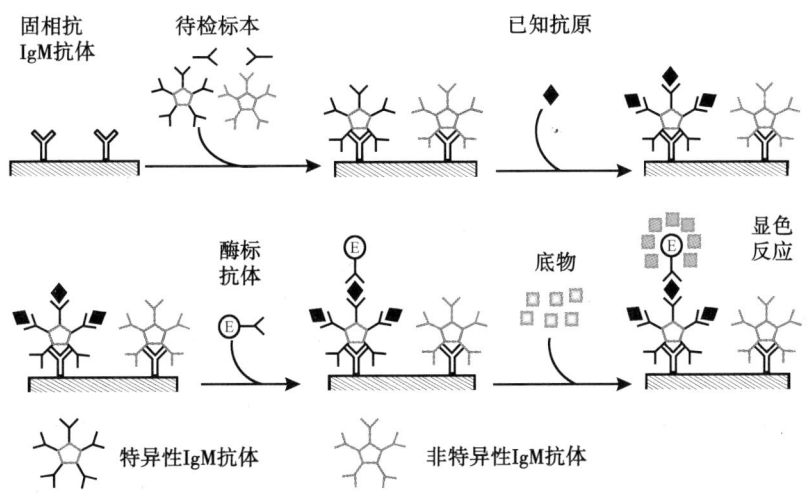

图 15－18 MAC-ELISA 示意图

结合制成酶标记物，测定时将待测样品、酶标记物与抗体一起混合，让前二者与其相应抗体竞争结合后，加酶底物，测定反应体系酶的活性（图15-19）；若酶标抗原与抗体结合后，抗体与标记的酶紧密接触，使酶的活性中心受到影响，而其酶活性受抑制（图15-19A）；若待测样品中抗原与抗体结合，酶的活性得以发挥（图15-19B）；酶的活性与待测样品中抗原的量成正比。另一类是抗体能增强酶的活性，将小分子抗原与酶共价结合成酶标记物后，酶活性被抑制；当标记抗原与特异性抗体结合时，被抑制的酶活性恢复；如样品中抗原含量增多，竞争结合抗体，酶活性仍被抑制；酶的活性与待测样品中抗原的量成反比。

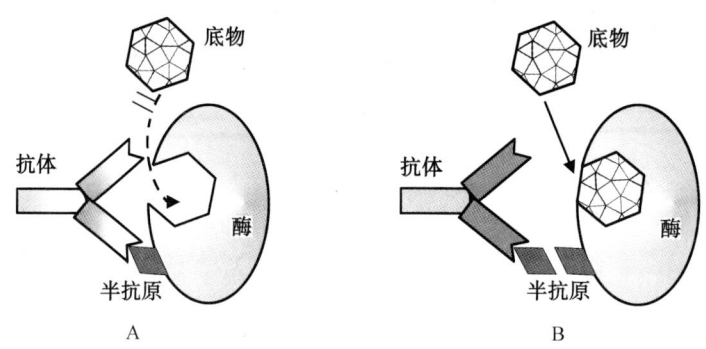

图15-19　EMIT原理示意图

（3）斑点-ELISA（dot-ELISA）：用吸附蛋白质能力很强的硝酸纤维素膜（NC膜）为固相载体，将少量抗原（1～2µl）点加于NC膜的小格中央，干燥后经封闭液处理，滴加待测血清和酶标抗抗体（间接法测抗体）；或将少量待测血清（2～5µl）点加于小格中央，干燥后经封闭液处理，滴加特异性抗原和酶标抗抗体（夹心法测抗体）；或将特异性抗体（1～2µl）包被NC膜上，滴加待测血清和酶标抗体（双抗体夹心法测抗原）；或直接用待检血清包被NC膜，滴加酶标抗体（直接法测抗原）进行反应。洗涤后滴加能形成不溶性有色沉淀物的底物（HRP常用DAB）。如在NC膜上出现肉眼可见的染色斑点，即为阳性反应。

该法①特异性强，假阳性少；②敏感性高，比ELISA约高6～8倍；③NC膜对蛋白质的吸附性能比聚苯乙烯强；④试剂用量少；⑤操作简便快速，不需特殊设备；⑥抗原膜保存期长，-20℃可保存半年，其活性不受影响；⑦检测结果可长期保存，便于复查。因此很适合基层单位使用。但不能做定量测定。

（4）斑点酶免疫渗滤试验（dot immunoenzyme filtration assay，DIEFA）：是将NC膜封于塑料小盒中，NC膜为一种微孔滤膜，在膜下垫吸水纸，使反应和洗涤均通过渗滤完成。其操作基本同ELISA，如早早孕诊断，预先把抗HCG的McAb滴加于上述渗滤装置的NC膜中央，室温干燥（可长期保存），测定时先滴加缓冲液2滴湿润薄膜，加待测尿液数滴待渗入，洗涤，滴加酶标抗体（HRP-抗HCG）2滴洗涤，最后滴加底物（DAB）液2滴，在膜上出现着色斑点为阳性反应。此法可在妇女受孕后10天，即预期月经前2～4天测到尿中HCG。在此基础上又建立了以胶体金代替酶作为标记物的斑点金免疫渗滤试验，如快速检测抗HIV抗体的试剂盒已商品化。

（5）BAS-ELISA：是生物素-亲和素系统（BAS）与ELISA的组合应用技术。比普通ELISA敏感4～16倍。生物素（biotin）是广泛分布于动、植物体内的一种生长因子，以辅酶形式参与各种羧化酶反应，又称辅酶R或维生素H。亲和素（avidin）是卵白和某些微生物中的一种蛋白质，由四个亚基组成，对生物素有高度亲和力。在一定条件下，生物素和亲和素均能与抗体、抗原或辣根过氧化物酶偶联，而不影响其生物学活性。在生物素-亲和素系统（biotin avidin system，BAS）中，利用亲和素-生物素-酶三分子复合物追踪生物素标记的抗原或抗体，通过酶催化底物显色，可检出相应的抗体或抗原。鉴于抗原或抗体可偶联多个生物素，且一个亲和素可结合4个生物素分子，因此本试验具有放大效应，可进一步提高检测的灵敏度。例如用此法检测抗原时，可先用已知特异性抗体包被固相，依次加入待检样品、生物素标记的特异性抗体、酶标记的亲和素、最后加底物显色。生物素也能结合核苷酸，因此BAS除用于抗原、抗体检测外，还可用于DNA和RNA的测定。

（6）免疫印迹法（immunoblot）：又称Western印迹法（Western blotting）或酶联免疫电转移印迹法。将不同分子量的抗原经SDS-聚丙烯酰胺凝胶电泳，分离到不同的区带，再经低电压（100V），大电流（1~2A）通电45min使各抗原区带转移到NC膜上，将此NC膜（相当于包被抗原的固相载体）依次与特异性抗体和酶标抗抗体作用后，加入产生不溶性有色沉淀物的酶底物，使区带染色。阳性反应的条带清晰可辨，并可根据电泳时加入的分子量标准，确定各区带抗原的分子量。该法综合了SDS-聚丙烯酰胺凝胶电泳的高分辨力和ELISA的高特异性与高敏感性，是一个有效的分析手段，常用于病毒抗体或抗原组分的检测与分析，以及目的基因表达产物的鉴定等。

（陈育民）

第二篇

医学微生物学

第十六章　医学微生物学概述

第一节　医学微生物学的基本概念

一、微生物的概念

微生物（microorganism）是一大类肉眼不能直接观察到，必须借助显微镜放大几百倍乃至几万倍后方能看到的微小生物的总称。微生物具有形体微小、结构简单、种类繁多、分布广泛、繁殖迅速、容易培养、便于保存、适应性强、容易变异、吸收量大与转化快等特点。存在于自然界的微生物可达十万种以上，在地球的每一个角落（土壤、水域、空气、动植物体内外等）都有微生物的存在。人的肠腔就是微生物的"繁华世界"，约有100种以上的微生物，其总数可达100万亿。

二、微生物的分类

（一）根据其结构与化学组成分类

1. 非细胞型微生物　该类微生物无细胞结构，缺乏产生能量的酶系统，能通过滤菌器，由单一类型的核酸（RNA/DNA）和蛋白质外壳组成，必须在活细胞内才能增殖。病毒、亚病毒为此类微生物。

2. 原核细胞型微生物　该类微生物具备细胞结构，但细胞核分化程度低，仅有核质即DNA盘绕而成的拟核，无核膜和核仁，不具备核的形态，除核糖体外无其他细胞器。该类微生物包括细菌、衣原体、立克次体、支原体、螺旋体和放线菌。

3. 真核细胞型微生物　该类微生物的细胞核分化程度较高，具有核膜和核仁，具备典型的细胞核形态，胞浆内具有多种完整的细胞器如内质网、高尔基体、线粒体等，行有丝分裂。真菌与藻类等属于此类微生物。

（二）根据生物种的特征分类

1. 病毒（virus）　是一类外围有蛋白质衣壳或有更复杂的包膜包裹，中间仅有一种类型核酸，必须进入易感宿主的活细胞内才能增殖的感染因子。是一类最微小、结构最简单的微生物，可以把病毒看作是"一包基因"。它是1892年由俄国学者伊凡诺夫斯基在研究烟草花叶病的病原时发现的一类能通过滤菌器的滤过性导致疾病的毒害因子，故称之为病毒。

2. 细菌（bacterium）　是一类具有细胞壁、以二分裂增殖的单细胞原核细胞型微生物。细菌的种类多，数量大。广义的细菌泛指原核细胞型微生物。各类原核生物在细菌学分类中属真细菌。

3. 支原体（*Mycoplasma*）　是一类缺乏细胞壁，呈多形态性，可通过滤菌器，能在无生命培养基中生长繁殖的最小的原核细胞型微生物。因其能形成有分枝的长丝，故称之为支原体。

4. 衣原体（*Chlamydia*）　是一类具有细胞壁，能通过滤菌器，以二分裂法增殖有独特发育周期，专性活细胞内寄生的原核细胞型微生物。

5. 立克次体（Rickettsia） 是一类介于细菌与病毒之间，具有细胞壁，革兰阴性，以二分裂法增殖，专性活细胞内寄生的原核细胞型微生物。它是为纪念首先发现（1909）并在研究斑点热时不幸感染而牺牲的美国青年医生 Howard Taylor Ricketts 而命名。

6. 螺旋体（*Spirochete*） 是一类介于细菌和原虫之间，具有细胞壁、内鞭毛（使菌体呈屈曲与收缩运动）和外膜，运动活泼，以二分裂法增殖的原核细胞型微生物。因菌体为细长、柔软、呈螺旋状弯曲而得名。

7. 放线菌（actinomyces） 是一类具有细胞壁（内含胞壁酸与二氨基庚二酸），以无性孢子方式繁殖的丝状、呈分枝生长的单细胞原核细胞型微生物。其菌丝细长无隔，有分枝，因菌丝呈放射状或放线状生长而得名。

8. 真菌（fungus） 是一类具有细胞壁（内含几丁质），无叶绿素，以寄生或腐生方式生存，少数为单细胞，多数为多细胞，大小差别很大，既能进行无性繁殖，也能进行有性繁殖的真核细胞型微生物。

三、微生物与人类的关系

自然界存在的绝大多数微生物对人类和动植物的生存是有益无害的，有些甚至是必需的。自然界的物质循环依靠微生物的代谢活动而进行，如固氮菌可将空气中的氮气固定后，才能被植物吸收和利用；土壤中的微生物能将动植物有机蛋白质转化为无机含氮化合物，供植物生长需要；而植物又是人类和动物的营养来源。因此如果没有微生物的存在，自然界的物质循环就不能进行，人类和动植物也将无法生存，地球上的生命就会终止。人类已在食品、发酵、农业、化工、石油、医药工业等许多方面充分利用微生物为人类谋福利；在当今生命科学领域将微生物作为研究材料或模型已被广泛应用，并应用微生物如大肠杆菌、酵母菌等作为基因载体来生产人类需要的多种生物制剂，如乙肝疫苗、胰岛素、干扰素等。存在于自然界中的微生物还有分解污水中各种有害物质，保护环境的作用。但微生物中也有一小部分可引起人类与动植物的疾病，将这些微生物称为致病微生物或病原微生物，如引起人类伤寒、痢疾、结核、肝炎、梅毒等疾病的病原体。

人类和动物的体表及外界相通的腔道如口、鼻、咽部、肠道、泌尿生殖道、外耳道等，也存在着微生物。存在于人体各部位的微生物（表16-1）在正常情况下，这些微生物对人类是有益无害的，故称之为正常微生物群；由于早期研究多集中于细菌，因而命名为正常菌群（normal flora）。正常菌群对人体具有：①营养作用，即正常菌群参与蛋白质、糖类与脂类的代谢，促进营养物的吸收，还能合成维生素B、维生素C、维生素K等供人体利用；②生物拮抗作用，即正常菌群具有抑制致病微生物生长繁殖的作用；③免疫调节作用，即正常菌群的存在可促进机体免疫器官的发育成熟，可作为与机体终生相伴的抗原库，刺激机体产生免疫应答，使机体对致病微生物保持一定程度的免疫力；④抗肿瘤作用，经实验证实，肠道中的双歧杆菌能明显促进吞噬细胞的吞噬活性，提高机体抗肿瘤的能力；同时还发现高龄老人体内双歧杆菌的含量明显高于其他人群，这说明正常菌群还有抗衰老的作用。但存在于人体的这些正常微生物，在某些特定的条件下，也可致病，故又称为条件或机会致病微生物。如正常情况下，存在于肠腔的正常菌群是不致病的，但在长期大剂量使用抗生素时，正常菌群各成员间的比例就会改变，使某种微生物异常增殖，而引起菌群失调症；或是肠道正常菌群由肠腔转移到腹腔、胆道、泌尿生殖道等部位时，就可导致这些部位的感染性疾病。

表 16—1　正常人体各部位常见的微生物

部位	常见的微生物种类
皮肤	葡萄球菌、丙酸杆菌、铜绿假单胞菌、棒状杆菌、大肠埃希菌、念珠菌
口腔	葡萄球菌、链球菌、奈瑟球菌、乳酸杆菌、类杆菌、梭杆菌、拟杆菌、大肠埃希菌、棒状杆菌、消化球菌、螺旋体、放线菌、念珠菌
肠道	类杆菌、双歧杆菌、乳酸杆菌、拟杆菌、大肠埃希菌、产气杆菌、变形杆菌、铜绿假单胞菌、梭状芽胞杆菌、肠球菌、葡萄球菌、消化链球菌、念珠菌、腺病毒、小 RNA 病毒
阴道	乳酸杆菌、链球菌、棒状杆菌、大肠埃希菌、葡萄球菌、念珠菌
尿道口部	葡萄球菌、耻垢分枝杆菌、棒状杆菌、大肠埃希菌、念珠菌
眼结膜	葡萄球菌、棒状杆菌、结膜干燥杆菌
鼻咽腔	葡萄球菌、链球菌、奈瑟球菌、流感嗜血杆菌、乳酸杆菌、类杆菌、梭杆菌、拟杆菌、大肠埃希菌、铜绿假单胞菌、棒状杆菌、消化球菌、腺病毒、真菌、支原体
外耳道	葡萄球菌、棒状杆菌、铜绿假单胞菌、非致病性分枝杆菌

四、微生物学与医学微生物学

微生物学（microbiology）是研究微生物在一定条件下的形态结构、生命活动和规律以及与人类、动植物、自然界相互关系的一门科学。它是生命科学中的一门重要学科。是生物学的一个分支。随着微生物领域研究的深入和扩大，微生物学又有了许多分支学科。如普通微生物学、分子微生物学、医学微生物学、药学微生物学、兽医微生物学、农业微生物学、工业微生物学、海洋微生物学、土壤微生物学、石油微生物学、食品微生物学等。

医学微生物学（medical microbiology）是主要研究与人类疾病有关的致病及条件致病微生物的生物学特性、致病机制、机体的抗感染免疫、检测方法以及相关感染性疾病的防治措施的一门科学。它是一门与临床医学和感染性疾病密切相关的医学基础课程，将为学习临床医学各科的感染性疾病、超敏反应性疾病、免疫缺陷病等奠定基础。

第二节　医学微生物学的发展概况与现状

医学微生物学是微生物学的一个分支。它的发展经历了漫长的历史阶段。古代人虽然未观察到微生物，但早已不自觉地凭感性认识将微生物知识用于工农业生产和疾病的防治中。如夏禹时代（公元前两千年前）就有仪狄作酒的记载，北魏（386～534）贾思勰《齐民要术》中详细记载了制醋的方法，北宋末年（11 世纪初）刘真人提出肺痨病是由"小虫"引起的记载。以及到 11 世纪末已有吸入天花痂粉来预防天花的传说，即最早的种"人痘"技术；到 17 世纪 70 年代的乾隆年间已有正式记载，并被广泛应用，先后传至朝鲜、日本、俄国、土耳其、英国等欧亚各国。18 世纪清朝乾隆年间师道南在鼠死篇中正确指出了鼠疫的流行环节。1676 年荷兰人列文虎克（Antony Van Leeuwenhoek）创制第一架原始显微镜后，才真正观察到微生物，即 17 世纪人类应用显微镜观察到了各种形态的微小生物；19 世纪人类开始人工培养微生物，从而建立了微生物学。尔后应用固体培养基相继发现了炭疽杆菌、结核分枝杆菌、伤寒沙门菌、霍乱弧菌、痢疾志贺菌、白喉棒状杆菌、破伤风梭菌、葡萄球菌、脑膜炎奈瑟菌等许多人类细菌性传染病的病原体，而建立了医学微生物学。19 世纪末，人类发现了比细菌更小而无细胞结构的病毒。20 世纪 40 年代开始应用电子显微镜观察研究微生物。70年代，人类又发现了类病毒；同时人类经过几个世纪的努力终于消灭了引起人类烈性传染病的天花病毒。自1973年以来又相继发现了军团菌、幽门螺杆菌、霍乱弧菌的O-139群、大肠埃希菌O157：H7血清群、肺炎衣原体、伯氏疏螺旋体（莱姆病病原体）、人类免疫缺陷病毒（HIV）、人类疱疹病毒6、7、8型、新型肝炎病毒、汉坦病毒、轮状病毒等。此外，20世纪80年代人类又从感染羊瘙痒病的鼠脑分离出一种称为朊粒（prion）的传染性蛋白因子，该因子只含蛋白质，无核酸组分，所导致的海绵状脑病，是一种慢性进行性致死性中枢神经系统疾病。除羊瘙痒病外，牛海绵状脑病（俗称疯牛病）、貂传染性脑炎、人类的库鲁病、克-雅病（creutzfeldt-jakob disease，CJD）、格斯综合征（Gerstman's syndrome，GSS）、致死性家族失眠症（fatal familial insomnia，FFI）等，均是由朊粒所引起。2003年初又从在中国及世界各地爆发的严重急性呼吸综合征（severe acute respiratory syndrome，SARS）病人体内分离到了一种新型冠状病毒，称为SARS冠状病毒（SARS-CoV，亦称SCV）。

近年来，由于科学技术的发展，尤其是生物化学、遗传学、细胞生物学、分子生物学等学科的发展，以及电镜、色谱、免疫标记、分子生物学技术的进步，大大促进了医学微生物学的发展。在微生物形态结构的研究方面已进入超微结构、分子水平的研究，并在分子水平上探讨基因结构功能、致病的物质基础以及致病物质与宿主细胞间的相互作用机制等。人类对病原微生物基因组的研究已取得了重要成果，实际上在生命科学领域，人类基因的研究工作，就是在病毒基因组研究工作的基础上发展起来的。到目前为止人类已完成了近600株病毒的全基因序列测定，其中与人类有关的病毒占76株；已完成了50种原核细胞型微生物的基因测序和注释工作，其中有16种致病微生物如流感嗜血杆菌、结核分枝杆菌、幽门螺杆菌、大肠埃希菌、脑膜炎奈瑟菌、肺炎支原体、生殖器支原体、苍白密螺旋体、伯氏疏螺旋体等。新型疫苗的研制工作发展很快。从全菌体死菌苗，经历了减毒活疫苗、亚单位疫苗、基因工程疫苗，发展到了核酸疫苗（又称DNA疫苗）。并且疫苗的种类向多联疫苗、粘膜疫苗、缓释疫苗等多样化发展。由于免疫标记技术、核酸杂交技术、聚合酶链反应（polymerase chain reaction，PCR）、蛋白印迹技术的应用，使实验检测方法向着快速、准确、微量、高度灵敏、特异与自动化的方向发展。

但是，医学微生物学还有很多问题悬而未决，如多种病毒性疾病的致病机制尚未阐明，对病毒性疾病还缺乏有效的治疗措施。细菌的耐药性变异、微生物诊断方法与技术的标准化等都有待于进一步研究解决。此外，新病原体以及再现病原体（多为变异或多重耐药）所致的传染性疾病易爆发、流行或引起医院内感染。因此，我们必须加强基础理论学习，加强对病原微生物的认识与研究，尤其是在有效疫苗、快速诊断、抗病毒药物、抗微生物的中草药以及病原微生物基因组的测序等方面的研究，为医学微生物学的发展、生命科学的研究、保障人类的健康做出应有的贡献。

（陈育民）

第十七章　细菌的生物学性状

细菌是原核生物界的一种具有细胞壁的单细胞微生物。广义的细菌泛指各类原核细胞型微生物，包括细菌、放线菌、支原体、衣原体、立克次体、螺旋体。狭义的细菌就是本章讨论的数量最大，种类最多，具有典型代表性的细菌。了解细菌的生物学性状。对于鉴别细菌，诊断和防治疾病，以及研究细菌的致病性与免疫性等都具有重要的意义。

第一节　细菌的大小与形态

一、细菌的大小

细菌个体微小，通常以微米（μm）为测量单位，须用显微镜放大数百倍或千倍后才能观察到。不同种类、同一种类不同菌龄的细菌，其大小各不相同。大多数球菌的直径约为 $1\mu m$，杆菌长约 $2\sim5\mu m$，宽约 $0.3\sim1\mu m$。

二、细菌的形态

细菌的基本形态有球形、球杆形、杆形、弧形和螺旋形等五种形态（图17-1，17-2），但传统的形态分类法按其外形将细菌分为球菌、杆菌与螺形菌三种，其中螺形菌包括弧菌和螺菌。

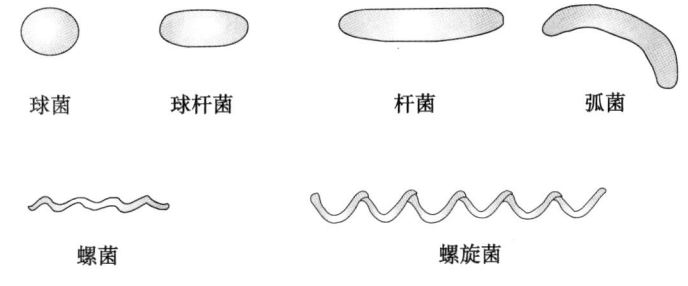

图17-1　细菌的基本形态示意图

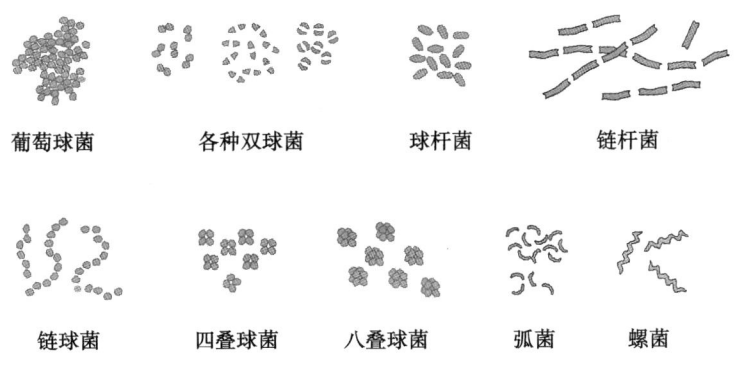

图17-2　细菌的各种形态及排列形式示意图

(一) 球菌

球菌（coccus）指外形呈球形或近似球形（如肾形、豆形、矛头状等）的细菌。按其分裂平面，分裂后菌体之间的粘连程度及排列方式可将球菌分为：①葡萄球菌，细菌沿多个平面分裂，不规则排列，堆积在一起呈葡萄串状，如金黄色葡萄球菌、表皮葡萄球菌等；②双球菌，细菌沿一个平面分裂，成对排列，如脑膜炎奈瑟菌、淋病奈瑟菌、肺炎链球菌等；③链球菌，细菌沿一个平面分裂，多个菌体粘连成链状，如乙型溶血性链球菌、丙型链球菌等；④四联球菌，细菌在两个相互垂直的平面上分裂为4个菌体，呈正方形排列在一起；⑤八叠球菌，细菌在三个垂直平面上分裂成八个菌体，呈立方体排列在一起。

(二) 杆菌

杆菌（bacillus）是指呈圆柱形或球杆形的细菌。其种类很多，各种杆菌的粗细、大小、长短、形状等有很大差异。因此，杆菌又可分为：①粗大杆菌，如炭疽杆菌（1~1.5）μm×（3~10）μm；②细长杆菌，如破伤风芽胞梭菌（0.3~0.5）μm×（3~8）μm；③中等杆菌，如大肠埃希菌（0.4~0.7）μm×（2~3）μm；④短小杆菌，如流感嗜血杆菌（0.3~0.4）μm×（1~1.5）μm；⑤球杆菌，如布鲁菌近于椭圆形；⑥棒状杆菌，菌体一端或两端膨大，如白喉棒状杆菌；⑦分枝杆菌，常呈分支生长趋势，如结核分枝杆菌；⑧双歧杆菌，末端常呈分叉状；⑨链杆菌，常呈链状排列，如炭疽杆菌等。

(三) 螺形菌

螺形菌（spiral bacterium）是指菌体有弯曲的细菌。螺形菌又根据菌体的弯曲程度分为：①弧菌，菌体仅有一个弯曲，呈逗点状或弧形的细菌，如霍乱弧菌、副溶血性弧菌等；②螺菌，菌体较坚硬，有多个弯曲呈螺旋形的细菌，如鼠咬热螺菌；③弯曲菌，菌体细长弯曲呈S形、螺旋形或海鸥展翅形的细菌，如空肠弯曲菌、胎儿弯曲菌等；④螺杆菌，菌体细长弯曲呈螺形、S形或海鸥展翅形的细菌，如幽门螺杆菌等。

细菌的形态易受温度、pH、培养基成分和培养时间等因素的影响。在适宜细菌生长繁殖的条件下，培养8~18小时，出现比较典型的形态；在不利的环境或菌龄老时，常出现梨形、气球状或丝状等不规则的多形性。在机体的感染部位，由于细菌受药物、抗生素以及体液中溶菌酶、抗体、补体等因素的直接作用，其形态和性状常发生改变。因此，在临床实验室做直接涂片染色镜检时应予以注意。

第二节 细菌的结构

细菌的结构可分为所有细菌都具有的基本结构和某些细菌所特有的特殊结构两大类。细菌的基本结构包括细胞壁、细胞膜、细胞质和核质。细菌的特殊结构有荚膜、鞭毛、菌毛和芽胞等（图17-3）。

一、细菌的基本结构

(一) 细胞壁

细菌的细胞壁（cell wall）位于细菌细胞的最外层，紧贴在细胞膜外的一层具有韧性和弹性的复杂膜状结构。其厚度因菌种不同而有差异，平均为15~30纳米（nm）。细菌细胞壁的构成比较复杂，经革兰染色法（Gram Staining，G）可将细菌分为革兰阳性（G^+）菌和革兰阴性（G^-）菌，两类细菌的细胞壁结构具有显著的差异，在染色性、免疫原性、致

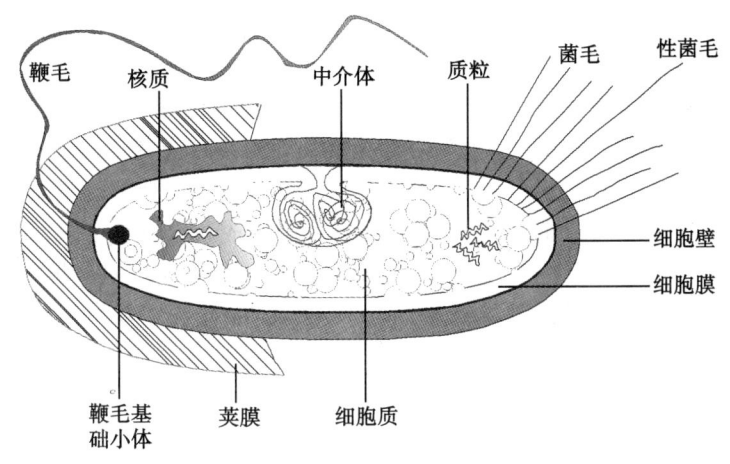

图 17-3 细菌结构示意图

病性、对抗生素和溶菌酶的敏感性等方面均有很大的差异。

1. 革兰阳性菌细胞壁　革兰阳性菌细胞壁由肽聚糖和穿插于其内的磷壁酸组成（图 17-5A）。

（1）肽聚糖（peptidoglycan）：是一类复杂的多聚体；是细菌细胞壁中的主要成分，是原核生物细胞所特有的成分。肽聚糖由三部分组成（图 17-4A）；①聚糖骨架是由 N-乙酰

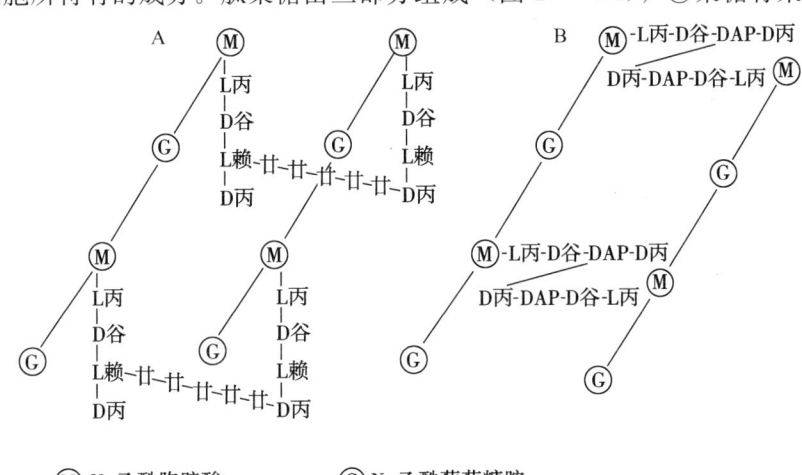

图 17-4　葡萄球菌（A）与大肠杆菌（B）细胞壁肽聚糖的结构示意图

葡萄糖胺和 N-乙酰胞壁酸交替间隔排列，以 β-1,4 糖苷键连接而成，各种细菌细胞壁的聚糖骨架完全相同；②短肽侧链是由 4 或 5 个氨基酸组成，侧链上氨基酸的种类、数量和连接方式随菌种不同而有差异，如金黄色葡萄球菌的四肽侧链由 L-丙氨酸、D-谷氨酸、L-赖氨酸和 D-丙氨酸组成，L-丙氨酸端与聚糖骨架上的胞壁酸相连，四肽侧链之间由交联桥连接；③五肽交联桥是由 5 个苷氨酸组成，其中一端与四肽侧链的第三位氨基酸相连，另一端与另一个四肽侧链末端的第四位氨基酸相连，使两个相邻四肽侧链连接在一起，从而交织成十分坚韧的三维网状结构。革兰阳性菌细胞壁可聚合多层（15～50层）肽聚糖框架，其含量约占细胞壁干重的 50%～80%。

凡能破坏肽聚糖分子结构或抑制其合成的物质，都有杀菌或抑菌的作用。如溶菌酶能水

解聚糖骨架中的糖苷键；磷霉素、环丝氨酸可抑制聚糖骨架的合成；青霉素、头孢霉素可抑制五肽交联桥与四肽侧链末端第四位 D-丙氨酸的连接；万古霉素、杆菌肽可抑制四肽侧链的连接。人体细胞无细胞壁、也无肽聚糖，故这些物质对人体无毒性作用。

(2) 磷壁酸（teichoic acid）：是革兰阳性菌细胞壁的特有成分，含量最多的约占细胞壁干重的 50%。按其结合部位可分为：①壁磷壁酸（结合在聚糖骨架的胞壁酸分子上）和②膜磷壁酸（结合在细胞膜的磷脂上）。多个磷壁酸分子组成长链穿插于肽聚糖层中，并延伸至细胞壁外。磷壁酸的免疫原性很强，是革兰阳性菌重要的表面抗原。某些细菌的磷壁酸具有粘附宿主细胞的功能，与其致病性有关。如人类口腔粘膜与皮肤细胞、淋巴细胞、血小板、红细胞等细胞表面具有膜磷壁酸的受体，A 族溶血性链球菌的膜磷壁酸可与之结合而导致疾病。

此外，某些革兰阳性菌细胞壁表面尚有一些特殊的复合多糖（即 C 多糖）及表面蛋白质，如金黄色葡萄球菌的 A 蛋白、A 群链球菌的 M 蛋白等。

2. 革兰阴性菌细胞壁　革兰阴性菌细胞壁由少量的肽聚糖和复杂的外膜组成（图 17－5B）。

(1) 肽聚糖：革兰阴性菌细胞壁所含肽聚糖较少，仅 1～2 层，约占细胞壁干重的 5%～10%，其组成与革兰阳性菌不同，仅由聚糖骨架和四肽侧链两部分组成，无五肽交联桥结构（图 17－4B）。如大肠埃希菌的肽聚糖，四肽侧链中的第三位氨基酸是二氨基庚二酸（diaminopimelic acid，DAP），直接由 DAP 与相邻聚糖骨架四肽侧链末端的第四位 D-丙氨酸连接，因而仅能构成单层平面网络的二维疏松薄弱结构。革兰阴性菌细胞壁由于含肽聚糖较少，且有外膜保护，故溶菌酶、青霉素对革兰阴性菌作用甚微。

(2) 外膜（outer membrane）：是革兰阴性菌细胞壁的特有成分，约占细胞壁干重的 80%。外膜由脂蛋白、脂质双层和脂多糖三部分组成（图 17－5B）。①脂蛋白由脂质和蛋白质组成，位于肽聚糖和脂质双层之间，蛋白质部分结合于肽聚糖四肽侧链的 DAP 上，脂质

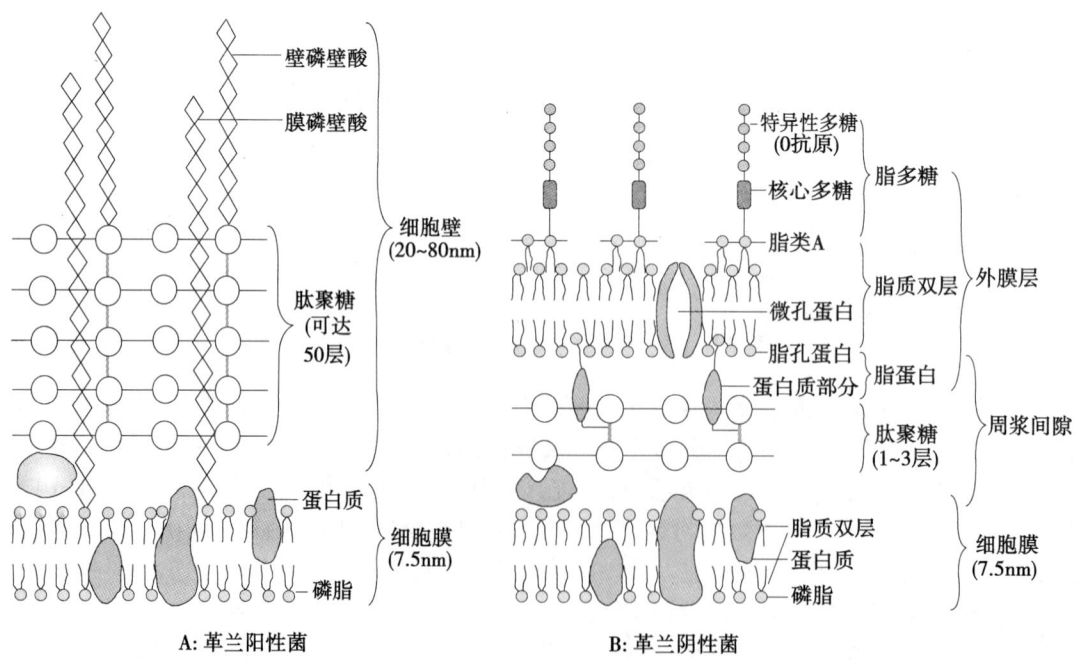

图 17－5　细菌细胞壁的结构示意图

部分与脂质双层非共价结合，使外膜和肽聚糖层构成一个整体；②脂质双层与细胞膜相似，双层内镶嵌着多种蛋白质，有的为微孔蛋白，允许小分子物质通过，有的蛋白质，参与特殊物质的扩散过程，有的为噬菌体、性菌毛或细菌素的受体；③脂多糖（lipopolysaccharide，LPS）由脂质A、核心多糖和特异性多糖三部分组成，它是革兰阴性菌的内毒素，牢固地结合在脂质双层上，菌体溶解时方可释放，脂质A为一种糖磷脂，耐热，是内毒素的毒性成分，无种属特异性，毒性作用大致相同；核心多糖位于脂质A的外侧，具有属特异性，同一属细菌的核心多糖相同；特异性多糖位于最外层，是由多个低糖重复单位构成的多糖链，为革兰阴性菌的菌体抗原，即O抗原，故也称O特异性多糖，不同种或型的细菌其O抗原不同，借此可鉴定细菌。

另外，少数革兰阴性菌（脑膜炎奈瑟菌、淋病奈瑟菌、流感嗜血杆菌）的LPS结构不典型，其外膜糖脂含有短链分支状聚糖组分，称为脂寡糖（llipooligosaccharide，LOS）。它与哺乳动物细胞膜的鞘糖脂成分非常相似，从而使这些细菌可逃避宿主免疫细胞的识别。

在革兰阴性菌细胞膜与细胞壁外膜的脂质双层之间有一空隙，称为周浆间隙或胞质间隙（periplasmic space）。该间隙含有多种蛋白酶、核酸酶、解毒酶及特殊结合蛋白，在细菌获得营养、解除有害物质毒性等方面有重要作用。

3.细胞壁的功能　①维持细菌的固有形态；②保护细菌，支持细胞膜承受细菌胞质内物质高浓度产生的高渗透压（550～2020kPa，约5～20个大气压），使细菌在低渗透环境中不破裂不变形；③细胞壁上具有许多微孔，允许水和可溶性的物质（Φ<1nm）自由通过，与细胞膜共同完成细菌细胞内外物质的交换；④带有多种抗原决定簇，具有免疫原的作用；同时也决定了抗原的特异性，用于细菌的鉴定；⑤某些细胞壁成分是细菌的主要致病物质，如革兰阴性菌的LPS、结核分枝杆菌的脂类成分等。此外，细胞壁参与菌体细胞分裂，为细胞壁自身生物合成的引物；细胞壁是有鞭毛细菌的鞭毛运动支点。

（二）细胞膜

细菌的细胞膜（cell membrane）是位于细胞壁内侧，紧包着细胞质的一层柔韧致密富有弹性的生物膜。由脂质双层构成，其内镶嵌着许多具有特殊功能的载体蛋白和酶蛋白。有些细菌的细胞膜能反复折叠并内陷于细胞质内，形成囊状小体，称为中介体（mesosome）；一个细菌体内可有一个或数个中介体，多见于革兰阳性菌。

细菌细胞膜的主要功能：①物质交换，细胞膜具有选择性的通透作用，细胞膜上镶嵌着具有通透性的载体蛋白，可摄取营养、排出代谢产物；②生物合成，细菌为原核细胞，缺乏细胞器，在细胞膜上含有多种合成酶类，菌体的肽聚糖、磷壁酸、磷脂、脂多糖以及构成荚膜和鞭毛的物质等许多成分均是在细胞膜上合成，因此，细菌生物合成的重要场所就是细胞膜；③呼吸作用，细胞膜上有多种呼吸酶类，细菌的能量产生和利用均在膜上进行；④分泌胞外酶，便于各种物质的降解与吸收，并解除环境中不利因素的毒性；⑤形成中介体，中介体与细菌细胞的分裂、呼吸及生物合成等有关。

（三）细胞质

细胞质（cytoplasm）是细胞膜包绕着的无色透明胶状物。主要成分是水、蛋白质、脂类、核酸、少数的糖和无机盐。细胞质内还含有一些成分，也有人称为亚显微结构或有形成分。

1.核糖体（ribosome）　亦称核蛋白体，是游离于胞质中的微小颗粒。数量很多，每个细菌可达数万个，沉降系数为70S，由30S与50S两个亚基组成，化学成分为RNA

（70%）和蛋白质（30%），当 mRNA 与核糖体结合并将核糖体串成多聚核糖体时，就成为蛋白质的合成场所。链霉素能与其30S小亚基结合，红霉素与50S大亚基结合，从而干扰细菌蛋白的合成，导致细菌死亡。由于人体细胞的核糖体为80S（40S与60S），故这些抗生素仅作用于细菌核糖体而对人细胞核糖体无影响。

2. 质粒（plasmid） 是细菌染色体以外的遗传物质，为双股闭合环状DNA。质粒基因是细菌生命活动非必需基因，但控制着细菌的某些特定性状。质粒具有自我复制、传给子代菌、可自然丢失、可从一个细菌转移至另一个细菌等特点。与医学密切相关的质粒有F质粒、R质粒和Col质粒，分别决定细菌的性菌毛、耐药性和产大肠菌素等。

3. 胞质颗粒（cytoplasmic granules） 多数为悬浮于胞质内细菌储存的营养物质，包括多糖（如糖原、淀粉等）、脂类、多磷酸盐等。胞质颗粒并非是细菌生命活动所必需的细胞结构，也不是恒定的。在营养充分时胞质颗粒可能较多且大，营养缺乏时胞质颗粒少而小或不存在。异染颗粒是较为常见的一种胞质颗粒，主要成分为RNA和多偏磷酸盐，嗜碱性强，用特殊染色法可染成与细菌其他部分不同的颜色，故称异染颗粒（metachromatic granule）。白喉棒状杆菌的异染颗粒多在菌体两端，有助于细菌的鉴别。

（四）核质

核质（nuclear material）即细菌的染色体，是细菌生命活动所必需的遗传物质，因其无核膜和核仁，也无组蛋白包绕，由裸露的单一密闭环状 DNA 分子反复回旋卷曲盘绕而成的松散网状结构，故名核质或拟核。因其功能与真核细胞的染色体相似，故习惯上亦称之为细菌的染色体。它决定着细菌的生命活动，控制着细菌的生长代谢、分裂繁殖、遗传和变异等。核质 DNA 如发生突变、缺失或损伤（如紫外线照射等），可导致细菌的性状发生变异或细菌死亡。

二、细菌的特殊结构

（一）荚膜

某些细菌在生长繁殖时，可分泌一些粘液性物质包绕在细胞壁外围，当粘液性物质牢固与细胞壁结合，厚度大于 $0.2\mu m$，边界明显光镜下可见时，称之为荚膜（capsule）。其厚度小于 $0.2\mu m$，光镜下不可见时，称之为微荚膜（microcapsule），如伤寒沙门菌的 Vi 抗原、大肠埃希菌的 K 抗原等。荚膜不易着色，故经普通染色后，镜下仅可见到菌体周围有一层透明圈（图17-6）。用特殊染色法可将荚膜染成与菌体不同的颜色。若粘液性物质与细菌细胞壁结合疏松，边界不明显且易被洗脱者，称为粘液层。

荚膜一般是在机体内或营养丰富的环境中形成，在普通培养基培养易消失。荚膜的成分随菌种不同而有所差异，大多数为多糖，如肺炎链球菌荚膜、脑膜炎奈瑟菌荚膜；少数为多肽，如炭疽杆菌荚膜、鼠疫耶氏菌荚膜；链球菌的荚膜则为透明质酸。荚膜具有免疫原性，可用以鉴别细菌或细菌分型。

荚膜是细菌的重要致病因素，它具有保护细菌抵御吞噬细胞的吞噬与消化，抵抗体液中的溶菌酶、补体及其他杀菌物质，增加细菌侵袭力的作用。致病菌失去荚膜后，其致病力也随之减弱或消失。如有荚膜的肺炎链球菌只需几个菌即可杀死一只小鼠，当失去荚膜后，则需几亿个菌才能杀死一只小鼠。

（二）鞭毛

鞭毛（flagellum）是所有的弧菌、螺菌，约半数的杆菌和个别球菌，由细胞膜伸出到菌

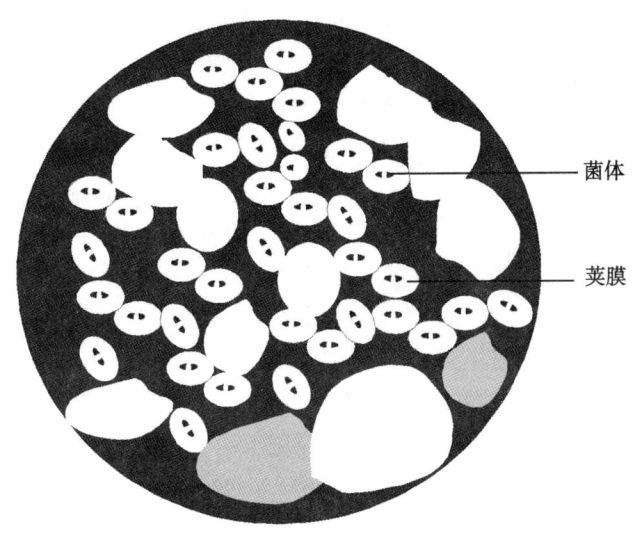

图 17-6 细菌的荚膜示意图

体外的细长并呈波状弯曲的蛋白丝状物。每个菌体上的鞭毛少者仅 1～2 根，多者可达数百根。依据鞭毛的数目与位置可将有鞭毛的细菌分为：单毛菌、双毛菌、丛毛菌、周毛菌等（图 17-7）。鞭毛是细菌的运动器官，有鞭毛的细菌能活泼运动，其运动速度以单毛菌最快，周毛菌最慢。鞭毛的化学成分是蛋白质，也称鞭毛素，具有较强的免疫原性，鞭毛抗原（H 抗原）可以用来鉴别细菌。霍乱弧菌、空肠弯曲菌的鞭毛与其致病性有关。

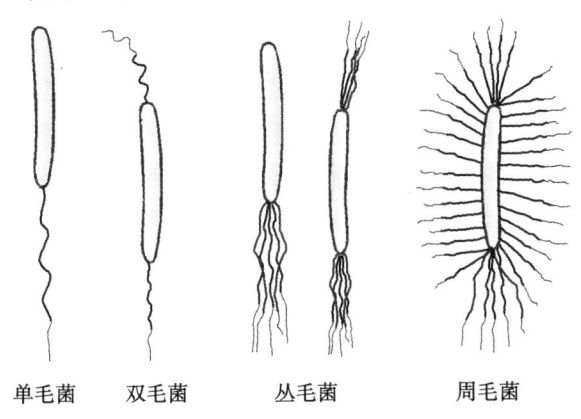

单毛菌　　双毛菌　　丛毛菌　　　周毛菌

图 17-7 细菌鞭毛的数目与位置示意图

鞭毛不易着色，经特殊染色后方可着色便于观察。可用暗视野显微镜或用悬滴法不经染色直接观察活菌的位移运动，也可用固体或半固体培养法观察细菌生长后有无扩散来判断细菌有无动力。

（三）菌毛

菌毛（pilus）是许多革兰阴性菌与少数革兰阳性菌的菌体上具有比鞭毛细、短而直、数量多的丝状物。菌毛在光镜下观察不到，必须在电镜下才能看到，其化学成分为蛋白质，称菌毛素。依据功能可将菌毛分为普通菌毛或性菌毛两种。

1. 普通菌毛（common pilus）　普通菌毛数量多，可达数百根，遍布于菌体表面，具有粘附能力，能与宿主呼吸道、消化道和泌尿生殖道等处粘膜上皮细胞表面的特异性受体结合，是细菌感染的第一步。因此，普通菌毛是细菌的重要侵袭因素，失去菌毛的细菌其致病力也随之减弱或消失。

2. **性菌毛**（sex pilus） 性菌毛比普通菌毛长而粗，但比鞭毛短，每个菌体仅有 1~4 根，且仅见于少数革兰阴性菌。性菌毛是由致育因子（fertility factor）即 F 质粒所编码，故带有性菌毛的细菌称为 F^+ 菌或雄性菌，无性菌毛的细菌称为 F^- 菌或雌性菌。性菌毛为中空的管状物，其末端有球状突起，用以粘附 F^- 菌，经接合方式传递遗传物质，如 F 质粒、R 质粒等，使受体菌获得某些相应的性状，如性菌毛、耐药性等。

（四）芽胞

某些细菌在一定的环境条件下，细胞质发生脱水浓缩，在菌体内形成一个折光性强，通透性低，具有多层膜包裹的圆形或椭圆形小体，称为芽胞（spore）；因在菌体内亦称为内芽胞（endospore）。芽胞一般是在机体外营养物缺乏的环境条件下方可形成。能形成芽胞的细菌均为革兰阳性菌，如需氧与厌氧芽胞杆菌。芽胞的结构很复杂，由内向外可分为七层：分别是核心、内膜、芽胞壁、皮质层、外膜、芽胞壳和芽胞外壁（图 17-8）。芽胞带有完整的核质、酶系统和合成菌体成分的结构，能保持细菌的全部生命活性。芽胞成熟后菌体即成为空壳，菌体可崩解，芽胞脱落游离。在条件适宜时，芽胞可发芽形成新的菌体。一个细菌只形成一个芽胞，一个芽胞也只能形成一个菌体。因此，芽胞的

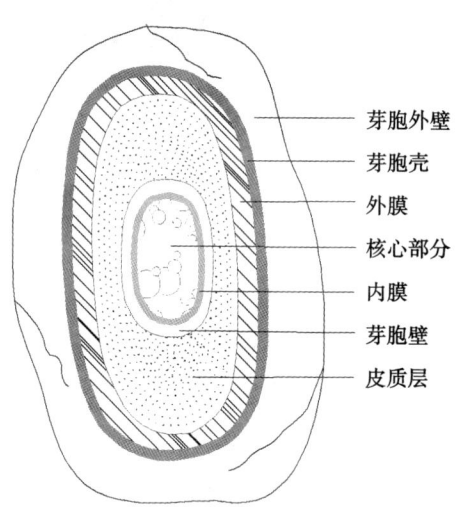

图 17-8 细菌芽胞的结构示意图

形成不是细菌的繁殖方式，而是细菌对营养缺乏的一种反应，是细菌的休眠状态。与芽胞相对而言，未形成芽胞具有繁殖能力的细菌体，称为繁殖体（vegetative form）。

芽胞壁厚不易着色，常规染色时，光镜下可见菌体有一个无色透明的小体，若经特殊染色后，芽胞可被染成与菌体不同的颜色。芽胞的大小、形态和位置随菌种不同而有差异（图 17-9），这有助于鉴别细菌。如炭疽杆菌的芽胞小于菌体的横径，位于菌体中央，呈圆形或椭圆形；破伤风杆菌的芽胞呈正圆形，大于菌体横径位于菌体顶端呈鼓槌状。

芽胞对热、干燥、化学消毒剂和辐射等都有很强的抵抗力，这是因为芽胞：①含水量少（约 40%）；②具有多层厚而致密膜结构的保护；③含有耐热性很强的酶类；④核心和皮质层含有大量的吡啶二羧酸，可稳定芽胞的酶类。芽胞在自然界中可存活几年甚至几十年，能耐煮沸数小时，在 5% 石炭酸液中可存活数日。一旦医疗器械、敷料等污染芽胞，用一般的理化方法很难将其杀死；因此临床上以杀灭细菌的芽胞作为灭菌的标准。

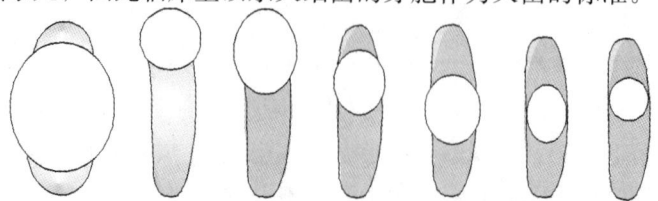

图 17-9 细菌芽胞的各种形态与位置示意图

第三节 细菌的理化性状

一、细菌的化学组成

细菌与其他生物细胞相似，含有多种化学成分，包括水、无机盐、蛋白质、糖类、脂类与核酸等。细菌的蛋白质约占固体成分的50%～80%，大部分为复合蛋白如核蛋白、糖蛋白和脂蛋白等；糖类约占固体成分的10%～30%；脂类含量较少，仅占1%～7%。细菌所含核酸包括DNA和RNA，在DNA碱基配对中，鸟嘌呤（G）与胞嘧啶（C）的含量在四种碱基总量中所占的百分比有一定范围，变化不大，故可利用G+Cmol%的测定作为细菌分类的主要依据之一。此外还含有原核生物所特有的成分，如肽聚糖、磷壁酸、D型氨基酸、二氨基庚二酸、吡啶二羧酸等，这些成分在真核细胞中尚未发现。

二、细菌的物理性状

（一）带电现象

构成细菌蛋白的氨基酸在溶液中可电离成带正电荷的氨基（NH_4^+）和带负电荷的羧基（COO^-），其电离与细菌的等电点及所处环境的pH有关。革兰阳性菌的等电点为pH 2～3，革兰阴性菌的等电点为pH 4～5，在培养（多为中性）或反应液（多为弱碱性）中，其环境pH均比细菌等电点高，故细菌均带负电荷。但革兰阳性菌等电点较革兰阴性菌低，故革兰阳性菌所带负电荷比革兰阴性菌更多。细菌的带电现象与细菌的染色反应、凝集反应、抑菌和杀菌作用等都有密切关系。

（二）表面积

细菌体积虽小，但相对表面积大，有利于同外界进行物质交换。因此，细菌的吸收量大，代谢旺盛，繁殖迅速。

（三）半透性

细菌的细胞壁和细胞膜均为半透膜性质，允许水和小分子物质通过，有利于营养的吸收与代谢物的排出。

第四节 细菌的营养与生长繁殖

一、细菌的营养物质与营养类型

（一）细菌的营养物质

细菌从周围环境中吸收的作为代谢活动必需的有机与无机物，称为细菌的营养物质。各种细菌在生长繁殖时对营养物质的要求虽然有很大差异，但不外乎水、碳源、氮源、无机盐和生长因子等。

1. 水 是所有细菌不可缺少的成分，细菌营养的吸收、渗透、分泌、排泄等均以水为媒介；其新陈代谢过程的生化反应都必须在有水的条件下方能进行。

2. 碳源 各种无机或有机的含碳化合物如CO_2、碳酸盐、糖、脂肪等都能被细菌吸收利用，作为合成菌体结构成分所必需的原料，同时也是细菌代谢的主要能量来源。致病菌所需的碳源主要是从葡萄糖、麦芽糖、甘油中获得。

3. 氮源　致病菌主要是利用有机氮化物如蛋白胨、氨基酸等作为氮源。摄取氮源主要用于合成菌体的蛋白质、酶与核酸等。

4. 无机盐　细菌需要钾、钠、钙、镁、硫、磷、铁、氯等无机盐。其主要作用除构成菌体成分外，更重要的是调节菌体内外渗透压、激活酶等。某些元素还与细菌致病因素的产生有关。如白喉毒素的产生受培养基中铁含量的影响。

5. 生长因子　某些细菌在生长过程中还必需一些自身不能合成的物质。主要是维生素类、某些氨基酸、嘌呤、嘧啶等。还有少数细菌需要特殊的生长因子，如流感嗜血杆菌需要血液中的 X、V 因子；X 因子是细胞色素氧化酶、过氧化氢酶、过氧化物酶的辅基，即高铁血红素；V 因子是辅酶Ⅰ或辅酶Ⅱ，是脱氢酶的辅酶。这些都是细菌呼吸所必需的物质。

(二) 细胞的营养类型

1. 自养菌　该类细菌以简单的无机物如 CO_2、N_2 等为原料，合成菌体成分。其中以无机物氧化获能的称为化能自养菌，通过光合作用获能的称为光能自养菌。

2. 异养菌　该类细菌必须以多种有机物如蛋白质、糖类等为原料，才能合成菌体成分并获能。异养菌又可分为以动植物尸体、腐败食物为营养物的腐生菌和寄生于活体内从宿主的有机物获得营养的寄生菌。所有的致病菌均为异养菌，大多是寄生菌。

二、细菌的生长繁殖

(一) 细菌生长繁殖的条件

1. 充足的营养物质　细菌在机体内生长繁殖，还是在体外人工培养细菌，都必须保证有充足的营养物质，而且还要按不同细菌的嗜性，满足其营养要求。

2. 适宜的氢离子浓度（pH）　大多数致病菌生长繁殖时所需的最适 pH 为 7.2～7.6，个别细菌如霍乱弧菌在 pH8.4～9.2 时生长最好，结核分枝杆菌在 pH6.5～6.8 时生长最好。

3. 合适的温度　致病菌为嗜温菌，大多数致病菌生长繁殖时的最适温度为 37℃，与人的体温一致。个别细胞如鼠疫耶氏菌在 28～30℃ 的条件下培养最好。

4. 必要的气体环境　致病菌生长繁殖时需要的气体主要是 O_2 和 CO_2。

根据细菌对 O_2 的需要情况可将细菌分为：①需氧菌或专性需氧菌，必须在有氧的条件下才能生长，如结核分枝杆菌、铜绿假单胞菌等；②微需氧菌，在低氧压（5％左右）下才能生长，当氧压大于 10％时其生长受抑制，如空肠弯曲菌、幽门螺杆菌等；③厌氧菌或专性厌氧菌，必须在无氧的条件下才能生长，如破伤风梭菌、脆弱类杆菌等；④兼性厌氧菌，在有氧无氧的条件下均能生长，但有氧时生长较好，大多数致病菌为此类，如葡萄球菌、伤寒沙门菌、痢疾志贺菌等。

大多数致病菌在代谢中自身产生的 CO_2 即可满足需要，而个别的细菌如脑膜炎奈瑟菌、淋病奈瑟菌、布氏杆菌等，在初次人工培养时需要提供 5％～10％ 的 CO_2 才能较好地生长。

(二) 细菌的繁殖方式和速度

细菌以二分裂的方式进行无性繁殖。一个细菌生长到一定时间，在细胞中间逐渐形成横隔，将一个细胞分裂成两个相等的子细胞。细菌的繁殖速度很快，繁殖一代所需要的时间随细菌种类不同而异，同时又受环境条件的影响。在各种条件满足时，一般细菌如大肠埃希菌繁殖一代用时 20～30min；个别细菌如结核杆菌分裂较慢，繁殖一代用时为 18～20 小时。

(三)细菌群体生长繁殖的规律

细菌繁殖速度快得惊人,在最佳条件下,若20min繁殖一代,一个细菌在10小时后即可增殖到10亿个以上。在自然界中因受多种因素的影响,细菌的增殖远没有这么快。在人工培养细菌时,细菌连续繁殖一定时间后,由于细菌群体大量堆积、营养物消耗、代谢废物的积聚以及pH的改变等,使细菌的繁殖速度逐渐减慢甚至停止。如将一定量细菌接种于适当培养基后,以培养时间为横坐标,培养物中细菌数的对数为纵坐标,可绘出一条生长曲线(图17-10),大致可分为四个时期。

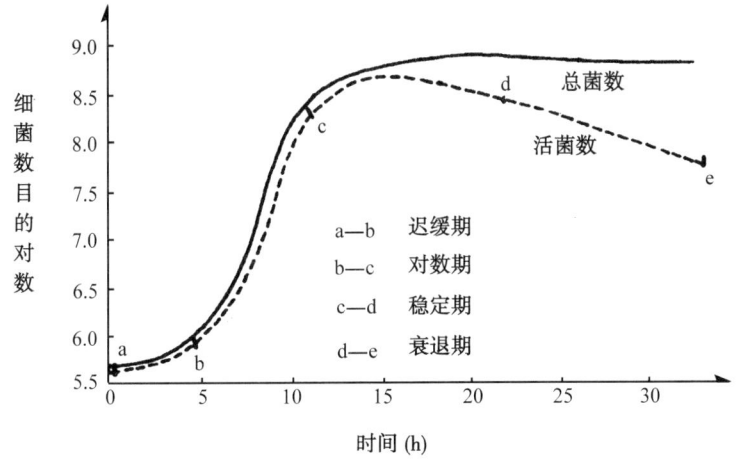

图17-10 细菌生长曲线

1. **迟缓期** 为最初培养的1~4小时,此期是细菌适应新环境的过程。菌体增大代谢活跃,为细菌的分裂增殖合成与储备充足的酶和能,其分裂迟缓。

2. **对数生长期** 此期细菌以恒定的几何级数迅速增长,活菌数目呈对数直线上长。可持续几小时至数天不等,一般细菌为10小时左右。此期细菌的形态、大小、染色性、生物活性等性状典型,对抗生素敏感。因此,研究细菌的性状最好选用此期的细菌。

3. **稳定期** 此期由于培养基中营养物质消耗,毒性产物积聚及pH下降等,使细菌繁殖速度渐趋下降,繁殖数与死亡数大致平衡,活菌数保持相对稳定。此期细菌的性状可发生改变,如革兰阳性菌可被染成革兰阴性菌。细菌的芽胞和外毒素、抗生素等代谢产物多在此期形成。

4. **衰退期** 细菌繁殖越来越慢,死菌数迅速超过活菌数。此期细菌形态显著改变,菌体变长、肿胀或扭曲,甚至菌体自溶,不易辨认。

第五节 细菌的新陈代谢

细菌可分泌胞外酶,将多糖、蛋白质等大分子营养物分解为单糖、小肽或氨基酸等,然后将其吸收进入菌体内,再经氧化或胞内酶分解成菌体可利用的成分,此过程为细菌的分解代谢。细菌以营养原料(简单的小分子物质)、经生物氧化或发酵产生的能量,合成菌体结构成分及相应的代谢产物,此过程为细菌的合成代谢。细菌代谢所需能量,绝大多数是经生物氧化作用而获得的。致病菌获能的基质主要是糖类。生物氧化可分为呼吸与发酵,以无机物为受氢体的生物氧化称为呼吸,其中以分子氧为受氢体的称需氧呼吸,而以无机化合物

(如硝酸盐、硫酸盐)为受氢体的称为厌氧呼吸，细菌的呼吸均为需氧呼吸；以各种有机物为受氢体的生物氧化过程称为发酵，致病菌(厌氧菌与兼性厌氧菌等)大多是经发酵获能。

一、细菌的分解代谢产物及生化检测

(一) 糖分解产物及检测

细菌能分解发酵多种单糖产生能量和酸、醛、醇、酮、气体(CO_2、H_2)等代谢产物。常用的检测糖分解产物的生化试验(生化反应)有糖发酵试验、VP试验和甲基红试验等。

1. 糖发酵试验　不同的细菌因所带酶系统不同，故对各种糖的分解能力及代谢产物也不同，借此可鉴定细菌。如大肠埃希菌可分解葡萄糖和乳糖，产酸产气(用⊕表示)，而伤寒沙门菌仅能分解葡萄糖产酸不产气(用+表示)，不分解乳糖(用-表示)。

2. VP (Voges-Proskauer) 试验　大肠埃希菌和产气肠杆菌均可分解葡萄糖产酸产气，但产气肠杆菌能使丙酮酸脱羧生成乙酰甲基甲醇，后者在碱性溶液中被氧化成二乙酰，二乙酰与含胍基化合物反应生成红色化合物，为VP试验阳性。大肠埃希菌不能生成乙酰甲基甲醇，为VP试验阴性。

3. 甲基红 (methyl red) 试验　产气肠杆菌能使丙酮酸脱羧生成中性的乙酰甲基甲醇，故培养液 pH>5.4，甲基红指示剂呈橘黄色，为该试验阴性。大肠埃希菌分解葡萄糖产生丙酮酸，不生成乙酰甲基甲醇，培养液 pH<5.4，甲基红指示剂呈红色，为该试验阳性。

(二) 蛋白质分解产物及检测

细菌对蛋白质的分解过程是先经胞外酶将蛋白质分解为短肽(或氨基酸)，然后再经胞内酶将肽类分解为氨基酸。不同的细菌对氨基酸的分解能力不同，有的使氨基酸脱氨基生成各种有机酸，有的使其脱羧生成胺类，有的能液化明胶，有的则能分解个别氨基酸产生特殊产物。常用的检测蛋白质(或氨基酸)分解产物的生化试验有吲哚试验、硫化氢试验、尿素分解试验等。

1. 吲哚 (indole) 试验　大肠埃希菌、变形杆菌、霍乱弧菌等含有色氨酸酶，能分解蛋白胨水中的色氨酸，生成无色的吲哚(靛基质)。若在培养液中加入对二甲基氨基苯甲醛时，则可生成红玫瑰色的靛基质，为靛基质试验阳性。产气杆菌因无色氨酸酶，故该试验阴性。

2. 硫化氢试验　变形杆菌、肖氏沙门菌、鼠伤寒沙门菌等能分解含硫氨基酸(胱氨酸或半胱氨酸)产生硫化氢。在培养基中加入铅或铁化合物，硫化氢可与其反应生成黑色的硫化铅或硫化铁，为硫化氢试验阳性。

3. 尿素分解试验　变形杆菌具有尿毒酶，能迅速分解尿素产生氨，使培养基呈碱性反应，如加入酚红指示剂则呈红色，为该试验阳性

二、细菌的合成代谢产物及其意义

(一) 菌体自身结构成分和酶

详见细菌的结构。

(二) 与医学有关的代谢产物

1. 毒素和毒性酶类　致病菌能合成对人和动物有毒性的物质，称之为毒素。细菌的毒素分内毒素和外毒素，均有很强的毒性，尤以外毒素更甚。内毒素是革兰阴性菌细胞壁中的脂多糖，菌体死亡或裂解后才能释放出来。外毒素由多数革兰阳性菌及少数革兰阴性菌在代谢过程中合成能分泌到菌体外的毒性蛋白质。某些细菌尚能产生具有损伤机体组织，促使细

菌扩散的侵袭性酶，如链球菌产生的透明酸酶与链激酶、产气荚膜杆菌产生的卵磷脂酶等。细菌产生的毒素和侵袭性酶是细菌重要的致病因素。

2. 热原质　许多革兰阴性菌与少数革兰阳性菌，在代谢过程中能合成一种物质，注入机体可致发热反应，称为热原质（pyrogen）或致热原。革兰阴性菌的热原质就是细胞壁中的脂多糖，革兰阳性菌的热原质是一种多糖。热原质耐热，不被高压蒸气灭菌（121℃ 20min）所破坏。注射用药液、器皿等如被细菌污染，即可能有热原质产生。因此，制备注射用药剂时应严格无菌操作，防止细菌污染，必须用无热原质的蒸馏水配制，玻璃器皿和用具要经250℃高温干烤才能破坏热原质，液体中的热原质可用吸附剂或过滤等方法除去。

3. 色素　某些细菌在一定条件（营养丰富、氧气充足、温度适宜）下，能产生不同颜色的色素。细菌产生的色素有两类：①水溶性色素，能弥散至整个培养基或周围组织，如铜绿假单胞菌产生的绿色色素为水溶性的，可使整个培养基、伤口或感染性的脓汁与敷料染成绿色；②脂溶性色素，不溶于水，色素仅局限在菌落内，而培养基颜色不变，如金黄色葡萄球菌产生的金黄色色素。细菌的色素有助于细菌的鉴别。

4. 抗生素　某些微生物在代谢过程中产生一种能抑制和杀灭其他微生物或癌细胞的物质称为抗生素。由细菌产生的抗生素很少，仅有多粘菌素、杆菌肽等。大多数抗生素是由放线菌和真菌产生的，如链霉素、青霉素等。

5. 细菌素　某些细菌可产生一种仅对有近缘关系的细菌有抗菌作用的蛋白质，称为细菌素（bacteriocin）。细菌素的产生受菌体内质粒控制。如大肠菌素为大肠埃希菌的Col质粒编码。细菌素的种类很多，常按产生的细菌命名，如大肠菌素、绿脓菌素、弧菌素、葡萄球菌素等。细菌素主要是抑制菌体蛋白的合成，而且具有种和型的特异性；因此，细菌素在细菌分型和流行病学调查上具有一定的应用价值。

6. 维生素　某些细菌能自行合成维生素，除供自身需要外，也能分泌至菌体外，如人类肠道内的大肠埃希菌能合成维生素B族和维生素K等，供人体吸收利用。

第六节　细菌的形态结构检查与人工培养

一、细菌的形态结构检查

细菌个体微小，必需借助显微镜观察；因菌体无色透明、折光性与周围环境相差不多，经固定染色后，在显微镜下才能观察清楚。细菌的形态结构检查，一般包括制片、染色和镜检三个基本步骤。

（一）常用的显微镜

普通光学显微镜是观察细菌最常用的显微镜，以日光或灯光为光源，用油浸镜可将细菌放大1000倍左右，一般细菌均在0.25μm以上，故可将细菌放大成大于0.2mm、人的肉眼能看到（人的肉眼最大分辨率为0.2mm）的微粒。

暗视野显微镜是在光镜上装配暗视野聚光器，使菌体在黑暗的背景中发出亮光，形成明暗反差便于观察。多用于不易染色微生物（如螺旋体等）的形态和运动观察。

电子显微镜是以电子流代替可见光波，以电磁圈代替放大透镜，可将物体放大几万至数十万倍，不仅能看到细菌的外部形态，而且能观察其内部超微结构。因在真空干燥状态下检查，故不能观察活的微生物。

此外，还有相差显微镜、荧光显微镜、共聚焦显微镜、超高倍显微镜等，适用于观察不同情况下的细菌形态与结构。

(二) 细菌的形态学检查法

1. 不染色标本检查法　常用悬滴法或压滴法制备标本，不经染色直接在普通光镜、暗视野显微镜或相差显微镜下观察细菌及其动力。

2. 染色标本检查法　亦称染色法。染色法是将染色剂与细菌结合后的检查方法。常用的染色剂多为碱性染料，如美蓝、碱性复红、结晶紫等。这是因为细菌的等电点较低 (pH 2~5)，带负电荷，易与带正电荷的碱性染料结合，从而使菌体显示出颜色，便于观察与鉴别。酸性染色剂不能使细菌着色，而能使背景着色形成反差，故称为负染。

(1) 单染色法：即用一种染料染色，所有的细菌均染成一种颜色。

(2) 复染色法：即用两种以上的染料对比染色，可将细菌染成不同的颜色，如革兰染色、抗酸染色、特殊染色 (如芽胞染色、鞭毛染色、异染颗粒染色) 等。

(3) 负染色法：菌体不染色，而背景着色形成反差。

革兰染色法最常用，它是丹麦细菌学家革兰 (Hans Christian Gram) 于 1884 年创建。标本固定后，先用碱性结晶紫初染、加碘液媒染、用 95% 乙醇处理，有些细菌被脱色，有些细菌不被脱色，最后用稀释复红复染。该法可将所有的细菌分为两大类：不被乙醇脱色仍保留紫色者为革兰阳性 (G^+) 菌，被乙醇脱色后复染成红色者为革兰阴性 (G^-) 菌。革兰染色对鉴别细菌、指导临床选择药物、研究和了解细菌的致病性等具有极其重要的实际意义。

二、细菌的人工培养

人工培养细菌是依据细菌的生理需要，用人工方法提供细菌生长繁殖所需的各种条件，以培养细菌，研究了解细菌的生理需要、细菌生长繁殖的规律，对感染性疾病进行病原学诊断和治疗、生物制品的研制以及工农业生产等都具有重要的实际意义。

(一) 培养细菌的方法及条件

1. 根据细菌标本的性质及培养目的可分为：

(1) 增菌培养：某些检材如血液等，因含致病菌量较少，需先将标本接种到增菌培养基中增菌后，再行分离鉴定。增菌培养基均为液体培养基。

(2) 分离培养：将检材中的目的菌用人工培养法分离出来，成为纯种菌。常用的有平板划线分离法。必要时也可用动物接种分离。

(3) 纯培养：将分离到的可疑目的菌的菌落接种于斜面、肉汤或琼脂平板，以获得大量纯种细菌。多用于某种菌的扩增，而后进行形态、生化、血清学或动物试验等作菌种鉴定。

这也是从临床标本中分离培养致病菌的三个基本步骤。

2. 根据细菌对气体的需要又可分为：

(1) 有氧培养：在有氧条件下培养细菌。需氧菌和兼性厌氧菌均可进行有氧培养。

(2) 厌氧培养：在无氧条件下培养细菌。常用化学方法、物理方法、生物化学法、生物学方法等除去培养环境中的氧。专性厌氧菌必须进行厌氧培养。

(3) 二氧化碳培养：在含有 5%~10% CO_2 条件下培养细菌。常用的有烛缸法和二氧化碳培养箱法。如脑膜炎奈瑟菌、淋病奈瑟菌在初次分离培养时须进行二氧化碳培养。

此外，为了获取大量的细菌或其代谢产物，亦可采用连续培养法，即在培养过程中不断通入适当气体，更换补充培养液，并校正 pH，以维持细菌较长的对数生长状态。

无论用那种方法培养细菌时均应注意：①选用适当的培养基；②一般为 37℃ 培养；③厌氧环境可靠；④培养时间一般为 18～24 小时，如做药敏试验最好选 6～12 小时的培养物为宜。

（二）培养基

培养基（culture medium）是人工配制的适合细菌生长繁殖的营养基质，调整 pH 为 7.2～7.6，经灭菌后即可使用。根据其性质和用途可将培养基分为以下几类。

1. 基础培养基 含有细菌需要的最基本营养成分，可供大多数细菌生长。如肉浸液（新鲜牛肉的浸出液，加入适量蛋白胨、氯化钠、磷酸盐配成）、肉膏汤、蛋白胨水等。

2. 营养培养基 在基础培养基中加入葡萄糖、血液、血清、酵母浸膏等有机物，可供营养要求较高的细菌生长，如血平板、血清肉汤等。

3. 选择培养基 利用不同种类细菌对各种化学物质的敏感性不同，制成有利于选择所欲分离的目的细菌生长，而抑制其他菌生长的培养基。如 SS 琼脂含有胆盐、煌绿等，可抑制革兰阳性菌及大肠埃希菌的生长，而有利于肠道致病菌中的沙门菌和志贺菌生长。

4. 鉴别培养基 可供细菌生化反应试验，借以鉴定细菌之用的培养基。是利用各种细菌分解糖类和蛋白质的能力及代谢产物不同，在培养基中加入特定的作用底物（不同的单糖或氨基酸）和指示剂，观察细菌在其中生长后分解底物的作用如何，用生化方法检测，从而鉴别细菌。如各种单糖发酵管、双糖铁管、SS 平板等。

5. 厌氧培养基 是在培养基中加入还原性物质，降低培养基中的氧化还原电势，并在培养基表面用凡士林或石蜡封闭，使培养基本身成为无氧的环境（如常用的疱肉培养基，加入煮过的牛肉渣，含有不饱和脂肪酸与谷胱甘肽等还原性物质）。此外，还有加还原巯基乙酸钠的培养基等。

如按物理性状可将培养基分为液体、固体和半固体三类。液体培养基可供细菌大量繁殖用；在液体培养基中加入 2%～3% 琼脂即可制成固体培养基，供分离纯菌用；若加入 0.2%～0.5% 琼脂则制成半固体培养基，供保存菌种和观察细菌动力用。此外，尚有干燥培养基，其中含有培养基的各种成分，使用时按一定比例加入适量的水，经灭菌后即可应用；具有制备省时、简单等特点。

（三）细菌在培养基中的生长情况

1. 在液体培养基中的生长情况 细菌在液体培养基中生长可出现：①均匀混浊生长，多数细菌为此现象；②沉淀生长，厌氧菌或少数呈链状的细菌可沉积于管底；③菌膜生长，需氧菌在液体表面生长，形成菌膜，亦称表面生长。

2. 在固体培养基中的生长情况 将细菌以划线接种于固体培养基表面，因划线的分散作用，使许多混杂在一起的细菌在固体培养基表面散开，即分离培养。经一定时间（18～24 小时）培养后，形成的单一肉眼可见的细菌集团，称为菌落（colony）。一般情况下，一个菌落是由一个细菌繁殖而成，是纯化的细菌。各种细菌的菌落，在形状、大小、颜色、边缘整齐度、表面光滑度、湿润度、透明度、凹凸情况以及在血平板上的溶血情况等方面，均有很大的差异（图 17-11），这些有助于识别和鉴定细菌。根据在固体培养基中菌落的数目，还可计算标本中的活菌数。若划线密集重叠则多个菌落密集融合成片状时，称为菌苔（mossy）。细菌的菌落一般可分为：①光滑型菌落（smooth colony，S 型菌落），表面光滑、湿润、边缘整齐，如葡萄球菌、脑膜炎奈瑟菌、大肠埃希菌的菌落；②粗糙型菌落（rough

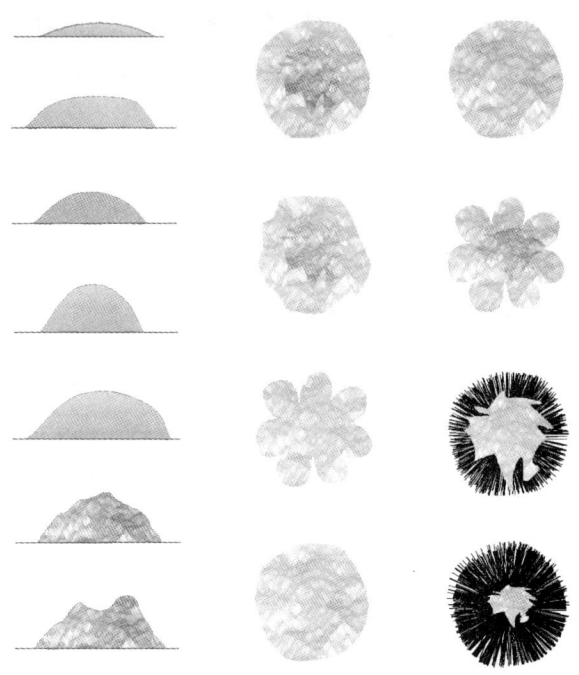

图 17-11 细菌的菌落形态示意图
左：侧面观　中、右：上面观

colony，R 型菌落），表面粗糙、干燥、呈皱纹或颗粒状，边缘不整齐，如炭疽杆菌、结核分枝杆菌的菌落；③粘液型菌落（mucoid colony，M 型菌落），粘稠、有光泽，似水珠样。多见于有厚荚膜或丰富粘液层的细菌，如肺炎克雷伯菌的菌落。

3. 在半固体培养基中的生长情况　半固体培养基含琼脂量少，粘度及硬度均低，有鞭毛的细菌在其中仍可自由游动，穿刺线向四周扩散呈羽毛状或云雾状混浊生长。无鞭毛细菌不能运动，仅沿穿刺线呈明显的线状生长（图17-12）。

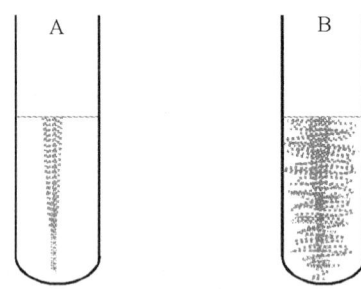

图 17-12　无鞭毛菌(A)与有鞭毛菌(B)在半固体培养基中的生长现象

（四）人工培养细菌的用途及实际意义

1. 用于细菌的鉴定与研究　对细菌进行鉴定，以及对细菌的形态、代谢活动、生化反应、抗原结构、致病性等方面的研究，均须人工培养细菌。

2. 用于传染病的诊断与药物敏感性分析　某种传染病是由何种细菌所致，必须从患者体内分离培养出致病菌，鉴定种属后方可确诊。此外，测定致病菌对药物的敏感性，以便临床选择有效药物进行治疗，也必须人工培养细菌。

3. 用于生物制品的制备　制备各种菌苗、类毒素、抗毒素、免疫血清、诊断血清、诊断菌液等生物制品，均须人工培养细菌。

4. 用于细菌毒力分析　对某些细菌依据一般实验室检查法不能确定其毒力时，须经人工培养细菌、动物接种来鉴定分析有无毒力，以及毒力的强弱。

5. 用于基因工程　基因工程是将一种生物细胞的 DNA 片段（目的基因）切割下来，在体外重组于载体（质粒、病毒）DNA 上，再将重组 DNA 转移到受体细胞内，使受体获得供体的某些性状。由于细菌具有繁殖快、易培养的特点，故常被用作接受基因的受体。由此现已成功地制备了干扰素、IL-2、乙肝疫苗、胰岛素等。

第七节 细菌的属、种、型、株的概念与命名

目前生物学将自然界的生物分为动物界、植物界、真菌界、原生生物界、原核生物界和病毒界六大界。细菌属于原核生物界，生物学的分类等级为界、门、纲、目、科、属、种，如大肠杆菌的分类系统为：原核生物界→细菌门→分裂型细菌亚纲→真细菌目→肠杆菌科→埃希菌属→大肠埃希菌种。医学微生物学的分类中常用种和属。

属（genus）：生物学性状相近，关系密切的某些菌种组成属。

种（species）：是形态学与生理学性状基本相同的细菌群体。是分类的基本单位。同一菌种可能有某些差异，可以进一步分组，差异较明显的称亚种（subspecies）。

型（type）：同一菌种中差异微小的细菌可分为型，如抗原结构不同分为血清型（serotype）。

株（strain）：来自不同来源的同一菌种的细菌，称该菌的不同菌株。

细菌的命名采用拉丁文双名法，每个菌名由两个拉丁字组成，前一字为属名，用名词大写；后一字为种名，用形容词小写，印刷时用斜体字；中文名是种名在前，属名在后，例 *Salmonella typhi*，伤寒沙门菌。有些常用的细菌也可用通用的俗名，如脑膜炎球菌 *Meningococcus* 等。

（陈育民）

第十八章 细菌的遗传与变异

细菌与其他生物一样，具有遗传（heredity）和变异（variation）的生命特征。细菌在一定环境条件下进行繁殖时，可将其生物学性状相对稳定地传给子代，这种现象称为遗传性。遗传性保证了细菌子代的基本特征与亲代相似，使细菌的种属得以保存。当外界环境条件改变或细菌的遗传物质结构发生改变时，细菌原有的性状就会相应改变，这种现象称为变异性，变异性保证了细菌在自然界不断地进化并得以生存。

第一节 细菌的变异现象

一、形态与结构变异

细菌在生长过程中，受外环境等因素的影响，其形态与结构可发生改变。如鼠疫耶氏菌的陈旧培养物或在含有 3% NaCl 的培养基上，形态可由两极浓染的杆形变为球形、棒状、哑铃形等。常见的形态与结构变异主要有 L 型变异与细菌的特殊结构的变异。

（一）细胞壁缺陷型（L 型）变异

在某些因素如溶菌酶、青霉素等的影响下，细菌细胞壁肽聚糖合成受抑制，可形成细胞壁缺陷型细菌，称为 L 型细菌（因在 Lister 研究院首先发现，故取其第一个字母"L"命名）。L 型细菌革兰染色多呈阴性。由于 L 型细菌缺乏完整的细胞壁，不能维持其固有的形态，在表面张力的作用下，一般多呈球形或表现为多形性。L 型细菌在相对低渗的环境（如普通培养基）中因不能承受菌体内部的高渗压而很易胀裂死亡，因此必须用高渗培养基（含 5% 氯化钠、20% 人或马血清、0.8% 琼脂）培养。临床上由于抗菌药物使用不当，可使病人体内细菌发生 L 型变异。某些 L 型细菌有致病力，可引起肾盂肾炎、骨髓炎、心内膜炎等疾病。所以，临床遇有明显细菌感染症状而常规培养为阴性者，应考虑 L 型细菌感染的可能性，应选用高渗培养基分离培养细菌。

（二）荚膜变异

例如从病人标本中分离的肺炎球菌有较厚的荚膜，致病性强，但在体外培养基中多次传代后，不再形成荚膜，致病性亦随之减弱。

（三）鞭毛变异

例如将有鞭毛的变形杆菌接种在普通固体培养基表面，由于鞭毛的动力作用，细菌呈弥散生长，形似薄膜状，称为 H（德语：hauch，薄膜）菌落。若将此变形杆菌接种于含 1% 石炭酸的培养基中培养，则鞭毛生长受抑制，生长仅限于接种部位，不呈薄膜状，称为 O（德语：ohne hauch；无薄膜）菌落。故将细菌鞭毛从有到无的变异称为 H-O 变异，又常以 H 代表细菌的鞭毛，O 代表细菌的菌体。

（四）芽胞变异

例如将能形成芽胞、毒力强的炭疽杆菌置 42℃ 培养 10～20 天后，则丧失形成芽胞的能力，毒力也随之减弱。

二、菌落变异

S-R 变异常见于肠道杆菌如沙门菌属与志贺菌属的细菌，从患者中新分离的菌株，其菌落呈 S 型；但经人工培养基多次传代后，失去 O 抗原，菌落变为 R 型。当细菌发生 S-R 变异时，其毒力、生化反应能力与抗原性等也常发生改变。

三、毒力变异

细菌的毒力变异可表现为毒力减弱或增强。例如用于预防结核病的卡介苗（BCG）即是将有毒力的牛型结核杆菌置于含甘油、胆汁、马铃薯的培养基中，经过 230 次移种，历时 13 年而获得的一株毒力减弱、抗原性完整的变异株。又如不产生白喉毒素的无毒力的白喉杆菌被 β-棒状杆菌噬菌体感染成为溶原性细菌时，则变成能产生白喉毒素的强毒株。

四、耐药性变异

细菌对某种抗菌药物由敏感变成耐药的变异称为耐药性变异。如金黄色葡萄球菌对青霉素的耐药菌株目前已高达 80% 以上，常见的耐药菌还有结核分枝杆菌、痢疾杆菌、铜绿假单胞菌等，这给临床治疗带来了一定困难。

第二节　细菌遗传变异的物质基础

一、细菌染色体

细菌染色体是细菌生命活动所必需的遗传物质，为一条环状双螺旋 DNA 长链，在菌体内盘旋缠绕成丝团状，附着在横隔中介体或细胞膜上，不含组蛋白，外无核膜。如大肠杆菌染色体 DNA，约有 4000~5000 多个基因，编码 2000 多种酶类及其他结构蛋白。

二、质　粒

质粒（plasmid）是细菌染色体外的遗传物质，为双股环状 DNA。大质粒可含几百个基因，小质粒仅含 20~30 个基因。质粒主要有如下特性：

（一）赋予细菌某些遗传性状

较主要的质粒有：①F 质粒（fertility plasmid）编码细菌性菌毛，有 F 质粒的细菌称为 F^+ 菌（或雄性菌），无 F 质粒的细菌称为 F^- 菌（或雌性菌）。F^+ 菌通过性菌毛可将质粒传递给 F^- 菌。②R 质粒（resistance plasmid）带有一种或多种耐药基因，可使细菌获得对抗菌药物的耐药性。③Vi 质粒（virulence plasmid）编码细菌毒力。④Col 质粒（colicinogenic plasmid）使大肠埃希菌产生大肠菌素。

（二）自我复制能力

存在于多种细菌胞浆内的质粒可不依赖染色体而独立进行复制，一个质粒是一个复制子（replicon）。有的质粒拷贝数只有 1~2 个，其复制常与染色体复制同步，称紧密型质粒；有的质粒拷贝数较多，可随时复制，与染色体的复制不相关，称松弛型质粒。

（三）可丢失或消除

质粒不是细菌生命活动所必须依赖的遗传物质，可自行丢失或经紫外线等理化因素处理而消除。失去质粒的细菌，其生命活动可不受影响。

（四）可在细菌间转移

可编码性菌毛以接合方式转移的质粒称接合性质粒（conjugative plasmid），不能编码产生性菌毛的质粒称非接合性质粒（nonconjugative plasmid）；可通过转化、转导等方式在细菌间转移。

（五）相容性与不相容性

一个细菌可带有一种或几种质粒。几种质粒能共存于一个细菌内，表明这些质粒之间有相容性（compatibility）。有些质粒则不能共存，称不相容性。质粒复制时必须先粘附在细胞膜上的某点，粘附位点相同的质粒则为不相容性质粒。

三、噬菌体

噬菌体（bacteriophage，phage）是一类侵袭细菌等微生物的病毒。在电子显微镜下有三种外形，即蝌蚪形（图18-1）、微球形和细杆形。大多数噬菌体呈蝌蚪形，由头部和尾部组成。蛋白质构成噬菌体头部外壳及尾部，尾部包括尾髓、尾鞘、尾板、尾刺和尾丝。核酸为双股DNA，存在于头部的外壳内。当噬菌体感染细菌时，其尾刺或尾丝吸附在敏感菌相应受体上，通过尾鞘收缩将头部核酸经尾髓注入菌细胞内。

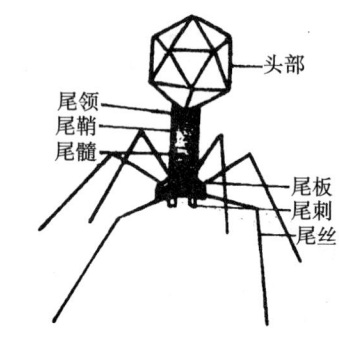

图18-1 蝌蚪形噬菌体结构示意图

根据噬菌体与宿主菌的相互关系，可将噬菌体分为两种类型。一种能在宿主菌内复制增殖，产生众多子代噬菌体，并最终裂解细菌者称为毒性噬菌体（virulent phage）。毒性噬菌体裂解细菌的过程，即是以噬菌体DNA为模板，复制子代核酸，并合成蛋白质外壳，再按一定程序装配成完整的成熟的噬菌体，当子代噬菌体达到一定数目时，菌细胞裂解，释放出噬菌体，此过程亦称为溶菌周期。另一种噬菌体，其基因组与宿主菌染色体整合，不产生子代噬菌体，但随细菌DNA的复制而复制，并随细菌的分裂而传代，称为温和噬菌体（temperate phage）。整合在细菌染色体上的噬菌体基因组称为前噬菌体（prophage）。带有前噬菌体的细菌称为溶原性细菌（lysogenic bacterium）。整合的前噬菌体可偶尔自发地或在某些理化等因素的诱导下，脱离宿主染色体进入溶菌周期，导致细菌裂解。

另外，某些前噬菌体从宿主菌染色体上脱离下来时，可携带宿主菌的DNA片段；或者噬菌体在装配时，将宿主菌的DNA片段错误装入，从而产生带有宿主菌DNA的噬菌体。这些噬菌体可作为载体将宿主菌的遗传物质转移到受体菌中去。

还有某些前噬菌体可导致细菌基因型和性状发生改变，这称为溶原性转换（lysogenic conversion）。例如，白喉杆菌产生白喉毒素，是因前噬菌体带有毒性蛋白的结构基因；肉毒杆菌的肉毒毒素、溶血性链球菌的红疹毒素的产生等都与溶原性转换有关。溶原性细菌若失去前噬菌体，则有关性状亦随之消失。

第三节　细菌变异的发生机制

一、突　变

突变（mutation）是由于细菌遗传物质的结构发生突然而稳定的改变，所引起的遗传性变异。突变可分为点突变和多点突变。点突变只有一个碱基对的变化，包括一个碱基的改变、插入或缺失。多点突变有两个以上碱基对的变化，往往涉及大段 DNA 发生改变，包括染色体重排、倒位、重复或缺失。

突变可自然发生也可人工诱导产生。前者系自然突变（spontaneous mutation），即细菌在生长繁殖过程中自然出现的突变，发生率很低，一般在细菌每分裂 $10^6 \sim 10^9$ 次发生一次突变；后者系诱发突变（inducing mutation），即用某些物理化学因素（如紫外线、X 射线、亚硝酸盐等）处理，人工诱导使细菌发生突变。

突变是随机的、不定向的，发生突变的细菌只是大量菌群中的个别菌。要在大量的细菌中选择出突变菌则必须将此菌群放在一个只利于突变菌而不利于其他细菌生长的环境中。如金黄色葡萄球菌耐青霉素突变株的选择，就是将该菌的培养物接种在含青霉素的培养基上，经培养后，对青霉素敏感的细菌均被抑制，不能生长，只有耐青霉素的突变菌株可以生长，从而被选择出来。耐药突变株在接触青霉素之前即已存在（并非由青霉素诱导产生），青霉素在此过程中起着筛选作用，除去敏感菌，选择出耐药菌。耐药突变株具有相对稳定性，可将其耐药性传给子代。

二、基因的转移与重组

细菌从外源取得 DNA（包括染色体 DNA、质粒 DNA、噬菌体基因等）并与自身染色体 DNA 进行重组，引起细菌原有基因组的改变，导致细菌遗传性状的改变，称基因的转移与重组。在基因转移中，提供 DNA 的细菌为供体菌，接受 DNA 的细菌为受体菌。基因转移与重组有以下几种方式：

（一）转化

受体菌摄取供体菌游离的 DNA 片段，从而获得新的遗传性状，称为转化（transformation）。游离的 DNA 片段来自于细菌溶解后释放或人工提取。例如Ⅱ型无荚膜无毒力的肺炎球菌摄取Ⅲ型有荚膜有毒力的肺炎球菌 DNA 后，即转化为有荚膜有毒力的Ⅲ型肺炎球菌。

在转化过程中，受体菌只有处于感受态时，才能摄取外源性 DNA。感受态一般出现在细菌对数生长期的后期，此时细菌表面可产生一种吸附 DNA 的受体。转化时，被转移的双股 DNA 片段首先与细菌细胞壁上的相应受体结合，然后一股 DNA 降解，另一股 DNA 进入细菌并与受体菌的 DNA 进行重组。重组以后，受体菌染色体上出现一段两股 DNA 不完全互补的区域。在复制时，两股各自复制成双股，在细菌分裂后，一个子细菌带有供体菌的 DNA 片段，并获得新的性状；另一仍维持原来的性状（图 18-2）。

（二）转导

以温和噬菌体为载体，将供体菌的遗传物质转移到受体菌中去，使受体菌获得新的遗传性状，称为转导（transduction）。根据转导 DNA 片段的范围，可分为普遍性转导和局限性转导。

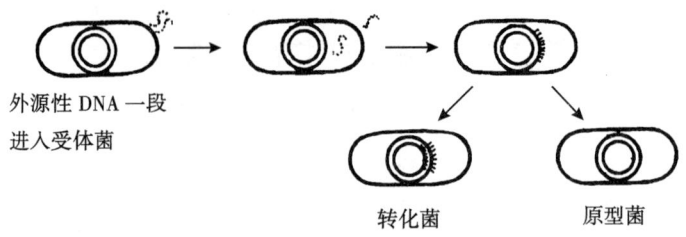

图 18—2 基因转化示意图

1. 普遍性转导（general transduction） 当溶原性细菌中止溶原状态时，前噬菌体脱离宿主菌的基因组，进行像毒性噬菌体样的复制增殖，即噬菌体 DNA 大量复制，并合成衣壳蛋白。在噬菌体 DNA 装入蛋白质衣壳形成新的噬菌体时，大约在 $10^5 \sim 10^7$ 次装配中会发生一次错误，即误将宿主菌的 DNA 片段装入，形成转移宿主菌 DNA 的转导性噬菌体。当细菌被裂解，释放出的转导性噬菌体侵犯另一受体菌时，可将宿主菌的 DNA 片段带入受体菌。上述误被装入的 DNA 片段可以是宿主菌染色体上的任何部分，也可以是质粒，故称为普遍性转导。

2. 局限性转导（restricted transduction） 只限于转导供体菌染色体上某些特定的基因。这是由于某些温和噬菌体感染细菌后，其基因组整合于宿主菌染色体 DNA 的特定部位，当中止溶原状态时，前噬菌体从宿主菌染色体上脱离下来，偶尔也会将其插入点附近的宿主菌染色体的一段 DNA 携带下来，而将其本身一段 DNA 留在宿主菌染色体上，形成可转移宿主菌特定 DNA 的缺陷性噬菌体。当此种噬菌体裂解细菌释放出来后，感染另一受体菌时，可将供体菌特定的基因转移给受体菌，使受体菌获得特定的遗传性状。例如 λ 噬菌体感染大肠埃希菌后，噬菌体 DNA 整合到大肠埃希菌染色体的特定部位，即半乳糖酶基因和生物素基因之间。当中止溶原状态，λ 噬菌体从细菌染色体上脱离下来时，可能形成携带有半乳糖酶基因或生物素基因的缺陷性噬菌体，因此大肠杆菌 λ 噬菌体只转导半乳糖酶基因或生物素基因。

（三）接合

接合（conjugation）是指细菌通过性菌毛将遗传物质（主要为质粒）从供体菌转移给受体菌，使受体菌获得新的遗传性状。接合性质粒主要有 F 质粒、R 质粒等。

1. F 质粒的接合 具有 F 质粒的细菌能产生性菌毛，称 F^+ 菌（雄性菌）；不含 F 质粒的细菌无性菌毛，称 F^- 菌（雌性菌）。

(1) F^+ 菌与 F^- 菌接合：接合时，F^+ 菌的性菌毛与 F^- 菌表面相应受体结合，然后 F 质粒中的一股 DNA 断开，通过性菌毛进入 F^- 菌。继而，两菌中单股 DNA 各以滚环模式复制成为双股 DNA 的 F 质粒，结果使 F^- 菌获得 F 质粒变为 F^+ 菌，原来的 F^+ 菌仍保留有 F 质粒（图 18—3）。

(2) Hfr 菌与 F 菌接合：F 质粒有时可以整合到细菌染色体 DNA 上，与染色体一起复制。整合有 F 质粒的细菌仍能形成性菌毛而且还能高效率转移染色体 DNA 片段，故称之为高频重组菌（high frequency recombinant，Hfr）。当 Hfr 菌与 F^- 菌接合时，整合的 F 质粒一股 DNA 链在转移起始位点断开，引导染色体基因转移，使 Hfr 菌染色体的一股 DNA 链经性菌毛进入 F^- 菌。由于 F 质粒的其他部分位于转移染色体的末端，因此只有当染色体的一股 DNA 链完全转移后，F 质粒才能完全进入 F^- 菌，整个过程约需 100 分钟。由于细菌间

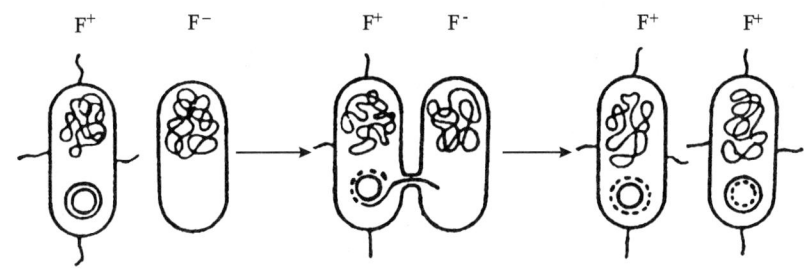

图 18-3 F 质粒接合示意图

的接合桥并不稳定，接合过程常可自发中断或受外界因素的影响（如震动等）而中断，故受体菌获得 F 质粒的机会很少。所以 Hfr 菌与 F⁻ 菌接合后，F⁻ 菌虽可获得供体菌不同长度的染色体 DNA 片段，但因不能获 F 质粒，故依然为 F⁻ 菌。

(3) F'菌与 F⁻菌接合：Hfr 菌中的 F 质粒有时也可以从染色体上脱离下来，使 Hfr 菌变为 F⁺ 菌。脱离下来的 F 质粒有时可带有邻近的染色体 DNA。这种带有染色体 DNA 片段的 F 质粒，称 F' 质粒。当含有 F' 质粒的细菌与 F⁻ 菌接合时，F⁻ 菌可获得 F' 质粒（包括 F 质粒基因及供体菌染色体相应基因）。

F⁺、Hfr 和 F'三种细菌都可编码性菌毛，都为雄性菌。

2. R 质粒的接合　R 质粒可分为接合性与非接合性 R 质粒。接合性 R 质粒由耐药决定因子（resistance factor）和耐药传递因子（resistance transfer factor，RTF）两部分组成，前者编码对抗菌药物（一种或多种）的耐药性，后者编码性菌毛，故可通过接合转移 R 质粒。非接合性 R 质粒因子不含耐药传递因子，故不能通过接合方式转移，但可经转导或转化等方式转移。目前耐药性菌株广泛存在，除与耐药性突变有关外，主要与 R 质粒在细菌间转移有很大关系。

(四) 溶原性转换

溶原性细菌因染色体上整合的前噬菌体使其获得新的遗传性状，称为溶原性转换（lysogenic conversion）。溶原性转换可使某些细菌发生毒力变异或抗原性变异。例如，β-棒状杆菌噬菌体（该噬菌体携带编码白喉毒素的结构基因）感染不产毒素的白喉杆菌后，形成的溶原性白喉杆菌即可产生白喉毒素。

第四节　细菌变异的实际应用

一、在疾病诊断、治疗和预防中的应用

由于细菌在形态、结构、染色、生化反应、毒力、抗原性等方面都可能发生变异，所以在临床细菌学检查中常会遇到一些生物学性状不典型的菌株，这给实验室诊断带来一定的困难。因此了解细菌的变异规律，将有助于这方面工作的顺利进行。例如，临床细菌感染患者可在大量使用青霉素、先锋霉素等抗生素治疗时，使细菌失去细胞壁变为 L 型细菌（细胞壁缺陷菌）。L 型细菌在普通培养基上不易生长，应选用高渗培养基才能分离出。故细菌感染症状明显而常规培养阴性者，应考虑 L 型变异的可能性。

由于临床上耐药性变异菌株的不断出现与增加，在选用抗菌药物进行治疗时，有必要做

药物敏感试验，以选择有效抗菌药物。同时应注意足量、合理、联合使用抗菌药物，尽量避免耐药菌株的形成。

在预防疾病、制备疫苗方面，可用人工诱导方法使细菌发生变异，然后选择出毒力减弱或失去毒力而保留免疫原性的变异株，制成活疫苗。例如用于预防结核病的卡介苗（BCG）就是将有毒力的牛型结核杆菌在含胆汁、甘油和马铃薯的培养基中转种 230 次，历时 13 年所获得的一株毒力减弱而保留免疫原性的变异菌株。新的变异株还可通过基因转移与重组的方式获得，用以制备疫苗。例如遗传重组疫苗，即是通过共同感染细胞的强毒株与弱毒株之间的基因片段交换而获得的减毒活疫苗。

二、在检测致癌物质方面的应用

试验证明，凡能诱导细菌发生突变的物质都有可能是致癌物质，因此可利用致细菌突变来检测致癌物质。Ames 试验就是根据这一原理设计的。在缺乏组氨酸的培养基中，加入待检测的可疑致癌物质，作为诱变剂；然后接种本不能生长的鼠伤寒沙门菌的组氨酸营养缺陷型（his^-）菌株。若 his^- 菌株发生突变，成为 his^+ 株则能在该培养基生长。比较含有被检物的试验平板与无被检物的对照平板，计数培养基上的菌落数，凡能提高突变率，诱导菌落生长较多者，则具有致癌的可能性。

三、在基因工程中的应用

细菌遗传变异的研究，推动了基因工程的研究。基因工程是根据细菌基因转移与重组获得新的遗传性状的原理来进行的。简要过程是：先从供体细胞（细菌或其他生物细胞）的 DNA 上用内切酶切取一段需要表达的基因，即所谓的目的基因；然后将目的基因结合在载体（质粒或噬菌体）上；通过载体将目的基因转入受体菌，使受体菌表达目的基因的产物；随着细菌的大量繁殖，即可表达出大量所需的基因产物。目前已能通过基因工程技术获得多种用传统方法较难大量得到的生物制剂，其中有用于治疗疾病的胰岛素、干扰素、凝血因子、白细胞介素等；有用于预防疾病的疫苗如乙型肝炎表面抗原等。

（沈海中）

第十九章 细菌的致病性与感染

第一节 致病菌与条件致病菌

一、致病菌

致病菌（pathogen）是指能侵入机体、生长繁殖导致疾病的细菌，亦称病原菌（pathogenic bacteria）。有的致病菌仅引起人类的疾病，如淋病奈瑟菌；有的致病菌仅引起某些动物的疾病；还有的致病菌既可引起人类的疾病，也可引起某些动物的疾病，如炭疽杆菌、鼠疫耶氏菌、布鲁菌等。

二、条件致病菌

条件致病菌（conditioned pathogen）是指存在于人体的正常菌群，在正常情况下并不致病，但当在某些特定条件改变时可以引起人体疾病的细菌。

正常菌群成为条件致病菌所需的特定条件主要有以下几种：

1. 寄居部位的改变　正常情况下寄居于肠道的正常菌群，如从肠道进入泌尿生殖道、腹腔或血液等部位即可导致炎症。

2. 免疫功能低下　如应用大剂量皮质激素、抗肿瘤药物（化疗药）或放射治疗等，均可导致严重的全身性免疫功能低下。此外，大面积烧伤、疲劳过度、受凉、长期消耗性疾病等，也可使机体免疫功能降低。由于免疫功能低下，从而使一些正常菌群由寄居原位穿透粘膜等屏障，进入组织或血流，引起各种病症，严重的可致败血症。

3. 菌群失调　长期或大量应用广谱抗生素后，大多数正常菌群如消化道的优势菌（乳酸杆菌、类杆菌）被大量杀灭或抑制，使原处于少数劣势的细菌或对抗生素耐药的菌株如金黄色葡萄球菌、白色念珠菌和一些革兰阴性杆菌等趁机大量繁殖，使正常菌群的组成和数量明显改变，称之为菌群失调（dysbacteriosis）。当这种失调状态进一步发展，出现一系列临床症状和体征，常表现为假膜性肠炎、肺炎、鹅口疮、尿路感染或败血症等，就称之为菌群失调症或菌群交替症。临床上又将严重的菌群失调症称之为二重感染或重叠感染。对于二重感染的病人，除应立即停用原抗菌药物、并对病人标本中的优势菌进行药敏试验、选用合适的药物治疗外，同时，还可使用有关的微生态制剂，恢复正常菌群的生态平衡。

第二节 细菌的致病性

一、细菌致病性的概念

细菌的致病性（pathogenicity）是指细菌能引起感染或引起宿主疾病的性能。细菌的致病性包含着两方面的涵义，一是致病菌可引起宿主某种疾病的特性；不同的致病菌可引起宿主不同的疾病，如伤寒沙门菌能引起人类伤寒、结核分枝杆菌则能引起人类的结核病，这是由细菌种属特性所决定，是细菌致病性质的概念。二是致病菌引起宿主疾病的能力，不同种类的细菌、同种细菌的不同型或株，其致病力可有很大差异，细菌这种致病能力的强弱程度，称为细菌的毒力（virulence），是细菌致病性量的概念。细菌的毒力常用半数致死量（median lethal dose，LD_{50}）或半数感染量（median infective dose，ID_{50}）表示，即在一定时间内，通过一定的接种途径，能使一定体重的实验动物半数死亡或感染所需要的最少细菌数或细菌毒素量。

致病菌的毒力主要表现为：一是突破宿主机体的免疫防御机制，并在宿主生理环境中定居、生长繁殖和扩散的能力，称为侵袭力（invasiveness）；二是损伤宿主机体组织细胞或器官引起生理病理变化的致病物质，包括细菌的结构成分和有关的生物大分子物质。

二、影响细菌致病性的因素

致病菌侵入机体能否引起宿主机体疾病，一方面取决于宿主的抵抗力即抗感染免疫力；另一方面取决于致病菌本身的毒力、侵入的数量以及侵入的部位。通常是宿主的抵抗力弱，致病菌的毒力强，侵入的数量足够，且侵入的部位适当，就可引起疾病；否则，不能引起疾病。如毒力强的鼠疫耶氏菌，只需数个细菌侵入机体即可发生感染；而毒力弱的肠炎沙门菌则常需摄入数亿个细菌才能引起急性胃肠炎。

多数致病菌具有特定的侵入部位即各种致病菌通过特定的侵入门户，才能到达特定的器官和细胞而致病。如伤寒沙门菌、志贺菌、霍乱弧菌等必须经口侵入肠道才能引起感染；破伤风梭菌及其芽胞，只有进入深部创伤等的缺氧环境中，才能引起破伤风。也有些致病菌侵入机体的适宜部位不止一个，如结核分枝杆菌可以经呼吸道、消化道、皮肤创伤部位等侵入机体而引起结核病。

第三节 细菌的毒力物质

细菌的毒力物质包括与致病菌侵袭力有关的致病物质、细菌的毒素及其他致病物质。

一、侵袭物质

（一）菌体表面结构成分

1. 菌体表面粘附性结构及物质　粘附是细菌与宿主接触和感染的第一步，与致病性密切相关。具有粘附作用的细菌特殊结构及有关物质又称为粘附因子（adhesive factor）或粘附素（adhesin）。细菌的粘附素可分为菌毛和粘附物质两类。

（1）菌毛：多数革兰阴性致病菌如产毒性大肠杆菌、志贺菌、霍乱弧菌、脑膜炎奈瑟菌、淋病奈瑟菌等均有菌毛，这些细菌可借助菌毛与宿主易感细胞表面的相应受体（多为甘露糖、岩藻糖等糖类成分或糖蛋白）结合，而使细菌分别粘附于各种粘膜上皮细胞表面。经实验证实，口服无菌毛的产毒性大肠杆菌者并不引起腹泻。

（2）粘附物质：如A群链球菌的膜磷壁酸、多糖包被等可与人类口腔粘膜和皮肤上皮细胞及各种血细胞膜上的相应受体结合；葡萄球菌、链球菌及白色念珠菌等菌体表层的血纤维蛋白原结合蛋白、胶原粘附素、纤维连接素结合蛋白以及革兰阴性菌的某些外膜蛋白等可与血液成分及细胞基质相结合。致病菌经这些粘附物质的作用，而定植于宿主机体的某些部位,并能使细菌在扩散入血液及其他部位时,可进一步定植。

2. 荚膜和微荚膜　细菌的荚膜与微荚膜有抗吞噬细胞吞噬和抵抗体液中杀菌物质(补体、溶菌酶等)的作用,从而使致病菌在体内大量繁殖引起疾病。荚膜抗吞噬作用的机制可能是:①荚膜为粘液性物质比较光滑,不易被吞噬细胞捕捉;②细菌荚膜表面与吞噬细胞表面所带电荷相同,彼此互相排斥,而使吞噬细胞难以接近细菌;故而表现出抗吞噬作用。链球菌的M蛋白、伤寒沙门菌的Vi抗原、大肠埃希菌的K抗原等均属于微荚膜。

(二) 侵袭性酶

某些致病菌在代谢过程中能产生一种或多种胞外酶,它们可协助细菌抗吞噬或利于细菌在体内扩散,这些胞外酶被称为侵袭性酶。但这些物质本身并不损伤组织细胞。主要有:①金黄色葡萄球菌产生的血浆凝固酶,具有促进细菌抗吞噬作用;②A群链球菌产生的透明质酸酶、链激酶(溶纤维蛋白酶)等,可分解细胞间质的透明质酸,溶解纤维蛋白凝块,有利于细菌在体内扩散;③产气荚膜梭菌产生的胶原酶,可分解结缔组织中的胶原纤维,有利于细菌的扩散;④淋病奈瑟菌、流感杆菌等均可产生分解IgA的酶,能降低宿主的特异性免疫功能。

二、细菌的毒素

细菌在生长繁殖与代谢过程中可合成和释放多种有毒性作用的物质,称为细菌的毒素(toxin)。一种致病菌可同时释放多种毒素,但在引起某种疾病时一般以一种或少数几种毒素为主。按其来源、性质和作用等的不同,可分为外毒素(exotoxin)和内毒素(endotoxin)两类。

(一) 外毒素

外毒素是细菌在生长繁殖过程中合成并分泌到菌体外的毒性物质。产生外毒素的致病菌主要是革兰阳性菌,如白喉棒状杆菌、破伤风梭菌、肉毒梭菌、金黄色葡萄球菌、A群链球菌等;某些革兰阴性菌,如霍乱弧菌、产毒性大肠埃希菌、鼠疫耶氏菌、痢疾志贺菌等也能产生外毒素。少数致病菌合成的外毒素存在于菌细胞内,不能分泌至细胞外,只有当细菌溶解后才释放出来,如鼠疫耶氏菌产生的鼠毒素属此类外毒素。

外毒素与内毒素相比较,除来源外,在化学组成、性质、致病性和免疫性等方面均具有显著不同的特征。

1. 外毒素的化学成分　外毒素的化学成分是蛋白质,性质不稳定,易被热、酸碱及蛋白酶破坏。

2. 外毒素蛋白的结构　大多数外毒素蛋白由A、B两个亚单位组成,A亚单位是毒性成分,决定毒素的致病作用;B亚单位是介导外毒素分子与宿主细胞结合的成分,具有对靶细胞的亲和性;A、B亚单位单独存在时均无致病作用,因此,外毒素分子结构完整时才具有致病作用。

3. 外毒素的毒性　外毒素的毒性强或极强,如肉毒梭菌产生的肉毒毒素纯品1mg可杀死2亿只小鼠,其毒性比氰化钾强1万倍,是已知毒性最剧烈的毒物。外毒素对组织器官具有选择作用,通过与特定靶组织器官受体结合,直接或进入细胞后引起各自不同的特殊的病理变化及临床症状(表19-1)。

4. 外毒素的免疫原性　外毒素免疫原性强,B亚单位为保护性抗原,用0.4%甲醛处理外毒素,可使其脱去毒性(即改变A亚单位活性),保留其免疫原性(即B亚单位不变),

制成无毒的外毒素生物制品,称为类毒素(toxoid)。类毒素可用于人工自动免疫,刺激机体产生具有中和外毒素作用的抗毒素。

5. 外毒素的种类　外毒素的种类繁多,在功能或作用机制上复杂多样。根据外毒素对宿主细胞的亲和性及作用机制不同,可分为神经毒素、细胞毒素和肠毒素(表19-1)。

表19-1　常见的细菌外毒素及其作用特点

类别	外毒素及其产生的细菌	作用机制	症状和体征
神经毒素	肉毒毒素(肉毒梭菌)	抑制胆碱能运动神经释放乙酰胆碱	肌肉松弛性麻痹
	痉挛毒素(破伤风梭菌)	阻断神经元之间正常抑制性冲动的传递	骨骼肌强直性痉挛
细胞毒素	白喉毒素(白喉杆菌)	抑制细胞蛋白质合成	肾上腺出血、心肌损伤、外周神经麻痹
	杀白细胞素(葡萄球菌)	损伤细胞膜	白细胞溶解
	TSST-1(葡萄球菌)	增强对内毒素休克的敏感性	发热、皮疹、休克
	表皮剥脱毒素(葡萄球菌)	表皮与真皮脱离	表皮剥脱性病变
	致热外毒素(A群链球菌)	损伤毛细血管内皮细胞	猩红热皮疹
肠毒素	肠毒素(金黄色葡萄球菌)	刺激呕吐中枢及肠壁	呕吐为主、腹泻
	肠毒素(霍乱弧菌)	激活肠粘膜腺苷酸环化酶,使细胞内cAMP↑,分泌大量水及电解质	腹泻、呕吐
	不耐热肠毒素(产毒性大肠埃希菌)	同霍乱弧菌肠毒素	腹泻、呕吐
	肠毒素(产气荚膜梭菌)	同霍乱弧菌肠毒素	呕吐、腹泻

(二)内毒素

内毒素是革兰阴性菌细胞壁中的脂多糖(lipopolysaccharide,LPS),位于细胞壁的外层,不能由活菌释放到菌体外,只有当细菌死亡裂解或用人工方法裂解细菌后,才可释放出来。

内毒素与外毒素相比较,在化学组成、性质、致病性和免疫性等方面具有以下几方面的特征。

1. 内毒素的化学成分　内毒素的化学成分是LPS,性质较稳定,耐热,100℃ 1小时不被破坏,必须用160℃ 2~4小时或用强碱、强酸、强氧化剂煮沸30min才能被灭活。

2. 内毒素成分的结构　内毒素即LPS由类脂A、核心多糖和O特异性多糖三部分组成,毒性成分是类脂A。仅革兰阴性菌细胞壁含有LPS,革兰阳性菌不存在LPS。螺旋体、衣原体、立克次体等胞壁中亦有LPS。

3. 内毒素的毒性　内毒素的毒性作用相对较弱,致病需要量相对较大。内毒素对组织器官无选择性,无特定的靶组织器官。各种革兰阴性菌内毒素的类脂A其化学组成相似,故其致病作用大致相似,致病作用机制比较复杂,可引起下列病理变化和临床症状。

(1)发热反应:极微量(1~5ng/kg)LPS入血即可引起发热反应,其机制是LPS激活单核吞噬细胞及淋巴细胞等分泌IL-1、TNF、IFN等细胞因子,作为内源性致热原作用于下丘脑,使其释放中枢发热介质(5-HT、cAMP、PGs等),进而使体温中枢的体温调定点上移而导致发热。

(2)白细胞反应:内毒素能激活毛细血管的内皮细胞,表达一系列粘附分子,从而使大量白细胞粘附于微血管壁,并游出血管进入组织,使循环血液中白细胞急剧减少。数小时后，由于脂多糖诱生的中性粒细胞释放因子刺激骨髓，使骨髓中的中性粒细胞大量释放入血。而导致血循环中的白细胞数增高，12～24小时达高峰。但伤寒沙门菌内毒素则使循环血中白细胞减少，其机制尚不清楚。

（3）内毒素血症与休克：当血液中有革兰阴性菌大量繁殖或病灶内细菌释放大量内毒素入血或输入被大量内毒素污染的液体，即可导致内毒素血症。内毒素作用于单核吞噬细胞、中性粒细胞、血小板、内皮细胞、补体系统、激肽系统、凝血系统等，诱生 TNF-α、IL-1、IL-6、组胺、5-羟色胺（5-HT）、前列腺素、激肽等血管活性介质，使全身小血管舒缩功能紊乱而出现微循环障碍；表现为血液淤滞于微循环，有效循环血量减少、血压下降、组织器官毛细血管灌注不足、缺氧、酸中毒等。严重者可导致以微循环衰竭和低血压为特征的内毒素休克。因此，内毒素所致的重症感染如流行性脑脊髓膜炎、急性中毒性痢疾、重症伤寒、革兰阴性菌败血症等死亡率高。

（4）弥漫性血管内凝血（disseminated intravascular coagulation，DIC）：是以广泛血管内凝血和出血倾向为特征的一种病理综合征，可发生于多种疾病的过程中，多是在内毒素血症、内毒素休克的基础上，进一步发展出现的严重并发症。其发生机制：①内毒素导致微循环障碍时，血压下降、血流缓慢、使小血管内血细胞易于聚集阻塞血管；②血压下降，组织器官供血不足，缺氧导致酸血症，从而使血管壁张力降低，呈麻痹性扩张；③内毒素可直接激活凝血因子Ⅻ，启动凝血系统的连锁反应，也可通过作用于血细胞使之释放促凝物质或损伤血管内皮细胞，间接激活凝血系统，最终使纤维蛋白原转化为纤维蛋白，从而引起广泛的血管内凝血；④由于弥漫性血管内凝血，造成凝血因子和血小板的大量消耗，同时内毒素还能直接激活纤溶系统，使血管内已凝固的纤维蛋白溶解而产生出血倾向，表现为皮肤粘膜出现瘀斑、出血点、呕血、便血、咯血、血尿等。患者多因重要器官出血坏死、功能衰竭而死亡。

（5）Shwartzman现象：将革兰阴性菌培养物上清或杀死的菌体注入家兔皮内，18～24小时后再以同样的注射物进行静脉注射，约10小时后第一次注射部位的皮肤出现出血和坏死。若两次均由静脉注射，10小时后出现全身广泛的出血、坏死，尤以肾为著，最终动物死亡。前者称为局部Shwartzman现象，后者称为全身性Shwartzman现象。

4. 内毒素的免疫原性　内毒素的免疫原性弱，虽可刺激机体产生中和抗体，但无保护作用，不能人工处理成为类毒素。

5. 内毒素的免疫调节作用　小量内毒素具有免疫调节作用，可激活单核吞噬细胞、NK细胞等，诱生 IFN、TNF、IL 等多种细胞因子，增强非特异性免疫功能，也可激活 B 细胞产生多克隆抗体。

（三）细菌外毒素与内毒素的主要区别（表19-2）

表19-2　细菌外毒素与内毒素的主要区别

区别要点	外毒素	内毒素
来源	革兰阳性菌和某些革兰阴性菌	革兰阴性菌
存在部位	由活菌分泌至菌体外、少数菌裂解后释出	细胞壁成分，菌体裂解后释出
化学成分	蛋白质	脂多糖
稳定性	不稳定，不耐热（60～80℃ 30min 被破坏）	稳定耐热（160℃ 2～4小时被破坏）

续表

区别要点	外毒素	内毒素
毒性作用	强/极强，对组织器官有选择性的毒害作用，引起特殊临床表现	各菌的毒性作用大致相同可致发热反应、白细胞增多、微循环障碍、休克、DIC 等
免疫原性	强、刺激机体产生抗毒素，甲醛处理可脱毒成类毒素	弱、刺激机体产生的抗体无明显中和作用，甲醛处理不形成类毒素

此外，某些致病菌的菌体结构成分或其产生的超抗原等，也是重要的致病物质。如结核分枝杆菌，既不产生外毒素，也不具有内毒素，其致病作用与菌体结构成分有关：①磷脂与结核结节的形成有关；②索状因子能破坏细胞线粒体膜，影响细胞呼吸，抑制白细胞游走和引起慢性肉芽肿；③硫酸脑苷脂可抑制吞噬细胞中吞噬体与溶酶体的融合；④蜡质 D 和菌体蛋白可激发机体产生 IV 型超敏反应。许多细菌、某些病毒及支原体等微生物能产生不同于常规抗原的蛋白质，即超抗原，它能激发以大量 T 细胞活化和产生大量细胞因子为特征的免疫反应，主要表现为致病作用。如葡萄球肠毒素和毒性休克综合征毒素，可致葡萄球菌性食物中毒及毒素性休克综合征。链球菌致热外毒素可致风湿热、肾小球肾炎。此外，牛皮癣、风湿性与类风湿性关节炎、多发性硬化症等自身免疫性疾病均与超抗原有关。

第四节 细菌性感染的发生发展与结局

感染（infection）又称传染，是致病菌在一定条件下，突破机体防御功能，侵入机体并定居生长繁殖、扩散、释放毒性物质等引起不同程度的病理过程。感染能否发生，取决于致病菌的致病性与宿主防御功能之间的相互作用。

一、感染的来源

感染的来源也称为传染源。传染源就是指体内有致病菌生长繁殖，并能将致病菌排出体外的人和动物。若感染来源于宿主体外的称外源性感染（exogenous infection）；若感染来自患者自身体内或体表的称内源性感染（endogenous infection），也称为自身感染。

（一）外源性感染

1. 患者　是传染病的主要传染源，人类传染大多数是通过人与人之间的传播。患传染病的病人从疾病的潜伏期到病后恢复期，都可能具有传染性。对患者及早作出诊断，隔离和治疗是控制和消灭传染的基本措施。

2. 带菌者　是指体内携带某些致病菌，但不出现临床症状，并能不断向体外排菌者。可分为健康带菌者与病后恢复期带菌者两类。脑膜炎奈瑟菌、白喉棒状杆菌的感染常有健康带菌者，而伤寒沙门菌、志贺菌的感染可有恢复期带菌者。带菌者因无临床症状，不易被人们察觉，在疾病的传染上，其危害性甚于患者。

3. 患病或带菌动物　有些细菌如鼠疫耶氏菌、炭疽芽胞杆菌、布鲁菌、牛型结核分枝杆菌及引起食物中毒的沙门菌等，是人畜共患病的致病菌，因而患病或带菌动物所带的致病菌也可传染给人。

（二）内源性感染

此类感染的致病菌大多是体内的正常菌群，少数是曾感染过而潜伏下来的致病菌。正常菌群是在特定条件下成为条件致病菌后才致病。当大量使用抗生素导致菌群失调以及各种原因导致机体免疫防御功能下降时均易发生内源性感染。此类感染现已成为临床细菌感染中的多发病、常见病，也是常见的医院内感染。

二、感染的传播方式与途径

（一）经粘膜感染

从上述各外源性传染源体内排出的致病菌，可经呼吸道、消化道、泌尿生殖道等处粘膜感染。致病菌依靠本身的侵袭因素与粘膜上皮细胞结合，定居繁殖或定居繁殖并扩散而导致感染。

1. 呼吸道粘膜感染　患者或带菌者可通过咳嗽、喷嚏、大声说话等将含有致病菌的分泌物以飞沫排至空气被他人吸入，或传染源排出的带有致病菌的痰液、脓液等污染的尘埃荡起在空气中被他人吸入，均可经呼吸道粘膜感染。常见的致病菌有结核分枝杆菌、白喉棒状杆菌、百日咳杆菌、军团菌、脑膜炎奈瑟菌、肺炎链球菌、流感嗜血杆菌等。

2. 消化道粘膜感染　患者或带菌者排出的含有致病菌的排泄物等，可污染食物、水，被他人食入消化道而致感染，主要是粪－口途径。常见的致病菌有霍乱弧菌、志贺菌属、沙门菌属、埃希菌属、幽门螺杆菌、空肠弯曲菌等。水、手指和苍蝇等是消化道传播的重要媒介。

3. 泌尿生殖道粘膜感染　此类感染主要是通过与患者及带菌者的直接或间接接触而引起的感染，各种性传播性疾病均可经此途径传播。常见的致病菌有淋病奈瑟菌、大肠埃希菌、梅毒螺旋体、溶脲脲原体等。

4. 其他粘膜感染　有些致病菌可经眼结膜、外耳道等处感染。

（二）创伤感染

任何原因引起的皮肤粘膜的创伤或破损，即使是轻微的损伤均可引起感染，如致病性葡萄球菌、链球菌、铜绿假单胞菌等常可引起化脓性感染及烧伤感染；泥土、人类和动物粪便中，可有破伤风梭菌、产气荚膜杆菌等的芽胞，当这些芽胞进入深部伤口，在无氧的微环境中发芽、繁殖、产生毒素而致病。此外，节肢动物叮咬感染也是一种创伤感染，它是以节肢动物为媒介而导致疾病的传播，如人类鼠疫是经鼠蚤叮咬而被感染的。

某些细菌如结核分枝杆菌、炭疽芽胞杆菌等，可经皮肤、呼吸道、消化道等多途径多方式感染。

三、感染的类型

感染的发生、发展和结局是机体与致病菌相互作用的复杂过程，根据双方力量的对比，可以出现以下几种不同类型的感染和结局。

（一）隐性感染

当宿主机体抗感染的免疫力较强或侵入的致病菌数量不多、毒力较弱时，感染后对机体的损害较轻，不出现或仅出现不明显的临床症状，称为隐性感染（inapparent infection）。隐性感染后机体可获得较强的特异性免疫力。如白喉、结核、伤寒等常有隐性感染。

（二）显性感染

当机体抗感染免疫力较弱或侵入的致病菌数量较多、毒力较强，感染后机体的组织细胞受到较严重的损害，生理功能发生改变，并出现一系列临床症状，称为显性感染（apparent infection)。显性感染又可根据不同的特征而分为以下几种类型。

1. 根据病情缓急病程长短不同而分为急性与慢性感染

(1) 急性感染（acute infection）：常表现为发作突然、症状明显、病程较短；一般为数日至数周，病愈后致病菌从体内消失。但内源性的急性感染时，细菌不一定消失。引起急性感染的致病菌常见的有脑膜炎奈瑟菌、霍乱弧菌、肠产毒型大肠埃希菌、志贺菌、A 群链球菌等。

(2) 慢性感染（chronic infection）：表现为起病缓慢、病程长，可持续数周至数月，引起慢性感染的致病菌多为胞内寄生菌，如结核分枝杆菌、麻风分枝杆菌等。

2. 根据感染的部位和性质不同而分为局部与全身感染

(1) 局部感染（local infection）：致病菌侵入机体后，局限在一定部位生长繁殖，引起局部病变。如化脓性球菌引起的疖、痈、甲沟炎等。

(2) 全身感染（generalized infection）：多见于胞外菌急性感染，感染后致病菌及其毒性代谢产物通过血液向全身扩散引起全身性的急性感染症状。临床上全身感染常见的有下列几种情况：

1) 菌血症（bacteremia）：致病菌由局部侵入血流，但未在血流中繁殖或极少量繁殖，只是一时性或间断性地经过血流到达体内适宜的组织器官，引起轻微的症状。如伤寒沙门菌、脑膜炎奈瑟菌等感染的早期第一次入血时所致的菌血症。

2) 毒血症（toxemia）：即产外毒素的致病菌侵入机体后，在局部组织生长繁殖，释放外毒素进入血液，到达特定靶器官组织细胞，引起特殊的毒性症状。毒血症时致病菌本身一般不进入血液，即便入血也无致病作用。如白喉棒状杆菌、破伤风杆菌所致的白喉与破伤风等。

3) 内毒素血症（endotoxemia）：革兰阴性菌侵入血液并在其中大量生长繁殖，崩解后释放出大量内毒素引起的中毒症状；或是病灶内大量革兰阴性菌死亡裂解，释放的内毒素进入血液引起的中毒症状。其临床表现为：轻则仅发热或伴轻微不适，重则出现高热、酸中毒、DIC、休克，甚至死亡。如脑膜炎奈瑟菌、志贺菌所致的暴发型脑脊髓膜炎，小儿急性中毒性菌痢等。

4) 败血症（septicemia）：致病菌侵入血液，并在其中大量生长繁殖，产生毒性代谢产物，引起严重的全身性中毒症状。主要表现为高热、皮肤与粘膜淤血、肝脾大等。鼠疫耶氏菌、炭疽芽胞杆菌等可引起败血症。此外，在机体抵抗力低下时，革兰阳性与革兰阴性菌群均可引起败血症。

5) 脓毒血症（pyemia）：化脓性细菌侵入血液后在其中大量繁殖，并通过血液扩散到其他组织器官（如肝、肾、肺等），产生新的化脓性病灶。如金黄色葡萄球菌引起的脓毒血症，可导致多发性肝脓肿、皮下脓肿和肾脓肿等。

3. 根据感染人群所处环境而分为社会感染与医院感染

(1) 社会感染：是指在医院外的人群所发生的一切感染。此类感染受自然因素与社会因素的影响很大，如气候、季节、温度、湿度及地理条件等自然因素均可影响传染（传染病）的发生与流行。战争、灾荒、贫困等条件下可促使传染（传染病）的发生与流行；而改善生活与劳动环境条件，开展防病治病、计划免疫以及医疗保健等卫生运动，可控制社会感染。

(2) 医院感染（hospital infection）：是指在医院内的人群所发生的一切感染，故又称为医院内感染（nosocomial infection）或医院内获得性感染（hospital acquired infection）。广义的医院感染包括在医院中活动的所有人群，如住院患者、门诊患者、医务工作者、陪伴者和探视者等的感染，中华医院管理学会医院感染管理专业委员会认为：医院感染是指患者在入院时既不存在，亦不处于潜伏期，而在医院内发生的感染，包括在医院获得而于出院后发病的感染。引起医院感染的既有致病微生物，也有条件致病微生物，有的是医院环境中特有的流行菌株，如耐药性金黄色葡萄球菌和铜绿假单胞菌。医院感染有外源性感染，也有内源性感染。医院感染的部位以泌尿道、呼吸道和外科创伤为主。因此为防治医院感染应重点控制与管理的科室是产房、新生儿室、重症监护病房、血液透析室、手术室、换药室、血库、消毒供应室、洗衣房等。

（三）带菌状态

在隐性感染或显性感染后致病菌未被及时消灭而是在机体内继续存在，并不断排出体外称带菌状态（carrier state）；处于带菌状态的个体，称为带菌者（carrier）。白喉和伤寒病后常可出现带菌状态。

（陈育民）

第二十章 消毒与灭菌

微生物的生命活动极易受自然界各种因素的影响。当环境条件适宜时，微生物就能进行正常的新陈代谢而生长繁殖；若环境条件不适宜时，微生物可能发生变异以维持其生命；若环境条件变化过剧，使微生物的代谢障碍，生长繁殖就受到抑制甚至死亡。因此，在医学实践中，可采用多种方法杀灭、去除和抑制外环境中致病微生物和其他微生物，以达到阻断传染病的传播、防止医院感染、减少微生物对食物和物品的损坏以及防止微生物的污染等目的。

第一节 消毒与灭菌的概念

1. 消毒（disinfection） 是指杀灭或清除传播媒介上的致病微生物，使之达到无害化的处理。但消毒不一定能杀死细菌的芽胞。用于消毒的化学药物称为消毒剂。

2. 灭菌（sterilization） 是指将传播媒介上的所有微生物（包括致病微生物和其他微生物、细菌的繁殖体和芽胞）全部杀灭或清除，达到无菌状态。灭菌是最彻底的消毒。用于灭菌的化学药物（能杀灭细菌芽胞的消毒剂）称为灭菌剂。

3. 抗菌（antibacter） 是指对活组织如皮肤、粘膜表面的消毒。应用各种抗菌药物杀灭或抑制人体组织内的微生物则属于治疗措施，不属于消毒范畴。在体外检测细菌对抗生素的敏感性试验，称为抑菌试验。

4. 防腐（antisepsis） 杀灭、清除或抑制食品等无生命有机物中的微生物，防止其腐败的处理，则称为防腐。

5. 无菌（asepsis） 是指特定物体中或物体表面不含任何活微生物的状态。往往是灭菌处理的结果。

6. 无菌操作（asepsis technique） 是指在无菌状态下的操作，即防止微生物进入人体或其他物品的操作方法。

无菌条件和无菌操作都需要在消毒与灭菌的基础上才能实现。消毒与灭菌的方法一般可分为物理和化学方法两大类。

第二节 物理消毒灭菌法

利用物理因素杀灭或清除传播媒介上致病微生物和其他微生物的方法，称为物理消毒灭菌法。具有消毒与灭菌作用的物理因素有很多，如热力、电离辐射、微波、红外线与激光等具有灭菌作用；紫外线与超声波等具有消毒作用；冷却、冰冻、干燥等具有自然净化作用；机械清除、通风与过滤等具有除菌作用。此外，真空、压力等，本身无杀灭微生物的能力，但可为杀灭、清除或抑制微生物提供有利的条件，对消毒灭菌具有辅助作用。本节仅介绍最常用的热力、微波、紫外线、电离辐射与过滤除菌等消毒灭菌法。

一、热力消毒灭菌法

微生物对热的耐受力随其种类而异。细菌的繁殖体、大多数病毒和真菌,在65~100℃热水中可较快被杀灭。细菌的芽胞对热有较强的耐受力,能耐受100℃湿热1~3小时;耐受100℃干热2~3小时。热力能破坏微生物的蛋白质与核酸,使其肽链断裂、蛋白质变性凝固、核酸解链崩裂、微生物内外环境失衡等,从而导致其死亡。

热力消毒灭菌法包括湿热与干热两大类。二者虽然都是利用热的作用灭菌,但其本身的性质、传导介质以及杀菌的能力等都有所不同(表20-1)。在医疗实践中应根据具体情况选择有效、适宜的热力消毒灭菌法。

表20-1 干热与湿热消毒灭菌的主要区别

主要区别点	干 热	湿 热
导热介质	空气	水或蒸气
适用对象	金属、玻璃与其他畏湿耐高温不畏焦化物品	棉织品、水液等不畏湿耐高温物品
作用温度	高(160~180℃)	低(60~134℃)
作用时间	长(1~5h)	短(3~60min)
常用的方法	干烤、烧灼、焚烧等	巴氏消毒、煮沸、流通蒸气、间歇灭菌、压力蒸气灭菌等

常用的热力消毒灭菌法有:

1. 焚烧法 直接点燃或在焚烧炉内焚烧。是一种彻底的灭菌方法,但仅适用于废弃的污染物品、有传染性的动物尸体等。

2. 烧灼法 直接用火焰灭菌。适用于微生物学实验室用的取菌环、试管口、瓶口等的灭菌。

3. 干烤法 在密闭的专用干烤箱中,通电后利用高热空气灭菌的一种方法。一般需加热160~170℃,维持2小时,可杀灭包括芽胞在内的一切微生物。本法适用于耐高温的物品,如玻璃器皿、瓷器等。也可用红外线、强光照射等。

4. 巴氏消毒法 由巴斯德(Louis Pasteur)创用而得名。此法是用较低温度杀死物品中的病原菌或特定微生物,而不破坏物品中所含的不耐热物质的消毒方法。常用于牛奶和啤酒的消毒。方法有两种,一是62℃加热30min,另一种是加热71.7℃经15~30s。

5. 煮沸法 在1个大气压下,煮沸100℃ 5min可杀死细菌的繁殖体,杀死芽胞则需1~2小时。此法主要用于一般外科器械、注射器、胶管和食具等的消毒。若水中加入1%~2%碳酸氢钠,可提高沸点至105℃,既可提高杀菌力,又可防止金属器械生锈。

6. 流通蒸气消毒法 可采用Arnold流通蒸气灭菌器或普通蒸笼进行。通常100℃加热15~30min可杀死细菌的繁殖体,但不能保证杀死芽胞。

7. 间歇灭菌法 是利用反复多次的流通蒸气消毒法杀死细菌所有繁殖体和芽胞的一种灭菌法。本法适用于不耐高温的营养物质(如含血清培养基等)的灭菌。方法是置待灭菌物品于Arnold流通蒸气灭菌器内,100℃加热15~30min,杀死其中的细菌繁殖体,然后将物品置37℃温箱中过夜,使芽胞发育成繁殖体,次日再通过流通蒸气加热。如此连续3次,可将细菌繁殖体和芽胞全部杀死。若某些物品不耐100℃，则可将温度降到75～80℃，每次加热时间延长至30～60 min，次数增加至3次以上，也可达到灭菌目的。

8. 压力蒸气灭菌法　是灭菌效果最好、目前应用最广泛的灭菌方法。灭菌是在密闭的高压蒸气灭菌器内进行的，加热时蒸气不能外溢，随着压力的增加，温度也随之增高，杀菌力也大为增强。通常在103.4kPa（1.05kg/cm^2）的压力下，温度可达121.3℃，维持15～30min，可杀死包括芽胞在内的所有微生物。此法适用于耐高温和不怕潮湿物品的灭菌，如普通培养基、生理盐水、手术器械、注射器、手术衣、敷料和橡皮手套等。

二、辐射杀菌法

1. 微波　是一种波长为0.001～1m，频率为300～300 000MHz的电磁波，又称为超高频电磁波。可穿透玻璃、塑料薄膜与陶瓷等物质，但不能穿透金属表面。在电磁波的高频交流电场中，物品的极性分子发生极化，并频繁改变方向，互相摩擦，使温度迅速升高，可对物体内部直接加热，且加热均匀，从而达到消毒灭菌的作用。消毒中常用的两种微波为915MHz与2450MHz，多用于微生物实验室与检验室用品、耐热非金属器械、食品、餐具、药杯、某些针剂药品与中药丸剂及其他用品的消毒灭菌。

2. 紫外线　是一种低能量的电磁辐射，其穿透力很差。按其波长分为近、中、短三段，短波段内波长为240～280nm的紫外线杀菌力较强，其中253.7nm波长的紫外线杀菌力最强。紫外线的杀菌机制是破坏细菌的DNA构型，使同一股DNA上相邻的嘧啶通过共价键结合成二聚体，从而干扰DNA的正常碱基配对，导致细菌死亡或变异。由于紫外线穿透力较弱，玻璃、纸张、尘埃、水蒸气等均能阻挡紫外线穿过，故紫外线只适用于空气和物体表面的消毒。近年来紫外线已用于水消毒和血液制品中病毒的灭活。紫外线对眼睛与皮肤有刺激作用，使用时要注意保护。

3. 电离辐射　包括放射性同位素^{60}钴或^{137}铯产生的γ射线、电子加速器产生的高能电子束和X射线等，可对细菌产生致死效应。其机制是这些射线可使物质的非共价键断开，直接破坏微生物的分子结构；同时水分子受到射线照射时，可生成羟自由基（OH·）、水合电子（e-aq）等，使微生物的DNA破坏。主要用于不耐热的塑料注射器、吸管、导管等的灭菌。

三、滤过除菌法

滤过除菌是用机械方法除去液体或空气中细菌的方法。利用具有微细小孔的滤菌器的筛滤和吸附作用，使带菌液体或空气通过滤菌器后成为无菌液体或空气。该法常用于不耐高温的血清、抗毒素、抗生素及药液等的除菌。滤菌器的种类很多，目前常用的有蔡氏滤菌器、玻璃滤菌器和薄膜滤菌器等。

第三节　化学消毒灭菌法

利用化学药物杀灭或抑制致病微生物的方法称为化学消毒法，所用的化学药物称为化学消毒剂。化学消毒剂能影响细菌的化学组成、物理结构和生理活动，从而发挥防腐、消毒，甚至灭菌的作用。化学消毒剂对人体组织细胞有害，所以只能外用，主要用于体表、器械、排泄物或周围环境的消毒。

一、化学消毒剂的主要种类

1. 根据消毒剂杀灭微生物作用的强弱分类

(1) 高效消毒剂：可杀灭所有微生物包括细菌芽胞的消毒剂，这类消毒剂也称为灭菌剂，如甲醛、戊二醛、环氧乙烷、过氧乙酸、高浓度碘酒及含氯消毒剂等。

(2) 中效消毒剂：能杀灭细菌芽胞以外的微生物，包括细菌繁殖体、结核分枝杆菌、真菌和病毒的消毒剂，如乙醇、含氯消毒剂、碘伏、石炭酸、来苏儿、低浓度碘酒及含氯消毒剂等。

(3) 低效消毒剂：能杀灭细菌繁殖体、包膜病毒和部分真菌，但不能杀灭细菌芽胞、结核分枝杆菌和无包膜病毒的消毒剂，如酚类（低浓度）、新洁尔灭、洗必泰等。

2. 根据消毒剂的化学结构与性质分类

(1) 醛类消毒剂：如甲醛、戊二醛等。

(2) 酚类消毒剂：如石炭酸、来苏儿、滴露消毒药水等。

(3) 醇类消毒剂：如乙醇、异丙醇等。

(4) 含氯消毒剂：如漂白粉、三合二、次氯酸钠、二氧化氯、二氯异氰尿酸钠（优氯净）、"84"消毒液等。

(5) 过氧化物类消毒剂：如过氧乙酸、过氧化氢、臭氧（O_3）等。

(6) 杂环类消毒剂：环氧乙烷、环氧丙烷等。

(7) 季铵盐类消毒剂：如苯扎溴铵（新洁尔灭）、百毒杀、新洁灵消毒精等。

(8) 重金属盐类消毒剂：如汞与银制剂等。

(9) 其他类消毒剂：如氯己定（洗必泰）、碘、碘伏、高锰酸钾、龙胆紫、醋酸、生石灰等。

3. 根据消毒剂使用时的物理状态可分为液体（浸泡、擦拭、喷洒或进行气溶胶喷雾）、固体（药粉）和气体（熏蒸）消毒剂三大类。

二、化学消毒剂的作用机制

消毒剂的种类繁多，作用机制不尽相同，归纳起来主要有以下三方面。一种化学消毒剂对细菌的影响常以其中一个方面为主，兼有其他方面的作用。

1. 使菌体蛋白质变性或凝固　具有此作用的消毒剂有重金属盐类、过氧化物类、醇类、酚类、醛类、酸、碱等。

2. 干扰细菌的酶系统和代谢　如重金属离子能与细菌酶蛋白的-SH 基结合；某些过氧化物类消毒剂能使-SH 基氧化为-S-S-基，从而使酶活性丧失，导致细菌代谢障碍而死亡。

3. 损伤细菌细胞膜或改变细菌细胞膜的通透性　如季铵盐类消毒剂为阳离子表面活性剂，可与细菌细胞膜磷脂结合，提高膜的通透性，使胞浆内容物溢出；酚类化合物与脂溶剂等作用于细菌时，可损伤细胞膜，使胞浆内容物外渗，并能破坏细胞膜上的氧化酶和脱氢酶，最终导致细菌死亡。

三、化学消毒剂的应用

1. 患者排泄物与分泌物　粪、尿、脓、痰等，一般用等量的 10％漂白粉、5％石炭酸或 2％来苏儿，搅拌均匀，作用 2 小时后倾去。

2. 皮肤　2%碘酊（消毒后用70%～75%乙醇脱碘）、0.5%～1%碘伏、70%～75%乙醇、0.1%～0.5%新洁尔灭、2%红汞等均可用于皮肤消毒。

3. 手　一般用2%来苏儿、0.1%新洁尔灭等洗手。当疑有肝炎病毒污染时可用0.2%～0.4%过氧乙酸浸泡1～2min后，流水冲洗；或用2%碘酊涂擦后用70%～75%乙醇擦洗。

4. 粘膜　新生儿预防淋病奈瑟菌性眼结膜炎可用1%硝酸银或2%蛋白银滴眼；口腔粘膜消毒可用3%过氧化氢；冲洗尿道、阴道、膀胱等可用0.01%～0.1%洗必泰或0.1%高锰酸钾。

5. 饮水　自来水用氯气，少量饮用水可用漂白粉。

6. 厕所与阴沟　可用生石灰，其有效成分是氢氧化钙。

7. 空气　常用福尔马林（甲醛溶液）加热法：12.5%福尔马林，25ml/m³熏蒸12～24小时；或福尔马林混合高锰酸钾法：福尔马林40ml加高锰酸钾30g/m³熏蒸12～24小时；肝炎病房可用过氧乙酸3g/m³熏蒸90min。

8. 医疗器械　玻璃、搪瓷、橡胶及金属器械等常用1：200稀释的"84"消毒液浸泡30min；各种内镜（胃镜、膀胱镜、纤维支气管镜）与不耐热的器械可用2%戊二醛浸泡10～30min；硅胶管、锐利器械（剪刀、刀片等）与金属器械等可用2%戊二醛浸泡2～4小时；体温计、雾化吸入器及管道可用0.5%碘伏或0.2%～1%过氧乙酸浸泡30min。

四、常用消毒剂的种类、浓度及用途

常用消毒剂的种类、浓度及用途见表20－2。

表20－2　常用消毒剂的种类、浓度及用途

名称	常用浓度	主要用途	备注
甲醛（福尔马林与多聚甲醛）	6%～25%	浸泡消毒金属器械、体温计等，加热熏蒸室内物品表面及空气消毒	杀菌作用强，12.5%福尔马林乙醇泡24h可杀灭细菌芽胞，易挥发
	0.2%～0.4%	疫苗中灭活病毒等	
戊二醛	2%	同甲醛	杀菌作用比甲醛强2～10倍
石炭酸	3%～5%	地面、器具表面消毒	杀菌力强，有特殊气味
来苏儿	1%～5%	地面、器具表面及皮肤消毒	刺激性强，消毒皮肤的浓度不能超过2%
乙醇	70%～75%	皮肤、体温计消毒	不适用于粘膜及创面消毒，易挥发
异丙醇	60%	同乙醇	乙醇、异丙醇可加强碘、氯己定、戊二醛等的作用
二氧化氯	0.02%～0.5% 10⁻⁶	饮水及游泳池消毒	杀菌作用强，高浓度刺激性强
漂白粉	0.1% 5%～10%	食具消毒 地面、厕所及排泄物消毒	不能用于金属及衣物的消毒，消毒排泄物用10%漂白粉2份与1份排泄物混匀或直接用干粉，用量为排泄物的1/5

续表

名称	常用浓度	主要用途	备注
"84"消毒液	1:200	玻瓶、塑料、搪瓷、橡皮制品、导管、污染手术器械、体温表、压舌板、餐饮具、瓜果、蔬菜等	含次氯酸钠
	0.05%	食具消毒	
优氯净	2.5%~5%	地面、厕所及排泄物消毒	其杀菌作用强于漂白粉
	4×10^{-6}	饮水及游泳池消毒	
过氧乙酸	0.2%~1%	浸泡消毒塑料、玻璃器材及洗手,加热蒸发消毒房间内污染表面	原液对皮肤、金属有腐蚀性
过氧化氢	3%~6%	口腔粘膜消毒、冲洗伤口,也可用于塑料、玻璃器材等物品的消毒	不稳定
臭氧（O_3）	0.5~6mg/L	饮水、工业与生活污水、室内空气消毒	强氧化剂,有特殊臭味
环氧乙烷	1%~5%或 50~100mg/L	用环氧乙烷消毒柜、消毒手术器械、敷料等	易燃易爆、有毒性
新洁尔灭	0.1%~0.5%	术前洗手,皮肤粘膜及手术器械消毒	遇肥皂及其他合成洗涤剂作用减弱
升汞	0.1%~0.5%	非金属器皿消毒	腐蚀金属器械,遇肥皂和蛋白失去作用
红汞	2%	皮肤粘膜小创伤消毒	作用小但无刺激性
硫柳汞	0.1%	皮肤、手术部位消毒	杀菌力弱,抑菌力强
硝酸银	1%	新生儿滴眼预防淋球菌感染	
洗必泰	0.05%~0.1%	术前洗手,阴道、膀胱或伤口冲洗	
碘酊	2%~2.5%	术野皮肤消毒	不能与红汞同用,对伤口刺激性强
碘伏	0.5%~1%	术前洗手、皮肤消毒	同碘酊,但刺激性小
高锰酸钾	0.1%	皮肤、尿道、阴道及蔬菜水果消毒	久置失效,随用随配
龙胆紫	2%~4%	浅表创伤消毒	对葡萄球菌作用较好
醋酸	5~10ml/m³	加等量水加热蒸发消毒房间	
生石灰	1:4~1:8	加水配成糊状消毒排泄物及地面	腐蚀性大,应新鲜配制

第四节　影响消毒灭菌效果的因素

在消毒灭菌过程中，不论是物理方法或是化学方法，其效果都受多种因素的影响。掌握并利用这些因素，处理得当可提高消毒灭菌的效果，否则会削弱消毒灭菌的效果，在使用过程中，应加以注意，影响消毒灭菌效果的主要有以下几种因素：

一、处理剂量

作为消毒灭菌处理的剂量，包括两个方面：一是强度，二是时间。所谓强度是指热力消毒灭菌的温度、微波消毒灭菌时的输出功率、紫外线消毒中的照射强度、电离辐射消毒灭菌的剂量率、化学消毒剂的浓度等。所谓时间是指所使用处理方法对微生物作用的时间。一般情况下，强度越高，微生物越易死亡；时间越长，微生物被杀灭的几率也就越大。许多消毒剂在高浓度时具有杀菌作用，在低浓度时只起抑菌作用或完全失去对细菌的抑制作用。但乙醇例外，以70%～75%的浓度杀菌力最强。原因可能是由于乙醇浓度过高使菌体表面蛋白质迅速凝固，导致乙醇无法继续渗入菌体内部发挥作用。

二、消毒剂的种类与性质

各种消毒剂的理化性质不同，对微生物的作用大小各有差异。不同种类的消毒剂有不同的适用范围，没有一种消毒剂的消毒效果是绝对的，任何种类消毒剂的消毒效果都是相对于一定条件因素而言。如季铵盐类消毒剂为阳离子表面活性剂，对革兰阳性菌的杀菌效果比对革兰阴性菌强；龙胆紫对葡萄球菌作用较强。

三、微生物的种类与污染程度

消毒剂的消毒效果与微生物的种类及芽胞的有无等有关。同一消毒剂对不同微生物的杀菌效果不同，如5%石炭酸5min可杀死沙门菌，而杀死金黄色葡萄球菌则需10～15min；一般消毒剂对结核分枝杆菌的作用要比对其他细菌繁殖体的作用差；70%乙醇可杀死一般细菌繁殖体，但不能杀灭细菌的芽胞。因此，必须根据消毒对象选择合适的消毒剂。微生物污染程度越严重，消毒就越困难；微生物的数量越多，消毒所需的时间就越长。消毒严重污染的物品时，必须加大处理剂量。

四、温度与湿度

一般情况下，无论在物理消毒或化学消毒中，温度越高消毒效果越好。消毒剂的杀菌过程基本上是一种化学过程，化学反应的速度随温度的升高而加快。如金黄色葡萄球菌在石炭酸溶液中被杀死的时间在19℃时比10℃大约快五倍；2%戊二醛杀灭每毫升含10^4个炭疽芽胞杆菌的芽胞，19℃时需15min，40℃时需2min，56℃时仅需1min。但也有少数例外，如电离辐射杀菌中，较高温度有时反可加强细菌芽胞的耐受力，但超过80℃后，其耐受力又复减弱；臭氧消毒，在19℃时所需的剂量反比0℃时要大的多。各种气体消毒剂都有其适宜的相对湿度，过高过低都会减低杀菌效果。直接喷洒消毒剂干粉处理时，需要有较高的相对湿度使药物潮解才能充分发挥作用；而紫外线照射时，相对湿度增高，影响其穿透，减低消毒效果。

五、酸碱度

酸碱度的变化可严重影响消毒剂的杀菌作用。如新洁尔灭的杀菌作用是 pH 越低所需杀菌浓度越高，在 pH 3 时所需的杀菌浓度要比 pH 8 时高 10 倍左右。酚类消毒剂在酸性溶液中杀菌效果最好。又如戊二醛本身呈中性，其水溶液呈弱酸，不具有杀灭芽胞的作用，只有在加入碳酸氢钠（呈碱性环境）后才能发挥杀菌作用。而次氯酸盐类在酸性条件下杀菌效果好。此外，pH 降低（<5）后，可削弱微生物对热的耐受力。因此，对酸性食品（酸菜、水果）热力灭菌所需的温度比碱性食品（肉类）要低。

六、有机物与其他化学拮抗物

在自然情况下，微生物常与很多其他物质混在一起，影响消毒处理的效果。如在感染时，细菌与血液、脓液和痰液等有机物质混在一起，这些有机物中的蛋白质、油脂类物质包围在微生物外面，可妨碍各种消毒因素的穿透；在化学消毒中，这些有机物能吸附消毒剂或与消毒剂的活性基团结合，影响消毒剂对细菌的杀伤作用。受有机物影响较大的消毒剂有升汞、季铵盐类消毒剂、次氯酸盐、乙醇等。此外，对于化学消毒剂还存在其他拮抗物质的影响。如季铵盐类消毒剂的作用可被肥皂或阴离子洗涤剂所中和；次氯酸盐、过氧乙酸的作用可被硫代硫酸钠中和。这些现象在消毒处理过程中都应避免发生。

（宋鸿儒　陈育民）

第二十一章 病毒的生物学性状

第一节 病毒概述

一、病毒的概念

科学家在19世纪末发现烟草花叶病的病原体、牲畜口蹄疫的病原体均可通过细菌滤器，根据上述两种传染性病原体的可滤过性和看不见的液体状态而将其命名为病毒（virus）。病毒的原意为"毒素"，泛指一切可引起传染病的液体状物质。随着光学显微镜、电子显微镜的应用和组织细胞培养技术的发展，人们对病毒的本质有了更深刻的认识，病毒的概念也逐渐明确。现已知病毒是由蛋白质包裹的、只含一种核酸、必须进入易感宿主细胞内才能进行增殖的感染因子。

二、病毒的基本特征

1. **个体微小** 病毒以纳米（nm）为测量单位，能通过最细的细菌滤器，必须在电子显微镜下放大几万至几十万倍后方可观察。
2. **构造简单** 病毒无完整的细胞结构，仅含一种类型核酸（DNA 或 RNA），外围由蛋白质衣壳包绕；有些病毒在衣壳外还有脂蛋白外膜包绕。
3. **专性细胞内寄生** 病毒必须寄生在活细胞内，利用宿主细胞的代谢系统和能量，以复制方式增殖，具有严格的宿主特异性。
4. **对抗生素不敏感** 由于病毒无完整的细胞结构和代谢系统，故对抗生素不敏感。干扰素可抑制病毒增殖。

病毒与其他微生物的主要区别见表 21-1。

表 21-1 病毒与其他微生物的主要鉴别特性

种类	病毒	细菌	支原体	立克次体	衣原体	螺旋体	放线菌	真菌
结构	非细胞	原核细胞	原核细胞	原核细胞	原核细胞	原核细胞	原核细胞	真核细胞
细胞壁	−	+	−	+	+	+	+	+
细胞器	−	+	+	+	+	+	+	+
核酸	DNA/RNA	DNA+RNA	DNA+RNA	DNA+RNA	DNA+RNA	DNA+RNA	DNA+RNA	DNA+RNA
繁殖方式	复制	二分裂	二分裂	二分裂	二分裂	二分裂	无性孢子	产孢子节裂
人工培养基生长	−	+	+	+	−	+	+	+
抗生素敏感性	−	+	+	+	+	+	+	+

三、病毒体的概念

结构完整并具有感染性的病毒颗粒称为病毒体（virion）。病毒体是病毒成熟后释放到细胞外的结构形式，并广泛存在于自然界。人、动物、植物、昆虫、真菌和细菌均可被病毒体寄生并引起感染。

四、病毒与人类的关系

人类传染病约75％以上系病毒所致，95％急性呼吸道感染的病因是病毒。有些病毒性疾病的发病率高，传染性强，短期内就可造成流行甚至大流行，如流行性感冒、病毒性肝炎、病毒性腹泻和人类免疫缺陷病毒引起的艾滋病等。有些病毒感染人体后侵犯重要器官，病死率高，或遗留严重的后遗症，如乙型脑炎、肾综合征出血热等。有些病毒感染可引起胎儿畸形，如风疹病毒、疱疹病毒等。有的病毒还与肿瘤、高血压、糖尿病、自身免疫病等的发生密切相关。因此，病毒的防治已成为人类关注的热点。由于病毒结构简单，常被用作分子生物学中研究基因的工具及基因工程中的基因载体。由此可见，病毒与人类的关系极为密切，病毒学在医学微生物学中占有十分重要的地位。研究病毒的生物学特性、致病机制与免疫应答，研制生物制品如疫苗控制和消灭病毒性传染病，是医学微生物学的重要任务。

第二节 病毒体的大小与形态

一、病毒体的大小

不同的病毒体其大小差距悬殊。最大的病毒体直径约300nm，如痘病毒，经染色后在光学显微镜下勉强可见。最小的病毒体直径约20nm，仅略大于蛋白质分子，如微小病毒。大多数病毒体直径约为100nm左右，如流感病毒等。根据病毒体的大小可将病毒分为大（200～300nm）、中（80～150nm）、小（18～30nm）三型。因病毒个体微小，故需经电子显微镜放大数千倍甚至数万倍后方可见到。病毒与其他微生物以及卵蛋白分子的大小比较见图21－1。

二、病毒体的形态

不同病毒体形态各异（图21－2），大致分为6种类型：①球形，大多数病毒体呈球形或近似球形，如流感病毒、疱疹病毒、脊髓灰质炎病毒、腺病毒等；②弹状（如狂犬病毒）；③丝状（如某些流感病毒）；④砖块状（如痘病毒）；⑤杆状（如烟草花叶病病毒）；⑥蝌蚪状（噬菌体）。有些病毒体的形态比较固定，如小核糖核酸病毒呈圆球形；有些病毒则呈现为多形性，如粘病毒。

三、研究病毒体大小与形态的方法

1. 电子显微镜测量法　将提纯病毒经处理后置电镜下检查，除可准确测量病毒体的大小外，还可观察其形态和结构。
2. 超速离心沉淀法　通过超速离心沉淀测出病毒体的沉降系数（S），并藉此计算其分子量和大小。
3. 超滤膜法　用不同孔径的滤膜过滤病毒悬液，从而估计病毒颗粒的大小。
4. X射线衍射分析法　常用于研究病毒体的结构和亚单位等。

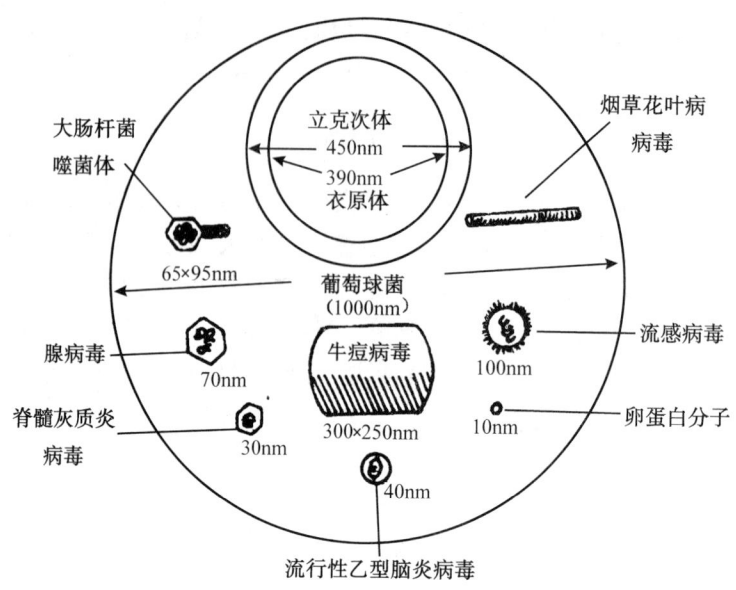

图 21-1 微生物大小的比较示意图

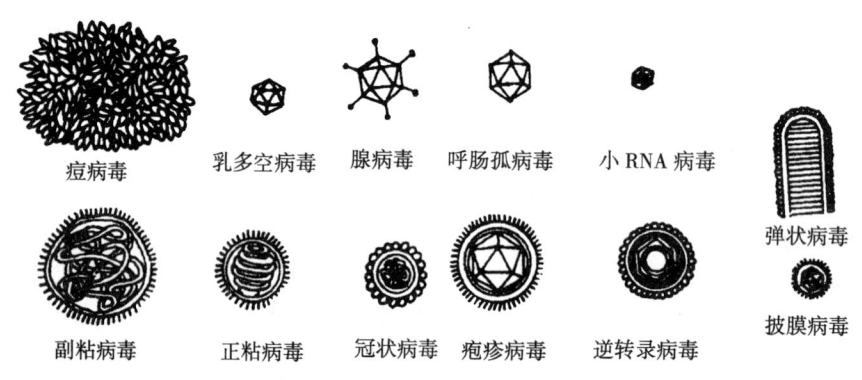

图 21-2 常见病毒体的形态示意图

第三节 病毒体的结构与化学组成

根据病毒体有无包膜将其分为无包膜病毒体（也称为裸病毒体）和包膜病毒体两大类。

一、裸病毒体的结构与功能

裸病毒体的基本结构由核酸构成的核心和包于其外的蛋白衣壳组成（图 21-3）。由核心和衣壳组成的结构，又称为核衣壳（nucleocapsid）。

1. **核心（core）** 病毒的核心成分是核酸，构成病毒的基因组，蕴藏着病毒的全部遗传信息，控制着病毒的复制增殖，是病毒遗传变异的物质基础。

2. **衣壳（capsid）** 是包裹在病毒核酸外的蛋白质。衣壳由一定数量的壳粒组成，壳粒由一条或几条多肽链组成，不同病毒体衣壳所含壳粒的数目及排列方式不同。壳粒的排列方式可有：①20 面立体对称，病毒核酸高度盘绕于病毒体的核心，衣壳围绕在外面，壳粒排

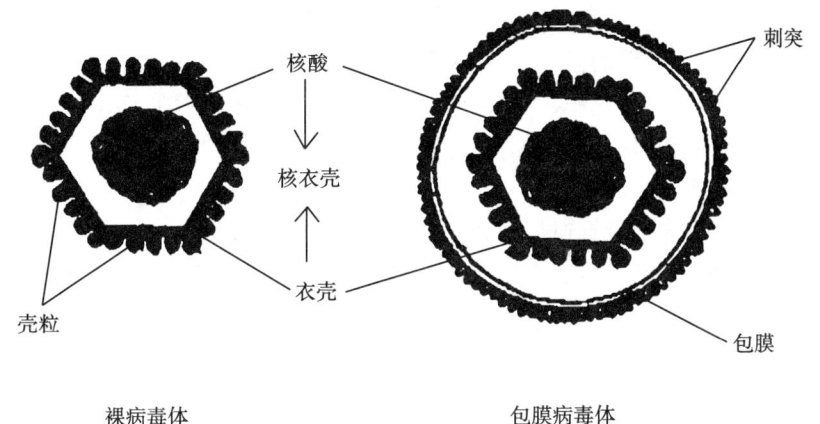

图 21－3 病毒体结构示意图

列成20面体立体对称，20面体的每个面都呈等边三角形。多数球形病毒，如腺病毒、小RNA病毒为此对称型。②螺旋对称，壳粒沿着盘旋伸展状的核酸链呈螺旋形排列。大多数杆状病毒、弹状病毒、正粘和副粘病毒为此对称型。③复合对称，结构复杂的病毒体，其壳粒排列既有立体对称，又有螺旋对称，如噬菌体、痘病毒为此对称型。

包绕核酸的衣壳蛋白，具有保护核酸的作用。裸病毒体的衣壳蛋白能与易感细胞膜上的病毒受体特异性结合，完成病毒感染细胞的第一步。衣壳蛋白具有良好的免疫原性和抗原性，可引起宿主产生抗病毒免疫或超敏反应，并可用于病毒检测。腺病毒的衣壳蛋白对细胞有毒性作用。

二、包膜病毒体的结构与功能

有些病毒体在核衣壳外还包着一层由脂类、蛋白和多糖构成的包膜（envelope）围绕，称为包膜病毒体（图21－3）。包膜病毒体核衣壳的结构及其化学组成与裸病毒体相同。包膜是病毒在细胞内增殖后向细胞外出芽释放、穿过宿主细胞膜（核膜或胞浆膜）时由宿主细胞获得的。有些病毒体的包膜表面插入了一些病毒基因编码的糖蛋白，呈棒状或蘑菇状突起在包膜表面，称为刺突（spike）或包膜子粒（peplomere）。

病毒包膜对干、热、酸和脂溶剂等敏感，如用乙醚、氯仿、胆盐等处理包膜病毒体，可使其解体。包膜的刺突蛋白构成病毒体的表面抗原，具有良好的免疫原性，可作为区分病毒的种、型和亚型的依据；包膜表面蛋白可与宿主细胞膜受体结合，利于病毒体对细胞的吸附。因此，包膜可保护病毒核衣壳，并与病毒的感染性、致病性和免疫性有关。

三、病毒的核酸

病毒核酸位于病毒体的核心。每种病毒体只含一种类型核酸，即DNA或RNA，据此可将病毒分为DNA病毒和RNA病毒两大类。病毒核酸的存在形式具有多样性：形状上有线型和环型；构成上有双链（ds）、单链（ss）和分节段。病毒核酸的大小差别悬殊，最小的微小病毒仅5千个碱基对（5kb），最大的痘病毒则有400kb。单链RNA病毒依据核酸能否起mRNA的作用，又分正链（＋）和负链（－）。依据病毒核酸的特性，DNA病毒可分为双链线状（腺病毒、疱疹病毒、痘病毒科）、双链环状（乳多空病毒科）、负单链线状（微小病毒科）和部分双链环状（嗜肝病毒科）；RNA 病毒可分为正单链不分节（星状、杯状、冠状、小 RNA、披盖、黄病毒科）、负单链不分节（丁型肝炎病毒和弹状、丝状、副粘病毒科）、负单链分节（沙粒、布尼雅、正粘病毒科）、双链分节段（呼肠病毒科）和正单链不分节双倍体（人类免疫缺陷病毒、人类嗜 T 细胞病毒）。人和动物的 DNA 病毒大多为双链，RNA 病毒则大多为单链。

病毒核酸携带了病毒的全部遗传信息，决定了病毒基因组的复制和子代病毒的增殖及生物学性状。有的病毒核酸在除去衣壳蛋白后，可进入易感宿主细胞并能增殖，具有感染性，故称为感染性核酸。

四、病毒的蛋白质

病毒蛋白是指由病毒基因组编码的蛋白质，可分为结构蛋白和非结构蛋白。结构蛋白是组成病毒体的蛋白成分，包括全部衣壳、包膜和基质的蛋白质；其中基质蛋白是连接衣壳蛋白和包膜蛋白的部分。非结构蛋白是不参与病毒体构成部分的病毒蛋白成分，它可以存在于病毒体内，也可以不存在于病毒体内而存在于感染细胞中，包括病毒编码的酶类（如蛋白水解酶、DNA 多聚酶、胸腺嘧啶核苷激酶和逆转录酶等）和特殊功能的蛋白（如抑制宿主细胞生物合成的蛋白、抑制病毒抗原经 MHC 提呈的蛋白等）。

第四节 病毒的增殖

一、病毒的复制周期

病毒没有细胞结构和代谢系统，因此必需寄生在活细胞内，由宿主细胞提供酶系统、能量和原料，按照病毒核酸为模板进行核酸复制，并转录成病毒信使 RNA（mRNA），翻译成病毒蛋白质，再装配成子代病毒体。病毒以核酸分子为模板进行增殖的方式称为复制（replication）。从病毒体侵入细胞到子代病毒体生成释放，称为一个复制周期，包括吸附、穿入、脱壳、生物合成和装配释放五个阶段（图 21－4）。

1. 吸附（adsorption） 吸附是病毒体感染并进入细胞的第一步，是病毒体表面蛋白与细胞表面受体特异性结合的过程。这种特异性决定了病毒感染的宿主范围和嗜组织性的特征。特异性抗体和受体拮抗剂可阻断病毒的吸附。裸病毒体是通过其衣壳蛋白吸附细胞，如脊髓灰质炎病毒衣壳蛋白的受体，是分布在人及灵长类动物的肠上皮细胞膜及神经细胞的脂蛋白。包膜病毒体通过包膜糖蛋白吸附细胞，如流感病毒血凝素的受体是多种细胞表面的唾液酸糖蛋白，因此病毒可在人和多种动物之间传播。人类免疫缺陷病毒包膜糖蛋白 gp120 的受体是 CD4 分子，故不感染无 CD4 分子的细胞。

2. 穿入（penetration） 吸附在宿主细胞膜上的

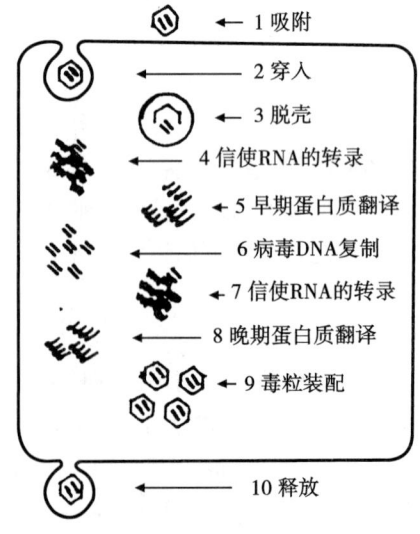

图 21－4 病毒复制周期示意图

病毒体，经不同方式进入细胞的过程，称为穿入。无包膜的裸病毒体一般是经细胞膜吞入，称为病毒胞饮，如腺病毒、小RNA病毒等。包膜病毒体可通过其包膜与宿主细胞膜融合而直接释放核衣壳进入细胞浆内，如麻疹病毒；或通过胞饮作用进入细胞内形成吞饮泡，然后在溶酶体作用下使核衣壳释放入细胞浆，如痘病毒和疱疹病毒等。

3. 脱壳（uncoating） 进入易感细胞的病毒脱去蛋白质衣壳的过程称为脱壳。病毒体只有脱去衣壳，使核酸游离，其基因组才能发挥指令作用。某些裸病毒体在穿入过程中已伴有脱壳。包膜病毒体则在宿主细胞溶酶体酶的作用下裂解衣壳蛋白，释放出病毒核酸。痘类病毒的脱壳较为复杂，分为两步：第一步在宿主细胞溶酶体酶的作用下部分脱壳，第二步在病毒编码的脱壳酶作用下全部脱壳。

4. 生物合成（biosynthesis） 病毒基因组一旦释放进入细胞质内，便指令并利用宿主细胞的代谢系统，合成大量子代病毒的核酸和蛋白质，此过程称为病毒的生物合成。病毒的生物合成一般分为两个阶段，首先病毒基因组中的早期基因开始转录、翻译，产生必需的复制酶、抑制或阻断宿主细胞生物合成和正常代谢的非结构蛋白（亦称早期蛋白）。然后再依据病毒基因组指令，开始病毒核酸的复制，进行病毒基因的转录、翻译以产生病毒结构蛋白（亦称晚期蛋白）。从病毒体脱壳后直至新的子代病毒体装配之前，感染细胞内不能检测到完整的病毒体，称为隐蔽期。

不同种类病毒在细胞内进行生物合成的场所不一样。大多数DNA病毒在宿主细胞核内合成DNA，在细胞浆内合成蛋白质；而大多数RNA病毒（除流感病毒和逆转录病毒）的生物合成全部在胞浆中进行。

因病毒基因组的类型不同，其基因组复制、mRNA转录和蛋白质合成方式也不同。本节仅简要介绍双链DNA病毒和单链RNA病毒的生物合成过程。

（1）双链DNA（dsDNA）病毒：①以病毒dsDNA为模板，依靠宿主细胞核内的RNA聚合酶，转录出早期mRNA，再在胞浆内的核蛋白体翻译合成病毒的早期蛋白质。②在病毒复制酶的作用下，以亲代病毒dsDNA为模板，以半保留方式复制大量子代病毒DNA。③以子代病毒DNA为模板，转录大量晚期mRNA，继而在胞浆核蛋白体翻译出晚期蛋白质（衣壳蛋白和包膜蛋白），为子代病毒的装配做准备。

（2）正单链RNA病毒：①病毒核酸本身具有mRNA功能，进入细胞后可直接附着在核蛋白体上翻译出早期蛋白质（依赖RNA的RNA聚合酶）。②病毒酶催化转录一条与亲代正链RNA互补的负链RNA，形成双链RNA（±RNA）即复制中间型。复制中间型中的正链RNA起mRNA作用转译晚期蛋白（衣壳蛋白等）；负链为模板，复制出互补的子代RNA。

（3）负单链RNA病毒：病毒核酸本身不具有mRNA功能，但病毒体核心携带依赖RNA的RNA聚合酶，可催化转录出互补的正链RNA形成复制中间型。其中正链RNA作为mRNA，即可转译出病毒的结构蛋白和酶蛋白，又能复制出与之互补的子代负链RNA。

（4）逆转录病毒：病毒基因组独特，是由两个相同的正链RNA组成的双倍体，并携带逆转录酶（依赖RNA的DNA聚合酶）。复制时以病毒RNA为模板，在逆转录酶的作用下首先产生RNA/DNA杂交中间体，进一步产生双链DNA，从而整合于宿主细胞的DNA中，再转录复制出子代RNA。

5. 组装（assembly）与释放（release） 子代病毒的核酸和蛋白质在细胞内分别合成之后装配成核衣壳的过程称为组装。不同的病毒在细胞内的组装部位不同；DNA病毒（痘病毒除外）在核内；绝大多数 RNA 病毒在胞浆内。病毒核衣壳装配好后，无包膜病毒的核衣壳即为成熟病毒体。有包膜的病毒，装配好的核衣壳必需获得包膜后才能成为成熟病毒体。成熟的病毒体以不同的方式由感染细胞内释出的过程称为释放。其释放的方式有：①裸病毒体多通过细胞裂解释放。由于病毒复制、装配，干扰了细胞的正常代谢而致细胞死亡裂解，大量子代病毒随之全部释放。②包膜病毒体多通过出芽方式，从细胞膜或核膜获得包膜而释放。包膜的脂类来自细胞，而包膜蛋白则是由病毒基因组编码，故具有病毒的免疫原性和特异性。包膜病毒体的出芽释放并不直接破坏细胞，细胞膜在出芽后可以修复。③有些包膜病毒如麻疹病毒、巨细胞病毒很少释放到细胞外，而是通过细胞融合使病毒从受感染细胞直接向邻近正常细胞释放，从而逃避机体免疫系统的清除作用。

二、病毒的异常增殖

1. 缺陷病毒（defective virus） 由于病毒在复制时发生偏差使基因组不完整或发生改变，不能复制出完整的具有感染性的病毒体，这种病毒称为缺陷病毒。缺陷病毒必须在辅助病毒的帮助下才可进行正常复制。辅助病毒可合成缺陷病毒所需的部分基因产物。如丁型肝炎病毒是一种缺陷病毒，它必须在乙型肝炎病毒的辅助下才可感染肝细胞并进行复制。

2. 顿挫感染 某些病毒感染非容纳细胞后，因细胞不能为病毒复制提供全部必需物质，故不能复制产生完整的病毒体，或产生的各病毒成分不能正常组装，这种感染称为顿挫感染，亦称流产感染（abortive infection）。

三、病毒的干扰现象

两种病毒感染同一种细胞或机体时，常常发生一种病毒抑制另一种病毒增殖的现象，称为干扰现象（interference）。干扰现象较常见，可发生在异种、同种、同型以及同株病毒之间，也可发生在灭活病毒和活病毒之间。病毒间干扰的机理尚不十分清楚，可能与下列因素有关：

1. 诱导干扰素产生 第一种病毒诱导宿主细胞产生干扰素，抑制第二种病毒的生物合成。

2. 破坏细胞受体 易感细胞的表面受体与第一种病毒结合后被破坏，阻断了第二种病毒的吸附。

3. 缺陷病毒的干扰 缺陷病毒与完整病毒共同感染细胞时，可干扰完整病毒的复制。故缺陷病毒又称为缺损干扰颗粒（defective interfering particle，DIP）。因 DIP 基因组比完整病毒小，因此复制速度比完整病毒快，可与之竞争复制原料、复制酶等干扰完整病毒的复制；另外，某些 DIP 与完整病毒有着相同结构的衣壳蛋白，可与完整病毒竞争细胞表面的受体而干扰后者吸附。

病毒间的干扰现象可终止感染，使机体康复。如机体感染毒力较弱的呼吸道病毒后，一段时间内对另一些毒力强的病毒则不易感。若给机体注入病毒减毒活疫苗，可阻止毒力较强的病毒感染。另一方面，在使用各种病毒疫苗时，也要注意避免发生干扰现象，以免影响疫苗的免疫效果。

第五节 病毒对理化因素的抵抗特性

病毒在某些理化因素的作用下失去感染性称为灭活（inactivation）。某些灭活的病毒仍可保留抗原性和吸附红细胞等特性。

一、温 度

绝大多数病毒耐冷不耐热。加热56℃ 30分钟或100℃数秒钟病毒即被灭活；保存病毒则多置于-20℃、-70℃或真空冰冻干燥贮藏。冻融尤其是反复冻融可使多数病毒灭活。室温条件下病毒仅能存活数小时。肝炎病毒抵抗力较强，在自然界中可生存数日至数月。

二、紫外线与电离辐射

紫外线与γ射线、X射线均可使病毒灭活。但经紫外光灭活的某些病毒再经可见光照射后可复活，因此不宜用紫外线制备灭活疫苗。

三、pH

大多数病毒在pH 6～8时较稳定，在pH 5.0以下或pH 9.0以上时则迅速被灭活。肠道病毒对酸的抵抗力较强，在pH 2.2的环境下仍能保持感染性达24小时；而披膜病毒在pH 8.0以上的碱性环境中仍能保持稳定。病毒污染器具的消毒可用1%～3%盐酸溶液浸泡。保存病毒以中性或偏碱性为宜，如常用50%中性甘油盐水保存含病毒的组织块。

四、脂溶剂与去垢剂

包膜病毒体的包膜因富含脂类，易被乙醚、氯仿、丙酮、阴离子去垢剂等脂溶剂溶解而被灭活；而裸病毒体则对此有抵抗力。

五、氧化剂、卤素及其化合物

病毒对过氧化氢、高锰酸钾、漂白粉、碘及碘化物等均敏感，可用于病毒的灭活和消毒。70%甲醇和70%乙醇可使大多数病毒灭活。过氧乙酸、次氯酸盐对肝炎病毒消毒效果较好。

六、醛类和酚类

甲醛能破坏病毒的感染性而对其抗原性影响不大，故常被用于制备病毒灭活疫苗。酚及其衍生物为蛋白质变性剂，可作为病毒的消毒剂，如1%～5%苯酚可使许多病毒灭活。

七、抗生素与中草药

现有的抗生素对病毒均无抑制作用。某些中草药如板蓝根、大青叶、大黄、七叶一枝花等对某些病毒有抑制作用。

第六节 病毒的分类

病毒的分类方法有多种。按其寄生宿主的不同，可分为动物病毒、植物病毒和细菌病毒。与人类疾病有关的病毒为动物病毒。临床上习惯按病毒入侵部位、传播途径及引起的疾病进行分类，如将病毒分为呼吸道病毒、肠道病毒、肝炎病毒、出血热病毒、性传播病毒、神经病毒及肿瘤病毒等。国际病毒分类委员会则按病毒核酸类型的不同，于1995年首次提出将病毒分为DNA病毒、RNA病毒和DNA/RNA逆转录病毒三大类；然后按病毒核酸的结构和分子量、病毒体的形状和大小、核衣壳的对称形式、壳粒的数目、有无包膜等因素，将动物病毒分为20个病毒科（见表21-2）；再将结构、性状相似且亲缘关系相近的病毒组成属。

表21-2 感染人类的重要病毒及分类

病毒类型	病毒体主要特征				病毒科	与人类疾病有关的病毒
	基因结构	对称型	包膜	大小(nm)		
DNA病毒	dsDNA,线状	复合	有	230×300	痘病毒科	痘苗病毒、传染性软疣病毒
		立体	有	120～200	疱疹病毒科	单纯疱疹病毒,水痘带状疱疹病毒,EB病毒,巨细胞病毒
		立体	无	70～90	腺病毒科	腺病毒
	dsDNA,环状	立体	无	40～55	乳多空病毒科	人乳头瘤病毒
	(-)ssDNA,线状	立体	无	18～26	微小病毒科	B19病毒
DNA和RNA逆转录病毒	部分dsDNA,复制中有逆转录过程	立体	有	42	嗜肝DNA病毒科	乙型肝炎病毒
	(+)ssRNA,线状,复制中有逆转录过程	立体	有	80～100	逆转录病毒科	人类免疫缺陷病毒
RNA病毒	(+)ssRNA,线状,不分节	立体	无	22～30	小RNA病毒科	脊髓灰质炎病毒,鼻病毒,甲型肝炎病毒
			无	35～39	杯状病毒科	戊型肝炎病毒 诺瓦克病毒
			有	40～70	披膜病毒科	风疹病毒
			有	30～50	黄病毒科	丙型肝炎病毒,黄热病毒,登革病毒,乙型脑炎病毒
		螺旋	有	75～160	冠状病毒科	冠状病毒
	(-)ssRNA,线状,不分节	螺旋	有	150	副粘病毒科	副流感病毒,麻疹病毒,腮腺炎病毒,呼吸道合胞病毒
				180×60	弹状病毒科	狂犬病毒
				(80×13)～2000	丝状病毒科	埃博拉病毒,马堡病毒

续表

病毒类型	病毒体主要特征				病毒科	与人类疾病有关的病毒
	基因结构	对称型	包膜	大小(nm)		
	(-)ssRNA,线状,分节	螺旋	有	80～120	正粘病毒科	流感病毒
	(-)ssRNA,环状,分节	螺旋	有	90～100	布尼亚病毒科	汉坦病毒(肾综合征出血热病毒)
					沙粒病毒科	淋巴细胞脉络丛脑炎病毒
	(-)ssRNA,环状,不分节	未知	有	80～150	δ病毒	丁型肝炎病毒
	双链RNA,线状,分节	立体	无	60～80	呼肠病毒科	轮状病毒,呼肠病毒

【附】非寻常病毒致病因子

非寻常病毒致病因子是近年来发现的比病毒更小的传染因子,归类于亚病毒(subvirus),包括类病毒、卫星病毒和生物学地位待定的朊粒。

1. 类病毒(viroid)　1971年美国Diener等在研究马铃薯纺锤形块茎病时发现其传染因子比病毒更小(约为最小病毒体的1/20),仅有核酸,不含蛋白质,故称为类病毒。类病毒核酸为单股共价闭合环状RNA分子,可感染植物细胞,利用宿主细胞的RNA聚合酶进行类病毒RNA合成。

2. 卫星病毒(satellites virus)　是在研究类病毒时发现的又一种亚病毒,多数引起植物病变,少数与噬菌体和动物病毒有关。卫星病毒分两大类:一类是RNA分子,其核酸为单股闭合环状的RNA分子,曾被称为拟病毒(virusoid),需辅助病毒为其提供衣壳蛋白。另一类可自己编码衣壳蛋白。卫星病毒与缺陷病毒的区别是:卫星病毒与辅助病毒的基因组之间无同源性。近来有学者认为人类的丁型肝炎病毒是特殊的RNA嵌合分子,具有部分卫星病毒和类病毒特征。

3. 朊粒(prion)　美国Prusiner在研究羊瘙痒病的病因时所发现的一种蛋白质感染因子,曾被称为朊病毒。朊粒与人和动物的中枢神经系统慢性感染有关,如人的库鲁病(Kuru)、克雅病(CJD)、动物的疯牛病和羊瘙痒病等,均与朊粒有关。目前不少学者认为朊粒不宜列入病毒范畴,其生物学地位待定。

(陈海伦　陈育民)

第二十二章 病毒感染与致病机制

病毒经一定途径进入机体并侵入易感细胞内增殖的过程，称为病毒感染（viral infection）。该过程涉及病毒如何进入机体、如何侵入易感细胞、与易感细胞之间相互作用产生何种结果等问题。病毒是一类非细胞型微生物，必须进入易感细胞内才能进行增殖复制，因此病毒的感染与致病机制集中表现在病毒与宿主细胞之间的相互作用方式，以及由此引起的机体整体的反应方式。由于病毒的种类、对宿主细胞的亲嗜性以及机体的种族、年龄、免疫状况等诸多因素的不同，因而病毒感染可表现出轻重不同的多种类型。

第一节 病毒的感染方式

病毒必需经一定途径进入易感机体，并侵入易感组织细胞，才能引起感染。病毒侵入机体和细胞的方式与途径决定感染的发生、发展和类型。人体粘膜（呼吸道、消化道和泌尿生殖道粘膜、眼结膜等）和皮肤是病毒侵入机体的重要途径。特定条件下，病毒也可经注射、输血、器官移植、动物或媒介昆虫叮咬等方式直接进入血液而感染靶细胞。

一、病毒侵入宿主机体的途径和方式

（一）水平传播

水平传播（horizontal transmission）系病毒在人群中从一个个体到另一个个体之间的横向传播。病毒水平传播侵入机体的主要途径是经粘膜和皮肤。

1. 经粘膜侵入　粘膜包括与外界相通的呼吸道、消化道、泌尿生殖道粘膜，以及表浅的鼻咽粘膜与眼结膜。①大多数病毒可通过吸入感染性飞沫经呼吸道粘膜、或食入含病毒的水和食物经消化道粘膜侵入机体，并在局部粘膜上皮细胞内进行增殖，引起局部粘膜组织的感染，表现为呼吸道或消化道感染，如流感病毒、轮状病毒等。②有些病毒可经粘膜扩散至邻近组织和淋巴结，并进一步进入血液，经血液到达易感细胞，引起全身感染或特定部位的感染，如麻疹病毒、脊髓灰质炎病毒等。③有些病毒可经直接、间接（如游泳池水、共用毛巾等）或性接触，分别引起眼结膜、角膜、生殖道粘膜的感染，如急性出血性结膜炎病毒、疱疹病毒、人类免疫缺陷病毒等。

2. 经皮肤侵入　①某些病毒可通过破损皮肤侵入机体，引起局部皮肤的感染，如人乳头瘤病毒。②经吸血昆虫或狂犬叮咬引起感染，如乙脑病毒和狂犬病毒。③经输血和血制品、共用注射器、器官移植等方式，病毒直接进入血液引起感染，如乙肝病毒、丙肝病毒和人类免疫缺陷病毒等。

（二）垂直传播

病毒经胎盘、产道或产后的哺乳、密切接触等方式由亲代传播给子代的方式称为垂直传播（vertical transmission）或围产期传播。垂直传播是病毒感染的特点之一，主要见于发生病毒血症或感染血细胞的病毒感染，如巨细胞病毒、风疹病毒、乙肝病毒、人类免疫缺陷病毒等十余种病毒可经垂直传播引起胎儿流产、畸形或先天感染，尤其在孕期前三个月母体发

生病毒血症时最易导致胎儿的先天感染。

临床常见的病毒入侵方式及途径（表22-1）。

表22-1 常见的病毒感染途径及方式

感染途径	传播方式及媒介	常见的病毒种类
呼吸道	空气、飞沫、痰、皮屑	流感病毒、副流感病毒、呼吸道合胞病毒、鼻病毒、冠状病毒、腺病毒、单纯疱疹病毒、麻疹病毒、腮腺炎病毒、风疹病毒、水痘-带状疱疹病毒、EB病毒、巨细胞病毒、汉坦病毒
消化道	污染的食物和水	甲肝病毒、戊肝病毒、脊髓灰质炎病毒、柯萨奇病毒、埃可病毒、轮状病毒、诺瓦克病毒、腺病毒、EB病毒、单纯疱疹病毒、巨细胞病毒、人乳头瘤病毒
眼及泌尿生殖道	密切接触、性生活、游泳池	人类免疫缺陷病毒、人乳头瘤病毒、乙肝病毒、单纯疱疹病毒、腺病毒、肠道病毒70型
破损皮肤	吸血昆虫、狂犬、鼠类	乙脑病毒、登革病毒及其他脑炎病毒、出血热病毒、狂犬病毒、人乳头瘤病毒
输血、注射、器官移植	血液、血液制品	人类免疫缺陷病毒、乙肝病毒、丙肝病毒、丁肝病毒、人类嗜T细胞病毒、庚肝病毒、巨细胞病毒
垂直或围产期	胎盘、产道、哺乳	风疹病毒、巨细胞病毒、人类免疫缺陷病毒、单纯疱疹病毒、人乳头瘤病毒、乙肝病毒、丙肝病毒、人类嗜T细胞病毒

二、病毒侵入细胞及在体内播散的方式

病毒从粘膜或皮肤进入机体后，通过病毒表面蛋白（配体）与细胞膜表面特异性受体结合，或引发病毒包膜与宿主细胞膜融合而侵入易感细胞，如人类免疫缺陷病毒、痘病毒和疱疹病毒等有包膜病毒；或通过刺激细胞的胞饮作用进入细胞，如腺病毒、脊髓灰质炎病毒等裸露病毒，从而导致细胞感染。病毒在机体内播散、到达易感细胞的途径和方式（表22-2）包括：

（一）细胞-细胞播散

病毒从入侵部位的细胞向周围邻近细胞扩散，引起局部感染，如流感病毒、轮状病毒、人乳头瘤病毒等。病毒向周围细胞的扩散可通过细胞膜之间的融合，因此避免了和机体免疫系统的接触，故不易诱导特异性免疫应答。

（二）血液播散

病毒侵入并在局部细胞及其淋巴结内增殖后，可进一步侵入血液向全身扩散，通过病毒血症引起全身感染或特定靶器官的感染。如麻疹病毒和腮腺炎病毒，均可由呼吸道局部感染后侵入血液，病毒经两次或一次病毒血症到达全身或特定靶细胞，分别引起全身皮疹和腮腺炎。由于病毒在血液播散过程中和免疫系统的广泛接触，因此可诱导机体产生牢固的特异性免疫。

（三）神经播散

某些病毒在局部入侵后可沿神经系统在体内播散，引起神经系统的感染，如狂犬病毒，在咬伤局部的肌细胞内增殖后，可沿神经轴突向中枢神经扩散。疱疹病毒在初次感染后也可由传入神经播散至神经节内潜伏，复发时则由传出神经播散至体表引起疱疹。

表 22—2　病毒在体内的传播途径及常见病毒

传播途径	常 见 病 毒
细胞-细胞	流感病毒、轮状病毒、人乳头瘤病毒、麻疹病毒、呼吸道合胞病毒等
血液	麻疹病毒、腮腺炎病毒、风疹病毒、脊髓灰质炎病毒、柯萨奇病毒、HBV、HCV、HIV、巨细胞病毒、EB病毒、乙型脑炎病毒等
神经	单纯疱疹病毒、水痘-带状疱疹病毒、狂犬病毒等

第二节　病毒的感染类型

由于病毒种类的不同、侵入机体的数量、毒力的不同，以及机体年龄、营养和免疫状况、种族和遗传、所处环境等诸多因素的不同，因此病毒侵入细胞后所表现的感染过程可表现为多种类型。

一、整体水平的病毒感染类型

（一）隐性感染

病毒侵入机体后，不引起临床症状的感染称为隐性感染（inapparent infection）。绝大多数肠道病毒的感染类型为隐性感染，如脊髓灰质炎病毒、甲型肝炎病毒等。呼吸道病毒感染约1/3表现为隐性感染。隐性感染时，由于病毒种类及被病毒感染和损伤的细胞数量较少而不出现明显症状，但病毒在体内仍有增殖并向外界排出，成为重要的传染源。隐性感染者体内可产生针对该病毒的特异性免疫力，从而清除病毒，终止感染。

（二）显性感染

病毒侵入机体并到达靶细胞后，在细胞内大量增殖，导致细胞损伤或破坏，出现临床症状的感染称为显性感染（apparent infection）。经呼吸道和皮肤侵入体内的病毒大多引起各种疾病。显性感染是由于病毒在靶细胞内大量增殖并引起大量细胞破坏导致的组织损伤。根据疾病发生的部位，又可将其分为局部感染和全身感染；根据感染持续时间长短又可分为急性感染和持续性感染。

1. 急性感染（acute infection）　临床表现为病毒感染后潜伏期短、发病急、病程持续时间数日或数周，恢复后体内不残留病毒，如普通感冒和流行性感冒、甲型肝炎、乙型脑炎等。

2. 持续性感染（persistent infection）　病毒可在宿主体内持续存在数月、数年，甚至终生。根据病毒在体内存在的状态又可分为慢性感染、潜伏感染和慢发感染等三种类型。

（1）慢性感染（chronic infection）：指病毒经急性或隐性感染后持续存在体内并经常或间歇排出体外。其临床表现潜伏期长，症状可轻可重，或仅表现为抗原携带状态，或表现为症状迁延不愈，如乙型肝炎病毒的感染。

（2）潜伏感染（latent infection）：指经初次急性或隐性感染后，病毒基因组长期潜伏在体内某种组织或细胞内，但不复制，体内无病毒排出，也不引起临床症状。潜伏在体内的病毒在某些条件（如机体抵抗力降低）下可被激活进行增殖复制，引起急性临床症状，此时体内可检测到病毒。如单纯疱疹病毒原发感染后可潜伏在三叉神经节，遇机体抵抗力降低时病毒复制增殖，引起急性发作的单纯疱疹。

(3) 慢发病毒感染（slow virus infection），与慢性感染不同，病毒经显性或隐性感染后转入潜伏期达数年，一旦发作，呈慢性进行性，常导致死亡。如人类免疫缺陷病毒感染后的潜伏期平均为 8 年，发展为艾滋病后，病期一般为 2 年。由麻疹病毒感染后引起的亚急性硬化性全脑炎（SSPE），以及由朊粒引起的人克雅病（CJD）和库鲁（Kuru）病也属此类感染。

二、细胞水平的病毒感染类型

（一）溶细胞感染

病毒侵入易感细胞并在细胞内迅速增殖，在短时间内大量释放子代病毒体，而导致细胞死亡裂解的感染，称为溶细胞感染，也称杀细胞性感染。此类感染多由无包膜的裸露病毒体引起，通常表现为急性感染，如脊髓灰质炎病毒。

（二）稳定状态感染

病毒侵入易感细胞，在细胞内缓慢增殖，出芽释放子代病毒体，在一定时期内细胞可保持稳定的增殖和分裂，并不立即导致细胞死亡的感染，称为稳定状态感染。此类感染多由包膜病毒体感染引起，常发生细胞膜抗原和受体的改变。病毒多次释放后仍可导致细胞死亡。

（三）整合感染

病毒侵入易感细胞后，其核酸插入宿主细胞的染色体中，并与之结合的感染，称为整合感染。整合感染可导致细胞基因结构的改变，从而引起细胞的转化或癌变，如 EB 病毒、乙型肝炎病毒和逆转录病毒。

第三节 病毒的致病机制

病毒感染机体并导致临床疾病的能力称为病毒的致病作用。病毒的致病作用是病毒感染的结果，但病毒感染并不都引起临床疾病，这取决于病毒和细胞之间、病毒与机体之间力量的较量和相互作用方式。病毒的致病作用则主要表现在细胞和机体整体两个层面。

一、病毒对感染细胞的致病作用

由于病毒为非细胞型微生物，必需侵入易感细胞内才能增殖，由此所引起细胞的各种改变是病毒致病作用的基础。病毒侵入易感细胞后，可使感染细胞发生下列改变：

（一）细胞裂解死亡

多见于杀伤力强的裸病毒体如脊髓灰质炎病毒、腺病毒等引起的溶细胞性感染。在体内，病毒感染细胞并大量增殖导致细胞裂解死亡，称为病毒的杀细胞效应或杀细胞性感染。体外细胞培养时，病毒可使感染细胞变圆、聚集、脱落、坏死，称为病毒致细胞病变效应（cytopathic effect，CPE）。

细胞死亡的主要原因：①病毒编码的早期蛋白阻断宿主细胞蛋白质和核酸的合成，使细胞的合成代谢转向病毒的合成；②损伤细胞器和溶酶体膜，导致细胞肿胀、自溶；③产生毒性蛋白如腺病毒表面的纤维蛋白突起，可直接引起细胞的 CPE；④病毒基因整合使细胞染色体受损，如 EB 病毒感染可使细胞染色体断裂；⑤诱导细胞发生凋亡。细胞凋亡（cell apoptosis）是细胞自身基因指令细胞发生死亡的生物学过程。某些病毒如人类免疫缺陷病毒感染 Th 细胞后，可诱导细胞凋亡，导致 Th 细胞数量的减少。

（二）细胞膜结构与功能改变

多见于包膜病毒体引起的稳定状态感染。由于病毒蛋白插入细胞膜，常导致细胞膜出现病毒抗原；或由于细胞膜的损伤而暴露隐蔽抗原和受体的改变。细胞膜抗原的变化可引起病理性免疫反应。另外，麻疹病毒的融合蛋白可引起感染细胞之间的互相融合，形成多核巨细胞；流感病毒的血凝素蛋白可使感染细胞吸附红细胞。

（三）细胞内形成包涵体

某些病毒可在感染细胞的胞浆或胞核内形成光镜下可见的斑块状结构，称为包涵体（inclusion body）。包涵体由病毒颗粒和未装配的病毒成分组成，是病毒在细胞内增殖的痕迹，并可破坏细胞的正常结构和功能。通过显微镜观察感染细胞内包涵体的染色性、位置和形状，有助于病毒感染的诊断。如狂犬病毒感染可在脑细胞浆内形成嗜酸性包涵体，称为内基小体（negri bodies），具有诊断意义。衣原体感染也可在细胞内形成包涵体，需注意鉴别。

（四）细胞的增殖与转化

见于某些 DNA 病毒和逆转录病毒引起的整合感染，临床可表现为持续性感染。如乙型肝炎病毒和 EB 病毒可将其全部或部分 DNA 插入宿主细胞 DNA；逆转录病毒的 RNA 经逆转录为 DNA 后也可整合在宿主细胞染色体上。病毒基因的插入，常造成细胞染色体结构和功能的改变，如导致细胞原癌基因的激活、抑癌基因的突变失活等。病毒基因表达产生的病毒蛋白与细胞抑癌蛋白（DNA 修复蛋白，如 P53 蛋白）结合可导致后者失活。这些都与细胞的转化有关。病毒感染使细胞生长失去接触性抑制而成堆生长，称为细胞转化（cell transformation）。细胞转化与肿瘤形成有密切关系。动物试验中已证实多种动物病毒的致瘤作用。与人类肿瘤有关的病毒主要有人 T 细胞白血病病毒、疱疹病毒、人乳头瘤病毒和乙型肝炎病毒等。对人类肝癌细胞进行核酸杂交，可发现乙型肝炎病毒的基因整合。

二、病毒对感染机体的致病作用

（一）病毒对细胞的亲嗜性与组织器官的损伤

病毒对细胞的亲嗜性即病毒感染细胞有一定选择性，系由病毒表面蛋白和细胞表面受体结合，以及细胞是否适合病毒增殖所决定，并由此决定了病毒的组织器官亲嗜性，及造成特定靶组织和器官的损伤，表现为机体不同系统的病毒性疾病。如乙脑病毒和脊髓灰质炎病毒对神经组织的亲嗜性、肝炎病毒对肝细胞的亲嗜性等。有些病毒可表现为泛嗜性，如汉坦病毒感染后可表现多个系统和脏器的损伤。

（二）病毒诱导的免疫病理损伤

由于病毒的专性细胞内寄生，因此机体免疫系统在清除病毒时不可避免地会伤及细胞。其免疫病理损伤机制涉及Ⅱ、Ⅲ、Ⅳ型超敏反应和炎症反应。

1. 体液免疫的损伤作用　病毒感染细胞表面出现的病毒抗原和暴露的隐蔽抗原均可诱导机体产生特异性抗体并与之结合，通过激活补体或结合巨噬细胞导致感染细胞的溶解。病毒游离抗原和抗体形成的免疫复合物可长期存在于血液循环中，并在沉积部位引发Ⅲ型超敏反应，形成局部炎症。如乙型肝炎病毒感染者血液中的表面抗原、e 抗原和相应抗体形成的免疫复合物，若沉积在肝细胞膜上，可通过激活补体造成肝细胞坏死；若沉积在肾小球毛细血管基底膜，可导致肾脏损伤。

2. 细胞免疫的损伤作用　被病毒抗原或自身抗原致敏的特异性细胞毒性 T 细胞（Tc 细

胞）和 Th 细胞，可识别感染细胞表面的新抗原，通过释放穿孔素直接杀伤靶细胞，或通过释放细胞因子如 TNF 和 IFN 等，通过炎症反应引起组织细胞的损伤。

（三）病毒对免疫系统和免疫功能的损伤与抑制

1. 病毒感染引起的免疫抑制　许多病毒感染可暂时抑制机体的免疫功能，降低机体的免疫应答反应，如麻疹病毒、脊髓灰质炎病毒、疱疹病毒等，都可损伤巨噬细胞的吞噬功能，抑制 B 细胞产生抗体。麻疹患者的结核菌素皮肤试验可表现为应答低下或由阳性转为阴性。病毒对免疫系统的抑制可使病毒感染加重或并发细菌感染。

2. 病毒对免疫活性细胞的杀伤　人类免疫缺陷病毒（HIV）感染的靶细胞即为带有 CD4 抗原的 Th 细胞和巨噬细胞。由于 HIV 对 Th 细胞具有较强的杀伤作用，使其感染后数量大降，造成机体免疫功能极度下降，导致获得性免疫缺陷。

综上所述，病毒感染是由病毒经粘膜、皮肤、血液或经胎盘进入机体并侵入易感细胞，在细胞内进行复制增殖，造成细胞损伤的过程。根据病毒种类和机体抵抗力等因素的不同，病毒感染可表现为多种类型。溶细胞感染临床多表现为急性感染；稳定状态感染和整合感染多引起持续性感染，临床可表现为慢性感染、潜伏感染和慢发病毒感染。病毒引起细胞病变的机制除病毒本身对细胞的毒性作用外，机体免疫应答也对细胞造成损伤。

（陈海伦　陈育民）

第二十三章 细菌和病毒感染的实验室检查与防治原则

第一节 细菌和病毒感染的实验室检查原则

对细菌与病毒等病原微生物引起的各种感染和传染病,除个别能通过特殊的临床症状或体征进行诊断外,一般均需在实验室进行病原体或病原体的结构成分以及特异性抗体的检测,从而做出病因学诊断,明确微生物与感染的关系;同时根据实验室检查结果,可了解感染的病程、发展趋势以及指导临床选择有效的治疗药物。一般情况,在感染初期查病原,中后期查特异性抗体。

一、标本的采集与处理

实验室的检查结果准确与否和标本的选择、采取的时间、收集的方法等都有直接关系。细菌感染标本与病毒感染标本、不同细菌的感染标本以及不同病毒的感染标本,其采集与处理方法有很大的差异,但必须遵循一定的原则,以确保检查结果的正确性或可靠性。

(一)检测病原菌及其成分的标本采集与处理原则

1. **区别取材** 用于检测细菌及其成分的标本种类很多,如血液、骨髓、脑脊液、粪便、尿液、胆汁、痰液、脓汁、穿刺液、多种分泌物等,根据各种致病菌的感染与致病特点、感染的部位与病程以及预采用的检验方法和目的,选取不同的标本。其标本应采自致病菌在人体内分布和排出的部位,即从最可能得到致病菌的部位采取标本。如对流脑病人采取脑脊液、血液或出血瘀斑液;细菌性痢疾取脓血或粘液性粪便;肺结核取咳出的痰液;伤寒病人在病程1~2周内取血液,2~3周时取粪便;淋病取尿道或阴道分泌物;脓肿则穿刺取脓液等。

2. **妥善处理** 进行细菌分离培养时,采取标本应尽可能在使用抗菌药物之前,如已使用抗菌药物应在送检单上注明其种类、剂量及用药时间。采集局部病变标本时,不可用消毒剂,必要时以无菌生理盐水冲洗,拭干后再取材。

3. **尽快送检** 某些细菌对环境因素敏感,易于死亡,标本必须保持新鲜,采集后应在较短的时间内送检,如厌氧菌、脑膜炎奈瑟菌、淋病奈瑟菌、志贺菌、幽门螺杆菌等。尤其是厌氧菌感染的标本,最好在床边接种。如不能立即送检,可采取保护措施维护细菌的活性,多数菌可以冷藏运送,但奈瑟菌不耐寒。

4. **严格无菌操作** 所有取材应注意无菌操作,尽可能避免无关菌或其成分的污染。

5. **详细登记** 所采集标本必须注明患者姓名、年龄、采样日期、科室或病房、标本名称和采集部位、临床诊断、检验项目,并有病程及治疗情况等说明。

(二)检测病毒体及其成分的标本采集与处理原则

1. **区别取材** 基本与细菌相似,从感染部位采集标本,如呼吸道感染采取鼻咽部分泌物(鼻咽洗漱液)及痰液,肠道感染采取粪便,皮肤感染采取局部渗出液,脑内感染采取脑脊液；此外，还可采取血液、尿液、唾液、宫颈及阴道分泌物、脱落细胞、活体组织等。

2. **早期采集** 病程初期或急性期采集标本，标本中含病毒体数量多，易于检出，故最好在发病的 1~2 天内采取。

3. **妥善处理** 对本身带有杂菌的标本，如粪便、鼻咽洗漱液、痰液、宫颈及阴道分泌物等，应加抗生素做除菌处理，多用高浓度的青霉素、链霉素、庆大霉素等。对组织细胞标本有时要将其研磨及用胰酶消化。如对标本先用低速离心去沉渣，取上清液再进行高速离心沉淀，便可将病毒体浓缩集中，提高病毒体及其成分的检出率。

4. **立即送检** 病毒在室温中易于灭活，采集标本后应立即送检。若不能立即送检的标本，应置入含抗生素的 50% 甘油缓冲盐水中，低温下保存送检。若暂时不能检查或分离培养时，应将标本存放于低温冰箱保存。

无菌操作、详细登记等与细菌相同。

（三）检测特异性抗体的标本采集与处理原则

一般在发病初期及间隔 10~20 天后各采取一份血清，双份血清必须采用同一方法检测，第二份血清的抗体效价比第一份显著增高（一般应高出 4 倍）时，才有诊断意义。

二、病原体及其结构成分的检测

（一）病原菌的检测

1. **直接涂片镜检** 凡在形态和染色性上具有特征的来自正确部位的病原菌，直接涂片染色后显微镜观察均有初步诊断意义。如痰中查见抗酸染色阳性细长的、有分枝状的细菌可初步诊断为结核分枝杆菌；尿道或阴道分泌物中查见细胞内革兰阴性双球菌，结合临床症状可诊断为淋病奈瑟菌感染；脑脊液或皮肤瘀血点内查见白细胞内肾形成双排列的革兰阴性球菌可初步诊断为脑膜炎奈瑟菌感染；脓液中发现葡萄串状革兰阳性菌则为葡萄球菌特征。直接涂片进行形态观察还可用免疫荧光技术，特异性荧光抗体与细菌结合，出现有荧光的菌体可作出快速诊断。如检测粪便中的志贺菌、霍乱弧菌等。一般情况下，直接涂片镜检只能提供初步诊断或参考，要确诊病原菌需要进一步鉴定。对某些细菌（如肠道杆菌）直接涂片染色镜检无诊断意义。

2. **分离培养** 利用固体平板培养基进行分区划线，可将混杂的标本分离出单个菌落，以利于进行鉴定。原则上所有标本均应进行分离培养，以获得纯培养。只有用纯培养才能检验细菌的生物学特性、免疫性、致病性、对药物的敏感性等，以做出精确的诊断。采自无菌部位的标本如血液、脑脊液可直接接种营养丰富的液体或固体培养基。有菌部位的标本可接种至选择或鉴别培养基。大多数细菌能在 37℃ 中的人工培养基上生长，一般经 16~20 小时即可形成可见菌落。结核分枝杆菌、布鲁菌等少数细菌生长缓慢，需经 3 周以上才可形成可见菌落。根据菌落特征（大小、形状、颜色、透明度、表面性状及溶血情况等）可对细菌作出初步鉴别。分离培养的阳性率高于直接镜检，缺点是需时较长。但经分离培养后，可再利用其他技术对分离的细菌进行鉴定。因此，分离培养是细菌学诊断的基本和有效的方法，其可靠性目前尚无其他方法可替代。

3. **生化反应** 不同的病原菌可具有不同的分解代谢能力，即酶系统。在纯培养的基础上检测细菌分解糖或蛋白质等的代谢产物，可用于鉴定不同的生物学性状，从而辅助区分不同的病原菌。如肠道杆菌种类很多，形态染色性基本相同，仅靠形态学难以鉴别，因此借助生化试验有鉴定意义。常用的生化试验有：各种糖发酵试验、靛基质试验、甲基红试验、

Vp试验、枸橼酸盐利用试验、硫化氢试验、尿素酶试验等。由于传统的生化试验有费时及繁杂之不足，现已有多种微量、快速、半自动或全自动的细菌自动鉴定系统，即程序控制的自动分析仪。这些自动鉴定系统在进样后的微量培养过程中，自动监测、记录和分析，显示并打出量化结果，可在24小时准确鉴定一般医院常见的病原菌。某些先进的自动分析仪适用范围广，包括需氧菌、厌氧菌，并可做药敏试验。

4. 血清学试验　采用含有已知特异性抗体的免疫血清，不仅可对分离培养出的未知纯种细菌进行鉴定，亦可区分同一菌种的不同群和型。常用的简易方法是玻片凝集试验，数分钟内即可出结果。

5. 药物敏感试验　本试验不属病因诊断范畴，但在分离出病原菌和鉴定后，对指导临床选择用药、及时治疗和控制耐药菌感染有重要意义。常用的方法有纸片法，以测量抑菌圈有无、大小来判定该菌对药物的敏感度或耐药性及其程度。本试验需严格的质量控制和统一的评判标准。

（二）病毒体的检测

病毒不仅可引起各种感染及传染病，亦与自身免疫性疾病以及多种人类肿瘤密切相关。因此在人类疾病中，病毒病占有十分重要的地位。由于病毒病在治疗原则上完全不同于其他微生物，一个临床医生在面对感染的病人时，区分是病毒感染还是细菌等其他微生物感染十分重要。对病毒感染及时做出诊断和分离鉴定以确定病原，不仅对正确及时进行抗病毒治疗，亦在监测病毒的流行病学和发现新病毒方面具有重要意义。现代生物技术已使病毒检测方法快速发展到分子水平，使病毒诊断技术显著提高。根据临床不同情况、不同种类的病毒特征和现有的检测技术条件，目前常用的病毒检测技术方法包括分离培养、免疫技术和分子生物学技术。

1. 镜检　在光镜或电镜，尤其是在电镜下不仅能直接观察及检测病毒的形态与结构，也能鉴定病毒。如采用免疫标记法，可提高镜下检出率。此外，观察细胞内有无包涵体的出现，也是检测病毒感染的指标之一。

2. 分离培养与鉴定　由于病毒只能在易感的活细胞内复制增殖，所以应根据病毒的不同，选择敏感动物、鸡胚或离体组织与细胞，分别进行动物试验、鸡胚接种、组织培养或细胞培养。目前，在实验室常用易感活细胞分离培养与鉴定病毒、研究病毒以及生产疫苗。

（1）细胞培养：可用于分离培养病毒的细胞主要有原代细胞和传代细胞系。原代细胞来源于动物、鸡胚或引产的人胚组织细胞（如肾细胞），对多种病毒敏感性高。传代细胞是能在体外持续传代的细胞，大多是癌细胞或突变的二倍体细胞，如Hela细胞（人宫颈癌细胞）。对细胞培养的病毒，可根据不同病毒的特征选择不同的方法进行鉴定。①形态观察：某些病毒在细胞培养中可引起细胞变性坏死、脱落或死亡，称为致细胞病变作用（cytopathic effect，CPE）。具有血凝素的病毒（如流感病毒）可吸附脊椎动物红细胞，借此观察血细胞吸附现象以检测是否有某些病毒在细胞中增殖。亦可用电镜观察病毒结构。②免疫技术：可用特异荧光抗体染色、抗体中和试验等。③病毒数量和毒力测定：测定病毒数量可用空斑形成单位（plaque forming unit，PFU）。一个空斑是标本中的一个病毒大量复制引起的，有感染性的病毒经适当浓度接种单层细胞并培养后，由于散在的单个病毒的复制使局部单层细胞脱落，染色后能清楚显示出来，此即空斑，肉眼可观察，并以空斑数计算出病毒的数量。病毒毒力测定传统方法用50%组织细胞感染量（tissue culture infected dose of 50%，$TCID_{50}$）测定。

细胞培养分离和鉴定病毒的缺点是需时长，不能用于快速诊断。且细胞培养技术要求严格的无菌操作等。

(2) 鸡胚接种：鸡胚对多种病毒敏感，尤为流感病毒。可应用血凝和血凝抑制试验对培养液进行鉴定。鸡胚价格低，对分离流感病毒变异株、鉴定及监测有重要价值。

(3) 动物接种：接种动物分离病毒现很少用，但对嗜神经性狂犬病病毒、乙型脑炎病毒和柯萨奇病毒的分离鉴定需要动物试验，并结合抗体中和试验或免疫荧光技术鉴定病毒种类。

(三) 细菌结构成分的检测

病原菌的感染诊断除检查标本中的活菌外，通过检测病原菌的特异成分也是一种有效手段。由于不需活菌培养，故可直接检测标本的成分，作出快速诊断。

1. 检测抗原　其方法主要有免疫荧光、协同凝集、酶免疫、间接血凝、对流免疫电泳、乳胶凝集等试验技术。其原理是用已知特异抗体检测未知抗原。如脑膜炎奈瑟菌感染引起的急性化脓性脑膜炎可用已知抗体作对流免疫电泳，检测脑脊液中的抗原，1小时内可出结果。检测抗原的优点是快速、敏感，可检测标本中的微量抗原。即使患者经抗生素治疗，标本中的细菌被抑制或杀死而培养阴性，其特异抗原仍可检出，有助于确定病因。

2. 检测核酸　其方法是近年发展起来的分子生物学技术。微生物基因相对稳定、保守，不同种的细菌具有不同的基因或碱基序列，可通过检测病原菌的特异基因序列存在与否，作为病原菌的基因诊断。主要技术有多聚酶链反应（polymerase chain reaction，PCR）和核酸杂交（nucleotide hybridization）等。这些分子生物技术比免疫技术更特异、敏感、快速。

(1) PCR技术：是一种选择性体外扩增DNA或RNA片段的无细胞分子克隆技术。可在数小时内将标本中含有的某段基因序列扩增上百万个同一基因片段。其原理相当于体外基因复制：在DNA模板、引物、耐热DNA多聚酶、脱氧核苷酸4种主要材料存在的条件下，经加温变性（模板解链）、降温复性（退火）、延伸等几个步骤，经多次循环重复，即可扩增出被检的基因片段。扩增产物作溴乙啶染色的凝胶电泳，在紫外线下可观察到由大量大小相同的DNA片段聚集的条带，即为阳性，否则为阴性。

PCR技术快速、特异性强、敏感性极高且简便，已用于生物医学的多种领域。PCR技术、分子克隆技术、单克隆抗体技术，由于其应用的广泛性，被称为当代生物高科技。

(2) 核酸杂交：其原理是应用已知序列的核酸单链作为探针（probe），在一定条件下按碱基互补规律与经处理的标本中未知的单链核酸杂交。探针是事先用放射性同位素或生物素地高辛苷原、辣根过氧化物酶等非放射性物质标记的，故可通过这些标记物的反应信号或杂交信号作用，得知是否有特异序列与已知的探针结合。核酸杂交技术有固相与液相之分，其中固相较常用，有原位杂交（in situ hybridization）、斑点杂交（dot blot hybridization）、Southern印迹、Northern印迹等。用核酸杂交技术可直接从标本中检出病原体核酸，对尚不能或难分离培养的病原体尤为适用。目前用于诊断的有结核分枝杆菌、幽门螺杆菌、空肠弯曲菌等多种细菌。

其他快速检测法还有气-液相色谱法、化学发光法和生物发光测定法等。

(四) 病毒体结构成分的检测

1. 检测病毒抗原　用已知特异性抗体直接检测未知抗原可省去分离与鉴定病毒所需的时间，因而可做出快速诊断，且操作简便、敏感、特异，是有效而适用的方法，对某些型别不多，不能或难于一般细胞培养系统中培养的病毒尤为适用。但检测抗原的免疫诊断方法要求标本中有一定的抗原量和高质量的抗体。现常用的诊断试剂大多是单克隆抗体，只针对抗原分子的某个特征性表位因而精确率高，且可区分不同的病毒型别。常用的技术有 ELISA、免疫荧光技术。检测的标本中可以是病毒体或无病毒体的抗原成分。免疫荧光法或免疫酶标记抗体可检测感染脱落的细胞或分泌物中的抗原。

2. **检测病毒核酸**　迄今多数病毒基因已成功地通过分子克隆技术明确了核苷酸序列，为 PCR 和核酸杂交奠定了良好基础。核酸检测技术在病毒诊断上应用越来越广泛，可作出快速诊断，已发展到既可定性又可定量，可根据分子量大小分辨标本中病毒核酸是整合型还是游离型。缺点是病毒核酸阳性并不等于标本中或感染的病变部位有感染性活病毒。对未知病毒及新病毒则因不了解病毒核苷酸序列因而不能采用这些方法。因病毒有 DNA 病毒和 RNA 病毒两大类，故对 RNA 病毒的 PCR 检测采用逆转录 PCR（reverse transcription PCR，RT-PCR）。即根据待测病毒 RNA 的已知序列设计引物，在 PCR 反应体系中，先加标本中提取的病毒 RNA 分子作为模板，合成与病毒 RNA 互补的 DNA（cDNA），再加耐热 DNA 酶，在一定温度和条件下作 PCR。

三、细菌与病毒特异性抗体的检测

细菌、病毒等微生物感染人体后，免疫系统受抗原的刺激可发生免疫应答，产生特异性抗体。基于抗原能与抗体特异性结合的基本原理，用已知的菌细胞、病毒体或无菌细胞、无病毒体的抗原，检测病人血清有无相应抗体及抗体的量，可作为某些传染病的辅助诊断。因一般采用病人的血清进行试验，故这类方法通常称为血清学诊断（serological diagnosis）。不同的病原体、不同的病程，初次感染和再次感染，抗体产生的量均可不同，并存在动态变化。在试验中，通过稀释血清为不同的比例，与一定量的已知抗体相互作用，可测知抗体的量。通常以明显观察到抗原抗体反应出现的最高血清稀释度数为单位，称为效价（titer）。由于隐性感染、近期预防接种或回忆反应等，正常人体内一般存在一定水平的抗体，即正常效价。一般情况下感染后抗体量会随病程延长而增高，抗体效价明显高于正常值或随病程递增有诊断价值。测定抗体量的递增可取早期和恢复期双份血清进行检测，后期的血清抗体效价高于早期的 4 倍或以上有意义。再则可通过检测抗体的类型（IgM）作为判断近期感染的依据。

常用于细菌、病毒感染的血清学诊断有：直接凝集试验（诊断伤寒、副伤寒的肥达试验、立克次体的外斐试验）；间接凝集试验（检测流行性脑脊髓膜炎、军团菌病、梅毒的乳胶凝集试验）；中和试验（诊断链球菌性风湿病的抗 O 试验等）和 ELISA，也可用 Western 印迹法（蛋白电泳与酶标抗体染色相结合），可检测血清中针对某种病毒抗原亚单位的抗体，如人类免疫缺陷病毒抗体。尤其 ELISA 技术简便、特异、快速、灵敏且可自动检测大量标本，已广泛用于细菌、病毒等多种病原体的微生物学诊断和流行病学调查。

检测抗体的免疫诊断或血清学试验一般不能快速诊断，但对一些不能或难以培养的细菌或病毒，仍可选用以辅助诊断。

（曹明耀　陈育民）

第二节　细菌与病毒感染的防治原则

细菌与病毒感染的防治主要包括特异性防治和药物防治两个方面，特异性防治就是通过人工免疫使机体获得特异性免疫力，具有针对性地防治某些细菌与病毒的感染。药物防治即选用一些抗菌、抗病毒药物或应用一些免疫增强剂，从而达到治疗和预防细菌与病毒感染的目的。特异性防治已在免疫学防治中叙述，本节仅介绍细菌与病毒感染药物防治的原则。

一、细菌感染的抗菌药物治疗

抗菌药物是一类对病原菌具有杀灭或抑制作用的药物，主要包括抗生素、磺胺及其他人工合成的抗菌药。每种抗菌药物都有一定的抗菌范围，称为抗菌谱。有些抗菌药物只作用于革兰阳性菌或革兰阴性菌，或者仅作用于某属或某种细菌，称为窄谱抗菌药。有些药物抗菌作用范围广泛，不仅对革兰阳性和阴性菌有效，而且对衣原体、支原体和立克次体等也有抑制作用，故称广谱抗菌药，如四环素和氯霉素等。

（一）抗菌药物的作用机制

1. 抑制细菌细胞壁的合成　如青霉素类、头孢菌素类等药物能抑制细菌细胞壁肽聚糖合成而导致细菌细胞壁缺陷，进而使细菌裂解死亡。

2. 损伤细菌的细胞膜　如多粘菌素等药物能选择性地与细菌胞浆膜中的磷脂及蛋白质结合，使胞浆膜通透性增加，导致菌体内重要物质外漏，致细菌死亡。

3. 抑制细菌蛋白质合成　细菌的核蛋白体（70s）由30s与50s两种亚基组成。如氯霉素、红霉素等能与细菌核蛋白体的50s亚基结合，四环素和链霉素等能与细菌核蛋白体的30s亚基结合，抑制细菌蛋白质合成，而发挥抑菌或杀菌作用。

4. 抑制细菌核酸合成　如利福平能与细菌依赖DNA的RNA多聚酶（转录酶）结合，抑制mRNA转录，从而抑制细菌生长。

5. 抑制细菌叶酸代谢　磺胺类药物可抑制二氢叶酸合成酶与二氢叶酸还原酶，抑制叶酸的合成。由于叶酸参与细菌核苷酸和氨基酸的合成，故菌体内叶酸减少，则细菌生长繁殖受抑制。

（二）临床应用抗菌药物的基本原则

1. 选择药物　每种抗菌药物都有一定的抗菌谱和适应证。故选择药物应以临床诊断、细菌学诊断和体外药物敏感试验为依据，不可盲目用药。病原菌确定后，应尽量采用相应窄谱抗菌药进行治疗以避免使用广谱抗菌药后引起二重感染。

2. 应用适当剂量　使用抗菌药的剂量要适当，疗程要足够。剂量过小，不仅无治疗作用，反而易使细菌产生耐药性；剂量过大，不仅造成浪费，还会带来严重的毒副作用。疗程过短，则易使疾病复发或转为慢性。

3. 交替用药　治疗某些慢性细菌性感染，应适当选用不同的抗菌药交替使用，以避免细菌产生耐药性。

4. 联合用药　主要用于：①病因未明的严重病原菌感染；②单一抗菌药物不能有效控制的严重混合感染；③需长期用药且细菌又可能产生耐药的感染。合理的联合用药，既可发挥药物协同抗菌作用，提高疗效，又可减少或延迟耐药菌株的出现。

二、病毒感染的药物治疗

（一）抗病毒化学药物及其作用机制

抗病毒化学制剂的研究起始于20世纪50年代，但发展比较缓慢，主要原因是由于病毒只能在细胞内复制，故寻找既能抑制病毒增殖同时又不损伤宿主细胞功能的抗病毒药物比较困难。因此至今应用在临床的抗病毒药物仍很少。目前临床应用的主要有以下几种。

1. 金刚烷胺类　金刚烷胺（amantadine）和甲基金刚烷胺（rimantadine）能特异性抑制甲型流感病毒，其机理可能是抑制病毒脱壳，导致病毒不能复制。

2. 核苷类药物　其作用机制主要是通过以异常核苷取代正常核苷，在病毒基因复制时掺入子代DNA中，从而抑制病毒复制。核苷类药物作为类似的底物竞争并抑制病毒相关的酶类而发挥作用。主要的核苷类药物有：

（1）阿糖腺苷（Ara-A）：影响病毒DNA聚合酶的作用，从而抑制病毒的复制或使病毒复制异常。本品对多种DNA病毒如疱疹病毒和嗜肝DNA病毒等引起的感染有较显著的抑制作用。

（2）阿昔洛韦（无环鸟苷，acyclovir，ACV）：被疱疹病毒胸腺嘧啶核苷激酶（TK）的作用而磷酸化后，可与dGPT竞争疱疹病毒的DNA聚合酶，掺入DNA，以阻断病毒DNA链的复制。阿昔洛韦是目前最有效的抗疱疹病毒药物之一，广泛用于治疗疱疹病毒感染，特别是单纯疱疹病毒。

（3）叠氮脱氧胸苷（azidothymidine，AZT）：影响病毒逆转录酶的作用，从而使病毒逆转录受阻。是最早用于治疗艾滋病的药物。类似药物还有拉米夫定（贺普丁，epivir，lamivudine，3TC）等。

（4）三氮唑核苷（利巴韦林，ribavirin）：影响病毒肌苷单磷酸脱氢酶、鸟苷酸转移酶、依赖RNA的RNA聚合酶等多种酶的活性作用。临床主要用于RNA病毒感染的治疗。

3. 蛋白酶抑制剂　如沙喹那韦（saquinavir）、利托那韦（ritonavir）、吲哚那韦（indinavir）制剂，能直接与人类免疫缺陷病毒（HIV）的蛋白酶结合，可抑制病毒结构蛋白的形成，从而抑制病毒的增殖。此类药物主要用于HIV感染和AIDS病人的联合抗病毒治疗。

（二）抗病毒中草药

迄今从中药内筛选出有抗病毒作用的天然药物有200多种。例如黄芪、板蓝根、大青叶以及天然花粉蛋白、甘草、大蒜等的提取物。某些中草药可直接抑制病毒的复制，某些可通过调节或增强机体的免疫功能而增强抗病毒的作用。

（三）干扰素

干扰素（interferon，IFN）具有广谱抗病毒作用。临床应用的干扰素制剂有天然型与基因重组型两种。天然型IFN-α、β分别由人白细胞及二倍体成纤维细胞产生制备而成，基因重组型IFN-α由大肠杆菌大量表达后制备而成。干扰素制剂在临床治疗慢性肝炎（乙型、丙型肝炎）及疱疹病毒感染中有一定效果。

（四）抗病毒基因制剂

1978年Zamecnik等首次证明特异性互补的寡核苷酸在体外能有效抑制Rous肉瘤病毒的增殖后，应用能够抑制病毒基因的寡核苷酸作为一种抗病毒制剂，成为又一研究热点。目前研制的抗病毒基因制剂主要有反义核酸和核酶。

1. 反义核酸　可分为反义DNA和反义RNA。反义核酸是根据病毒基因组的已知序列，设计并合成的能与病毒基因某段序列互补的寡核苷酸。反义核酸被导入感染的细胞内，通过与病毒基因的相应序列互补结合，可抑制病毒的复制。

2. 核酶（ribozyme）　是一类具有双重功能的RNA分子。一方面能识别特异的靶RNA序列，并与之互补结合，类似于反义RNA的特性；另一方面具有酶活性，能通过特异性位点切割病毒的靶 RNA，从而抑制病毒的复制。

目前有近十种抗病毒的反义核酸药物正在进行临床实验。用于局部治疗巨细胞病毒性视网膜炎的巨细胞病毒反义核酸，成为第一个被批准临床应用的反义 DNA 药物。

（沈海中　陈育民）

第二十四章 致病性球菌

球菌是细菌中的一大类,种类很多,按革兰染色性不同,可分为革兰阳性球菌(如葡萄球菌、链球菌、肺炎链球菌等)和革兰阴性球菌(如脑膜炎奈瑟菌、淋病奈瑟菌等)。因致病性球菌主要引起化脓性炎症,故又称为化脓性球菌(pyogenic coccus)。

第一节 葡萄球菌属

葡萄球菌属(staphylococcus)的细菌广泛分布于空气、水、土壤、人和动物的皮肤及与外界相通的腔道中,多数为腐物寄生菌,不致病。有些人可携带致病菌株,尤以医护人员携带率高,是医院内交叉感染的重要传染源。葡萄球菌是最常见的化脓性球菌。

一、生物学特性

(一)形态染色

菌体呈球形,直径约 $1\mu m$,细菌繁殖时呈多个平面分裂后不规则地堆积成葡萄状,故名葡萄球菌(图24-1)。在脓汁或液体培养基中也可呈散在或短链状排列。革兰染色阳性,当衰老、死亡可变为革兰阴性。

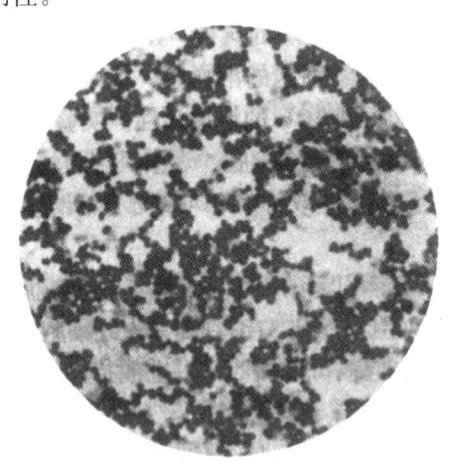

图 24-1 葡萄球菌

(二)培养特性

营养要求不高,在普通培养基上易生长,需氧或兼性厌氧。耐盐性强,在含 10%~15%NaCl 培养基中能生长。在肉汤培养基中呈均匀混浊生长;普通琼脂平板上可形成圆形、凸起、边缘整齐、表面光滑、湿润、有光泽、不透明的菌落;在血平板上多数致病性葡萄球菌可形成透明溶血环。能产生金黄色、白色、柠檬色等脂溶性色素。

(三)抗原构造

1. **葡萄球菌A蛋白**(staphylococcal protein A,SPA) 90%以上的金黄色葡萄球菌

株有，但含量有差异，与胞壁肽聚糖呈共价结合；为金黄色葡萄球菌的一种表面抗原，是细胞壁的成分。SPA 的作用：①抗吞噬作用。SPA 与吞噬细胞争夺抗体的 Fc 段，而降低抗体的调理作用；②SPA 与 IgG1、IgG2 和 IgG4 的 Fc 段结合，IgG 的 Fab 段仍能与相应抗原发生特异性结合，从而建立了协同凝集试验，已广泛用于多种细菌抗原的检测；③SPA 对 B 细胞是良好的促分裂原。

2. 多糖类抗原　为半抗原，存在于细胞壁上，是金黄色葡萄球菌的一种重要抗原，具有型特异性。

（四）抵抗力

葡萄球菌抵抗力强，为无芽胞菌中抵抗力最强的一种。在干燥脓汁中能生存数月，湿热 80℃ 30~60min 才被杀死。在 5％石炭酸、0.1％升汞中 10~15min 死亡。但对龙胆紫敏感，1：100 000~200 000 稀释的龙胆紫溶液即可抑制其生长，故常用 2％~4％的龙胆紫治疗皮肤粘膜的感染。对青霉素、磺胺、金霉素、红霉素和庆大霉素较敏感，但近年来耐药菌株逐年增多，对青霉素耐药菌株达 90％以上。

（五）分类

根据生化反应和色素不同将葡萄球菌分为金黄色葡萄球菌（S. aureus）、表皮葡萄球菌（S. epidermidis）和腐生葡萄球菌（S. saprophytics）三种（表 24-1）。

表 24-1　三种葡萄球菌的主要性状

性状	金黄色葡萄球菌	表皮葡萄球菌	腐生葡萄球菌
菌落色素	金黄色	白色	白色或柠檬色
凝固酶	+	-	-
甘露醇	+	-	-
溶血素	+	-	-
A 蛋白	+	-	-
耐热核酸酶	+	-	-
噬菌体分型	多数能	不能	不能
致病性	强	弱或无	无

二、致病性与免疫性

（一）致病因素

1. 毒素　致病性葡萄球菌产生的毒素有：

（1）葡萄球菌溶血素（hemolysin）：可使血琼脂平板菌落周围出现溶血现象。溶血毒素有 α、β、γ、δ、ε 五型，对人致病的主要是溶血素 α。溶血素 α 不耐热，抗原性强。对白细胞、血小板和多种组织细胞有毒性作用；能引起小血管收缩，导致局部组织缺血和坏死；可引起平滑肌痉挛。该毒素经甲醛处理后可制成类毒素，用于葡萄球菌感染的预防和治疗。

（2）剥脱性毒素（exfoliative toxin）：又称表皮溶解毒素，主要由噬菌体Ⅱ群 71 型金黄色葡萄球菌产生。能使表皮组织的棘状颗粒层裂解，使表皮与真皮脱离，引起剥脱性皮炎（又名烫伤样皮肤综合征），本病主要发生于婴幼儿。该毒素是蛋白质，为外毒素，抗原性强，可制成类毒素。

（3）杀白细胞素（leukocidine）：是一种可溶性物质，能破坏中性粒细胞和巨噬细胞，具有抵抗宿主细胞的吞噬、增强细菌侵袭力的作用。

（4）肠毒素（enterotoxin）：是由金黄色葡萄球菌噬菌体Ⅲ群中的某些菌株产生的一种可溶性物质，为外毒素，有8种血清型，其中以A、D型引起的食物中毒多见。肠毒素耐热，煮沸30min仍保持部分活性。本菌污染食物后，在20～22℃经8～10小时即可产生大量的肠毒素，人食后能引起人、猴或幼猫的急性肠炎。

（5）毒性休克综合征毒素（toxic shock syndrome toxin，1，TSST1）：从临床分离的金黄色葡萄球菌菌株，仅20%左右能产生此毒素。其作用主要有致机体发热，增加宿主对内毒素的敏感性，诱生IL-1、TNF、IFN等。

2. 侵袭性酶类　从病人分离到的金黄色葡萄球菌能产生多种侵袭性酶，重要的是血浆凝固酶（serum coagulase）：①游离血浆凝固酶可分泌至菌体外，在人或兔血浆中的协同因子激活后，使纤维蛋白原变成纤维蛋白沉积在病灶周围；②结合凝固酶或凝聚因子不释放而存在于菌体表面，能与血浆中的纤维蛋白原相互作用而使细菌凝聚，可用玻片法测试。因凝固酶能使纤维蛋白沉积于菌体表面，阻碍吞噬细胞的吞噬，免受血清中杀菌物质的破坏，故与细菌的毒力有关。另外葡萄球菌感染的局限化和形成血栓也与此酶有关。凝固酶是鉴别葡萄球菌有无致病性的重要指标。

（二）所致疾病

1. 侵袭性疾病　主要引起化脓性炎症。

（1）皮肤软组织感染：主要类型有疖、痈、毛囊炎、脓疱疮、甲沟炎、蜂窝织炎、伤口化脓等，其特点是病灶局限，且与周围组织界限清楚，脓汁黄而粘稠。

（2）内脏器官感染：如气管炎、肺炎、脓胸、中耳炎、脑膜炎、心包炎等。

（3）败血症、脓毒血症。

2. 毒素性疾病　由金黄色葡萄球菌产生的有关外毒素引起。

（1）食物中毒：进食含肠毒素的食物而引起。一般发病较急，常发生于食后2～6小时，先有恶心、呕吐、中上腹痛，继而腹泻，病后1～2天可自行恢复，但严重者可虚脱或休克。

（2）假膜性肠炎：其病理特点是肠粘膜被一层炎性假膜所覆盖，该假膜是由炎症渗出物、肠粘膜坏死组织和细菌组成。其原因是有些人在长期使用广谱抗生素后，引起正常菌群失调，耐药性葡萄球菌乘机在肠道中大量繁殖产生毒素所致。患者表现为呕吐、腹泻，排出"肠粘膜"样物。

（3）烫伤样皮肤综合征：多见于幼儿和免疫功能低下的成人。开始皮肤有红斑，1～2天表皮起皱，继而出现含无菌清亮液体的大泡，最后表皮上层大片脱落。由表皮溶解毒素引起，死亡率高。

（4）中毒性休克综合征：主要表现为起病急、高热、红斑皮疹伴脱屑、肾功能衰竭、低血压或休克，多见于女性，常于月经期发病，死亡率高。毒性休克综合征毒素在此病发病中是一个重要因素，但并非唯一的病因。溶血素、革兰阴性菌内毒素等也起着一定的作用。

（三）免疫性

人体对葡萄球菌感染具有一定的天然免疫力，只有当皮肤粘膜受损伤或患慢性消耗性疾病以及其他病原微生物感染导致宿主免疫力降低时，才易引起葡萄球菌感染。人类患病后能产生调理素和抗毒素，可增强吞噬细胞的吞噬功能并中和毒素，但难以防止再感染。

三、微生物学检查

根据不同的病型采取不同的标本,例如化脓性病灶采取脓汁,败血症采取血液,食物中毒采取剩余食物、呕吐物等。

(一) 直接涂片镜检

取标本涂片,干燥、固定、革兰染色后油镜下观察。根据形态、染色及排列特征可作出初步诊断。

(二) 分离培养与鉴定

脓汁标本可直接接种在血琼脂培养基上作分离培养,血液标本需先经肉汤增菌,然后再接种在血液琼脂培养基上。37℃孵育24小时后挑选可疑菌落行涂片革兰染色镜检,并做血浆凝固酶试验。致病性葡萄球菌主要有以下特征:①产生金黄色色素;②菌落周围有透明溶血环;③血浆凝固酶试验阳性;④分解甘露醇产酸;⑤产生耐热核酸酶。目前虽然不断发现凝固酶阴性的菌株也能致病,但一般仍以凝固酶阳性作为致病性葡萄球菌的主要依据。

四、防治原则

注意个人卫生,对皮肤创伤及时消毒处理,防止感染。加强医院管理,严格无菌操作,防止医院感染。对食堂和饮食行业加强卫生监督。皮肤有化脓感染者,尤其是手部感染未治愈前不宜从事食品制作或饮食服务行业,防止食物中毒。

根据药物敏感试验结果选用敏感药物。严防滥用抗菌药物,避免耐药菌株的产生和播散。

第二节 链球菌属

链球菌属(*Streptococcus*)是化脓性球菌中常见的一类细菌。菌体呈球形,链状排列,广泛分布于自然界和人体的鼻咽部、胃肠道等处,其中致病性链球菌可引起人类多种感染及链球菌超敏反应性疾病。

一、生物学特性

(一) 形态与染色

球形或卵圆形,链状排列,菌体直径 0.6～1μm,链的长短与细菌种型及生长环境有关。在液体培养基中呈长链(图24-2),固体培养基中常呈短链。在临床标本中分离到的细菌则以成对或短链状多见。无芽胞,无鞭毛,有菌毛样结构。多数培养早期的幼龄菌可形成透明质酸的微荚膜。

(二) 培养特性与生化反应

需氧或兼性厌氧。营养要求较高,在含有葡萄糖、血清或血液、腹水的培养基中才能生长。最适生长温度37℃,最适 pH 7.4～7.6。在血琼脂平板上经18～24小时培养,可形成灰白色、圆形、凸起、光滑、透明或半透明的小菌落(直径 0.5～

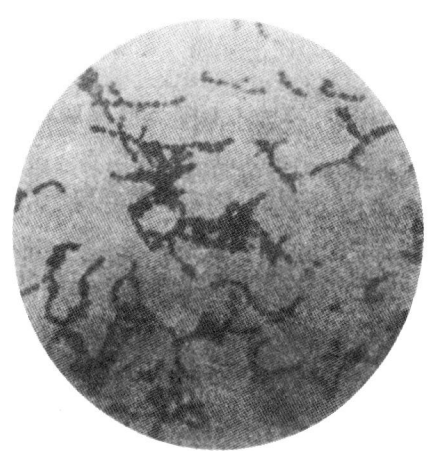

图 24-2 链球菌

0.75mm），不同菌株有不同的溶血现象。在血清肉汤中易成长链，呈絮状沉于管底，液体澄清。能分解葡萄糖产酸不产气，但不分解菊糖，不被胆汁或10％去氧胆酸钠溶解，故菊糖发酵和胆汁溶解试验常被用于甲型溶血性链球菌和肺炎链球菌的鉴别。

（三）分类

1.按溶血现象分类

（1）甲型（α）溶血性链球菌（α-hemolytic streptococcus）：又称草绿色链球菌，菌落周围有草绿色溶血环。草绿色溶血环并非红细胞溶解，而是细菌产生的过氧化氢使血红蛋白氧化成正铁血红蛋白所致。此菌为人类呼吸道正常菌群，致病力较弱，为条件致病菌。可引起亚急性细菌性心内膜炎及泌尿道感染。

（2）乙型（β）溶血性链球菌（β-hemolytic streptococcus）：菌落周围形成完全透明的较宽的无色溶血环，故又称为溶血性链球菌。乙型溶血性链球菌致病力强，常引起人和动物多种疾病。

（3）丙型（γ）链球菌（γ-streptococcus）：又称不溶血性链球菌，菌落周围无溶血环，常存在于乳类和粪便中，一般无致病力，偶尔引起疾病。

2.按抗原结构分类 根据链球菌细胞壁多糖成分（C抗原）的不同可将其分为A、B、C、D、E、F、G、H、K、L、M、N、O、P、Q、R、S、T、U、V20个群，对人致病的溶血性链球菌90％属A群，但近年B群链球菌引起的疾病有增多趋势。同群链球菌又可因表面蛋白质抗原不同分为若干型，如A群链球菌根据M蛋白不同可分为80个型；B群4个型和C群分为13个型等。

（四）抵抗力

本菌抵抗力不强。在干燥的痰、尘埃及液体中生存数周至数月；60℃ 30min可被杀死；对一般消毒剂敏感。乙型溶血性链球菌对青霉素、红霉素和磺胺等药物敏感。

二、致病性与免疫性

（一）致病物质

1.菌体表面结构 存在于链球菌胞壁中的脂磷壁酸（LTA）是该菌与皮肤和呼吸道粘膜等上皮细胞吸附的主要因素。存在于菌细胞壁中的M蛋白，具有抗吞噬作用。

2.外毒素 A群链球菌可产生多种外毒素。

（1）致热外毒素（pyrogenic exotoxin）：曾称红疹毒素，主要是A群链球菌产生的一种外毒素，是引起猩红热的主要毒素。由毒性蛋白和非毒性蛋白两部分组成，耐热，需要96℃ 45min才能完全灭活。有A、B、C三个血清型。毒性蛋白有以下生物活性：①致热作用：可促使吞噬细胞释放内源性致热原，直接作用于下丘脑的体温中枢而引起发热。②有细胞毒作用；能使皮肤、粘膜及内脏血管扩张、充血；能抑制抗体产生；抑制细胞吞噬功能。③抗原性强，可引起超敏反应，与猩红热所致的皮疹形成有关。相应抗毒素可中和同型毒素的毒性。

（2）链球菌溶血素（streptolysin）：由乙型溶血性链球菌产生，有两种类型：①链球菌溶血素O（streptolysin O，SLO），是一种含-SH的蛋白质毒素，对氧敏感，遇氧时-SH被氧化成-S-S-，暂时失去溶血作用，若加入亚硫酸钠或半胱氨酸等还原剂，即可恢复溶血作用。SLO对红细胞的溶解作用比对其他细胞强，这与细胞膜上胆固醇含量密切相关。SLO抗原性强，相应抗体可中和其溶血能力。链球菌感染后2~3周，85％~90％的患者血液中可出现 SLO 的抗体。溶血素 O 还能破坏白细胞和血小板，对心脏有急性毒性作用。②链球菌溶血素 S（SLS），链球菌在血琼脂平板上菌落周围的 β 溶血环即由 SLS 所致。SLS 是具有磷脂酶活性的小分子糖肽，无抗原性，对氧稳定，对热和酸敏感。动物实验证明，SLS 能引起血管内溶血及肾小管坏死，能抑制白细胞活性。

3. **侵袭性酶类** A 群链球菌能产生多种侵袭性的胞外酶。

(1) 透明质酸酶（hyaluronidase）：能分解疏松结缔组织基质中的透明质酸，使细菌易在组织中扩散，故又称扩散因子。

(2) 链激酶（streptokinase）：又称链球菌纤维蛋白溶酶。能使血浆中的溶纤维蛋白酶原转化成溶纤维蛋白酶，可溶解血块或阻止血液凝固，有利于细菌扩散。人经链球菌感染，约 70%～80% 能出现链激酶抗体，这种抗体能抑制链激酶活性。

(3) 链道酶（streptodornase）：又称链球菌 DNA 酶。能分解脓液中粘稠的 DNA，使脓汁稀薄，促进细菌扩散。链道酶具有抗原性，产生的抗体能中和其作用。由于链道酶和链激酶亦能致敏 T 细胞，故可用来进行皮肤试验，通过迟发型超敏反应原理测定机体细胞免疫功能，这项试验称 SK-SD 试验。

(二) 所致疾病

A 群链球菌引起的感染占人类链球菌感染性疾病的 90%。其传染源为病人和带菌者。引起的人类疾病大致可分为化脓性、中毒性（猩红热）、超敏反应性疾病三类。

1. **急性化脓性炎症** 经皮肤伤口感染，可引起丹毒、脓皮病、蜂窝织炎、痈等。化脓病灶与周围组织界线不清，脓汁稀薄、带血色。此外，细菌还可沿淋巴管扩散，引起淋巴管炎及淋巴结炎。经呼吸道感染引起咽喉炎、扁桃体炎、鼻窦炎等。当机体抵抗力低下时，细菌易侵入血流引起败血症。

2. **猩红热** 是能产生链球菌致热外毒素（即红疹毒素）的 A 群链球菌所致的急性呼吸道传染病。经呼吸道传染。临床特征为发热、咽峡炎、全身弥漫性鲜红色皮疹和疹退后明显脱屑。少数病人出现心肾损害。

3. **链球菌感染后引起的超敏反应性疾病**

(1) 急性肾小球肾炎：多由 A 群 12 型链球菌引起，多见于儿童和青少年。其发生机制是：①某些链球菌的抗原与肾小球基底膜有共同抗原，机体针对链球菌产生的抗体能与肾小球基底膜发生交叉反应，导致免疫损伤，属 Ⅱ 型超敏反应，又称抗基底膜型肾小球肾炎；②链球菌的抗原成分与机体产生的相应抗体形成中等大小的免疫复合物，沉积于肾小球基底膜上，激活补体，导致基底膜损伤，属 Ⅲ 型超敏反应，又称免疫复合物型肾小球肾炎。

(2) 风湿热：其发病机制尚未完全明了，有以下几种可能：①链球菌的抗原成分与相应抗体结合形成免疫复合物沉积于心瓣膜、心包、心肌、关节滑膜、皮下等结缔组织处，引起 Ⅲ 型超敏反应；②链球菌与心肌纤维膜、心瓣膜及关节组织的糖蛋白有共同抗原，通过 Ⅱ 型超敏反应引起相应组织的损伤。

其他群链球菌在一定条件下也可致病，如甲型溶血性链球菌是感染性心内膜炎最常见的细菌；变异链球菌与龋齿关系密切。

(三) 免疫性

人体感染链球菌后，可获得一定的免疫力，主要是抗 M 蛋白抗体。链球菌感染几周至几个月内可在血清中测出此抗体，一般可维持 1～2 年，有的甚至持续 10～30 年，主要是增强吞噬细胞的吞噬功能。猩红热后能建立牢固的同型抗毒素免疫。

三、微生物学检查

（一）病原学检查

根据不同疾病采取不同标本，如脓汁、咽拭、血液等。

1. 直接染色镜检　脓汁可直接涂片并经革兰染色后镜检，发现有典型的链状排列的球菌时，可做出初步诊断。

2. 分离培养与鉴定　脓液标本直接种于血琼脂平板上，37℃孵育2小时，如有β溶血的菌落，应与葡萄球菌区别；α溶血的菌落要与肺炎链球菌鉴别。血液标本，应先在含葡萄糖和血清肉汤中增菌后再接种于血琼脂平板进行分离鉴定。

（二）血清学检查

1. 抗链球菌溶血素O（抗"O"）试验　常用于风湿热的辅助诊断，风湿热患者血清中的抗O抗体比正常人显著增高，大多超过400单位。

2. 血清中补体总量和C3成分含量测定　可作为急性肾小球肾炎的辅助诊断，因急性期病人体内补体消耗过多，血清中补体含量下降，病情缓解时又可上升，如果补体量持续保持低水平，表示疾病预后不良。

四、防治原则

积极治疗带菌者和病人，以减少传染源。空气、医疗器械、敷料应严格消毒。对于急性咽峡炎或扁桃体炎的病人应彻底治疗，防止风湿热及急性肾小球肾炎的发生。对A群链球菌的感染治疗首选青霉素G，也可选磺胺、红霉素等。D群链球菌对青霉素易产生耐药性。

第三节　肺炎链球菌

肺炎链球菌（S. pneumoniae），俗称肺炎球菌（pneumococcus）。常寄居于正常人鼻咽腔中，多数不致病，仅少数有致病力，可引起大叶性肺炎、中耳炎、鼻窦炎等。

一、生物学特性

（一）形态与染色

肺炎链球菌为革兰阳性球菌，菌体呈矛头状，直径约$0.5 \sim 1.5 \mu m$，常成双排列，钝端相对。在痰、脓汁中亦有单个或短链状排列（图24-3）。无鞭毛，无芽胞。有毒菌株在机体内形成荚膜，人工培养后其荚膜逐渐消失。

（二）培养与生化反应

本菌营养要求高，须在含血液或血清的培养基上才能生长。兼性厌氧，在血琼脂平板上生长的菌落细小、圆形、光滑、扁平、透明或半透明，菌落周围有狭窄的草绿色溶血环，与甲型溶血性链球菌相似。细菌在繁殖过程中可产生自溶酶，因此，培养48小时后的菌落常因部分自溶使中央凹陷呈脐状；在液体培养基中呈混浊生长。自溶酶可被胆汁或胆盐激活，使细菌加速溶解，故常用胆汁作溶菌试验与甲型链球菌区别。多数新分离的肺炎链球菌能分解菊糖产酸。

（三）抗原构造与分型

按荚膜多糖抗原不同，可分90个血清型，用1、2、3…表示之，某些型还可分为若干

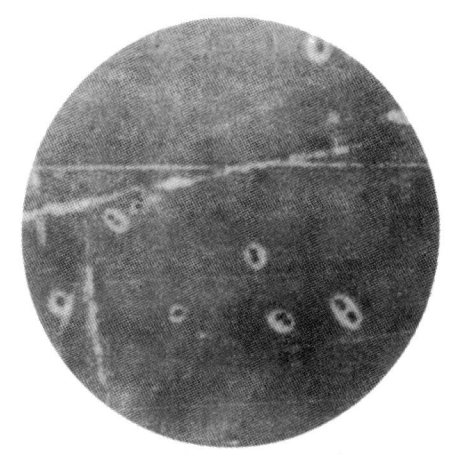

图 24-3 肺炎链球菌

亚型。肺炎链球菌细胞壁中有一种特异性 C 多糖，在钙离子存在时，可与血清中一种称为 C 反应蛋白（C reaction protein，CRP）结合，故常用肺炎链球菌 C 多糖测定 C 反应蛋白，对活动性风湿热及急性炎症疾病的辅助诊断有一定意义。

二、致病性

肺炎链球菌的致病力，主要依靠其荚膜的抗吞噬作用。一旦失去荚膜，其毒力减弱或消失。本菌还可以产生肺炎链球菌溶血素 O，能溶解人、羊及豚鼠红细胞，对动物可引起皮肤坏死并有致死作用。此外，肺炎链球菌还可产生神经氨酸酶，能分解细胞膜糖蛋白和糖脂的 N-乙酰神经氨酸，可能与其定居、繁殖和扩散有关。

肺炎链球菌寄生在正常人的口腔及鼻咽腔，一般不致病，只形成带菌状态，当机体抵抗力减弱时，主要引起大叶性肺炎，肺炎后可继发胸膜炎、脓胸等。也可引起中耳炎、乳突炎、副鼻窦炎、脑膜炎和败血症。在麻疹、呼吸道病毒感染后或营养不良者、老年人易感染肺炎链球菌。

肺炎链球菌感染后，可以获得较牢固的型特异性免疫，故同型肺炎链球菌的再感染少见。其免疫力与产生特异性抗体及增强吞噬能力有关。

三、微生物学检查及防治原则

根据病种取材，例如痰、脓液、血液、脑脊液等。大叶性肺炎的患者取痰接种血平板作分离培养，要注意与甲型溶血性链球菌鉴别。血液或脑脊液须先经血清肉汤增菌，然后再在血液琼脂平板上行分离培养并鉴定。小鼠对肺炎链球菌高度敏感，遇有杂菌污染严重的标本时，可取 0.5～1.0ml 标本悬液注射小鼠腹腔，待其发病死亡后，取心或腹腔液染色镜检或分离培养。该菌对多种抗生素敏感，治疗时首选青霉素等敏感抗生素。

第四节 奈瑟菌属

奈瑟菌属（Neisseria）对人致病的主要有脑膜炎奈瑟菌和淋病奈瑟菌两种。

一、脑膜炎奈瑟菌

脑膜炎奈瑟菌（*N. meningitidis*）俗称脑膜炎球菌（*meningococcus*），是流行性脑脊髓膜炎（简称流脑）的病原体。

（一）生物学特性

1. 形态与染色　脑膜炎奈瑟菌为革兰阴性球菌，常成双排列，菌体呈肾型，两菌接触面平坦或略向内凹陷。菌体直径 $0.6\sim0.8\mu m$。在患者脑脊液涂片中，此菌形态典型，多位于中性粒细胞内。培养的细菌多呈卵圆形或球型，排列不规则。培养过久，常出现衰退或膨大的球形体。从患者脑脊液或鼻咽部新分离的菌株有荚膜和菌毛。本菌无鞭毛、不形成芽胞。

2. 培养特性及生化反应　本菌对营养要求较高，在普通培养基上不易生长，因其对蛋白胨和琼脂中含有的脂肪酸和微量金属非常敏感。在含血液、血清、腹水、卵黄和肝浸液等的培养基中则生长良好。最常用的是经80℃加热的血液琼脂培养基，因血液经加热而呈巧克力色，故名巧克力色血琼脂培养基。专性需氧，初次分离时需要在 $5\%\sim10\%$ CO_2 条件下培养。形成直径 $1.0\sim1.5mm$ 的无色、透明、圆形、凸起、光滑、似露滴状的菌落，无溶血现象。本菌绝大多数能分解葡萄糖或麦芽糖，产酸不产气。能分解麦芽糖的特点可与淋病奈瑟菌区别。

3. 分类　根据脑膜炎奈瑟菌的荚膜多糖抗原不同可将其分为13个血清群。现今我国的脑膜炎奈瑟菌共有11个血清群。我国流行的以A群为主，其次为B、C群的散发病例。了解脑膜炎奈瑟菌的流行特点，对于预测疫情、制备疫苗及研究其流行规律均有重要意义。

4. 抵抗力　脑膜炎奈瑟菌对外界环境抵抗力很弱，对干燥、热、寒冷、紫外线等均高度敏感。室温下3小时死亡，55℃ 5min内死亡。在75%酒精、0.1%新洁尔灭和1%石炭酸中均可被迅速杀灭。因此，对标本要注意保暖，防止日光和干燥，迅速送检。本菌能产生自溶酶，容易自溶。对磺胺、青霉素、链霉素、金霉素均很敏感。

（二）致病性和免疫性

1. 致病物质　脑膜炎奈瑟菌的致病物质是菌毛、荚膜和内毒素，以内毒素起主要作用。

2. 所致疾病　病人和带菌者是传染源。脑膜炎奈瑟菌通常寄居在正常人鼻咽部，脑膜炎流行期间带菌者可高达 $20\%\sim70\%$。病菌主要通过飞沫经呼吸道传播。细菌侵入鼻咽腔后，疾病的发生、发展过程与机体免疫力的强弱密切相关。机体免疫力强者，无症状或仅有轻微的呼吸道炎症而引起咽喉疼痛。免疫力低下者，细菌可侵入血流引起菌血症或败血症，病人表现为突然恶寒、高热、恶心、呕吐，皮肤或粘膜出现出血点或出血斑。细菌突破血脑屏障侵犯脑脊髓膜，引起化脓性炎症，即流行性脑脊髓膜炎；病人表现为剧烈头痛、喷射状呕吐，颈项强直等脑膜刺激症状及脑脊液的变化。严重者有微循环障碍、DIC、肾上腺出血，导致中毒性休克，预后不良。

3. 免疫性　机体对脑膜炎奈瑟菌的免疫性以体液免疫为主。其中群特异性抗体（主要是IgM和IgG）可促进吞噬细胞的吞噬作用，并可激活补体引起溶菌。此外，母体的IgG类抗体可通过胎盘进入胎儿体内，故6个月以内的婴儿极少患流脑。脑膜炎奈瑟菌各血清群间有交叉免疫，但作用不持久。儿童因血脑屏障发育不完善，且免疫力低下故流脑发病率比成人高。

（三）微生物学检查

1. 采取标本　采取病人脑脊液、血液或挑破出血瘀斑，取其渗液。带菌者用鼻咽拭子取鼻咽分泌物。

2. 直接涂片镜检　取脑脊液离心沉淀物及瘀斑的组织液作直接涂片。若在脑脊液中发现细胞内有典型的革兰阴性双球菌，即可初步诊断。涂片镜检应在涂片标本采集后尽快进行，以免因脑膜炎奈瑟菌自溶而消失。瘀斑渗出物用玻片压印，固定后革兰染色、镜检，检出率较高。

3. 分离培养与鉴定　培养基及待接种的标本，接种前均需放置温箱中保温。最好作床边接种，以减少污染和避免细菌死亡。鼻咽拭子、瘀斑渗液、脑脊液沉淀物可直接接种在卵黄双抗（多粘菌素B和万古霉素）血平板或巧克力色血琼脂平板。血液及脑脊液标本经增菌后，再在巧克力色血琼脂平板上划线分离，并置37℃ 5%～10% CO_2 环境中培养24小时，挑取可疑菌落作涂片染色镜检；进行生化反应、用已知免疫血清作玻片定性凝集反应等予以鉴定。

4. 快速诊断法　①用已知抗血清与患者脑脊液或血清作对流免疫电泳，1小时即得出结果。本法敏感性较高，特异性亦较强；②用已知脑膜炎奈瑟菌IgG类抗体标记在SPA上，然后加入待测的脑脊液或血清。若标本中含有脑膜炎奈瑟菌的可溶性抗原，则可见到金黄色葡萄球菌的凝集现象。本法简便、快速，且敏感性强、特异性高。

（四）防治原则

要加强带菌者的检查与管理，因为患者和带菌者都是本菌的传染源，故一经发现要及时隔离积极治疗。流行期间成年人可普遍短期服用磺胺类药物。对易感儿童可接种疫苗，我国现用的疫苗为A群荚膜多糖疫苗。对患者要尽早使用磺胺、青霉素等药物治疗，因磺胺药能通过血脑屏障到达脑脊髓，治疗效果较好。

二、淋病奈瑟菌

淋病奈瑟菌（*N. gonorrhoeae*）俗称淋球菌（gonococcus），是淋病的病原体。

（一）生物学特性

1. 形态与染色　形态染色似脑膜炎奈瑟菌。脓汁涂片中，淋病奈瑟菌常位于中性粒细胞内，但其分布不甚规则，一般一个细胞内可含20～50或更多个细菌（图24-4）。慢性淋病时多在细胞外。淋病奈瑟菌无鞭毛、无芽胞、有菌毛，部分菌株有荚膜。

2. 培养特性与生化反应　需氧，初次分离时需供给5%～10%CO_2，营养要求高，常用巧克力色血液琼脂培养基。只分解葡萄糖，产酸不产气，不分解其他糖类。

3. 抵抗力　淋病奈瑟菌抵抗力弱，不耐干燥、寒冷和热。干燥环境仅存活1～2小时，湿热55℃ 5min死亡，室温下能活1～2天。1%石炭酸中1～3min死亡，1：4000硝酸银溶液中仅能存活2min。对磺胺药、青霉素、氨苄青霉素、螺旋霉素等较敏感，但易产生耐药性。

4. 分型　淋病奈瑟菌含外膜蛋白及脂多糖等物质。根据外膜蛋白抗原性不同，将淋病奈瑟菌分为A、B、C、D、E、F、G、H、N、R、S、T、U、V、W、X等16个不同的血清型。

（二）致病性与免疫性

1. 致病物质　主要为菌毛、内毒素等。

2. 所致疾病　人类是淋病奈瑟菌的唯一宿主。淋病奈瑟菌所致淋病是世界上发病率最

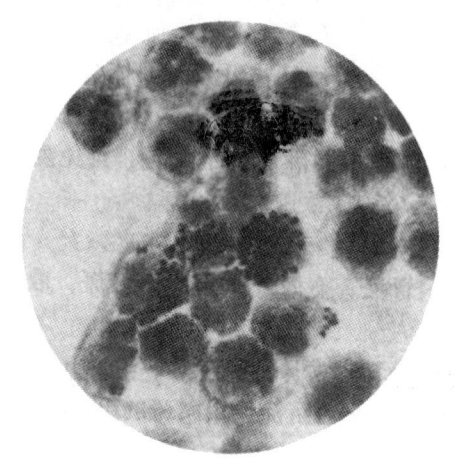

图 24—4 淋病奈瑟菌

高的性病。主要通过性接触传播，淋病患者或无症状携带者是本病的传染源。病人分泌物污染的衣物、毛巾、浴盆等均有传染性。在男性可发生尿道炎、前列腺炎及附睾炎，排出的尿液带有黄色而粘稠的脓汁并伴有尿痛症状。在女性有阴道炎、子宫颈炎，可排出粘液性、脓性分泌物，以后可发展为盆腔炎，女性不育症。当母体患有淋病时，胎儿可通过产道感染而发生淋病性眼结膜炎，甚至可导致新生儿失明。人群感染淋病奈瑟菌后女性无症状者高达75%，男性约1%，无症状带菌者危害性更大。

3. 免疫性　人类对淋病奈瑟菌无自然抵抗力，淋病患者体内虽能产生特异性IgG、IgM抗体和SIgA，但无明显病后免疫作用，再感染和慢性感染者较普遍存在。

（三）微生物学检查

1. 采集标本　采集泌尿生殖道脓性分泌物。

2. 直接涂片镜检　将脓性分泌物涂片革兰染色镜检，如在中性粒细胞内发现有革兰阴性双球菌时，有诊断价值，但对性病的诊断要慎重，必要时作细菌的分离培养后再确诊。

3. 分离培养与鉴定　分离培养通常使用的培养基为巧克力色血琼脂平板培养基。为抑制杂菌生长，在培养基中加入多粘菌素B及万古霉素。置于5%～10%CO_2环境中，37℃孵育24～48小时，选取可疑菌落涂片染色镜检。对革兰染色阴性且氧化酶试验阳性的双球菌，需进一步做糖类分解试验以鉴定是否为淋病奈瑟菌。

4. 快速诊断法　常用的快速诊断有免疫荧光法和SPA协同凝集试验等。

（四）防治原则　淋病是一种常见性病。预防本病从取缔娼妓、加强卫生宣传、防止不正当两性关系着手，采取综合治理的措施。对淋病患者要及时彻底治疗。婴儿出生时，其母亲如有淋病，应以1%硝酸银滴眼，以预防新生儿淋病性脓漏眼的发生。

（宋鸿儒）

第二十五章 肠道杆菌

第一节 概　述

一、肠道杆菌的概念

肠道杆菌（enteric bacilli）是指属于肠杆菌科（Enterobacteriaceae）的一大群生物学特性相似、常寄居于人和动物肠道中的革兰阴性杆菌，随人和动物粪便排出而广泛分布于水、土壤和腐物中。大多数肠道杆菌为肠道的正常菌群，但当宿主免疫力低下或细菌侵入肠道以外部位时，可成为条件致病菌而引起疾病，如可致腹膜腔、胆道、泌尿生殖道、下呼吸道、血液、中枢神经系统等处感染。少数肠道杆菌为致病菌，如伤寒沙门菌、痢疾志贺菌、致病性大肠埃希菌等可使人患某些肠道传染病。鼠疫耶氏菌可致动物源性烈性传染病。

二、肠道杆菌的种类

肠道杆菌的种类繁多，依据生化反应、抗原构造以及 DNA 同源性等进行分类，目前至少有 30 个菌属，120 多个菌种，其中与医学有关的肠道杆菌列于表 25-1。

表 25-1　与医学有关的肠道杆菌及主要区别

属	代表种	动力	乳糖	葡萄糖	V-P	甲基红	吲哚	脲酶	H_2S
埃希菌属	大肠埃希菌	+/-	⊕	⊕	-	+	+	-	-
志贺菌属	痢疾志贺菌	-	-	+	-	+	+/-	-	-
沙门菌属	伤寒沙门菌	+	-	+	-	+	-	-	-/+
	其他沙门菌	+	-	⊕	-	+	-	-	+/-
克雷伯菌属	肺炎克氏菌	-	⊕	⊕	+	-	-	+	-
肠杆菌属	产气肠杆菌	+	⊕	⊕	+	-	-	-	-
变形杆菌属	普通变形杆菌	+	-	⊕	-	+	+	+	+/-
耶尔森菌属	鼠疫耶氏菌	-	-	+	-	-	-	-	-

注：+表示阳性或产酸，-表示阴性或不产酸，⊕表示产酸产气，+/-表示多数阳性/少数阴性。

三、肠道杆菌的共同生物学特性

（一）形态与结构

革兰阴性杆菌，大小约（0.3～1）μm×（1～3）μm，多数有周身鞭毛，能运动；致病菌多数有菌毛，少数有荚膜或微荚膜；不形成芽胞。

（二）培养特性

需氧或兼性厌氧，营养要求不高，在普通琼脂培养基上生长良好，形成直径约 2～3mm 中等大小、湿润、灰白色光滑型菌落；在液体培养基中呈均匀混浊生长。

（三）生化反应

肠道杆菌的生化反应活泼（表 25-1）。能分解多种糖类、氨基酸和有机酸，形成不同的代谢产物。细菌的生化反应是鉴别形态、革兰染色反应和培养特性相同或相似的肠道杆菌的重要试验,常用于肠道杆菌鉴别的靛基质(I)、甲基红(M)、V-P(V)、枸橼酸盐利用(C)四种试验,合称为 IMViC 试验。如大肠埃希菌 IMViC 试验为＋＋－－,而产气肠杆菌 IMViC 试验为－－＋＋。乳糖发酵试验常作为肠道杆菌有无致病性的初步鉴别。在 SS 琼脂培养基上肠道非致病菌能分解乳糖产酸,形成有色菌落;致病菌多不能分解乳糖,而形成无色菌落。

(四)抗原构造

肠道杆菌的抗原构造比较复杂,主要有三种:

1. 菌体(O)抗原　为细胞壁的脂多糖,耐热,100℃数小时不被破坏,具有属、种特异性。其特异性取决于脂多糖分子末端的特异多糖残基种类和排列。长期人工培养后易失去 O 抗原,其菌落将发生 S-R 变异。

2. 鞭毛(H)抗原　为鞭毛蛋白质,不耐热,60℃ 30min 即被破坏。其特异性取决于多肽链上氨基酸的排列顺序和空间构型。失去鞭毛后 O 抗原外露,是为 H-O 变异。

3. 微荚膜或包膜抗原　位于 O 抗原外围,可阻止 O 凝集现象,为多糖类物质,不耐热,60℃ 30min 可被去除。重要的有大肠埃希菌 K 抗原、克雷伯菌 K 抗原、伤寒沙门菌 Vi 抗原等。这些抗原与细菌毒力有关。

(五)抵抗力

肠道杆菌在自然界中生存力强,在水、粪便中可生存较长时间,与疾病的流行有一定的关系;对理化因素的抵抗力不强,60℃ 30min 即被杀死,易被一般化学消毒剂杀灭,常用氯消毒饮水。胆盐、煌绿等可抑制非致病性肠道杆菌。

(六)变异性

易出现变异菌株。可自发突变,也可经转导、接合或转换等方式转移遗传物质而发生变异。最常见的是耐药性变异,也可发生毒素产生、生化反应特性、H-O 抗原和 S-R 菌落等变异。

第二节　埃希菌属

埃希菌属(Escherichia)有 5 个菌种。其中大肠埃希菌(E.coli)是最常见的临床分离菌,因最早是由 Escherichia(德,1885)从人粪便中发现而得名,俗称大肠杆菌。在婴儿出生后几小时,大肠杆菌就可进入肠道,并终生伴随,可合成维生素 B 和维生素 K 等供人体吸收利用,故为肠道正常菌群。当宿主免疫力降低或侵入肠外组织器官时,便可引起肠外感染,某些血清型菌株具有毒力因子能导致腹泻,称之为致病性大肠埃希菌。

一、生物学特性

(一)形态与染色

该菌属为革兰阴性杆菌,无芽胞,多数菌株有周身鞭毛,有普通菌毛和性菌毛,某些菌株有微荚膜。

(二)培养特性与生化反应

兼性厌氧,营养要求不高,在普通琼脂培养基上形成中等大小、圆形、凸起、灰白色光滑型菌落,某些菌株在血平板上可呈 β 溶血;能发酵葡萄糖、乳糖等多种糖类产酸产气,发酵乳糖是与沙门菌属、志贺菌属的区别；在 SS 琼脂或中国蓝平板上形成有色菌落，IMViC 试验为＋＋－－。

（三）抗原构造

主要有 O、H、K 三种抗原。O 抗原有 170 多种，是分血清型的基础；H 抗原约 56 种以上，K 抗原约 100 多种；K 抗原又分为 L、A、B 三型。一个菌株只含一种型别的 K 抗原。大肠埃希菌血清型的表示方式是按 O∶K∶H 排列，如 O8∶K40∶H9 或 O27∶H20 等。

（四）抵抗力

该菌对热的抵抗力比其他肠道杆菌强，加热 60℃ 15min 仍有部分细菌存活；在自然界中生存力较强，在土壤、水中可存活数周至数月；对胆盐、煌绿及对磺胺、链霉素、庆大霉素、氯霉素等抗菌药物敏感，但易产生耐药性。

二、致病性

（一）致病因素

1. 侵袭力

（1）K 抗原：具有抗吞噬，抵抗补体和抗体的作用。

（2）菌毛：可使细菌粘附于肠粘膜表面，某些菌株菌毛的粘附作用高度专一，又称为定植因子。

2. 毒素

（1）肠毒素：由肠产毒型大肠埃希菌产生，分为耐热肠毒素（ST）和不耐热肠毒素（LT）两种，均由质粒控制；有些菌株仅产生一种（ST/LT），有些菌株可产生两种。

（2）志贺样毒素：由肠出血型大肠埃希菌产生，为细胞毒素。

（3）内毒素：革兰阴性菌的脂多糖。

（二）所致疾病

1. 肠外感染　大肠埃希菌在肠道内一般不致病，当侵入肠外组织或器官时，可引起化脓性炎症，以泌尿系感染最常见，如尿道炎、膀胱炎、肾盂肾炎；亦可致胆囊炎、腹膜炎、肺炎和术后创口感染等；在婴儿、老年人或免疫功能极度下降者可致败血症、新生儿脑膜炎等。

2. 腹泻　某些血清型菌株致病性强，能直接引起人类的急性腹泻，根据其致病机制分为五种类型（表 25－2）。

表 25－2　引起人类腹泻的大肠埃希菌

菌株	作用部位	致病机制	疾病与症状
ETEC	小肠	LT 和 ST 致大量分泌肠液	婴幼儿和旅游者腹泻，水样便
EPEC	小肠	破坏肠粘膜上皮细胞，不产生肠毒素	婴儿腹泻，水样便
EIEC	大肠	内毒素破坏结肠粘膜上皮细胞，不产生肠毒素	较大儿童和成人腹泻，脓血便或粘液血便
EHEC	大肠	产生志贺样毒素	出血性结肠炎，儿童与老年人多见
EAggEC	小肠	粘附、聚集于上皮细胞，EAST 致大量分泌肠液	婴儿腹泻，持续性水样便

（1）肠产毒型大肠埃希菌（enterotoxigenic *E. coli*，ETEC）：是婴幼儿和旅游者腹泻的

主要致病菌。该菌株的致病物质主要是肠毒素和定植因子，内毒素 LPS 和 K 抗原也参与致病。所致腹泻可表现为轻度腹泻或类似霍乱样的严重腹泻。ETEC 可产生 ST 和 LT 两种肠毒素。ST 对热稳定，加热 100℃ 20min 不被破坏，分子量较小，免疫原性弱。ST 可通过激活肠粘膜细胞上的鸟苷酸环化酶，使胞内 cGMP 水平升高，导致肠液分泌而发生腹泻。LT 对热不稳定，65℃ 30min 即被破坏。LT 为蛋白质，由 1 个 A 亚单位和 5 个 B 亚单位构成；A 亚单位又分为 A1 和 A2 两部分，A1 是毒性部分。LT 的抗原性和致泻机制与霍乱肠毒素相似。当毒素 B 亚单位与肠粘膜细胞上的 GM1 神经节苷脂结合后，A 亚单位进入细胞内解离为 A1 和 A2，A1 能激活肠粘膜细胞上的腺苷酸环化酶，使 ATP 转化为 cAMP。当胞浆内 cAMP 浓度增加时，可促进肠粘膜细胞大量分泌肠液，因肠腔积液而导致腹泻。

（2）肠致病型大肠埃希菌（enteropathogenic E.coli，EPEC）：是引起婴幼儿腹泻的主要致病菌，严重者可致死，成人少见。该菌不产生肠毒素，主要粘附于小肠粘膜表面微绒毛，并大量繁殖，致使刷状缘破坏、微绒毛萎缩、上皮细胞排列紊乱和功能受损，造成严重水样腹泻。

（3）肠侵袭型大肠埃希菌（enteroinvasive E.coli，EIEC）：主要引起较大儿童和成人的腹泻，但较少见。该菌不产生肠毒素，依靠侵袭力侵入结肠粘膜上皮细胞内生长繁殖，产生内毒素破坏细胞，形成炎症和溃疡，导致腹泻。大便为粘液血性，临床表现类似细菌性痢疾。该菌无动力，生化反应和抗原结构，也近似志贺菌，故易误诊为志贺菌。

（4）肠出血型大肠埃希菌（enterohemorrhagic E.coli，EHEC）：为出血性结肠炎和溶血性尿毒综合征的致病菌，其血清型主要是 O157：H7。该菌能产生志贺样毒素（Shiga-like toxin，SLT），为细胞毒素。该菌依靠菌毛粘附于回肠、盲肠和结肠上皮细胞，释放毒素，引起出血性结肠炎。其症状轻重不一，可为轻度水泻至伴剧烈腹痛的血便。10 岁以下的患儿可并发表现为急性肾衰竭、血小板减少、溶血性贫血的溶血性尿毒综合征。牛是 EHEC 的主要宿主，人因食入 EHEC 污染的食品如牛奶、牛肉等而感染。

（5）肠集聚型大肠埃希菌（enteroaggregative E.coli，EAggEC）：该菌经菌毛粘附肠粘膜上皮细胞，在其表面聚集形成砖块状排列，可产生肠集聚耐热肠毒素（EAST），引起婴儿持续性水样腹泻，脱水，偶有血便。

三、微生物学检查

（一）临床标本细菌学检查

1. 标本采集

（1）肠外感染：依据感染情况可取尿液（中段尿）、脓液、分泌物、血液、胆汁、穿刺液、痰液、脑脊液等。

（2）肠内感染（腹泻）：取粪便。

2. 细菌的分离培养与鉴定

（1）肠外感染：①涂片染色镜检。脓液、分泌物可直接涂片革兰染色镜检；尿液等先低速离心，取沉淀物涂片染色镜检。②分离培养。血标本先接种肉汤增菌后，移种于血琼脂平板；尿液取低速离心沉淀物；脓液、分泌物、穿刺液、脑脊液等直接划线接种于血琼脂平板，37℃孵育 18～24 小时，观察菌落特征。③鉴定。挑取可疑菌落涂片染色镜检，并作生化反应加以鉴定；尿液培养应做尿中细菌总数测定，每 ml≥10 万时才有诊断价值。

（2）肠内感染（腹泻）：将粪便标本直接接种在麦康凯琼脂平板上，挑取可疑菌落并鉴定为大肠埃希菌后,再用血清学试验鉴定其型别;也可用 ELISA 或基因探针检测其肠毒素等。

（二）卫生细菌学检查

大肠埃希菌寄居于肠道中,不断随粪便排出体外,污染周围环境、水源、食品等。如标本中大肠埃希菌数量愈多,表示其被粪便污染的程度愈严重,并间接表明有肠道致病菌污染的可能性。因此卫生细菌学常检查细菌总数和大肠菌群指数。

1. 细菌总数　是指每毫升或克样品中所含的细菌数,采用倾注培养法计算。我国的卫生标准为每毫升饮用水、汽水、果汁中细菌总数不得超过 100 个;每毫升游泳池水中不得超过 1000 个。

2. 大肠菌群指数　是指每升样品中的大肠菌群数,采用乳糖发酵法检测。凡在 37℃ 培养 24 小时发酵乳糖产酸产气者均为大肠菌群,包括大肠埃希菌、枸橼酸杆菌、克雷伯菌和产气杆菌等。我国的卫生标准为每升饮用水中不得超过 3 个,瓶装汽水、果汁等每 100ml 中不得超过 5 个,每升游泳池水不得超过 100 个。

四、防治原则

大肠埃希菌所致的感染可选用磺胺类药物、链霉素、庆大霉素、新霉素等抗菌药物进行治疗;因其易产生耐药菌株,应做药敏试验选择有效药物。

第三节　沙门菌属

沙门菌属（*Salmonella*）是肠杆菌科中另一大群寄居于人类和动物肠道中的生化反应和抗原构造相似的革兰阴性杆菌,为纪念猪霍乱杆菌发现者之一 Salmon（美,1885）而命名。目前已被确定的沙门菌属有 2200 多个血清型,仅少数沙门菌如伤寒、甲型副伤寒、肖氏和希氏等沙门菌对人致病;此外猪霍乱、鼠伤寒、肠炎等沙门菌对人和动物均能致病。

一、生物学特性

（一）形态与染色

革兰阴性杆菌,大小为 (0.6~1) μm×(2~3) μm;除鸡沙门菌等个别菌种外,都有周身鞭毛;一般无荚膜,不形成芽胞,多数有菌毛。

（二）培养特性与生化反应

兼性厌氧,在普通培养基上生长良好,形成半透明、中等大小、圆形光滑型菌落。如在培养基中加入胆汁或胆盐、煌绿等可抑制其他肠道杆菌的生长,而利于沙门菌的生长。因不分解乳糖,故在 SS 琼脂或中国蓝平板上形成无色菌落。其生化特性见表 25-3。

表 25-3　主要致病性沙门菌的生化特性

菌　名	葡萄糖	乳糖	麦芽糖	甘露醇	蔗糖	硫化氢	尿素	吲哚	甲基红	VP	枸橼酸盐利用	赖氨酸脱羧酶	鸟氨酸脱羧酶
伤寒沙门菌	+	-	+	+	-	-/+	-	-	+	-	-	+	-
甲型副伤寒沙门菌	⊕	-	⊕	⊕	-	-/+	-	-	+	-	-	-	+
肖氏沙门菌	⊕	-	⊕	⊕	-	+++	-	-	+	-	-/+	+	+

续表

菌 名	葡萄糖	乳糖	麦芽糖	甘露醇	蔗糖	硫化氢	尿素	吲哚	甲基红	VP	枸橼酸盐利用	赖氨酸脱羧酶	鸟氨酸脱羧酶
希氏沙门菌	⊕	－	⊕	⊕	－	＋	－	－	＋	－	＋	＋	＋
鼠伤寒沙门菌	⊕	－	⊕	⊕	－	+++	－	－	＋	－	＋	＋	＋
猪霍乱沙门菌	⊕	－	⊕	⊕	－	+/-	－	－	＋	－	＋	＋	＋
肠炎沙门菌	⊕	－	⊕	⊕	－	+++	－	－	＋	－	－	＋	＋

（三）抗原构造

沙门菌主要有 O 和 H 抗原，少数菌有 Vi 抗原（表 25-4）。

1. O 抗原 为 LPS，性质较稳定，能耐 100℃ 2 小时。O 抗原至少有 58 种，以阿拉伯数字表示，每种沙门菌常含有数种 O 抗原，有的 O 抗原是某一种沙门菌所特有，有的 O 抗原为几种沙门菌所共有。分类时将具有相同 O 抗原的沙门菌归为一个组，可将沙门菌分为 A～Z，O51～O63，O65～O67 等 42 个组。引起人类疾病的大多在 A～F 组。O 抗原刺激机体产生的抗体主要为 IgM 类抗体。

2. H 抗原 为蛋白质，性质不稳定，加热 60℃ 15min 即被破坏。H 抗原有两相，第 1 相特异性高，称特异相，用 a、b、c…表示。同一组内第 1 相抗原很少相同。第 2 相特异性低，称非特异相，用 1、2、3…表示，同时具有第 1 相和第 2 相 H 抗原的，称双相菌；仅有一相者称单相菌。每一组沙门菌根据 H 抗原不同，可进一步分成不同种和型。H 抗原刺激机体产生的抗体主要为 IgG 类抗体。

3. Vi 抗原 因与毒力（virulence）有关而得名，为不耐热的酸性多糖聚合体，加热 60℃ 30min 或经石炭酸处理即被破坏。新分离的伤寒与希氏沙门菌等少数菌具有 Vi 抗原，人工培养传代后易消失。它可阻止 O 抗原与相应抗体的凝集反应。

表 25-4 常见沙门菌的抗原成分

组	菌 种	O 抗原	H 抗原 第 1 相	H 抗原 第 2 相
A	甲型副伤寒沙门菌	1、2、12	a	－
B	肖氏沙门菌	1、4、5、12	b	1、2
	鼠伤寒沙门菌	1、4、5、12	i	1、2
C	希氏沙门菌	6、7、Vi	c	1、5
	猪霍乱沙门菌	6、7	c	1、5
D	伤寒沙门菌	9、12、Vi	d	－
	肠炎沙门菌	1、9、12	g.m	－

（四）抵抗力

沙门菌不耐热，60℃ 15min 即死亡；70％乙醇或 5％石炭酸中 5min 可被杀死；在水中能生存 2～3 周，粪便中可活 1～2 个月，冰冻土壤中可过冬；对氯霉素很敏感。

二、致病性与免疫性

（一）致病因素

1. 侵袭力　沙门菌有毒株能吸附于小肠粘膜上皮细胞表面，并穿过上皮细胞层到达皮下组织，在此部位细菌可被吞噬，但不被杀死，并在吞噬细胞内生长繁殖，并可随其移动而将细菌带至其他部位。具有 Vi 抗原的沙门菌具有较强的侵袭力。Vi 抗原具有抗吞噬，阻挡抗体与补体的作用。

2. 内毒素　该属菌有较强的内毒素，可致机体发热、白细胞减少、中毒性休克等；并能激活补体系统，产生多种活性介质，吸引白细胞而导致肠道局部炎症反应。

3. 肠毒素　某些沙门菌如鼠伤寒沙门菌能产生肠毒素，导致腹泻或水样泻。

（二）所致疾病

1. 肠热症　又称伤寒或副伤寒。主要由伤寒、甲型副伤寒、肖氏和希氏等沙门菌引起，其临床症状不易区别。伤寒的病程较长，约 3~4 周，症状较重；而副伤寒的病程较短，约 1~2 周，症状较轻。传染源为病人或带菌者。细菌随食物、水经口感染，进入小肠以菌毛吸附在小肠粘膜表面，而后侵入粘膜下肠壁固有层的淋巴组织。沙门菌为胞内寄生菌，可在吞噬细胞内生长繁殖，并经淋巴管、胸导管入血引起第一次菌血症。此时病人出现发热、不适、全身疼痛等前驱症状。随后细菌经血流扩散至肝、脾、肾、胆囊、骨髓等器官，被吞噬细胞吞噬，在其内继续大量繁殖后可再次入血造成第二次菌血症，并释放内毒素，引起临床症状。典型症状可表现为持续高热、相对缓脉、外周血白细胞减少、肝脾大、皮肤出现玫瑰疹（其疹内可查到病原菌）。胆囊中的病菌可随胆汁进入肠道，一部分随粪便排至体外；另一部分再次侵入肠壁淋巴组织，使已致敏的肠壁组织发生超敏反应，导致局部坏死和溃疡。此时如不注意饮食易引起肠出血和肠穿孔等并发症。肾中的细菌可随尿排出。第二次菌血症常出现在病程的 2~3 周。若无并发症，3~4 周后机体免疫力增强，细菌渐被消灭，病情开始好转。部分患者病愈后，粪便中仍可继续排菌。恢复期 3 周至 3 个月内排菌者称恢复期带菌者。极少数带菌长达 1 年以上者称长期带菌者。带菌者是重要的传染源。胆囊可作为伤寒、甲型副伤寒、肖氏和希氏等沙门菌的储存场所。

2. 食物中毒　是最常见的沙门菌感染，因食入含有大量鼠伤寒沙门菌、猪霍乱沙门菌、肠炎沙门菌的食物所致。潜伏期为 6~24 小时，起病急，病人表现为发热、恶心、呕吐、腹痛、水样泻等急性胃肠炎症状。一般多在 2~4 天自愈，严重者可因迅速脱水导致休克、肾功能衰竭而死亡。

3. 败血症　多由猪霍乱沙门菌、希氏沙门菌、鼠伤寒沙门菌、肠炎沙门菌等引起，常发生于儿童和免疫力低下的成年人。细菌经口进入肠道后很快侵入血流，肠道病变不明显，但败血症症状严重，有高热、寒战、厌食和贫血等，也可进一步导致脑膜炎、骨髓炎、胆囊炎、心内膜炎等。

（三）免疫性

伤寒或副伤寒病后可获牢固的免疫力，很少再感染，主要靠细胞免疫。体液免疫方面以局部的 SIgA 较重要。食物中毒时，因细菌一般不侵入血流，故病后免疫力不显著。

三、微生物学检查

（一）临床标本的细菌学检查

1. 标本采集　根据疾病的类别、病程和病情分别采集不同的标本。肠热症病人在发病1周内取血液，第2~3周取粪便或尿液，第1~3周取骨髓液；食物中毒病人取粪便和可疑食物；败血症病人取血液。

2. 沙门菌的分离培养与鉴定　血液和骨髓液先用胆盐肉汤增菌。粪便或经离心沉淀的尿沉渣可直接接种于肠道杆菌选择与鉴别培养基（常用SS琼脂或中国蓝平板）上经37℃18~24小时培养后，挑取无色半透明可疑菌落，涂片染色镜检，并转种双糖或三糖铁斜面培养基培养。疑为沙门菌时再作生化反应和玻片凝集试验进行鉴定。也可用SPA协同凝集试验、ELISA等方法检测患者粪便、血清或尿液中伤寒、甲型副伤寒、肖氏和希氏等沙门菌的可溶性抗原，协助临床早期诊断肠热症。

（二）免疫学检查

常用肥达（Widal）反应，即用已知的伤寒沙门菌H、O诊断抗原，甲型副伤寒、肖氏和希氏等沙门菌的H诊断抗原分别与患者血清作定量凝集试验，以测定患者血清中有无相应抗体以及相应抗体的含量，来辅助诊断肠热症。判定结果时要注意以下情况：

1. 本地区人群的正常值　由于隐性感染或预防接种等，正常人血清中可含有一定量的有关抗体，其效价随地区而有差异。一般来说，伤寒沙门菌O凝集效价在1∶80以上，H凝集效价在1∶160以上，甲型副伤寒、肖氏和希氏沙门菌H凝集效价在1∶80以上时才有诊断价值。

2. 动态观察　发病第一周末，抗体开始产生，以后逐渐增多，故在患病初期其抗体多在正常范围内。在病程中应逐周复查，若效价逐次增强或恢复期效价比初次增高4倍或4倍以上时有诊断意义。

3. H与O抗体增高的不同意义　患肠热症后，H与O抗体在体内的消长情况不同。O抗体为IgM类，出现较早，维持时间短（约半年）；而H抗体多为IgG类，出现较晚，但维持时间可长达数年。因此，若H、O凝集效价均高，则患肠热症的可能性大；若二者均低，患病可能性小；若O高H不高则可能是感染早期或是与伤寒沙门菌O抗原有交叉反应的其他沙门菌感染；若O不高H高，有可能是预防接种或非特异性回忆反应。但也有极少数病人，肥达反应始终在正常范围内，这可能是早期应用大量抗生素治疗或病人免疫功能低下所致。

解释肥达反应的结果必须结合临床表现、病程、病史，以及本地区流行病学情况等做出综合分析。

伤寒与副伤寒病人不同病期各种标本中病原菌与特异性凝集素的阳性检出率见图25-1。

（三）带菌者检查

常先用血清学方法测定可疑带菌者血清中有无Vi抗体，若在1∶10以上时，再反复取粪便或尿液等进行分离培养，以确定是否为伤寒或副伤寒的带菌者。

四、防治原则

及时发现病人，隔离治疗。对病人及带菌者的大小便、衣服、用具等要进行适当的消毒处理。加强饮水、食品卫生监督和管理，对食品加工人员、食堂及饮食行业服务人员、保育

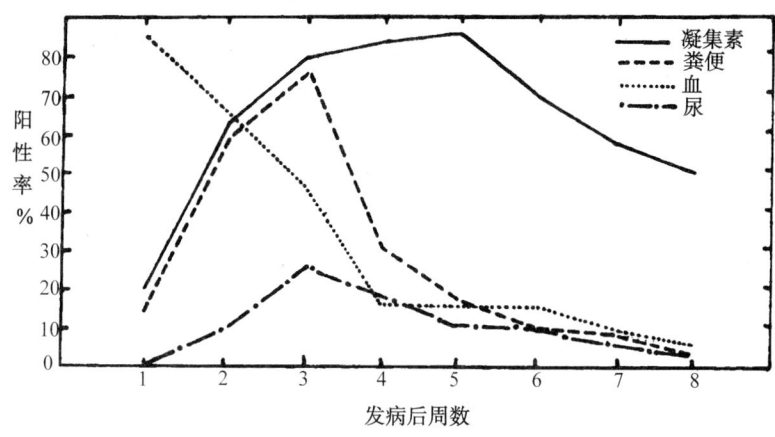

图 25-1 伤寒与副伤寒病人不同病期各种标本中
病原菌与特异性凝集素的阳性检出率

人员等,要定期进行健康检查,发现带菌者应及时调换工作。过去采用皮下接种伤寒三联死疫苗进行特异性预防,免疫力可保持一年,但副作用大。现用 Ty21a(尿苷二磷酸半乳糖-4-差向异构酶缺失菌株)活疫苗口服效果较好,有效免疫期可达 3 年以上,且安全、稳定、副作用小。治疗常选用氯霉素,氨基苄青霉素或复方新诺明等药物。

第四节 志贺菌属

志贺菌属（*Shigella*）是人类细菌性痢疾最为常见的病原菌,因由 Shiga（日,1898）发现而得名,通常称为痢疾杆菌。

一、生物学特性

(一) 形态与染色

革兰阴性杆菌,大小为 (0.5～0.7) μm×(2～3) μm,无鞭毛,无荚膜,不形成芽胞,有菌毛。

(二) 培养特性与生化反应

兼性厌氧,在普通培养基上生长良好,形成中等大小、半透明的光滑型菌落。在肠道菌鉴别培养基上形成无色菌落；能分解葡萄糖产酸但不产气,除宋内志贺菌迟缓发酵乳糖外,一般不分解乳糖,不分解尿素,不产生 H_2S,甲基红试验阳性,吲哚试验多为阴性,VP 和枸橼酸盐利用试验阴性。根据对乳糖、甘露醇的分解能力,以及吲哚、鸟氨酸脱羧酶试验等可将志贺菌进行分群（表 25-5）。

(三) 抗原构造

本属细菌有 O 和 K 抗原,O 抗原又分为群和型特异性抗原,依据 O 抗原的不同将志贺菌属分为四群（种）40 多个血清型（表 25-5）。K 抗原有阻止 O 抗原与相应抗体的凝集作用,加热 100℃ 60min 可消除此作用。我国以福氏志贺菌多见,其次是宋内志贺菌。

表 25—5 志贺菌属的抗原分类及主要生化反应

菌种	群	型	亚型	乳糖	甘露醇	吲哚	鸟氨酸脱羧酶
痢疾志贺菌	A	1~13	8a.8b.8c	−	−	−	−
福氏志贺菌	B	1~6，xy变种	1a.1b.1c;2a.2b;3a.3b.3c;4a.4b.4c;5a.5b	−	+/−	+/−	−
鲍氏志贺菌	C	1~18		−	+/−个别	+/−	−
宋内志贺菌	D	1		+迟缓/−	+	−	+

（四）抵抗力

加热 56~60℃ 10min 即可杀死该菌，对酸敏感，在粪便中由于其他细菌产酸，可使志贺菌数小时内死亡。因此，采集粪便标本作分离培养时，应取新鲜粪便立即送检。

二、致病性与免疫性

（一）致病因素

1. 侵袭力 菌毛能粘附于回肠末端和结肠粘膜上皮细胞表面，继而侵入上皮细胞内生长繁殖，并扩散至邻近细胞，引起炎症反应。细菌一般不侵入血流。具有 K 抗原的志贺菌致病力较强。

2. 内毒素 本属细菌都有毒性很强的内毒素。内毒素作用于肠粘膜可使其通透性增高，促进毒素吸收，引起发热、神志障碍，甚至中毒性休克等一系列中毒症状。内毒素可破坏肠粘膜，形成炎症、溃疡，出现脓血粘液便。内毒素还可作用于肠壁植物神经，使肠道功能失调、肠蠕动紊乱和痉挛，尤其是直肠括约肌痉挛最明显，因而临床表现腹痛、里急后重等症状。

3. 外毒素 A 群志贺菌 1 型和 2 型可产生毒性很强的外毒素，称为志贺毒素。该毒素具有神经毒性、细胞毒性和肠毒性等多种生物活性，可严重损伤中枢神经系统，使肠粘膜细胞变性坏死，并可导致肠粘膜细胞分泌大量肠液而致水样泻。由此种菌株引起的痢疾其病情比较重。

（二）所致疾病

该菌属引起细菌性痢疾，是最常见的肠道传染病。其传染源是病人和带菌者，无动物宿主。人类对此菌易感，经粪-口途径食入 10~200 个细菌就可使人发病。志贺菌属引起的细菌性痢疾可分为以下三种类型：

1. 急性菌痢 特点是起病急、症状典型，常有发热、腹痛、腹泻、里急后重，排出脓血粘液便。

2. 慢性菌痢 病程在 2 个月以上，常反复发作，呈慢性过程。多为急型菌痢治疗不彻底，或营养不良、胃酸过低、伴有肠寄生虫病或免疫功能低下者易患慢性菌痢。

3. 中毒性菌痢 多见于儿童的急性感染，其特点是在消化道症状出现前，由于内毒素迅速从肠壁吸收入血，作用于全身和中枢神经系统，首先表现出全身中毒症状，如高热、昏迷、微循环衰竭和休克等。病情凶险，死亡率较高。

（三）免疫性

病后可获得一定程度的免疫力，主要免疫因素是消化道粘膜表面的分泌型 IgA。因病菌一般不入血，菌型较多，故免疫力维持时间短且不稳固。

三、微生物学检查

（一）标本采集

取患者粪便的脓血或粘液部分立即送检；若不能及时送检，可保存在30%甘油缓冲盐水中。中毒型菌痢可取肛拭子检查。

（二）志贺菌的分离与鉴定

将标本直接接种于肠道菌鉴别或选择培养基37℃培养18～24小时，取无色半透明的可疑菌落，进行生化反应和血清学鉴定，以确定菌群和菌型。

（三）快速诊断法

1. 荧光免疫菌球法　将标本接种于含有荧光素标记的志贺菌诊断血清液体培养基中，37℃培养4～8小时。若标本中有志贺菌，则生长繁殖后与标记荧光素的抗体凝集成为带荧光的菌球，可在低倍或高倍荧光显微镜下观察。此法简便、快速、易查出，且特异性高。

2. 协同凝集试验　用志贺菌的IgG抗体与富含A蛋白的葡萄球菌结合，以此测定患者粪便滤液中志贺菌的可溶性抗原。

此外，尚有免疫染色法、乳胶凝集试验、PCR技术等均可快速检测志贺菌。

四、防治原则

应采取综合性防治措施，对病人及带菌者要早发现、早隔离、早治疗；加强食品卫生管理，防蝇灭蝇。治疗可选用庆大霉素、复方新诺明、卡那霉素和氟哌酸等药物。近年来试用口服链霉素依赖株（Sd株）活疫苗能刺激机体产生SIgA，有一定的免疫效果。

第五节　其他肠道杆菌

一、克雷伯菌属

克雷伯菌属（*Klebsiella*）有5个种。其中与人类关系密切的是肺炎克氏菌（*K. pneumoniae*），它又可分为肺炎亚种、鼻炎亚种和鼻硬结亚种三个亚种。肺炎克氏菌为革兰阴性短粗杆菌，常端对端成对排列，无鞭毛，无芽胞，有较厚的荚膜，多数菌株有菌毛。本菌营养要求不高，在普通培养基上形成较大、灰白色、呈粘液状菌落，相邻菌落易于融合。用接种针挑之易拉成丝，有助于鉴别；在血平板上无溶血；在肠道杆菌鉴别与选择培养基上，因能发酵乳糖，形成有色菌落。该菌有O和K抗原，依据K抗原可将肺炎克氏菌分为80多个型。肺炎亚种（俗称肺炎杆菌）大多属于3、12型；鼻炎亚种（俗称臭鼻杆菌）几乎全部为4型，少数为5或6型；硬鼻结亚种（俗称硬鼻结杆菌）多数为3型。

肺炎克氏菌是目前仅次于大肠埃希菌的重要条件致病菌，已成为医源性感染的重要细菌。该菌通常存在于水和土壤中，在正常人群中，约有5%健康人的呼吸道和肠道中存在肺炎克氏菌。当机体免疫功能下降、应用免疫抑制剂或长期大量应用抗菌药物导致菌群失调时，可引起感染，常引起肺炎、支气管炎、泌尿道和创伤感染，有时也可导致严重的败血症、脑膜炎、腹膜炎等。由肺炎克氏菌、军团菌、支原体、衣原体、立克次体与病毒等引起的肺炎，临床上习惯称为非典型性肺炎。臭鼻杆菌可引起慢型萎缩性鼻炎（因有恶臭而得名);硬鼻结杆菌可侵犯鼻咽部,引起慢性肉芽肿病变。

二、变形杆菌属

变形杆菌属(*proteus*)包括普通变形杆菌、奇异变形杆菌、产粘液变形杆菌和潘氏变形杆菌4个菌种。本属细菌广泛分布于自然界,也寄生于人和动物的肠道中,为革兰阴性杆菌,两端钝圆,有明显的多形态性,有时呈球形或丝状,无芽胞,无荚膜,有周身鞭毛,运动活泼;需氧或兼性厌氧,营养要求不高,在普通琼脂培养基上常呈扩散生长,形成以接种部位为中心的厚薄交替、同心圆型的波状菌苔,称为迁徙生长现象。这种现象可被0.1%的石炭酸所抑制。本属细菌不分解乳糖,在肠道鉴别培养基上形成无色半透明菌落,易与其他肠道致病菌混淆。该菌能迅速分解尿素,是与其他肠道致病菌的重要鉴别特征。该菌属具有O和H抗原,依据O抗原分群,以H抗原分型,可分为100多个血清型。某些特殊菌株如X_{19}、X_2、X_k菌株含有的O抗原与某些立克次体有共同抗原成分,故可替代立克次体抗原与患者血清进行凝集反应,称为外-斐试验(weil-felix test),用来辅助诊断有关的立克次体感染。

本属细菌为条件致病菌,是引起泌尿道感染的常见致病菌之一;也可引起创伤感染、慢性中耳炎、肺炎、腹膜炎、脑膜炎和败血症等,有的菌株可引起食物中毒、婴幼儿腹泻。该菌产生的尿素酶可分解尿素产氨,使尿液pH增高,促进磷酸铵镁结石形成,碱性条件又有利于变形杆菌的生长,故一般认为该菌与肾结石、膀胱结石有关。

(陈育民)

第二十六章 弧菌属与弯曲菌

第一节 弧菌属

弧菌属（Vibrio）细菌是一大群菌体短小、弯曲呈弧状、运动活泼的革兰阴性菌。与肠道杆菌的主要区别是氧化酶试验阳性和菌体一端有一根单鞭毛。弧菌属目前有 36 种，根据抗原性、生化特性、DNA 同源性、致病性和耐盐性等可分为霍乱弧菌和其他弧菌。弧菌分布广泛，以水中最多；大多数菌种为非致病菌，与人类感染有关的至少有 12 种，如霍乱弧菌、拟态弧菌、河弧菌、弗尼弧菌、霍利斯弧菌等可致人类腹泻；副溶血性弧菌可致人类食物中毒和腹泻；创伤弧菌、霍乱弧菌、副溶血性弧菌、溶藻弧菌、麦氏弧菌及闺女鱼弧菌等可引起海浴者的耳和伤口感染。本节仅介绍霍乱弧菌和副溶血性弧菌。

一、霍乱弧菌

霍乱弧菌（V. cholera）是三大烈性传染病之一霍乱的病原菌。霍乱以发病急、传染性强、严重的吐泻、脱水为特征，死亡率甚高。二千多年前已有记载，自 1817 年起至今已发生 7 次世界大流行，前 6 次均起源于印度恒河三角洲，其流行菌株为霍乱弧菌古典生物型。1961 年开始的第 7 次大流行起源于印尼的苏拉威西岛，流行菌株与前 6 次不同，由霍乱弧菌 El Tor 生物型（因于 1905 年在埃及西奈半岛 El Tor 检疫站分离到而得名）引起。非 O-1 群霍乱弧菌 O-139 菌株于 1992 年 10 月起在印度、孟加拉、泰国的一些城市开始流行，并很快传遍亚洲，成为新的流行菌株。

（一）生物学特性

1. 形态与染色　新分离的菌体弯曲呈弧形或逗点状，但经人工培养后常呈杆状。菌体一端有一根单鞭毛，运动活泼（图 26-1）。若取病人米泔水样便或培养物做悬滴检查，可见穿梭样运动的细菌，若涂片染色镜检可见呈鱼群状排列的革兰阴性弧菌。本菌不形成芽胞、有菌毛，有些菌株（O-139）有荚膜。

2. 培养特性与生化反应　兼性厌氧，营养要求不高，耐碱不耐酸，在 pH 8.4～9.0 碱性蛋白胨水（常作为霍乱弧菌的增菌与选择培养基）中生长良好。霍乱弧菌可在无盐环境中生长，其他致病性弧菌则不能。在硫代硫酸盐-枸橼酸盐-胆盐-蔗糖琼脂平板上形成较大黄色菌落。该菌能分解葡萄糖、甘露醇、蔗糖产酸不产气，能还原亚硝酸盐，吲哚和霍乱红反应均阳性。过氧化氢酶与氧化酶试验均阳性。

3. 抗原构造与分型　霍乱弧菌有耐热的 O 抗原和不耐热的 H 抗原。H 抗原为弧菌共有，无特异性。O 抗原特异性强，已发现有 155 种。依据 O 抗原可将霍乱弧菌分为 O-1 群、不典型 O-1 群和非 O-1 群三大类。O-1 群可被 O-1 群血清凝集，能在体内体外产生肠毒素，包括古典生物型和 El Tor 生物型两个流行菌株。不典型 O-1 群可被 O-1 群血清凝集，在体内体外均不产生肠毒素，无致病性。非 O-1 群不被 O-1 群血清凝集，一般不致病，广泛分布于地面水中，有些菌株可产生肠毒素，引起散发性胃肠炎即轻型霍乱样腹泻。1992 年 10

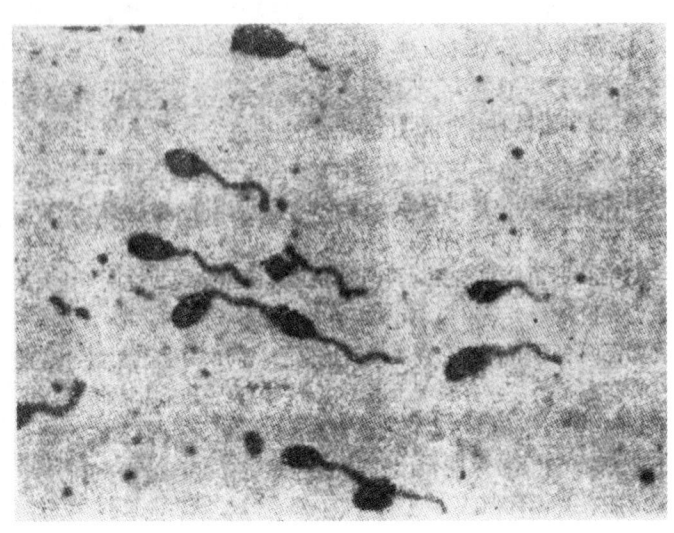

图 26-1 霍乱弧菌
鞭毛染色×1500

月发生在印度、孟加拉、泰国的新型霍乱，就是由非 O-1 群霍乱弧菌 O-139 菌株引起。

O-1 群霍乱弧菌根据 O 抗原所含群特异性抗原 A 和型特异性抗原 B 与 C 不同而分为原型（别名稻叶型含 A、C）、异型（别名小川型含 A、B）、中间型（别名彦岛型含 A、B、C）三个血清型；每一个血清型又可分为古典生物型和 El Tor 生物型。前者不溶解羊红细胞，不凝集鸡红细胞，VP 试验阴性，对多粘菌素敏感；而后者则完全相反。二者可分别被第Ⅳ、Ⅴ群噬菌体裂解。

此外，还有以生化反应、噬菌体等进行分型。

4. 抵抗力　El Tor 生物型和其他非 O-1 群霍乱弧菌在河水、井水及海水中可存活 1～3 周。霍乱弧菌耐低温，但对热、干燥、酸、化学消毒剂等均敏感，湿热 55℃ 15min、100℃ 1～2min、0.5ppm 氯 15min 能杀死霍乱弧菌。用漂白粉按 1∶4 的比例处理患者排泄物或呕吐物 1 小时，可达到消毒目的。

（二）致病性与免疫性

1. 致病因素

（1）鞭毛、菌毛及其他毒力因子：鞭毛运动可使细菌穿过肠粘膜粘液层，有毒株能产生粘液素酶液化粘液，利于细菌穿过粘液层。菌毛可使细菌粘附于肠粘膜上皮细胞，并在其上迅速繁殖。

（2）霍乱肠毒素：为不耐热的聚合蛋白，由 1 个 A 亚单位与 4～6 个 B 亚单位结合而成。A 亚单位是毒性单位，又分 A_1 和 A_2 两个组分。A_1 是毒性部分，A_2 与 B 亚单位结合在一起。B 亚单位是结合单位，可与小肠粘膜上皮细胞上 GM1 神经节苷脂受体结合，使毒素分子变构，A 亚单位脱离 B 亚单位后进入细胞内，A_1 组分活化，作用于腺苷酸环化酶，使细胞内 cAMP 增高，主动分泌 Na^+、K^+、HCO_3^- 和水，导致严重腹泻与呕吐。

2. 所致疾病　引起烈性肠道传染病，为我国法定的甲类传染病、国际检疫疾病。人类是霍乱弧菌的唯一易感者，主要通过污染的水源或食物经口感染。病菌通过胃到达小肠，穿过肠粘膜粘液层，粘附于肠粘膜上皮细胞上迅速繁殖，产生肠毒素作用于肠粘膜表面受体而致病，而霍乱弧菌不侵入肠上皮细胞和肠腺。一般在吞食病菌 2～3 天出现剧烈腹泻（米泔水样便)和呕吐,导致严重脱水、电解质紊乱(低钠、低钾、低钙)、代谢性酸中毒、微循环衰竭,严重者因肾功能衰竭、休克而死亡。El Tor生物型感染病情较轻,死亡率低。O-139群霍乱弧菌感染比O-1群严重。

病愈后部分患者可短期带菌,一般不超过2周。感染El Tor生物型的个别患者病后带菌可达数月或数年,病菌主要存在于胆囊中。

3. 免疫性 病后可获得牢固免疫力,再感染者少见。主要免疫力为SIgA,可保护肠粘膜免受霍乱弧菌及其肠毒素的侵袭。

(三) 微生物学检查

取病人"米泔水"样粪便、呕吐物,直接涂片染色镜检,观察有无"鱼群状"排列;或悬滴检查是否有"穿梭样"运动的细菌。也可用荧光菌球试验、协同凝集试验等进行快速诊断。分离细菌常用碱性蛋白胨水或硫代硫酸盐-枸橼酸盐-胆盐-蔗糖琼脂平板培养,取黄色菌落或可疑菌做进一步鉴定。

(四) 防治原则

1. 加强国境检疫,及时检出病人,严格隔离治疗;严格饮水卫生、食品卫生及粪便管理。

2. 接种霍乱死疫苗,增强人群免疫力,但维持时间短(3~6个月)。现正研制活疫苗。

3. 及时补充液体和电解质,合理使用抗菌药物如复方新诺明、氟哌酸等。

二、副溶血性弧菌

副溶血性弧菌(*V. parahaemolyticus*)为弧菌属其他弧菌中的一种嗜盐性弧菌,是1950年在日本大阪发生的一次爆发性食物中毒时分离发现的。该菌存在于近海水、河底沉积物和鱼、贝类等海产品中。主要引起食物中毒,在日本、东南亚、美国及我国台北多见,也是我国沿海地区食物中毒中最常见的病原菌。

该菌无荚膜,不形成芽胞,有端鞭毛一根,运动活泼。其与霍乱弧菌的重要区别是在无盐环境中不能生长,但在NaCl高于8%时也不能生长,以含3.5% NaCl最为适宜。在盐浓度不适宜的培养基中,该菌可呈长杆状、球杆状或丝状等多形态。依据菌体O抗原不同,已发现有13个血清群。该菌在淡水中最多存活2天,在海水中可存活50天。该菌不耐热,56℃ 30min、90℃ 1min即被杀死;对酸敏感,1%醋酸或50%食醋中1min死亡。

日本学者发现来自病人的菌株96.5%为神奈川现象阳性(KP^+),而非致病性菌株为阴性。即致病菌株可在含高盐(7%)和人O型血或兔血以及D-甘露醇为碳源的琼脂平板上产生β溶血。KP^+菌株可产生耐热直接溶血素和耐热相关溶血素。因此,溶血与否是鉴定其有无致病性的一项重要指标。此外,粘附素和粘液素酶也是该菌的致病物质。人因食入未煮熟的海产品(如海蟹、海鱼、海虾、黄泥螺及各种贝类)或污染本菌的盐腌食物而引起食物中毒。夏季多见,潜伏期一般为2~16小时。主要症状为腹痛、腹泻、呕吐及发热,粪便多呈水样或糊状,少数为粘液血便。病程较短,一般为1~7天,恢复快,病后免疫力不强,可重复感染。

预防的关键是注意饮食卫生,对海产品及盐腌食物应煮熟后食用,海蜇等海产品食用前必须用冷开水反复冲洗,并用食醋调味杀菌。治疗可用庆大霉素、复方新诺明、吡哌酸、氟哌酸等。

第二节 弯曲菌属

弯曲菌属（Campylobacter）是一类呈逗点状或 S 形的革兰阴性菌。该菌属有 13 个菌种，广泛分布于动物界肠道，可引起动物和人类的腹泻、胃肠炎与肠外感染等。对人致病的主要有空肠弯曲菌（C. jejuni）、大肠弯曲菌（C. coli）、胎儿弯曲菌（C. fetus）。

该属细菌菌体细长，呈弧形、螺旋形、S 形或海鸥展翅状，革兰染色阴性，菌体一端或两端有单鞭毛，运动活泼，无荚膜，不形成芽胞。培养时微需氧，在 5% O_2、10% CO_2、85% N_2 气体环境与 37℃ 条件下生长良好；空肠弯曲菌、大肠弯曲菌在 42～43℃ 生长，而 25℃ 不生长；胎儿弯曲菌在 25℃ 生长，而 42～43℃ 不生长；营养要求高，需供给血液或血清。初次分离时可出现两种菌落，一种为灰白、湿润、扁平、边缘不整，常沿接种线蔓延生长的菌落；另一种为圆形、凸起、半透明发亮的小菌落。生化反应不活泼，不发酵糖类，常见生化试验阴性，氧化酶试验阳性，马尿酸水解试验阳性。在室温保存的培养物可存活 2～20 周，置冰箱中则很快死亡；干燥环境中仅存活 3 小时，56℃ 5min 被杀死；对一般消毒剂敏感。

空肠弯曲菌是人类散发性细菌性肠炎最常见的致病菌之一，主要传染源是鸟类、禽类、牛、羊、狗等动物，该菌是这些动物肠道的正常菌群。鸟类的粪便可污染各种水源，家畜尤其是奶牛感染后可经乳汁排出病菌。人类感染主要是通过食入被污染的食物、水、牛奶，或接触感染动物与病人粪便等。病菌首先在小肠内繁殖，侵入肠粘膜上皮引起炎症，该菌也可产生细胞毒素和不耐热的霍乱样肠毒素。潜伏期一般为 3～5 天，临床表现为腹痛、腹泻、脓血便，有时有发热，偶有呕吐和脱水。该菌也可穿过肠粘膜进入血液引起败血症或其他器官感染。

胎儿弯曲菌胎儿亚种是引起牛、羊流产的重要致病菌，很少导致人类疾病。但当机体免疫功能低下或在新生儿期可引起全身感染，发生败血症、脑膜炎、心内膜炎等。

预防本属细菌感染的主要措施是加强人与动物的粪便管理，注意食品及饮水卫生；治疗可用红霉素、庆大霉素等。

第三节 螺杆菌属

螺杆菌属（Helicobacter）是从弯曲菌属中划分出来的新菌属，只在 37℃ 生长，而在 25℃ 和 42℃ 不能生长的革兰阴性杆菌。该属至少有 9 个种，代表菌种是幽门螺杆菌（H. pylori），于 1983 年从慢性胃炎患者的胃粘膜标本中分离得到，与慢性胃炎、消化性溃疡关系密切，与胃癌也有一定关系。

幽门螺杆菌菌体细长弯曲呈螺形、S 形或海鸥展翅状，传代后可变成长杆状或球形，革兰染色阴性，在胃粘膜粘液中常呈鱼群样排列（图 26-2）。菌体一端或两端可有多根带鞘鞭毛，运动活泼。培养时微需氧，营养要求高，在含血液或血清培养基上才能生长，同时还要求一定的湿度（相对湿度 98%）。本菌生长缓慢，培养 3 天可见圆形、针尖状大小、半透明 S 型菌落。生化反应不活泼，不发酵糖类，氧化酶和过氧化氢酶均阳性，具有丰富的脲酶，快速脲酶试验阳性，这是与其他弯曲菌的主要区别之一。

幽门螺杆菌有较强的粘附力和穿透力，借助其形态和鞭毛的动力，穿过粘液层，定植于

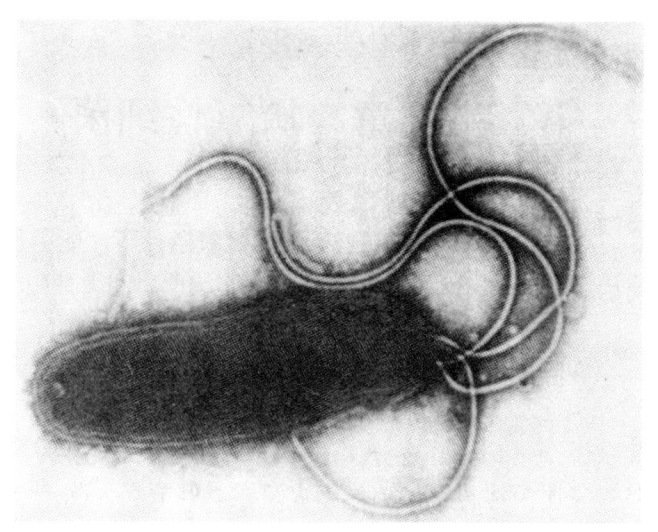

图 26-2 幽门螺杆菌
透射电镜 ×4800

胃粘膜表面，引起炎症。该菌产生的脲酶分解尿素产氨，可中和菌体周围的胃酸，有助于细菌定植；且对组织细胞有毒性作用。该菌产生的细胞毒素相关蛋白、空泡毒素以及 LPS 等均可破坏组织细胞，导致炎症和溃疡的发生。

微生物学检查可用胃镜采取活组织进行涂片染色镜检，或将活组织磨碎进行分离培养。目前临床常用的快速诊断法有：①直接涂片染色镜检，观察革兰阴性细长弯曲呈海鸥展翅状细菌。②快速尿素分解试验，活检采样后立即进行，将组织块放入一定量尿素溶液中，如培养基由黄变红为阳性，几分钟至 24 小时出结果。③ELISA 法测血清中抗幽门螺杆菌抗体和抗脲酶抗体。

治疗主要用抗菌药物及铋盐。

（陈育民）

第二十七章 厌氧性细菌

厌氧性细菌（anaerobic bacteria）是一群必须在无氧条件下才能生长繁殖的细菌。根据能否形成芽胞，可将厌氧性细菌分为两大类：厌氧芽胞梭菌属和无芽胞厌氧菌。

第一节 厌氧芽胞梭菌属

厌氧芽胞梭菌属（*Clostridium*）现分4组，有118个种。大多为严格厌氧菌，革兰阳性，能形成芽胞，且直径比菌体粗，使菌体膨大呈梭状，故名。除产气荚膜梭菌等极少数外，均有周身鞭毛，无荚膜。对热、干燥和消毒剂抵抗力强大。主要分布于土壤、人和动物肠道。多数为腐生菌，少数为致病菌，在适宜条件下，芽胞发芽成为繁殖体，产生强烈的外毒素，引起人类和动物疾病。在人主要引起破伤风、气性坏疽和肉毒中毒等严重疾病。

一、破伤风梭菌

破伤风梭菌（*C. tetani*）是破伤风的病原菌，为外源性感染。当机体受到外伤，创口被污染，或分娩时使用不洁器械剪脐带等，本菌均可侵入，发芽繁殖，释放毒素，引起一种以肌肉痉挛为特征的神经系统疾病。据估计世界上每年约有100万病例发生，死亡率20%左右。在发展中国家，新生儿破伤风死亡率可高达90%。

（一）生物学特性

破伤风梭菌菌体细长，（0.5~1.7）μm×（2.1~18.1）μm，有周身鞭毛，无荚膜。芽胞正圆，比菌体粗，位于菌体顶端，使细菌呈鼓槌状，为本菌典型特征（图27-1）。革兰染色阳性。严格厌氧。在培养基上形成不规则菌落，菌落周边不整齐，且疏松似羽毛，有迁徙生长。该菌生化反应不活泼，一般不分解糖类，也不分解蛋白质。芽胞耐煮沸1小时，在土壤中可存活几十年。

（二）致病性与免疫性

破伤风梭菌经伤口侵入人体引起破伤风。在一般浅表伤口，病菌不能生长。其感染的重要条件是伤口需形成厌氧微环境；伤口深而窄，有泥土或异物污染；大面积创伤、烧伤、坏死组织多，局部组织缺血；同时有需氧菌或兼性厌氧菌混合感染的伤口，均易造成厌氧微环境，有利于破伤风梭菌繁殖。该菌无侵袭力，仅在局部繁殖，其致病作用完全依靠所产生的毒素。

破伤风梭菌能产生由质粒编码的破伤风痉挛毒素（tetanospasmin），同时也产生一种对氧敏感的破伤风溶血素（tetanolysin）。引起疾病主要是前者，毒性极强，仅次于肉毒毒素，对人的致死量小于1μg。其化学性质为蛋白质，不耐热。

破伤风痉挛毒素对中枢神经系统尤其是脑干神经和脊髓前角细胞有高度亲和力。毒素通过运动神经终板吸收，利用突触逆向运输进入脊髓前角细胞，上行至脑干细胞。毒素也可经淋巴吸收，通过血液到达中枢神经。该毒素可降解突触囊泡蛋白-Ⅱ（synaptobrevin-Ⅱ），阻断神经介质小泡的锚泊作用，从而阻止甘氨酸能中间神经元和γ-氨基丁酸能神经元释放

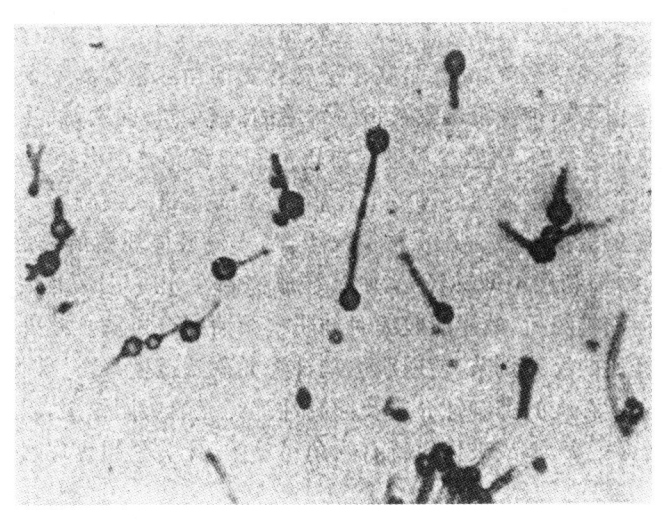

图 27-1　破伤风梭菌
×2000

抑制性介质甘氨酸和 γ-氨基丁酸，致使屈肌、伸肌同时强烈收缩，骨骼肌强直痉挛，造成破伤风特有的角弓反张、牙关紧闭、苦笑面容等症状。

破伤风潜伏期可从几天至几周，与原发感染部位距离中枢神经系统的远近有关。

破伤风免疫属外毒素体液免疫，依赖抗毒素发挥中和作用。破伤风痉挛毒素毒性极强，微量毒素即可致病，而如此少量的毒素尚不足以引起免疫应答，且毒素与组织结合牢固、快速，也不能有效刺激免疫系统产生抗毒素，故一般病后不会获得牢固免疫力。获得有效抗毒素的途径是人工主动免疫。

（三）微生物学检查

对破伤风的诊断主要依据病史和典型的临床症状。一般不作细菌培养，主要原因：①即使对伤口标本作厌氧培养，结果亦常呈阴性；②阳性培养并不代表细菌含有产毒质粒；③对有免疫力的感染者，培养阳性亦未必发病。

（四）防治原则

1. 正确处理伤口及清创、扩创　防止厌氧微环境的形成。

2. 人工主动免疫　注射类毒素，免疫对象为儿童、军人及易受伤人群。免疫程序为婴儿出生后第 3 个月、4 个月、5 个月连续免疫 3 次，2 岁、7 岁时各加强一次，以建立基础免疫。今后如有可能引发破伤风的外伤，立即再接种一针类毒素，血清抗毒素滴度在几天内即可迅速升高。

3. 紧急预防　对伤口污染严重而又未经过基础免疫者，可立即注射破伤风抗毒素（tetanus antitoxin，TAT），以获得被动免疫作紧急预防。剂量为 1500～3000 单位的纯化制品，可同时注射类毒素作主动免疫。

4. 特异性治疗　包括使用抗毒素和抗生素。对已发病者应早期、足量使用 TAT，剂量为 10 万～20 万单位，包括静脉滴注、肌肉注射和伤口局部注射。需要注意的是，无论紧急预防还是治疗，都必须先作皮肤试验。

二、产气荚膜梭菌

产气荚膜梭菌（C. perfringens）广泛存在于土壤、人和动物肠道中，能引起人和动物多种疾病。其中A型是人类气性坏疽和食物中毒的主要病原菌。

(一) 生物学特性

产气荚膜梭菌为革兰阳性粗大杆菌，(0.6～2.4) μm×(3～19.0) μm。芽胞椭圆形，位于次极端，无鞭毛。在动物体内有明显荚膜。本菌非十分严格厌氧。20～50℃均可生长，最适生长温度45℃，繁殖周期为8min。在血平板上多数菌形成双层溶血环，内环是由θ毒素引起的完全溶血，外环是由α毒素引起的不完全溶血。在卵黄琼脂平板上，菌落周围出现乳白色浑浊圈，是由α毒素分解卵磷脂所致，此现象称Nagler反应，为本菌的特点。本菌代谢十分活跃，可分解多种糖类，产酸产气。在牛乳培养基中分解乳糖产酸而使酪蛋白凝固，同时产生大量气体（H_2和CO_2），可将凝固的酪蛋白冲成蜂窝状，将液面封固的凡士林层上推，甚至冲开管口棉塞，气势凶猛，称"汹涌发酵"(stormy fermentation)。

(二) 致病性

本菌感染方式及致病条件与破伤风梭菌相似。能产生10余种外毒素，有些外毒素即为胞外酶。根据产生的毒素不同可将本菌分A、B、C、D、E 5个毒素型。对人致病的主要为A型。毒素以α毒素最重要，能分解细胞膜上磷脂和蛋白形成的复合物，造成红细胞、白细胞、血小板和内皮细胞溶解，引起血管通透性增加伴大量溶血、组织坏死，肝脏、心功能受损。所致疾病有：

1. 气性坏疽　细菌经创伤感染后，经8～48小时潜伏期后，在局部繁殖后产生多种毒素和酶，引起肌肉组织坏死，分解组织中糖类，产生大量气体，造成气肿，同时血管通透性增加，水分渗出，局部水肿，水气夹杂，触摸有捻发感，最后产生大块组织坏死，并有恶臭。患者组织胀痛剧烈，产生的毒素等可被吸收入血引起毒血症、休克，死亡率高达40%～100%。

2. 食物中毒　主要由产肠毒素的A型菌株引起，因食入被大量该菌（10^6～10^9细菌繁殖体）污染的食物而发病，相当多见，潜伏期约10小时，临床表现为腹痛、腹胀、水样腹泻；无热、无恶心呕吐。1～2天后自愈。

(三) 微生物学检查

1. 直接涂片染色　对临床早期诊断有极大价值。由深部创口取材涂片，革兰染色，镜检见革兰阳性粗大杆菌，有荚膜，白细胞较少，伴有其他杂菌为特点即可报告初步结果。早期正确诊断可使病人避免截肢或死亡。气性坏疽发展急剧，后果严重，应尽早作出诊断。

2. 分离培养　取坏死组织制成悬液接种，厌氧培养，观察生长情况，培养物涂片镜检，并根据生化反应鉴定。

3. 动物实验　取培养物静脉注射动物，10min后杀死，37℃培养5～8小时，如动物躯体膨胀，解剖见泡沫肝时，应取肝或腹腔渗出液涂片并分离培养。

4. 食物中毒诊断　产气荚膜梭菌性食物中毒，如在发病1天内，检出大于10^5集落形成单位（colony-forming units, cfu）/g食品或10^6cfu/g粪便即可确诊。

(四) 防治原则

尚无供预防用的类毒素。预防主要是对伤口及时彻底清创，破坏和消除厌氧微环境，预防性的使用抗生素可避免大多数（90%）感染。对局部感染应尽早实施扩创手术，切除感染和坏死组织，必要时截肢以防止病变扩散。大剂量使用青霉素等抗生素，有条件可使用α抗毒素和高压氧舱法治疗。

三、肉毒梭菌

肉毒梭菌（*C. botulinum*）主要存在于土壤中，能产生强烈的肉毒毒素（botulin），可引起人和动物肉毒病。

（一）生物学特性

革兰阳性粗短杆菌，$0.9\mu m \times (4\sim 6)\mu m$，有鞭毛，无荚膜，芽胞呈椭圆形，宽于菌体，位于次极端，使菌体呈汤匙状或网球拍状。严格厌氧，营养要求不高，血平板上有β溶血。在疱肉培养基中可消化肉渣，使之变黑并产生腐败恶臭。分解多种糖类，产酸产气。根据遗传特性分为Ⅰ～Ⅳ四组，根据神经毒素的抗原性分为A～G 7个型。我国以A型为主，各型毒素只能被同型抗毒素中和。

（二）致病性

本菌侵袭力不强，主要依靠神经外毒素致病。肉毒毒素是已知最剧烈的毒物，毒性强于氰化钾1万倍。纯结晶的肉毒毒素1mg能杀死2亿只小鼠，对人的致死量约为$0.1\mu g$。在菌细胞内产生前体毒素，细菌死亡后释放，在胰蛋白酶等作用后解离出有毒性作用的肉毒毒素。具有嗜神经性，由肠道吸收后，经淋巴和血液扩散，作用于颅脑神经核和外周神经肌肉接头处，阻碍乙酰胆碱释放，导致肌肉松弛性麻痹。

食品在制作过程中被肉毒梭菌芽胞污染，制成后未彻底灭菌，芽胞在厌氧环境中发芽繁殖，产生毒素，食前又未经加热处理，食入后发生食物中毒。该病为单纯性毒素中毒，非细菌感染。肉毒中毒在我国十几个省、区均有发现，但以新疆较多。国外以罐头、香肠、腊肠等制品引起的食物中毒为主，国内以发酵豆制品为主（占80%以上）。该病胃肠道症状很少见，主要为神经末梢麻痹。潜伏期可短至数小时，可出现复视、斜视、眼睑下垂、吞咽、咀嚼困难、口干、口齿不清，严重者因膈肌麻痹、呼吸困难直至呼吸停止导致死亡。不发热，神志清楚。

此外，婴幼儿可因食入被肉毒梭菌芽胞污染的食品（如蜂蜜）后，芽胞发芽、繁殖，产生毒素被吸收而致病，称为婴儿肉毒病。

（三）微生物学检查

可取剩余食物或患者粪便分离病菌，同时检测毒素活性。或取培养物上清做动物试验以判定有无毒素存在。

（四）防治原则

加强食品卫生管理和监督；个人防护包括低温保存食品，防止芽胞发芽；80℃加热食品20min破坏毒素。对病人根据症状作出诊断，迅速注射A、B、E三型多价抗血清，同时加强护理和对症治疗，尤其是维持呼吸功能可显著降低死亡率。

第二节 无芽胞厌氧菌

无芽胞厌氧菌是一大类寄生于人和动物体内的正常菌群，包括革兰阳性和革兰阴性的球菌和杆菌。在人体正常菌群中厌氧菌占绝对优势，为非厌氧菌的10～1000倍。如在肠道菌群中，厌氧菌占99.9%，皮肤、口腔、上呼吸道、泌尿生殖道的正常菌群中80%～90%也是厌氧菌。正常情况下，它们对人体无害；但在某些特定状态下，作为条件致病菌可引起内源性感染，甚至危及生命。无芽胞厌氧菌感染非常普遍，涉及临床各科。该类细菌对氧极为敏感，对氨基糖苷类抗生素等药物不敏感，给诊断和治疗带来困难。

一、无芽胞厌氧菌的种类、分布及特性

（一）无芽胞厌氧菌的种类与分布

无芽胞厌氧菌的种类很多，可根据革兰染色和形态分为四类：革兰阳性球菌、革兰阳性杆菌、革兰阴性球菌和革兰阴性杆菌（表27-1）。无芽胞厌氧菌的分布广泛，是人体正常菌群的重要组成部分。主要的无芽胞厌氧菌群在人体的分布见表27-1。

表27-1 主要无芽胞厌氧菌属及其分布

类 别	菌 属	皮肤	口腔	胃肠道	泌尿生殖道
革兰阳性球菌	粪球菌属（Coprococcus）	+	-	+	-
	消化球菌属（Peptococcus）	+	-	+	+
	消化链球菌属（Peptostreptococcus）	+	+	+	+
革兰阳性杆菌	双歧杆菌属（Bifidobactetium）	-	+	+	+
	优杆菌属（Eubacterium）	-	+	+	+
	乳杆菌属（Lactobacillus）	-	+	+	+
	丙酸杆菌属（Propionibacterium）	+	+	+	+
革兰阴性球菌	韦荣菌属（Veillonella）	-	+	+	+
革兰阴性杆菌	类杆菌属（Bacteroides）	-	+	+	+
	梭杆菌属（Fusobacterium）	-	+	+	+
	卟啉单胞菌属（Porphyromonas）	-	+	+	+
	普雷沃菌属（Prevotella）	-	+	+	+

（二）无芽胞厌氧菌的特性

1. 革兰阳性厌氧球菌 有5个属，21个种。有临床意义的主要是消化链球菌属，主要寄居在阴道。在临床厌氧菌分离株中，占20%～35%，居第2位，但多为混合感染。本属细菌生长缓慢，培养需要5～7天。

2. 革兰阳性厌氧杆菌 有7个属，比较重要的主要有丙酸杆菌属，双歧杆菌属。前者为小杆菌，常呈链状或成簇排列，无鞭毛，能发酵糖类产生丙酸。能在普通培养基上生长，时间需2～5天。以痤疮丙酸杆菌（P. acnes）最常见。后者呈多形性，有分枝，无动力，严格厌氧，耐酸。共有29个种，其中10个种与人类有关。在婴儿及成人肠道菌群中占很高比例。该菌在大肠中起重要的调节作用，控制pH，对抗外源致病菌的感染。只有齿双歧杆菌（B. dentium）与龋齿和牙周炎有关。

3. 革兰阴性厌氧球菌 有3个属，以韦荣菌属最重要。直径$0.3～0.5\mu m$，成对、成簇或短链状排列。是咽喉部主要厌氧菌，可引起混合感染。

4. 革兰阴性厌氧杆菌 有8个属，以类杆菌属中的脆弱类杆菌（B. fragilis）最重要。占临床厌氧菌分离株的25%，类杆菌分离株的50%。呈多形性，有荚膜。

二、致病性

（一）致病条件

本类细菌属寄生于皮肤和粘膜上的正常菌群，成为条件致病菌后，引起的感染均为内源性感染。感染的条件有：①寄居部位改变；②宿主免疫力下降；③菌群失调；④局部形成厌氧微环境，如有坏死或损伤的组织，局部血供障碍等。

（二）致病物质

无芽胞厌氧菌感染主要是：①通过菌毛、荚膜等表面结构吸附和侵入上皮细胞和各种组织；②产生多种毒素、胞外酶和可溶性代谢物，如脆弱类杆菌某些菌株产生的肠毒素、胶原酶、蛋白酶、纤溶酶、透明质酸酶、DNA 酶、溶血素等；③释放内毒素，但脂质 A 成分不同，毒性较弱。

（三）感染特征

①内源性感染，多呈慢性过程，感染部位可遍及全身；②无特定病型，大多为化脓性感染，形成局部脓肿和组织坏死，也可侵入血流引起败血症；③分泌物或脓液粘稠有色（如乳白、粉红、血色或棕黑），伴有恶臭；④使用氨基糖苷类抗生素长期无效；⑤直接涂片可见细菌，但普通培养法无细菌生长。

（四）所致疾病

无芽胞厌氧菌可引起各种炎症、脓肿、组织坏死和败血症等（表 27－2）。

表 27－2 厌氧菌感染部位、疾病类别及感染率

感染部位	疾病名称或感染原因	厌氧菌所占％
口腔	溃疡性牙龈炎、牙周炎、坏疽性口腔炎等	75
腹腔	由于创伤、手术、肠道感染、肠穿孔等原因引起	60～100
盆腔	盆腔脓肿、输卵管及卵巢脓肿、脓毒性流产等	60～100
肺部和胸膜	肺脓肿、吸入性肺炎、坏死性肺炎、脓胸等	50～80
颅内	由于慢性中耳炎、乳突炎、鼻窦炎等直接扩散引起	60～90
败血症	原发灶可能是盆腔或腹腔感染	10～20
皮肤软组织感染	由外伤、手术、局部缺血等原因引起	40～60

三、微生物学检查

（一）标本采集

无芽胞厌氧菌多为人体正常菌群，标本应从感染中心处取并注意避免正常菌群的污染。不宜采取粪便、尿液、咽拭子、阴道分泌物。常用标本为血液、胸腔液、鼻窦穿刺液、膀胱穿刺液、胆汁、切取或活检得到的组织标本。厌氧菌对氧敏感，标本采取后应立即放入特制的厌氧标本瓶中，及时送检。

（二）检查方法

可随标本的种类选择不同的检查方法。常用的方法有：①直接涂片染色；②分离培养与鉴定；③其他方法，如利用气液相色谱检测细菌代谢终末产物、核酸杂交、PCR 等，可对一些重要的无芽胞厌氧菌作出迅速和特异诊断。

四、防治原则

可用抗生素和外科引流等综合治疗措施。对医源性操作使皮肤粘膜等表面的天然屏障遭损伤和破坏者,可用抗生素作预防性治疗。常用药物有高浓度青霉素(羧苄青霉素、头孢噻吩)、甲硝唑等。

(曹明耀)

第二十八章 分枝杆菌属

分枝杆菌属（Mycobacterium）是一类细长略弯曲的杆菌。因有分枝生长趋势，故名。本属细菌无荚膜、无鞭毛，不形成芽胞；因该属细菌染色时不易着色，但经加热、延长染色时间后一旦着色又能抵抗盐酸酒精的脱色，故称为抗酸杆菌（acid-fast bacilli）。对人致病的主要有结核分枝杆菌、非结核分枝杆菌和麻风分枝杆菌。

第一节 结核分枝杆菌

结核分枝杆菌（M. tuberculosis），俗称结核杆菌，是结核病的病原菌。主要包括人型结核分枝杆菌和牛型结核分枝杆菌。

一、生物学特性

（一）形态与染色

菌体细长稍弯曲，大小约（1~4）μm×（0.3~0.6）μm，在痰或组织中常单个或聚集成团（图 28-1）。在陈旧培养物中或在体内抗结核药物作用下可呈现多形态，有球状、丝状或串珠状等。用抗酸染色法，结核分枝杆菌被染成红色，其他非抗酸菌及细胞杂质等均被染成蓝色。有时在痰、结核性溃疡等标本中可见到非抗酸性革兰阳性颗粒，称为穆赫（Much）颗粒。此颗粒在培养后或在体内可转变成典型的结核分枝杆菌。

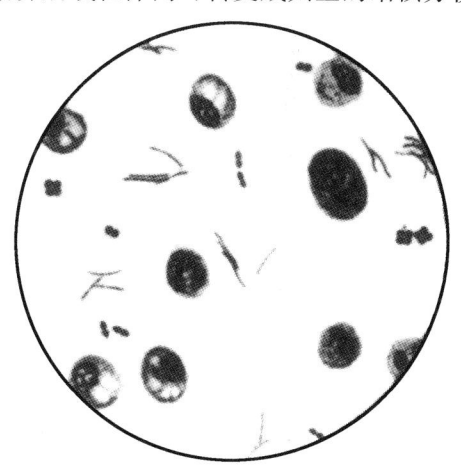

图 28-1 结核分枝杆菌

（二）培养特性

为专性需氧菌；37℃；pH 6.5~6.8 培养；营养要求高，生长缓慢。常用罗氏（Lowenstein）培养基，内含蛋黄、甘油、马铃薯、无机盐和孔雀绿等。接种 2~4 周后长出粗糙、干燥、不透明的乳白色或米黄色，呈颗粒状、结节状或菜花样菌落。在液体培养基中，因本菌细胞壁脂质量多，疏水性强，加之专性需氧故可形成菌膜浮于液面，若加 Tween 80，可降低细菌表面的疏水性，使细菌分散，呈均匀生长，有利于作药物敏感试验等。

（三）抵抗力

本菌细胞壁中含大量脂类，对理化因素的抵抗力较强。在干燥痰中可存活6～8个月，粘附在尘埃上可保持传染性8～10天。耐酸碱，6%硫酸、3%盐酸、4%氢氧化钠作用0.5小时仍有活力，因此常用酸碱处理标本以杀死杂菌和消化标本中的粘稠物质。对染料，如1∶13 000孔雀绿或结晶紫均有抵抗力，故在培养基中加入上述染料可抑制杂菌污染。结核分枝杆菌对湿热、紫外线及酒精抵抗力弱，如在液体中加热62～63℃ 15min，直接日光照射2～7小时或75%酒精2min即可被杀死。

二、致病性

（一）致病物质

结核分枝杆菌不含内毒素也不产生外毒素和侵袭性酶类，无荚膜和菌毛，其致病作用与菌体成分有关。

1. **类脂** 约占细胞壁干重的6%。与致病性有关的有：

（1）磷脂（phosphatide）：能刺激单核细胞增生，并能抑制蛋白酶对组织的分解作用，从而使病灶组织溶解不完全，形成干酪样坏死。

（2）分枝菌酸（mycolic acid）：为α-分枝、β-羟基脂肪酸，其可游离或与多糖结合，与抗酸性有关。

（3）索状因子（cord factor）：化学名为6,6-双分枝菌酸海藻糖，因能使结核分枝杆菌在液体培养基中生长时相连成索而得名。能破坏线粒体膜，抑制白细胞游走，与慢性肉芽肿形成有关。

（4）蜡质D（wax-D）：是一种糖肽与分枝菌酸的复合物，有佐剂作用，能刺激机体产生迟发型超敏反应。

（5）硫酸脑苷脂（sulfatides）：有毒菌株胞壁上的一种成分，可抑制吞噬溶酶体的形成，有利于细菌在细胞内长时间生存。

2. **蛋白质** 可与蜡质D结合致机体迟发型超敏反应。

3. **多糖** 常与类脂结合。能非特异性刺激机体的免疫功能。

（二）所致疾病

结核分枝杆菌的致病作用可能与细菌在组织细胞内大量繁殖、菌体成分及代谢产物的毒性作用和机体对菌体成分产生的超敏反应有关。

结核分枝杆菌可经呼吸道、消化道或皮肤损伤侵入机体，引起多种组织器官的结核病，以肺结核病多见。

1. **肺内感染** 结核分枝杆菌经呼吸道引起肺内感染，有以下两种表现：

（1）原发感染：结核分枝杆菌首次进入机体引起的感染，故多见于儿童。病菌经呼吸道进入肺泡后，被巨噬细胞吞噬，由于菌体成分的作用，使细菌不仅未被杀死，反而在其中增殖，最终致细胞裂解死亡。如此重复，引起肺泡渗出性炎症称为原发灶。原发灶内细菌可经淋巴管扩散至肺门淋巴结，引起肺门淋巴结肿大。原发灶、淋巴管炎、肿大的肺门淋巴结称为原发综合征，X线检查见亚铃形阴影为其主要特征。随着特异性细胞免疫功能的建立，原发感染大多趋于自愈，形成纤维化或钙化。只有极少数免疫力低下者可发生恶化，病菌经气管、淋巴管或血流扩散，引起全身粟粒性结核或结核性脑膜炎。

（2）继发感染：多见于成年人。由潜伏于病灶内的（内源性感染）或外界再次侵入的（外源性感染）结核分枝杆菌引起。此时机体已有特异性免疫，故所致疾病病灶较局限，一般不累及邻近淋巴结，主要表现为慢性淋巴肉芽肿性炎症、形成结核结节、干酪化和纤维化，甚至形成空洞。

2. 肺外感染　结核分枝杆菌经消化道及破损的皮肤侵入机体引起肠结核、结核性腹膜炎、皮肤结核。部分患者结核分枝杆菌可进入血液循环引起肺内、外播散，侵犯全身各个器官，如结核性脑膜炎、肾结核等。

三、免疫性与超敏反应

（一）免疫性

人类对结核分枝杆菌的感染率很高，但发病率不高，这表明人体对结核分枝杆菌有较强的抵抗力。主要是细胞免疫，属于传染性免疫，即特异性细胞免疫力的维持有赖于结核分枝杆菌在体内的存在。

（二）免疫与超敏反应

在机体产生抗结核免疫的同时，也导致了迟发型超敏反应的发生，二者的关系可用郭霍现象（Koch phenomenon）说明。将结核分枝杆菌初次注射进健康豚鼠皮下，经10～14天后，注射部位坏死、溃疡、附近淋巴结肿大，溃疡深而不易愈合，细菌可扩散至全身，表现为原发感染的特点。若将同量结核分枝杆菌接种于曾感染过结核分枝杆菌的豚鼠，1～2天内局部迅速发生溃疡，但浅而易于愈合，附近淋巴结不肿大，病菌很少扩散，表现为继发感染的特点。这一现象说明，原发感染因机体尚未形成特异性免疫和超敏反应，故病变发生缓慢，病菌易扩散。而继发感染时机体已建立特异性细胞免疫，所以细菌侵入后不易扩散，且病变易愈合；但因同时存在超敏反应，使局部溃疡形成迅速。

从现象上看，抗结核免疫与超敏反应是同时出现、伴随发生的。近年研究表明诱发机体细胞免疫和迟发型超敏反应的结核分枝杆菌成分有所不同。如将结核分枝杆菌核糖核酸注入动物只诱导细胞免疫而不诱发迟发型超敏反应，而结核分枝杆菌蛋白质与醋质D混合注入则使机体产生迟发型超敏反应不产生有效免疫力。但在感染中，是完整的细菌侵入机体，故可同时诱导细胞免疫和迟发型超敏反应。用结核菌素测定机体对结核分枝杆菌的超敏反应来判定机体对结核分枝杆菌有无免疫力就是基于此机制建立的。

（三）结核菌素试验

1. 结核菌素

（1）旧结核菌素（old tuberculin，OT）：是结核分枝杆菌培养物经加热、浓缩、过滤而成，其主要成分是结核菌蛋白。

（2）纯蛋白衍生物（purified protein derivative，PPD）：是结核分枝杆菌培养物经三氯醋酸沉淀析出的纯结核分枝杆菌蛋白，目前用此做结核菌素试验。PPD有两种：人结核分枝杆菌制成的PPD-C和卡介苗制成的BCG-PPD。

2. 试验方法与结果分析　分别取两种PPD 5个单位（0.000 02mg为1单位）注入两前臂掌侧皮内，48～72小时后观察注射局部反映情况。若注射部位红肿硬结直径大于0.5cm为阳性，大于1.5cm为强阳性，小于0.5cm为阴性反应。若PPD-C侧红肿大于BCG-PPD侧为感染，应进一步检查。反之，可能系卡介苗接种所致。阴性结果表明机体未感染过结核分枝杆菌，机体对其无免疫力。但应注意以下几种情况：①感染早期，T细胞尚未致敏；

②患严重结核病或其他传染病、恶性肿瘤或使用免疫抑制剂等使机体免疫功能受抑制者可出现假阴性反应。

四、微生物学检查

（一）采集标本

根据感染部位采取不同的标本，如痰、尿、粪、脑脊液、腹水等。

（二）涂片染色镜检

标本直接涂片或集菌后涂片经抗酸染色后镜检，若发现抗酸杆菌即可作出初步诊断。

（三）分离培养

将集菌并经中和后（用酸碱处理的标本）接种于固体罗氏培养基，37℃培养，每周观察一次，一般2~6周形成菌落。根据菌落特点及涂片染色、动物试验等进行鉴定。

（四）核酸检测

应用PCR法检测结核分枝杆菌的核酸。

五、防治原则

（一）预防

结核病的预防主要是接种卡介苗（BCG）。接种对象为结核菌菌素试验阴性者及新生儿。

（二）治疗

选用链霉素、异烟肼、对氨基水杨酸、利福平、乙胺丁醇等单独或联合应用。

第二节 麻风分枝杆菌

麻风分枝杆菌（*M. leprae*）是麻风的病原菌。麻风是一种慢性传染病，在世界各地均有流行。我国许多地区也有本病的发生。目前已较少见。

本菌至今体外培养尚未成功。标本中直接涂片镜检，形态染色与结核分枝杆菌相似。无荚膜，鞭毛，不形成芽胞。标本中此菌常存在于细胞内，呈束状排列，胞浆呈泡沫状称为麻风细胞（图28-2）。

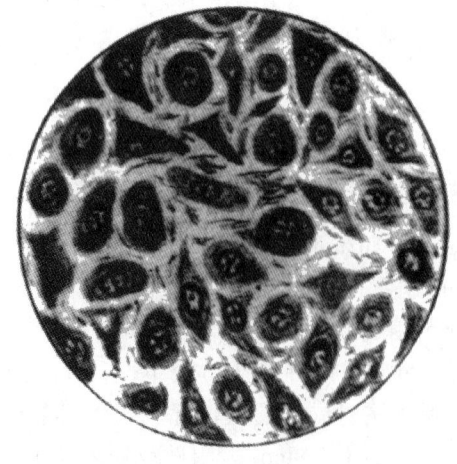

图28-2 麻风分枝杆菌

麻风患者是麻风病的唯一传染源。患者鼻腔分泌物、痰、阴道分泌物及精液中均有麻风杆菌排出，通过直接接触传染，通过破损的皮肤粘膜进入机体。

麻风病的诊断主要靠微生物学检查。刮取病人鼻粘膜或皮损处检材作涂片，经抗酸染色镜检，根据麻风细胞、麻风分枝杆菌特点进行诊断。

（宋鸿儒）

第二十九章 其他致病性细菌

第一节 人畜共患病病原菌

人畜共患病病原菌是一类既感染人又感染动物的病原菌。由同一种病原体引起的动物和人的某些传染病称为人畜共患病。

常见的人畜共患病病原菌主要有炭疽杆菌、鼠疫杆菌、布鲁菌等。人主要通过直接接触病畜、带菌动物及其分泌物或通过昆虫叮咬等不同途径而受感染。

一、炭疽杆菌

炭疽杆菌（B. anthracis）属于需氧的芽胞杆菌属（Bacillus），是引起动物和人类炭疽病的病原体。

（一）生物学特性

1. 形态染色　革兰阳性无鞭毛大杆菌，$(4\sim8)$ μm×$(1\sim2)$ μm，菌体两端平切，在培养基中培养后可呈长链状排列，形如竹节。在机体内或含血清培养基中可形成荚膜；在氧气充足、温度适宜（25～28℃）的外界环境或人工培养基中易形成芽胞，呈椭圆形，小于菌体宽度，位于菌体中央（图29－1）。

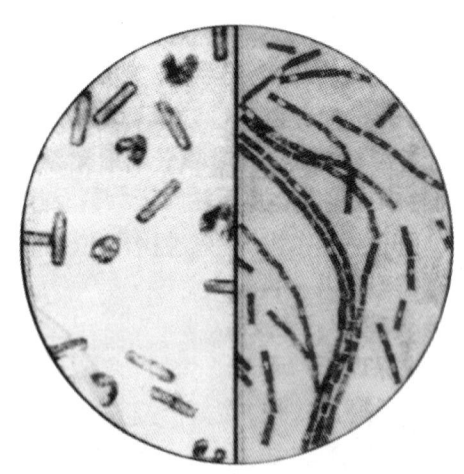

图 29－1　炭疽杆菌

2. 培养特性　需氧，在普通培养基上生长良好，形成灰白色、表面粗糙、无光泽、不透明、边缘不整齐的菌落。血平板上可形成轻微溶血环。有毒株在含 $NaHCO_3$ 血琼脂平板上，于 5% CO_2 环境中培养 48 小时可产生荚膜，菌落由粗糙型变为粘液型。无毒株不形成荚膜。

3. 抵抗力　繁殖体抵抗力与一般细菌相似，但芽胞抵抗力很强，在室温干燥环境条件下可存活 20 年，在皮毛中能存活数年。牧场一旦被污染，其传染性可维持 20～28 年，

$1.05kg/cm^2$ 高压蒸气灭菌 15min、140℃干热 3 小时、1∶2500 碘液 10min 可杀死芽胞。

（二）致病性与免疫性

1. 致病因素　主要为荚膜和炭疽毒素。荚膜具有抗吞噬作用，有利于细菌在体内生存、繁殖和扩散。炭疽毒素是由保护性抗原、致死因子和水肿因子三种蛋白形成的复合物。水肿因子、坏死因子均必须与保护性抗原结合后才能致实验动物水肿和坏死。三种成分混合，能损伤微血管内皮细胞，使血管壁通透性增强，致微循环障碍，最后引起弥漫性血管内凝血、休克、死亡。

2. 所致疾病　炭疽主要是草食动物的传染病。人对炭疽杆菌也易感，根据感染途径不同，人类炭疽有三种临床类型。

（1）皮肤炭疽：最常见。病菌经皮肤小伤口侵入，起初在局部形成小疖，继之变为水疱、脓疱，最后中心出现黑色坏死、形成焦痂，故名"炭疽"。患者常伴有高热、寒战，如不及时治疗，可发展成败血症。

（2）肺炭疽：由吸入病菌芽胞所致。症状初似感冒，继之呈现严重的支气管肺炎症状。2～3 天可死于中毒性休克。

（3）肠炭疽：由食入未煮熟的病畜肉制品所致。全身中毒症状明显，有连续性呕吐及中毒性肠麻痹。2～3 天内死于毒血症。

上述三型均可并发败血症，引起急性出血性脑膜炎等，死亡率很高。炭疽病后可获持久的免疫力，再次感染少见。一般认为与特异性抗体的产生和吞噬作用增强有关。

（三）微生物学检查

根据临床病型不同，可采取渗出液、血液、痰、粪便等标本。炭疽动物尸体一般不做解剖；必要时在严格无菌条件下割取耳尖或舌尖组织检查。可先作涂片，用 1∶1000 升汞固定 5min 以杀死芽胞，然后染色镜检。也可分离培养鉴定。炭疽杆菌在含青霉素（0.05～0.5U/ml）的培养基中，可发生形态变异，菌体呈球状，似串珠，称串珠试验。

此外还可作动物试验，将标本或培养物皮下注射小鼠或豚鼠，如为炭疽，动物多在 2～3 天内死亡，解剖、查菌。

（四）防治原则

预防的关键在于加强病畜管理，一经发现，病畜应立即隔离、坏死，焚烧或深埋于地下 2m。对相关职业人员可进行炭疽减毒活疫苗接种。治疗可选用青霉素等抗生素。

二、鼠疫耶氏菌

鼠疫耶氏菌（*Y. pestis*）俗称鼠疫杆菌，属于耶尔森菌属（*Yersinia*），是鼠疫的病原菌。鼠疫是一种自然疫源性的烈性传染病。在历史上曾发生多次大流行，病死率极高。

该菌为革兰阴性球杆菌，两端钝圆浓染，有荚膜，无鞭毛，不形成芽胞。镜下可见着色极为浅淡的菌影（ghost）。在陈旧培养物内或 3% NaCl 培养基上呈明显多形态（图 29-2）。

该菌致病因素主要有：①内毒素、荚膜；②V/W 抗原，存在于菌体表面，可抑制吞噬细胞的吞噬；③鼠毒素（murine toxin，MT），是一种外毒素，菌体裂解后释放，可引起局部坏死和毒血症。可经甲醛处理制成类毒素。

鼠疫耶氏菌寄居于啮齿类动物体内，在人类鼠疫发生之前，一般先在鼠类中流行。随着大批病鼠死亡，失去宿主的鼠蚤转向人群，引起人间鼠疫。临床上常见的病型有腺鼠疫、败血型鼠疫和肺鼠疫。由于鼠疫毒素主要作用于全身周围血管及淋巴管，致微循环障碍，患者

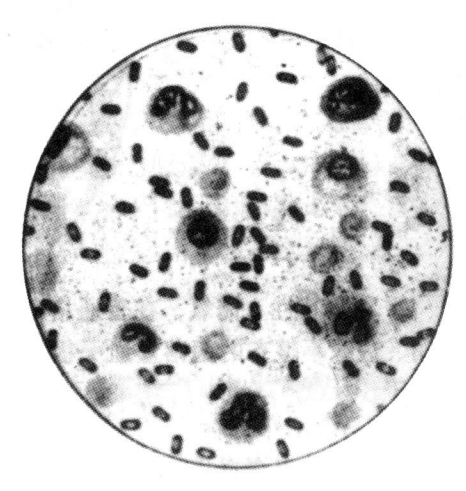

图 29－2　鼠疫耶氏菌

临死前，皮肤高度发绀，故有"黑死病"之称。

鼠疫是甲类烈性传染病，因此，对鼠疫耶氏菌的检测应由专业人员在指定的实验室内进行。预防的根本措施是灭鼠、灭蚤。流行区可接种鼠疫疫苗。

三、布鲁菌属

布鲁菌属（Brucella）细菌可致动物和人患布鲁菌病。该属细菌共有六个生物种，我国流行的是羊、牛和猪布鲁菌三种，以羊布鲁菌最常见。

本属细菌为革兰阴性小杆菌，无鞭毛，不形成芽胞，光滑型菌株有荚膜，含 M、A 两种抗原，不同菌株两种抗原含量不同。布鲁菌为需氧菌。初次分离时需提供 5%～10% CO_2 环境，生长缓慢，常用肝浸液培养基培养。该菌属在自然界中抵抗力较强，对热、化学消毒剂敏感。

布鲁菌的致病因素主要是内毒素。荚膜及透明质酸酶与细菌的侵入、扩散有密切关系。本菌侵袭力强。最易感染牛、羊、猪等动物。人类感染主要是通过接触病畜及其分泌物或接触被污染的畜产品经皮肤、消化道、呼吸道、眼结膜等途径侵入机体，被吞噬细胞吞噬后带至淋巴结等部位生长繁殖形成感染灶，继之侵入血流引起菌血症。临床表现有发热、乏力、关节痛等症状。此后病菌进入肝、脾、骨髓、淋巴结等组织形成新的感染灶，而血流中细菌则逐渐消失，体温也趋于正常。当细菌在新的感染灶中繁殖到一定程度时，再次入血又出现菌血症，体温再次升高。如此反复发热呈波浪式，故又称布鲁菌病为波状热。

布鲁菌为胞内寄生菌，故对其免疫主要为细胞免疫，一般认为是带菌免疫。布鲁菌病的实验室诊断依靠病原体分离鉴定、血清学试验及皮肤试验（布鲁菌素试验）等。预防主要是加强病畜管理、切断传播途径和预防接种。预防接种为减毒活疫苗，对象主要以畜群为主。对疫区人群、相关职业人群可采用减毒活疫苗皮上划痕法接种。

第二节　军团菌属

军团菌属（Legionella）包括 39 个种和 61 个血清型，从人体分离的已有 19 种，嗜肺军团菌（*L. pneumophila*）是该菌属中最主要的致病菌。军团菌病属于世界性分布。

本菌为革兰阴性杆菌，有时呈丝状，无荚膜，不形成芽胞，有菌毛和单端鞭毛，经镀银染色后呈黑褐色。为需氧菌，培养较困难，人工培养时需供给L-半胱氨酸和铁才能生长，$2.5\%\sim5\%$ CO_2可促进其生长，最适生长温度为35℃，pH 7.0。初次培养一般需5～10天后才有针尖样、灰白色菌落出现。传代后生长可加快。本菌在自然界中抵抗力较强，如在污水中可存活一年以上。但对一般化学消毒剂敏感。

本菌致病物质比较复杂，尚未完全明了。内毒素样物质、菌毛、菌体产生的细胞毒素、脂酶等与致病有关。本菌主要以气溶胶传播，所致军团菌病有两种临床类型，即军团菌肺炎（军团病）和流感样型。前者临床症状较重，感染后经2～10天潜伏期，出现发热、乏力、头痛、全身不适、继之高热、寒战、干咳、胸痛并多伴有中枢神经系统症状，最后可发展为呼吸衰竭，病死率约10%～20%。后者临床症状较轻，仅有流感样症状，一般经2～5天逐渐消退，预后良好。军团菌病常年均可发生，但多见于夏秋季节，既可流行也可散发。男性多于女性。

微生物学检查对军团菌病确诊有重要意义。从患者痰液、血液、肺灌洗液、胸水或肺活检标本中分离到军团菌即可确诊。对本菌无特异性预防方法。治疗可用红霉素、利福平等抗菌药物，青霉素无效。

第三节　白喉棒状杆菌

白喉棒状杆菌（*C. diphtheriae*）简称白喉杆菌，属于棒状杆菌属（*Corynebacterium*），是白喉的病原体。白喉是一种急性呼吸道传染病。

一、生物学特性

（一）形态染色

菌体细长略弯，一端或两端膨大呈棒状，排列不规则，呈L、V、Y型或栅栏状。革兰染色阳性。用美蓝或奈瑟法染色可见菌体内异染颗粒，是此菌主要特征，可助鉴别（图29－3）。

（二）培养特性

白喉棒状杆菌是需氧或兼性厌氧菌；在含血清的吕氏培养基上生长较快，培养12～18小时形成细小、灰白色、光滑型菌落。在含0.03%～0.04%亚碲酸钾血平板上，因其能吸收碲盐并在菌体内还原为金属碲，故菌落呈黑色。

根据白喉棒状杆菌培养特性及生化反应可将其分为重型、中间型和轻型三型。我国流行的以轻型为主。此种分型与疾病严重程度无关仅有助于对白喉流行规律的了解。

（三）抵抗力

白喉棒状杆菌对湿热抵抗力弱，煮沸1min即可杀死；但对干燥、寒冷和日光的抵抗力较其他无芽胞菌强，如在污染的物品上可存活1～3个

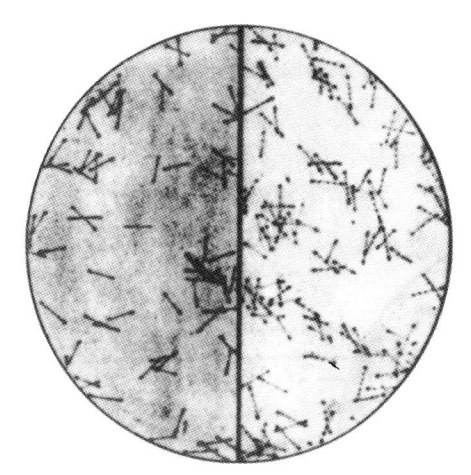

图29－3　白喉杆菌

月。该菌对一般化学消毒剂、青霉素和常用广谱抗生素敏感。

二、致病性和免疫性

（一）致病物质

1. 白喉毒素　是一种外毒素，由携带β-棒状杆菌噬菌体的白喉棒状杆菌产生。此毒素由A、B两个亚单位构成。B亚单位能与易感细胞膜表面受体结合，通过易位作用使A亚单位进入细胞。A亚单位可使NAD^+上的腺苷二磷酸核糖（ADPR）与肽链延长因子Ⅱ（EF-2）结合，使EF-2失活，从而抑制细胞蛋白质的合成，造成细胞变性死亡或功能受损。

2. 索状因子　是菌体表面的一种糖脂，能破坏细胞中的线粒体，影响细胞呼吸。

（二）所致疾病

白喉的传染源是白喉患者或带菌者。经呼吸道飞沫传播。细菌首先在鼻咽部粘膜表面生长繁殖并产生外毒素引起局部炎症，表现为粘膜上皮细胞坏死、血管扩张、炎性细胞浸润。由血管渗出的纤维蛋白将炎性细胞、粘膜坏死组织和细菌聚集在一起形成灰白色膜状物称为假膜。如病变逐渐扩展到气管或支气管，可引起呼吸道阻塞，严重者可因窒息死亡。本菌不侵入深部组织或血流，但其产生的外毒素易被吸收入血，并迅速与易感组织细胞结合，引起全身中毒。最常受累的器官是心肌和外周神经，也可累及肝、肾及肾上腺等。临床上主要表现为心肌炎、软腭麻痹、声音嘶哑、肾上腺功能障碍等。

（三）免疫性

隐性感染、患病或预防接种后均可获得持久免疫力，主要为抗毒素免疫。

三、微生物学检查

（一）涂片镜检

用无菌棉拭子从患者咽部假膜边缘取材，制涂片两张，分别用美蓝（或奈瑟染色法）染色和革兰染色后镜检：如发现典型的革兰阳性棒状杆菌并有明显的异染颗粒，结合临床症状可作出初步诊断。

（二）分离培养

将标本接种于吕氏血清斜面或亚碲酸钾培养基上分离培养，根据菌落特点、生化反应、形态染色等作出最后鉴定。

（三）毒力试验

是鉴定白喉杆菌有无毒力的试验，常采用琼脂平板毒力试验和动物试验两种方法。

四、防治原则

（一）及时隔离和治疗患者。

（二）特异性预防

采用白喉类毒素（常用白、百、破三联疫苗）进行人工自动免疫，效果好。对接触白喉患者的易感人群可用白喉抗毒素进行紧急预防。

（三）治疗原则

早期足量使用白喉抗毒素和抗生素。

第四节 铜绿假单胞菌

铜绿假单胞菌（P. aeruginosa）是假单胞菌属（Pseudomonas）的代表菌种，俗称绿脓杆菌，广泛分布于自然界，在正常皮肤、肠道、呼吸道中也可分离到。

本菌为革兰阴性需氧小杆菌，端鞭毛1～3根，无荚膜，不形成芽胞，在普通培养基上生长良好。血平板上产生透明溶血环。从自然界分离出的菌株常产生绿色水溶性色素。本菌对外界环境因素抵抗力较强，对青霉素等多种抗生素有天然耐药性。对庆大霉素等抗生素较敏感，但易产生耐药性。

铜绿假单胞菌为条件致病菌，当机体免疫功能降低如大面积烧伤、长期使用免疫抑制剂，易引起局部化脓性炎症或全身感染，临床常见的有皮肤及皮下组织感染、中耳炎、呼吸道感染、尿路感染、败血症等。本菌主要通过接触传染，故应特别注意防止医院内感染。对烧伤病房更应注意严格无菌操作。

第五节 百日咳鲍特菌

百日咳鲍特菌（B. pertussis）属于鲍特菌属（Bordetella），俗称百日咳杆菌，是人类百日咳的病原菌。本菌为革兰阴性球杆菌，两端浓染，无鞭毛，不形成芽胞，光滑型菌株有荚膜和菌毛。百日咳杆菌为需氧菌，常用含甘油、马铃薯、血液的鲍金（Bordet-Gengou）培养基培养，2～3天后形成细小、光滑、银灰色、不透明的珍珠样菌落，周围有不明显的溶血环。

百日咳杆菌的致病物质有荚膜、内毒素、百日咳毒素、菌毛等。传染源是病人，尤其是症状轻微的非典型患者。病菌主要通过飞沫传播。病菌侵入机体后，借菌毛粘附在支气管上皮细胞表面生长繁殖，释放毒性物质，进而抑制纤毛运动，导致上皮细胞坏死、白细胞浸润引起支气管和间质性肺炎。临床表现为早期轻度咳嗽、发热、喷嚏等，类似于普通感冒，为卡他期，此期传染性最强。1～2周后出现阵发性、痉挛性咳嗽，呈现特殊的"鸡鸣样"吼声，伴有呕吐、呼吸困难、发绀等，此期为痉咳期。经2～3周后进入恢复期，阵咳减轻，趋向痊愈。因其病程较长，故名百日咳。

百日咳后可获持久免疫力，主要为体液免疫。预防主要用百日咳杆菌死疫苗（常用百白破三联疫苗）进行人工主动免疫。

第六节 流感嗜血杆菌

流感嗜血杆菌（H. influenzae）属于嗜血杆菌属（Haemophilus），简称流感杆菌。本菌为革兰阴性短小杆菌，在恢复期病灶中或长期人工传代后可呈球杆状、长杆状、丝状等多态性。本菌无鞭毛，不形成芽胞，多数菌株有菌毛，毒力菌株产生荚膜。

流感嗜血杆菌营养要求高，培养时需X和V因子。X因子是一种高铁血红素，为过氧化氢酶、过氧化物酶和细胞色素氧化酶的辅基，耐热，120℃ 28min 不被破坏。V因子是辅酶Ⅰ或辅酶Ⅱ，血液中此因子通常处于抑制状态，经80～90℃加热10min破坏红细胞膜上的不耐热抑制物，可使V因子释放，故常用巧克力色培养基培养流感杆菌。当流感嗜血杆菌与金黄色葡萄球菌一起培养时,由于后者可产生V因子,故距葡萄球菌菌落近的流感杆菌菌落较大,远则渐小,称为"卫星现象"(satellite phenomenon)。

根据荚膜多糖抗原性的不同将有荚膜流感嗜血杆菌分为a、b、c、d、e、f六个型别,其中b型致病力强,f型次之。流感嗜血杆菌的致病因素为菌毛、荚膜、内毒素。可致以下感染:①原发感染,多为b型菌株所致的急性化脓性炎症,如脑膜炎、鼻咽炎、心包炎、气管炎、肺炎等;②继发感染,常在流感、麻疹、百日咳、肺结核等感染后发生。

(宋鸿儒)

第三十章 呼吸道病毒

呼吸道病毒是指一大类可通过呼吸道侵入机体引起呼吸道局部感染，或仅以呼吸道为侵入门户，主要引起呼吸道外症状的病毒。呼吸道病毒不是病毒分类学上的名称，主要包括正粘病毒科中的流感病毒、副粘病毒科中的副流感病毒、呼吸道合胞病毒、麻疹病毒、腮腺炎病毒，以及其他病毒科中可引起呼吸道感染的病毒，如腺病毒、风疹病毒、鼻病毒、冠状病毒和呼肠病毒等。人类急性呼吸道感染中，90%以上是由病毒引起。

第一节 流行性感冒病毒

流行性感冒病毒（influenza virus，简称流感病毒）是流行性感冒（简称流感）的病原体，包括人类的甲（A）、乙（B）、丙（C）型流感病毒以及引起动物（如猪、禽类等）的流感病毒等，均属于正粘病毒科。流感发病率高、传播快，其中甲型流感病毒在人类流感流行上最重要，在历史上曾有过数次世界性大流行。

一、生物学特性

（一）形态与结构

呈球形或丝状，球形直径约 80～120nm，核衣壳呈螺旋对称，外有包膜。病毒体的结构（图 30－1、图 30－2）可分为：

1. 核衣壳　为病毒结构的最内层，由核酸、RNA 聚合酶及核蛋白构成。核酸为单股负链 RNA，分八个节段（丙型为七个节段），每一节段为病毒的一个基因。病毒进入细胞后分节段的核酸分别复制，装配时易发生不同节段间基因重排而导致变异，出现新病毒株，这是流感病毒易变异并引起流行的重要原因。每个 RNA 节段外包绕核蛋白（nucleoprotein，NP），RNA 和 NP 合称为核糖核蛋白（RNP），即核衣壳。病毒核蛋白为可溶性抗原，抗原性稳定，具有型特异性，是流感病毒分型的依据。

2. 包膜　流感病毒包膜有两层。内层为病毒基因编码的基质蛋白（M 蛋白），抗原性稳定，亦具有型特异性。外层为来自宿主细胞的脂质双层膜，上镶嵌有病毒基因编码的两种刺突，血凝素（hemagglutinin，HA）和神经氨酸酶（neuraminidase，NA）。二者是划分流感病毒亚型的依据，免疫原性极易变异。

（1）血凝素（HA）：为包膜上呈柱状突起的糖蛋白刺突，可与人呼吸道粘膜上皮细胞膜的粘蛋白结合而发生吸附，因此 HA 与病毒吸附和穿入宿主细胞有关；HA 也能与人、鸡、豚鼠等多种红细胞表面的粘蛋白结合，引起红细胞凝集（简称血凝）。HA 为保护性抗原，其诱导的抗体称为血凝抑制抗体；HA 也是流感病毒主要的中和抗原，可刺激机体产生中和抗体。血凝抑制抗体和中和抗体可抑制流感病毒的凝集现象并阻止病毒对细胞的吸附。

（2）神经氨酸酶（NA）：是流感病毒包膜上呈蘑菇状突起的糖蛋白刺突，亦具有亚型特异性。NA 可水解细胞膜表面糖蛋白末端神经氨酸，有利于成熟的流感病毒从细胞膜上解离释放。NA 刺激机体产生的抗体可阻止病毒的释放与扩散，但不能中和病毒的感染性。

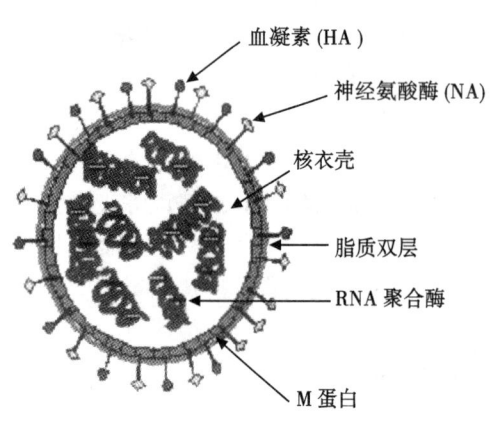

图 30-1 流感病毒结构示意图

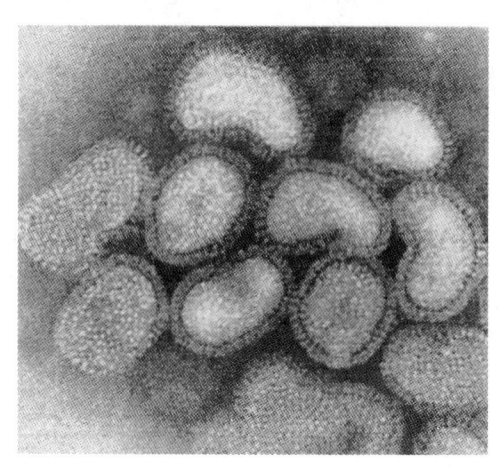

图 30-2 流感病毒电镜图

(二) 分型与变异

根据 NP 和 M 蛋白的不同可将流感病毒分为甲、乙、丙三型。其中甲型流感病毒最易发生变异，根据 HA 和 NA 免疫原性不同，可再将甲型流感病毒分为若干亚型。流感病毒抗原变异有两种形式：

1. 抗原性漂移（antigenic drift） 其变异幅度小，属于量变，是由点突变造成免疫原性的微小变化，所形成的新的病毒变异株只在小范围内引起甲型流感病毒中、小型流行，这是由于人群免疫力、病毒自然选择、基因点突变的结果。

2. 抗原性转变（antigenic shift） 变异幅度大，属质变，导致新亚型出现。由于人群普遍缺少对变异株的免疫力，故新亚型出现时易引起大范围流行，甚至世界性大流行，其主要原因可能是流感病毒不同亚型之间基因重排，或动物与人之间流感病毒基因重排引起的。

(三) 培养特性

病毒分离可采用鸡胚羊膜腔或尿囊腔接种，细胞培养则一般采用原代猴肾细胞等。病毒在鸡胚和细胞中均不引起明显的病变，需通过血凝试验和血凝抑制试验鉴定病毒是否生长及判断其型别。

(四) 抵抗力

流感病毒抵抗力较弱，对热、干燥、紫外线及一般化学消毒剂（如酸类、醛类）等均敏感。0~4℃能存活数周，-70℃以下可长期保存。

二、致病性和免疫性

传染源主要是急性期患者，人群对流感病毒普遍易感。发病初期患者鼻咽分泌物中含有大量病毒，并随飞沫经呼吸道进入机体，病毒在呼吸道上皮细胞内大量增殖，细胞坏死脱落、粘膜局部充血水肿，导致患者鼻塞、流涕、咽痛、干咳等上呼吸道感染症状。病毒还可释放毒素样物质入血，引起发热、头疼、全身酸痛等中毒反应。病毒可向下蔓延引起下呼吸道感染，年老体弱者可继发细菌性肺炎，是流感患者死亡的主要原因。流感病毒局限于呼吸道粘膜内增殖，一般不引起病毒血症。

机体感染流感病毒后可产生针对流感病毒血凝素的血清中和抗体和呼吸道粘膜 SIgA，对同型流感病毒有短暂免疫力，一般能维持 1~2 年。

三、微生物学检查

流行期间根据临床表现，一般不难做出流感的诊断。为监测病毒的抗原变异和流行情况，则需进行病毒分离鉴定。

（一）病毒分离和鉴定

取发病 3 天内患者鼻咽洗漱液加青霉素或鼻咽拭子经抗生素处理后接种鸡胚羊膜腔，35℃孵育 2~4 天后取羊水做血凝试验判断是否含有病毒，阳性者表明可能有流感病毒生长，再用已知免疫血清进行血凝抑制试验鉴定病毒的亚型和种。也可将含病毒的标本接种于易感细胞，如原代猴肾细胞进行分离培养和鉴定。

（二）病毒抗原检查

取鼻咽拭子在玻璃片上涂抹，干燥固定后，滴加荧光标记的特异性抗体染色，经冲洗，干燥后置荧光显微镜下观察，见到表面多处发荧光的细胞即为阳性。此法简便、实用、快速。

（三）血清学诊断

主要有血凝抑制试验，将流感患者急性期（发病 5 天内）和恢复期（发病 2~4 周）血清同时进行血凝抑制试验，恢复期血清抗体效价高于急性期 4 倍或 4 倍以上者，有诊断价值。

四、防治原则

流感病毒传染性强，传播快，特别是甲型流感病毒，能在短期内引起世界性流感大流行。迄今尚无有效的治疗药物，因此预防在控制发病和流行中十分重要。

目前应用灭活疫苗（三价裂解疫苗）皮下注射，可产生大量的 IgG，副作用小，但粘膜局部 SIgA 少，接种次数较多。减毒活疫苗采用鼻咽喷雾接种，虽然产生较多的 SIgA，但疫苗株减毒成功后，常常流行株已变异，故预防效果不理想。流行期间对公共场所和居室用化学消毒剂（如乳酸水溶液 $0.2~0.4ml/m^3$）熏蒸，可降低发病率。金刚烷胺可用于甲型流感的预防和早期治疗，但对乙型及丙型流感无效。某些中草药（如板蓝根、大青叶等）对流感有一定的疗效。目前对流感尚无有效的治疗方法，除对症治疗外，继发细菌性感染时需应用抗生素治疗。增强个体免疫力，流行期间尽量减少人群聚集在预防和控制流感的传播中有重要的作用。

第二节 副粘病毒

副粘病毒（paramyxovirus）与正粘病毒的生物学特性相似，为有螺旋对称的核衣壳、有包膜的单股负链 RNA 病毒。但副粘病毒有以下重要的特点。①核酸不分节段，为一条完整的 RNA 分子，故不易发生基因重排而导致变异；此外，基因组编码的蛋白质与流感病毒不同。②包膜糖蛋白刺突由大刺突和小刺突组成。后者即融合蛋白（F 蛋白），可促进病毒与细胞间相互融合，形成多核巨细胞。不同的副粘病毒各自的大刺突不完全相同，例如有 HN 蛋白、H 蛋白和 G 蛋白等，分别具有不同的生物学作用。③病毒体较正粘病毒大，直径 150~300nm。

一、麻疹病毒

麻疹病毒（measles virus）是麻疹的病原体，属副粘病毒科。麻疹是儿童期常见的急性传染病，但也可感染任何年龄段的易感人群，感染率和发病率都很高。近年由于疫苗的广泛应用，发病率明显下降，发病年龄推迟。目前，世界卫生组织已将麻疹列为要消灭的传染病之一。

（一）主要生物学特性

麻疹病毒为球形有包膜的单股负链 RNA 病毒，核酸不分节，核衣壳呈螺旋对称，包膜上含两种糖蛋白刺突：血凝素（HA）和融合蛋白（F蛋白），可分别凝集和溶解红细胞，F蛋白还可引起细胞融合，形成多核巨细胞，感染细胞的核和胞浆内可见嗜酸性包涵体。

本病毒抵抗力弱，加热 56℃ 30min，一般消毒剂如酸、醛等均可使之灭活。麻疹病毒只有一个血清型，抗原性稳定。

（二）致病性和免疫性

人是麻疹病毒唯一的自然宿主，急性期患者为传染源，病毒主要通过飞沫直接传播，也可由含病毒的鼻腔分泌物污染玩具、用具或直接接触等方式感染易感人群。麻疹病毒传染性极强，易感者初次接触发病率几乎达100%，隐性感染少见。病毒首先在局部粘膜上皮细胞和淋巴组织中增殖，进入血流形成第一次病毒血症，随后进入全身淋巴组织，大量增殖后再次入血，形成第二次病毒血症，病毒随之扩散至全身皮肤、粘膜，有时甚至可达中枢神经系统。临床表现为高热、咳嗽、畏光、流泪、眼结膜充血等前驱症状，患儿此时在颊粘膜处出现微小的灰白色外绕红晕的粘膜斑，称为柯氏斑（Koplik斑），有助于早期诊断。前驱期后1~2天，病人自头颈躯干至四肢的全身皮肤相继出现红色斑丘疹，此时病情最为严重。待疹出全后，体温下降，皮疹渐消退，脱屑。麻疹一般可以自然康复，但少数机体免疫功能低下者易继发细菌感染，导致肺炎、中耳炎、脑炎等并发症，甚至死亡。约百万分之一的患儿在病后若干年，多在学龄前出现急性感染后的迟发性并发症-亚急性硬化性全脑炎（SSPE），表现为大脑功能渐进性衰退，1~2年内死亡。这可能与病毒在脑组织内潜伏感染，病毒复制不全产生的缺损病毒导致的免疫病理损伤有关。

麻疹病毒免疫原性强，且只有一个血清型，病后体内产生的抗体可持续终身，因此可获牢固免疫力。6个月内的婴儿有来自母体的抗体保护，可免受感染。麻疹的恢复主要靠细胞免疫，但抗F抗体和抗H抗体在抵抗麻疹病毒再感染中有重要的作用。此外，麻疹感染（包括麻疹减毒活疫苗）可引起暂时性免疫功能抑制。

（三）微生物学检查

典型麻疹病例无需实验室检查，根据临床症状即可诊断。病毒分离可采用患者发病早期的血液及鼻咽分泌物接种原代人或猴肾细胞；亦可采用呼吸道、尿道沉淀物检查病毒抗原，观察多核巨细胞或胞内和核内的嗜酸性包涵体。

（四）特异性预防

麻疹病毒减毒活疫苗是目前最有效的疫苗之一。我国对8月龄婴儿普遍实行初次免疫接种，接种后抗体阳转率达90%以上，7岁时复种一次，免疫力一般可维持10~15年。对接触麻疹的易感者，可用丙种球蛋白或胎盘球蛋白进行紧急预防，能有效地阻止发病或减轻症状。

二、腮腺炎病毒

腮腺炎病毒（mumps virus）是流行性腮腺炎（俗称"痄腮"）的病原体，属副粘病毒科。腮腺炎病毒呈球形，直径为100～200nm，核酸为单股负链RNA，共编码7种蛋白。衣壳为螺旋对称，包膜刺突上HA和NA活性集于一体，称为HN蛋白，此外还有F蛋白。腮腺炎病毒可在鸡胚羊膜腔内增殖，或在猴肾等细胞中生长，能使细胞融合形成多核巨细胞。病毒只有一种血清型。

腮腺炎病毒呈世界性分布，人是唯一自然宿主，易感人群为5～15岁少儿。病毒通过飞沫由呼吸道侵入，最初在鼻和呼吸道上皮细胞中增殖，随后入血形成病毒血症，并侵犯唾液腺（腮腺、颌下腺、舌下腺等）引起一侧或双侧腮腺肿大。若无合并感染，经1～2周可自愈。病毒也可侵犯其他腺体，可导致胰腺炎、睾丸炎、卵巢炎、无菌性脑炎等。病后可获牢固免疫力，6个月以内婴儿拥有从母体获得的免疫力。

隔离患者可减少感染机会。接种减毒活疫苗是唯一有效的预防措施，可产生长期的免疫保护作用。国外有将腮腺炎病毒、麻疹病毒、风疹病毒组成三联疫苗（MMR）同时接种，我国目前使用的是单价减毒活疫苗，三联疫苗正在研制中。流行期间服用中草药板蓝根或金银花亦有预防效果。

三、呼吸道合胞病毒

呼吸道合胞病毒（respiratory syncytial virus，RSV）属副粘病毒科，是婴幼儿急性下呼吸道感染的主要病因，多表现为毛细支气管炎和肺炎，严重病例可导致婴儿猝死。年长儿及成人感染RSV可表现为鼻炎、感冒等上呼吸道症状。

RSV的包膜刺突含两种糖蛋白：G蛋白和F蛋白，但无血凝素和神经氨酸酶。G蛋白属于大刺突，能与宿主细胞膜受体结合，介导病毒穿入细胞；F蛋白可使感染细胞互相融合。病毒可在多种细胞中缓慢生长，细胞相互融合成为合胞体，内含多个胞核、胞浆内嗜酸性包涵体。一般认为RSV只有一个血清型。病毒对理化因素的抵抗力较弱。

RSV经呼吸道或与被污染的物品接触而感染，传染性强，多冬季流行，是院内感染的重要病原体。病毒感染一般不形成病毒血症，仅侵入呼吸道上皮细胞内增殖，引起细胞融合，上皮细胞损伤坏死，坏死物与粘液、纤维蛋白等阻塞呼吸道，导致严重的细支气管炎和肺炎，严重时造成死亡。患儿病后免疫力不强，不能预防再次感染。从母体中获得的抗体亦不能防止婴儿感染。

RSV所致的疾病临床上不易与其他呼吸道病毒感染区别，需进行病毒分离和抗体检查。至今尚无安全有效的疫苗应用。

第三节 其他呼吸道病毒

一、腺病毒

腺病毒（adenovirus）是一群可侵犯呼吸道、眼结膜、淋巴组织、消化道和泌尿道的DNA病毒。因首先在健康人扁桃体中分离到，故名腺病毒。腺病毒能引起呼吸道、消化道粘膜上皮细胞溶解坏死，也可形成潜伏感染和致动物细胞转化等作用。

腺病毒为球形无包膜病毒，直径70～90nm，核酸为双股线状DNA，衣壳呈20面体立体对称，呈五邻体（图30-3）。衣壳蛋白具有毒素样活性，可引起细胞病变。腺病毒能在原代人胚肾细胞，Hela细胞中生长，使受染细胞肿胀变圆呈葡萄串状，细胞核内可见嗜碱性包涵体。

目前能感染人的腺病毒已鉴定的血清型至少有40多种。不同型别引起不同的临床疾病。腺病毒主要通过呼吸道、胃肠道，或污染眼结膜等密切接触方式在人群中传播。主要感染儿童，多无症状，少数可表现为急性咽炎、腺病毒肺炎、胃肠炎和小儿腹泻、角膜结膜炎、出血性膀胱炎、急性心肌炎、脑膜脑炎、肝炎等病症。此外，腺病毒的某型血清型（12、18型等）可引起细胞转化和动物肿瘤，但无对人致癌作用的报道。

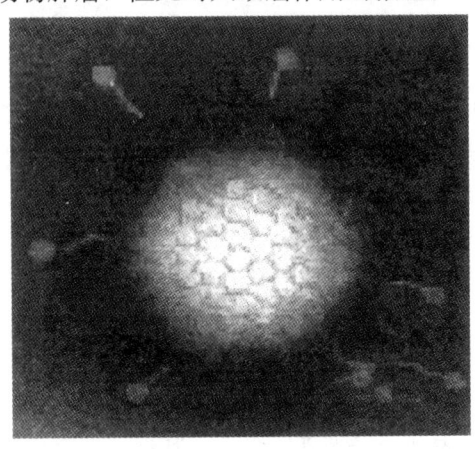

图30-3　腺病毒电镜图

人感染腺病毒后可产生中和抗体，具有抵抗同型病毒再感染作用。目前尚无理想疫苗预防。

二、风疹病毒

风疹病毒（rubella virus）是风疹（又名德国麻疹）的病原体，属披膜病毒科，人是该病毒的唯一自然宿主。

风疹病毒为有包膜的单股正链RNA病毒，呈多形态，以球形多见。包膜上的短刺突具有血凝素样活性，能凝集禽类和人"O"型血红细胞。风疹病毒只有一个血清型，可在多种细胞中增殖，一般不引起细胞病变。风疹病毒抵抗力弱，对热、紫外线及破坏包膜的消毒剂等敏感。

病毒经呼吸道传播，在局部淋巴结中增殖后，经病毒血症播散全身。儿童是主要易感者，表现为发热、麻疹样出疹，但较轻，伴耳后和枕下淋巴结肿大。风疹病毒感染可引起垂直传播，导致胎儿先天感染等严重的后果。我国约5%的育龄妇女在儿童期未感染风疹病毒，如在孕期20周内感染风疹病毒，病毒可通过胎盘屏障进入胎儿细胞，引起胎儿畸形或先天性风疹综合征，婴儿出生后表现为先天性心脏病、先天性耳聋、白内障等综合征。风疹病毒自然感染后可获得持久免疫力，胎儿和出生6个月内的婴儿可受母体中的抗体或来自母体的抗体保护。

预防风疹病毒的有效措施是接种风疹减毒活疫苗，国外常与麻疹病毒、腮腺炎病毒组合成三联疫苗（MMR）使用，国产的风疹减毒活疫苗也已投入使用。

引起其他呼吸道感染的病毒还有鼻病毒、冠状病毒、肠道病毒中的柯萨奇病毒和埃可病毒中的某些型别等，主要引起普通感冒。据统计，50%以上的成人普通感冒是由鼻病毒引起，另有10%～30%普通感冒由冠状病毒引起，位居第二，仅次于鼻病毒。但婴幼儿中普通感冒多为冠状病毒所致。这两种病毒均对酸类消毒剂敏感。感冒流行期间，可用乳酸或食醋加水后加热熏蒸，消毒室内空气。普通感冒病后免疫力不强，易再次感染。

三、冠状病毒

冠状病毒（coronavirus）是一类有包膜的单股正链RNA病毒，因包膜上有类似日冕或皇冠状的突起而得名。宿主范围广，包括人类、禽类和野生动物等。

冠状病毒的外形不规则，直径约60～220nm。包膜上有刺突蛋白、包膜蛋白和膜蛋白等三种主要蛋白。刺突蛋白与细胞受体结合，介导细胞融合，为病毒主要表面抗原。大多数感染人类的冠状病毒不能在培养细胞中生长。

冠状病毒可经接触呼吸道分泌物、粪-口途径等方式传播。在人类，冠状病毒主要引起呼吸道感染，是成人普通感冒的主要病原之一；在儿童可以引起上呼吸道感染，一般为轻度的自限性疾病；有时也引起消化道疾病，极少数还可引起神经系统症状。冠状病毒感染呈世界性分布，有明显的季节性，冬春季发病率最高，以儿童多见。人可以反复多次感染。目前尚无有效的疫苗进行预防。

SARS冠状病毒（图30-4）是2003年3月发现的一种新型冠状病毒，是严重急性呼吸道综合征（severe acute respiratory syndrom，SARS）的病原体，其来源尚不清楚。SARS在我国又称为传染性非典型肺炎，该病传染性极强，SARS病毒主要通过咳嗽和喷嚏产生的飞沫传播，或通过手接触污染物等途径传播。SARS病毒所导致的感染较其他类型冠状病毒的感染严重，临床上主要表现为发热、干咳、呼吸困难（气促）、头痛、低氧血症，以及X线检查肺部出现片状密度增高阴影等，而且病情迁延难愈，严重者可因肺泡损伤引起的进行性呼吸衰竭及其他多脏器衰竭而死亡。SARS病毒能在Vero细胞中生长并引起细胞病变效应，这是以前感染人类的冠状病毒所不具备的特性。

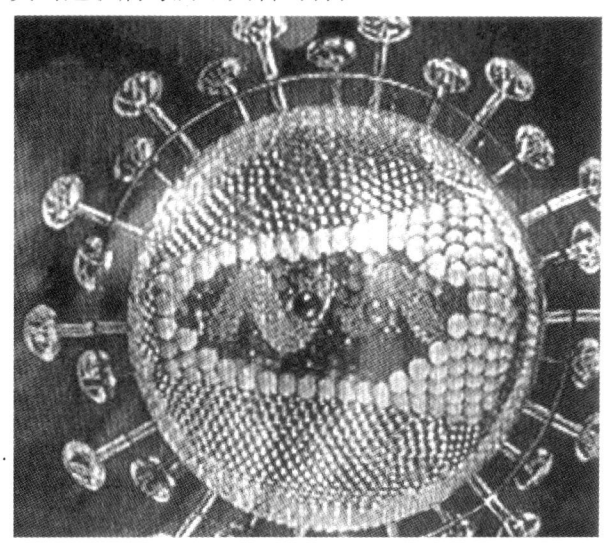

图30-4　SARS冠状病毒

SARS 冠状病毒感染可应用免疫荧光试验和酶联免疫吸附试验检测患者血清中的 IgG 与 IgM 抗体，也可应用逆转录－聚合酶链反应（RT-PCR）快速检测 SARS 病毒的 RNA。

预防传染性非典型肺炎的措施主要是勤洗手、保持环境卫生和空气流通，流行期间避免到人群聚集、空气不流通的地方，或避免到医院探视病人。目前尚无用于防治传染性非典型肺炎的特异性疫苗和有效药物。

（彭宜红）

第三十一章 经肠道感染的病毒

经肠道感染的病毒系指经粪－口途径感染、在肠道增殖、引起全身病变或肠道病变的病毒，包括小RNA病毒科肠道病毒属中的肠道病毒，以及引起急性胃肠炎的病毒。

第一节 肠道病毒

一、肠道病毒的种类及特征

（一）肠道病毒的种类

肠道病毒属（*Enterovirus*）为小RNA病毒科成员，共包括67个血清型（表31-1）。

表31-1 肠道病毒的种类及所致疾病

病毒种	型别	所致主要疾病
脊髓灰质炎病毒	1～3	脊髓灰质炎（小儿麻痹症）
柯萨奇病毒A组	1～24[a]	上呼吸道感染、疱疹性咽峡炎等
柯萨奇病毒B组	1～6	上呼吸道感染、心肌炎、脑膜炎、婴儿全身感染等
埃可病毒（ECHO）	1～34[b]	无菌性脑膜炎、婴儿腹泻等
新型肠道病毒	68～72[c]	无菌性脑膜炎、结膜炎、肌肉麻痹等

注：a：柯萨奇病毒A_{23}型与$ECHO_9$型相同，故A组实际为23个血清型。

b：埃可病毒第10型重新分类为呼肠病毒1型，第28型分类为鼻病毒1型，第34型分类为柯萨奇病毒24型，故实际只有31个血清型。

c：肠道病毒72型为甲型肝炎病毒，现归于嗜肝RNA病毒。

（二）肠道病毒的共同特征

1. 形态结构　病毒体为无包膜的小球形颗粒，直径约24～30nm。衣壳由60个相同的壳微粒组成20面体立体对称，每一壳微粒由VP1、VP2、VP3和VP4四种多肽链组成。

2. 核酸　为单股正链RNA，可作为mRNA转译蛋白质。脱去衣壳的核酸仍有感染性。

3. 抵抗力　较强，耐酸（pH 3～5）、耐脂溶剂（乙醚、胆盐、去污剂、70%酒精），在污水和粪便中可存活数月，在疾病的流行上有重要意义；对氧化剂敏感，1%高锰酸钾、1%双氧水、漂白粉可灭活病毒。

4. 培养　除柯萨奇A组病毒外，多数肠道病毒可引起培养细胞的明显病变。

5. 致病性　通过粪－口途径传播，多引起隐性感染；可通过病毒血症侵犯神经系统和多种组织。一种病毒可引起多种病变；同一种病变可由多种病毒引起。

二、脊髓灰质炎病毒

脊髓灰质炎病毒（poliovirus）是脊髓灰质炎的病原体。根据其衣壳蛋白抗原性的不同分为1、2、3型。三型病毒所引起的疾病症状相同。

（一）致病性和免疫性

传染源为患者和无症状带毒者，主要通过粪-口途径传播。易感者多为15岁以下尤其是5岁以下儿童。90%以上感染为隐性感染，无症状或仅表现为轻微上感症状。病毒侵入体内后局限在咽及肠道上皮细胞和肠粘膜淋巴组织内增殖并向外排毒。咽部排毒时间约1周；粪便排毒时间可持续5～6周。少数感染者体内的病毒经肠道局部淋巴组织释放入血形成第一次病毒血症，并随血流侵入全身淋巴组织及肝、脾、骨髓等非神经组织中大量增殖，引起发热、头痛等全身症状。若病毒的毒力强或机体免疫功能不完善，病毒可再次入血形成第二次病毒血症并感染中枢神经系统，引起无菌性脑膜炎或非麻痹性脊髓灰质炎。约0.1%～1%感染者体内的病毒可侵犯脊髓、脑干的运动神经细胞，引起麻痹性脊髓灰质炎，使受损神经细胞支配的肌肉（多见下肢）发生暂时性或永久性弛缓性瘫痪。病人偶可因延髓麻痹而死亡。其致病机理是病毒在细胞内的复制阻断了细胞的合成代谢，导致细胞变性、坏死。

无论隐性感染或患病，机体对同型病毒都可产生持久免疫力。鼻咽部及肠道粘膜局部SIgA可阻止病毒在咽部及肠道的定居增殖，阻止病毒血症发生。SIgA还可通过初乳传递给新生儿。血清中和抗体IgG、IgA和IgM可阻止病毒通过血流播散侵入重要的靶器官及中枢神经系统，防止麻痹的发生。6个月内的婴儿有来自母体的抗体保护而较少感染。

（二）微生物学检查

通过PCR或核酸杂交等分子生物学方法对病毒基因的检测可有助于临床的早期诊断。

（三）防治原则

1. **隔离传染源** 自患者发病之日起，隔离40天。对密切接触者实行集体检疫20天。

2. **切断传播途径** 患者呼吸道及消化道排泄物用加倍量的20%漂白粉乳剂或石灰（排泄物：药液=1:2）拌匀后静置2～4小时方可倒入厕所。便器用3%漂白粉澄清液浸泡2小时。食具、衣物或玩具分别采取煮沸15min、阳光下曝晒2天、5%漂白粉液浸泡等方法消毒。

3. **保护易感者** 目前有两种疫苗：口服减毒活疫苗（OPV）和灭活疫苗（IPV）。我国计划免疫采用的是口服减毒活疫苗。初服年龄为2个月，口服三价混合疫苗一粒，连服3次，每次间隔一个月，共服3粒为一个全程。4岁时加服一个全程。减毒株病毒可在肠道内增殖，但不进入血流，可刺激机体产生局部SIgA和血清中和抗体。为防止其他肠道病毒的干扰，疫苗应在冬季服用。服疫苗时不宜用热水或母乳送服。对幼时未免疫的成人及有免疫缺陷或使用免疫抑制剂者，不宜服用活疫苗，可改用灭活疫苗。对未服疫苗而又接触了患者的易感者，应及早给予丙种球蛋白或胎盘球蛋白肌注。

三、其他肠道病毒

（一）柯萨奇病毒

柯萨奇病毒（coxsackievirus）以最初发现的地名命名。根据病毒对新生乳鼠致病性的不同分为A、B两个组。在人类，A组病毒主要引起疱疹性咽炎，好侵犯10岁以下小儿；另可引起普通感冒。B组病毒常可引起心肌炎、心包炎、流行性肌痛、新生儿全身感染等症。两组病毒均可引起类脊髓灰质炎、无菌性脑膜炎及发热性出疹。病后可获得型特异性免疫。临床诊断可采用EIA法检测血清中病毒特异性IgM，也可用PCR法和原位杂交法分别检测患者脑脊液和心肌组织中的病毒核酸。

（二）埃可病毒

该病毒是20世纪50年代初期在脊髓灰质炎流行期间，由健康儿童粪便中分离而得。因当时不清楚其与人类疾病的关系，故称为人类肠道致细胞病变孤儿病毒（enteric cytopathogenic human orphan virus，ECHO病毒），简称埃可病毒。ECHO病毒除可引起与柯萨奇病毒类似的神经系统和呼吸系统病变外，尚可引起婴幼儿腹泻。

（三）肠道病毒68～71型

肠道病毒68型可能与儿童呼吸道感染有关；69型尚未发现与人类疾病的关系；70型可引起急性出血性结膜炎。病毒通过污染的水源、游泳池水、毛巾、脸盆经间接接触造成传播流行，传染性强，发病率高，但属自限性疾病，一般于1～2周内恢复，预后良好。极少数病例病毒可侵犯中枢神经系统，引起脊神经根炎。肠道病毒71型主要侵犯儿童，可引起脑炎、脑膜炎、类脊髓灰质炎和手足口病。

第二节　急性胃肠炎病毒

急性胃肠炎是人类的常见病、多发病，主要表现为腹泻。除细菌、寄生虫等病原体外，大多数胃肠炎由病毒引起。可引起急性胃肠炎的病毒种类很多，最重要的有呼肠病毒科的轮状病毒（rotavirus）、腺病毒科的肠道腺病毒、杯状病毒科的诺瓦克病毒（norwalk virus）等。

一、轮状病毒

（一）生物学特性

病毒体呈球形，直径70～75nm，无包膜，有双层衣壳，壳粒呈放射状排列似车轮辐条。核心为双股RNA，分11个节段，分别编码病毒的衣壳蛋白和功能蛋白。其中病毒外衣壳蛋白VP4为病毒血凝素，是主要的中和抗原。轮状病毒抵抗力强，在粪便中可存活数日或数周，耐酸，在pH 3.5～10时仍可保持感染性；耐碱，耐乙醚，室温下相对稳定，55℃ 30min可灭活病毒。

（二）致病性

该病毒分布广泛，目前已知可分为7个组（A～G）。A～C组可引起人和动物腹泻；D～G组只引起动物腹泻。A组轮状病毒最为常见，是婴幼儿腹泻的最主要病原体，易侵犯2岁以下婴幼儿，秋冬季为流行季节，在发展中国家是导致婴幼儿死亡的主要病因。B组轮状病毒引起较大儿童和成人腹泻，目前仅见于我国，可呈爆发流行。C组引起的腹泻仅见于个案报道。

病毒通过粪-口途径传播，侵入机体后在小肠粘膜绒毛细胞内增殖，导致绒毛细胞的损伤和吸收功能下降，引起严重水样腹泻和电解质平衡失调。患者可因脱水、酸中毒而死亡。病后可对同型病毒产生免疫力，起保护作用的抗体主要是肠道局部SIgA。

（三）微生物学检查与防治

取粪便直接在电镜或免疫电镜下，检查病毒颗粒或用ELISA双抗体夹心法或免疫荧光法检测粪便标本中的病毒抗原。治疗应及时补液，纠正电解质紊乱。特异性疫苗尚在研制中。

二、肠道腺病毒

人类腺病毒 F 组中的 40、41 和 42 血清型是引起婴幼儿病毒性腹泻的第二位病原体，称为肠道腺病毒（enteric adenovirus，EAdV）。该病毒系无包膜的双链 DNA 病毒，抵抗力强，通过粪 - 口途径传播，主要引起 5 岁以下婴幼儿腹泻，一般无发热和呼吸道症状。治疗主要采取补液等对症疗法。

三、杯状病毒

杯状病毒（calicivirus）是一类裸露的、立体对称的单股正链 RNA 病毒，比小 RNA 病毒稍大，其表面有杯状凹陷，故称杯状病毒。

本科病毒中引起急性胃肠炎的主要是诺瓦克（Norwalk）病毒，因在美国 Norwalk 地区发现（1972）而得名。该病毒耐酸，耐热，60℃ 30 分钟不能完全灭活，至今细胞培养分离病毒尚未成功。

诺瓦克病毒主要通过粪 - 口途径传播，也可通过水源传播，传染性强。该病毒是非细菌性胃肠炎爆发流行的最重要病原体，主要引起较大年龄儿童和成人急性胃肠炎。感染后 1 天即发病，一般 1~2 天自愈。症状包括呕吐、腹泻和轻度发热。病后可产生抗体，但无保护作用，易再次感染。

微生物学检查可用电镜直接观察粪便标本，或采用 ELISA 检测病毒抗原或抗体。

（陈海伦）

第三十二章 肝炎病毒

肝炎病毒（hepatitis viruses）是一组专门侵犯人和动物肝细胞，引起病毒性肝炎的病毒。目前公认的人类肝炎病毒至少包括甲、乙、丙、丁、戊五个型别。五型肝炎病毒的生物学特性及致病特点见表32－1。近年来又发现一些与人类肝炎有关的病毒，如己型、庚型和TT型肝炎病毒等。此外，EB病毒、巨细胞病毒、黄热病毒等也可侵犯肝细胞，但这些病毒并不以肝细胞为唯一的靶细胞，因此不列为肝炎病毒。

表32－1 五型肝炎病毒的主要生物学特性及致病特点

病毒名称	甲型肝炎病毒	乙型肝炎病毒	丙型肝炎病毒	丁型肝炎病毒	戊型肝炎病毒
缩写符号	HAV	HBV	HCV	HDV	HEV
病毒科	小RNA病毒	嗜肝DNA病毒	黄病毒	缺陷病毒	杯状病毒
颗粒大小	27nm	42nm	35～62nm	36nm	32nm
核酸型	（＋）ssRNA	dsDNA	（＋）ssRNA	（－）ssRNA	（＋）ssRNA
传播途径	粪－口	血液、垂直、性	同HBV	同HBV	同HAV
好发人群	儿童、青年	各年龄组	各年龄组	各年龄组	成人
病情程度	轻－中	轻/中－重	轻/中－重	轻/中－重	轻－中/重
转为慢性	－	＋	＋	＋	－
抗原携带	－	＋	＋	＋	－
肝硬化或肝癌	－	＋	＋	＋	－
主动免疫	疫苗	疫苗	－	同HBV	－
被动免疫	丙球蛋白	HBIG	－	－	－

第一节 甲型肝炎病毒

甲型肝炎病毒（hepatitis A virus，HAV）引起甲型肝炎。1973年首次用免疫电镜发现该病毒，1979年细胞培养该病毒获成功。HAV为小RNA病毒科嗜肝RNA病毒属（原归类为肠道病毒属72型）。

一、生物学特性

（一）形态结构

HAV呈球形，直径约27nm，无包膜。衣壳为20面体立体对称，由VP1、VP2、VP3和VP4四种多肽组成。核心含单股正链RNA，核酸有感染性。

（二）抵抗力

HAV抵抗力较强，比一般肠道病毒更耐热、耐氯化物，在自然界存活能力强，在粪便和污水中可存活月余，因此可通过粪便污染水源引起爆发流行。灭活HAV可采用10～15ppm氯处理30min、1∶4000甲醛液作用72小时、紫外线照射1小时、加热100℃ 5min等方法。

（三）免疫原性

HAV 免疫原性稳定，且只有一个血清型。主要抗原决定簇位于衣壳蛋白 VP1 多肽，可刺激机体产生中和抗体。

（四）培养

HAV 可在多种细胞中培养，但虽为裸病毒体，却不引起明显的细胞病变。

二、致病性和免疫性

（一）传染源与传播途径

主要是病人及隐性感染者。隐性感染者易被忽略，为重要传染源。病人于发病前后各二周内均可自粪便排毒，转氨酶达高峰时，粪便排毒停止。HAV 主要通过粪－口途径传播。带毒粪便污染食物、水源、海产品等均可造成散发或爆发流行。1988 年上海市民因生食被 HAV 污染的毛蚶而导致 30 万人甲肝爆发流行。联邦德国、美国亦有类似报道。

（二）感染类型与致病机制

人类对 HAV 普遍易感，约 70％ 为隐性感染，多见于幼儿。显性感染多发生于儿童及青少年。成人体内多含抗 HAV 抗体而不易感，但受感染后则病变较重。

目前对肝炎的发病机理尚未完全阐明。病毒经口侵入后在肠道中增殖并经血流到达肝脏，在肝细胞内大量复制，造成肝细胞轻度炎症。待机体产生特异性抗体、细胞毒性 T 细胞及 NK 细胞活化，对肝细胞内感染的病毒进行清除时，则使肝细胞损伤加剧。患者可出现肝肿大、肝区痛、肝功能异常、黄疸等症状。推测肝细胞病变系由免疫反应所致。

甲肝的潜伏期为 15～30 天，一般病程 3 个月，预后良好，不转为慢性。

（三）免疫性

机体感染 HAV 后，在急性期早期（出现黄疸时）即可产生抗 HAV 的 IgM 类抗体，约维持半年左右消失；急性期后期开始产生大量 IgG 类中和抗体，可在体内维持多年甚至终生，一般不再患同型肝炎。干扰素的产生、NK 细胞和 CTL 细胞对清除感染细胞内的病毒有着重要作用。

三、微生物学检查

常用放射免疫检测法（RIA）或酶联免疫吸附试验（ELISA）测定患者血清中特异性抗 HAV IgM 类抗体以区别甲型肝炎和其他类型肝炎。特异性 IgM 抗体滴度升高，可作为甲型肝炎早期诊断依据。检测 IgG 类抗体可用于流行病学调查，升高多表示既往感染。临床一般不做病原学检查。必要时可取潜伏期和急性期早期病人粪便，用 RIA 法或 EIA 法检测病毒抗原；或用核酸杂交法和 PCR 法检测粪便、食物、水样中 HAV 的 RNA。

四、预防和控制

加强饮食业、水源和粪便的卫生管理，可有效控制甲型肝炎的流行。病人排泄物、食具、物品和床单衣物等应进行消毒处理。预防甲肝可采用接种灭活疫苗或减毒活疫苗，基因工程疫苗亦正在研制之中。对密切接触患者的易感者，可立即给予丙种球蛋白肌注进行被动免疫。

第二节 乙型肝炎病毒

乙型肝炎病毒（hepatitis B virus，HBV）引起乙型肝炎。乙型肝炎为全球性传染病，我国则为高流行区，全国无症状的表面抗原携带率约为12%。部分患者可转为慢性感染，甚至发展为肝硬化或肝癌，其危害性远远大于其他各类肝炎，是我国重点防治的传染病之一。

一、主要生物学特性

（一）形态结构

有感染性、完整的HBV颗粒是具有双层衣壳和核心，直径为42nm的球形颗粒。因该颗粒是Dane于1970年在乙肝患者血清中首次发现，故又称为Dane颗粒。其结构（图32－1）由外向内依次为：

1. 外衣壳　相当于病毒包膜，由脂质双层镶嵌蛋白质构成，其蛋白包括大量的主蛋白（SHBs）及少量的中蛋白（MHBs）和大蛋白（LHBs），共同构成HBV的表面抗原。
2. 内衣壳　呈20面体立体对称，其衣壳蛋白为核心抗原（HBcAg）构成。
3. 核心　含部分双股环状DNA和DNA聚合酶（DNAP）。

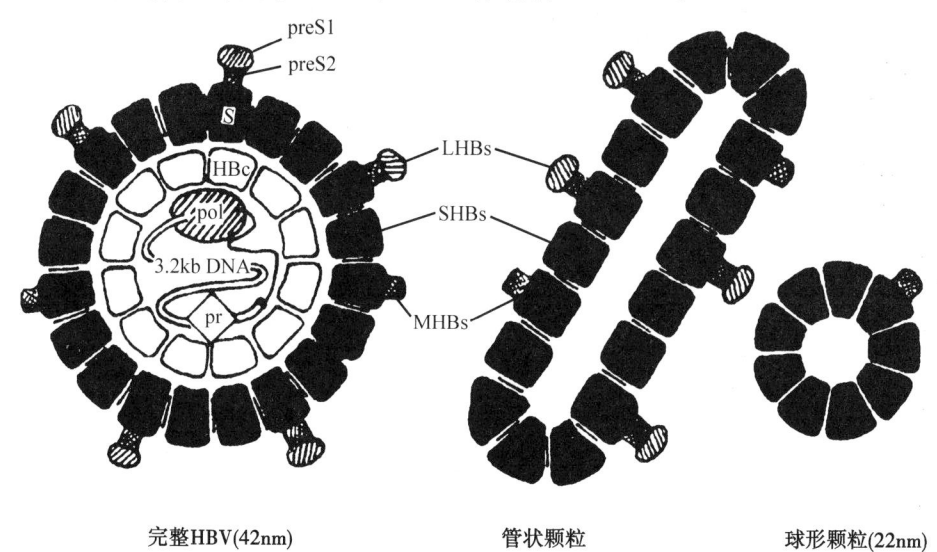

图32－1　HBV结构示意图

用电镜观察HBV感染者的血清，除可见到Dane颗粒（大球形颗粒）外，还可见到大量的直径为22nm的小球形颗粒和长40～100nm、直径为22nm的管形颗粒。小球形颗粒和管形颗粒是由HBV产生的过剩的表面蛋白聚合组成，不含核酸，因此无感染性。

（二）基因结构

HBV基因组为部分双股环状DNA，即二条DNA链长短不一。短链（S链）为正链，长链（L链）为负链，含四个开放读码框架，分别称为：

1. S区　包括S、preS2和preS1基因，分别编码构成外衣壳的主蛋白（即HBsAg）、中蛋白（preS2＋S）和大蛋白（preS2＋preS1＋S）。

2. C区 包括C和preC基因，编码内衣壳的HBcAg和HBeAg。
3. P区 该区最长，并和其他三个区基因尤其是S区基因重叠，编码HBV特有的DNA多聚酶，具有逆转录酶活性。
4. X区 编码HBxAg，该蛋白可激活一些细胞的癌基因，与肝癌的发生有关（图32-2）。

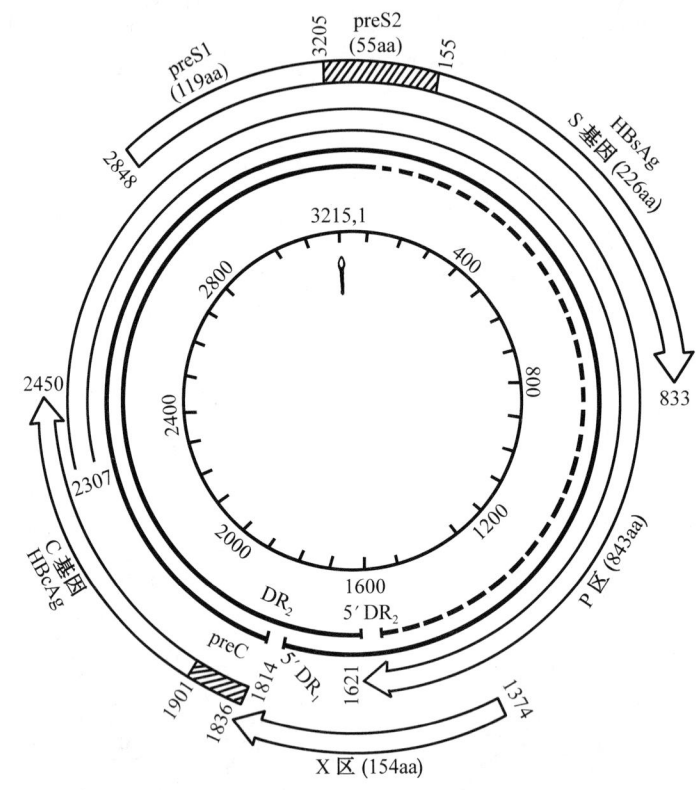

图32-2 HBV基因结构示意图

（三）抗原结构

HBV的抗原主要有三种：表面抗原（HBsAg）、核心抗原（HBcAg）和e抗原（HBeAg）。

1. HBsAg 为HBV的外衣壳蛋白。广义的HBsAg包括由S、preS2和preS1基因分别编码的主蛋白、中蛋白和大蛋白。

（1）S蛋白：又称主蛋白，是HBV外衣壳的主要成分，狭义的HBsAg即指S蛋白。每个Dane颗粒表面可有300～400个S蛋白分子。血清中HBsAg阳性表示有HBV感染。S蛋白可刺激机体产生相应的中和抗体即抗HBs抗体，可抵抗HBV的再感染。因此S蛋白是制备疫苗的最主要成分。

（2）中分子蛋白：由preS2蛋白与S蛋白共同构成。preS2蛋白可与多聚人血清白蛋白（PHSA）结合，人肝细胞膜上具有PHSA受体，通过血浆中PHSA搭桥，HBV可与肝细胞结合在一起。

（3）大分子蛋白：由preS1蛋白与preS2蛋白和S蛋白共同构成。preS1蛋白位于HBV的最表面，可直接与肝细胞粘附，介导HBV的吸附。preS2蛋白和preS1蛋白免疫原性均较S蛋白更强，刺激机体产生的相应抗体均有中和作用。

HBsAg 具有一个共同的抗原决定簇 a 和两组互相排斥的亚型决定簇 d/y 及 w/r，所以 HBsAg 可分为 adw、adr、ayw 和 ayr 4 种亚型。我国汉族以 adr 多见，少数民族多为 ayw。

2. HBcAg　系由 C 基因编码的 HBV 内衣壳蛋白。由于有外衣壳的包绕，血液中一般查不到游离的 HBcAg，但可在受感染肝细胞核内和胞浆膜上表达，是 CTL 细胞识别和攻击的主要靶抗原。HBcAg 免疫原性较强，可刺激机体产生抗 HBc 抗体。抗 HBc-IgM 为机体感染 HBV 后较早产生的抗体，可作为早期诊断的重要指标，但该抗体无保护作用。

3. HBeAg　由 C 和 preC 基因编码，整体转录翻译，经酶切后形成 HBeAg，以可溶性蛋白的形式游离于感染者血液中。HBeAg 在 HBV 感染中的确切功能，目前仍不清楚，推测其可能参与免疫发病机制的调节。此外，HBeAg 的存在与 HBV 的复制常呈平行关系，故可将其视为体内 HBV 复制并表示血液具有传染性的指标之一。HBeAg 也具有较强的免疫原性，可刺激机体产生抗 HBe 抗体，对机体有一定保护作用。HBeAg 也可表达在受感染的肝细胞膜上，成为免疫系统识别的靶抗原。

（四）抵抗力

HBV 对理化因素的抵抗力强，耐热，耐一般化学消毒剂（如 70％乙醇），室温下存活半年仍可保持感染性。灭活 HBV 可采用煮沸（100℃ 10min）、高压蒸气、干烤（160℃ 2 小时）等方法。HBV 对 0.5％过氧乙酸、5％次氯酸钠、3％漂白粉溶液敏感，可用于消毒。

二、致病性和免疫性

（一）传染源

各期病人及无症状的表面抗原携带者均为传染源。HBV 可存在于这些人的血液和体液（唾液、乳汁、羊水、精液和阴道分泌物）中。

（二）传播途径

1. 经血传播　极微量带毒血液通过破损皮肤和粘膜进入人体就可造成传染。因此，输入带毒血液或血浆、注射带毒血制品包括丙种球蛋白等；针灸针、采血针、拔牙、内镜检查等消毒不严均可引起医源性 HBV 的传播。共用注射器、牙刷、剃须刀等也可传播 HBV。

2. 接触传播　由于 HBV 可存在于体液中，家庭成员中通过密切接触和性接触而感染 HBV，常造成 HBV 感染在家庭中的聚集现象。

3. 母婴传播　主要是经产道及分娩后哺乳使新生儿受到感染。胎儿经胎盘受感染后多成为表面抗原携带者，其中 80％成为长期携带者。

（三）致病机制

HBV 通过血液播散感染肝细胞，在肝细胞内复制，产生大量病毒抗原并可表达在肝细胞表面，引起机体免疫应答，在清除病毒的同时造成受感染肝细胞的损伤。由于宿主免疫应答强弱的不同和侵入病毒数量及毒力的差异，导致乙型肝炎临床表现复杂多样：或为无症状的 HBsAg 携带者；或为急性肝炎、慢性肝炎（慢性迁延性、慢性活动性）或重症肝炎；少数慢性感染者可发展成为肝硬化和肝癌。HBV 感染肝细胞后，可能通过以下几种机制导致肝细胞破坏。

1. 肝细胞因膜抗原的变化而遭受免疫系统的攻击　HBV 感染后在肝细胞内的复制和释放可使肝细胞膜上带有病毒抗原（HBsAg、HBeAg、HBcAg）。这些抗原可被机体免疫系统识别，从而使受感染细胞成为免疫系统攻击的靶细胞。其中 CTL 细胞对靶细胞的直接杀伤，是肝细胞受损的主要原因。肝细胞受损伤后，可暴露出肝细胞特异脂蛋白（LSP）抗原。LSP作为自身抗原，可诱导机体产生自身免疫而损伤肝细胞。

2. 免疫复合物沉积引起的损害　血清中游离的HBsAg和e抗原可和相应抗体结合，形成免疫复合物（IC）。IC沉积于肝内或肝外小血管（如肾小球基底膜、关节滑膜等），激活补体，释放多种活性介质，造成血管炎症。慢性肝炎常同时伴有肾小球肾炎、关节炎、结节性多发性血管炎等症状，即由IC沉积引发的Ⅲ型超敏反应所致。IC若沉积在肝脏，可导致急性肝坏死。

3. 病毒基因与肝细胞基因的整合　HBV基因组的全部或部分（50%含有X基因）可插入肝细胞染色体，而X蛋白可激活细胞内的癌基因，引起肝细胞转化与癌变。人类新生儿感染HBV后成为慢性携带者，其原发性肝癌的发病率较高。另外，S基因的整合可使细胞不断产生HBsAg，成为持续性HBsAg携带者。

4. 病毒变异及对免疫功能的抑制　HBV基因如S基因、C基因和preC基因均具有较高的变异性，可逃避免疫系统的识别和攻击。另外，HBV感染可抑制机体的免疫应答，如抑制干扰素和IL-2的产生、降低CTL的杀伤活性等。免疫逃逸和免疫抑制可造成HBV的持续性感染。

（四）机体抗HBV的免疫机制

1. 体液免疫　具有保护作用的抗体主要是抗-HBs抗体，包括抗S、抗PreS1和抗PreS2抗体。这些抗体可阻止HBV进入正常肝细胞，是清除细胞外游离HBV的重要因素。

2. 细胞免疫　HBV抗原激活的特异性CTL细胞对感染肝细胞的杀伤是机体清除细胞内HBV的最主要因素。NK细胞、巨噬细胞以及一些淋巴因子等也参与对靶细胞的杀伤。

细胞免疫的作用是双重的，一方面可使病毒游离于体液中，借助于特异性抗体和补体的作用而彻底清除病毒；另一方面也造成受感染肝细胞的损伤。机体免疫状况的差异可导致不同的临床类型和转归。若病毒侵入数量不多，机体免疫应答正常，可表现为急性肝炎，最终病毒被清除而痊愈；若病毒数量多而细胞免疫应答过强，迅速引起大量肝细胞坏死，则表现为重症肝炎；若机体免疫功能低下，不能有效地杀伤受感染细胞及中和病毒，使HBV不断释放并感染新的细胞，便构成慢性肝炎；若病毒感染致使机体形成免疫耐受，则可表现为无症状的表面抗原携带者。

三、微生物学检查

（一）HBV抗原-抗体的测定

目前常用血清学方法检测HBV感染者或患者血清中的HBV抗原-抗体系统。常用的方法为ELISA和RIA。

1. HBV抗原的测定　主要检测血清中HBsAg和HBeAg，也可检测preS2、preS1和DNAP。无论其中哪一项阳性，都表示有HBV感染。仅HBsAg一项阳性，见于表面抗原携带者或感染早期。e抗原、preS2和preS1阳性多表示病毒有活动性复制，血清有高度传染性。在乙肝潜伏期末和急性发病期可检出HBsAg，约持续存在2个月左右；若6个月以上仍未消失，多表示感染已转为慢性。

2. HBV抗体的测定　机体产生的特异性抗体包括抗HBs、抗preS2、抗preS1、抗HBc及抗HBe。发病早期即可测定抗HBc-IgM，表示体内有HBV复制，是早期诊断的重要指标。抗HBc-IgG的产生晚于IgM，见于恢复期和慢性感染。抗HBc抗体无保护作用。有保护作用的中和抗体主要是抗HBs、抗preS2和抗preS1。当体内出现这些抗体时，相应的病毒抗原则转阴，预示病情开始好转。HBsAg 携带者和慢性乙肝患者血清中较难查到抗 HBs 和抗 preS 抗体。抗 HBe 阳性表示机体已获得一定的免疫力，预示 HBV 的复制停止（出现变异株的例外）。

HBV 抗原-抗体系统的检测主要用于：①诊断乙肝及判断预后；②筛选献血员，凡 HBsAg、HBeAg、抗 HBc 任何一项阳性者，均不得作为献血员；③乙肝的流行病学调查；④判断人群对 HBV 的免疫水平，了解疫苗的免疫效果；⑤对饮食、保育及饮水管理等行业人员定期进行健康检查。

HBV 抗原-抗体系统检测结果的分析，必须结合临床，综合各项指标方能作出正确判断（表 32-2）。

表 32-2　HBV 抗原-抗体系统检测及其临床意义

HBsAg	HBeAg	抗 HBc	抗 HBe	抗 HBs	临床意义
+	−	−	−	−	感染 HBV，结合肝功能判断有无临床肝炎
+	+	−	−	−	急性乙肝，慢性乙肝，无症状携带者（血清传染性强）
+	+	+	−	−	急性乙肝，慢性乙肝，无症状携带者（血清传染性强，俗称大三阳）
+	−	+	+	−	急性感染趋于恢复，无症状携带者（俗称小三阳）
−	−	+	−	−	既往感染或窗口期
−	−	+	+	+	乙肝恢复期
−	−	−	+	+	乙肝恢复期
−	−	−	−	+	接种过乙肝疫苗，感染过 HBV 已恢复

（二）HBV 核酸的测定

通过核酸杂交法检测血清、组织中提取的微量核酸或组织冰冻切片细胞内的核酸中是否含 HBV 的核酸。也可通过 PCR 法先将血清中 HBV 的 DNA 进行大量扩增后，再用探针进行检测。

四、预防措施

（一）控制传播

严格筛选献血员，加强医疗器械的消毒管理，杜绝医源性传播。病人的血液、分泌物和排泄物、衣物及用具均需经消毒处理。提倡使用一次性注射器。

（二）特异性预防

采用纯化 HBsAg 制备的血源疫苗或基因工程疫苗进行人工自动免疫为最根本的预防措施。接种对象为新生儿、接触血液的医护人员、HBsAg 阳性者的配偶及子女。

（三）人工被动免疫

用于 HBV 污染物接触者及 HBsAg 和 HBeAg 阳性母亲所生新生儿的紧急预防。可肌注含高效价特异性抗 HBs 的人免疫球蛋白（HBIg），随之再进行人工自动免疫。

第三节　丙型肝炎病毒

丙型肝炎病毒（hepatitis C virus，HCV）引起丙型肝炎，是目前引起输血后肝炎的最主要病原体。

一、主要生物学特性

病毒颗粒大小约 30~60nm，有脂类包膜与刺突，含（＋）ssRNA。HCV 基因易发生变异，目前认为有 6 个基因型。中国人感染的主要是 Ⅱ 型，其次是 Ⅲ 型。基因型的不同，与疾病的严重程度及对干扰素治疗的敏感性密切相关。Ⅱ 型 HCV 感染症状较重，对干扰素治疗不敏感。HCV 对脂溶剂敏感，加热 100℃ 5min，紫外线照射或 β-丙酸内酯处理均可使之灭活。

二、致病性

传播途径与 HBV 相似，主要经血液传播。HCV 引起肝细胞病变的机理及临床表现与 HBV 类似。不同之处是：①隐性感染者更多见。②更易发展为慢性，许多 HCV 感染者发病时即已呈慢性，约 50%~60% 转为慢性肝炎，其中 20%~30% 最终发展为肝硬化和肝癌。这可能与 HCV 基因易发生变异，导致 HCV 包膜抗原的改变而逃脱了原有包膜抗体的识别有关。③HCV 抗原性较弱，难以刺激机体产生高水平的抗体，容易导致免疫耐受或持续感染，对再感染亦无保护力。

三、微生物学检查

用 RIA 和 ELISA 检测体内抗 HCV 抗体是目前诊断 HCV 的最常用方法，可快速筛选献血员和诊断丙肝。抗-HCV 阳性表示被 HCV 感染，不可献血。

第四节　丁型肝炎病毒

丁型肝炎病毒（hepatitis D virus，HDV）又称 δ 因子，是一种缺陷病毒，需在 HBV 或其他嗜肝 DNA 病毒的辅助下才能进行复制增殖，且 HDV 的复制常占优势并抑制 HBV 的复制。

一、主要生物学特性

HDV 为球形颗粒，直径约 36nm，核心由单股负链 RNA 和与之结合的 HDAg 组成。衣壳由 HBsAg 构成，含 S 蛋白、preS2 和 preS1 蛋白。HDV 的抵抗力、灭活方法等与 HBV 相似。

二、致病性

HDV 传播途径与 HBV 相同。临床上 HDV 感染有两种类型：①联合感染，即 HDV 和 HBV 同时感染。若感染为一次接触污染血或血制品等，多表现为自限型的急性肝炎，预后良好。若为多次接触（如静脉药瘾者或性乱者）造成的联合感染，则可发展成暴发性肝炎。②重叠感染，即在已有 HBV 感染的基础之上再感染 HDV，多表现为病情恶化或转为慢性，尤以慢性活动性肝炎和肝硬化多见。目前认为，HDV 在肝细胞内的复制可直接损伤肝细胞。

三、微生物学检查

取血清用 ELISA 分别测定抗-HDV IgM 和抗-HDV IgG。急性感染时抗-HD IgM 较早升高，有助于早期诊断。抗-HD IgG 升高及 IgM 的持续阳性可用于诊断慢性感染。用免疫印迹法检测血清中或肝组织浸液中的 HDV 抗原；或用免疫酶法、免疫荧光法检测肝组织切片内的 HDAg，可诊断慢性感染。应用核酸杂交技术检测血清中和肝细胞内 HDV 的 RNA。

第五节 戊型肝炎病毒

戊型肝炎病毒（hepatitis E virus，HEV）是戊型肝炎的病原体。该病毒的主要特点如下：

一、主要生物学特性

形态呈球形，直径 32～34nm，无包膜，含单股正链 RNA，性质不稳定，8～－70℃保存易自行裂解。

二、致病性和免疫性

（一）传播和流行

该病毒通过粪－口途径传播，通过污染食物或水源造成散发或爆发流行。病人于潜伏期（平均 6 周）末至急性期早期可经粪便大量排毒，传染性强。

（二）易感人群和临床表现

HEV 主要侵犯青壮年。临床表现类似甲肝，多表现为急性黄疸型肝炎，病程 4～8 周，预后良好，不转为慢性。但孕妇尤其在妊娠晚期感染 HEV 则病情较重，可表现为暴发型肝炎或并发 DIC，病死率高达 10%～20%。儿童感染 HEV 多表现为隐性感染。

三、微生物学检查与防治原则

常用 ELISA 检测体内抗 HEV 的 IgM 或 IgG 类抗体。有条件也可用免疫电镜查粪便中 HEV 颗粒，或采用 RT-PCR 法检测粪便或胆汁中 HEV 的 RNA。目前无特异性预防办法，普通 Ig 亦无预防效果。预防主要靠加强食品、水源的卫生管理及注意个人卫生，杜绝"病从口入"。

第六节 其他肝炎相关病毒

一、庚型肝炎病毒

庚型肝炎病毒（hepatitis G virus，HGV）是 1996 年自一名输血后肝炎患者体内分离得到的，与 HCV 同属黄病毒科，为单正链 RNA 病毒，其基因组与 HCV 有 26% 的同源性。HGV 基因仅含一个开放读码框架，可编码一条多聚蛋白前体，经裂解后形成核心蛋白（C 蛋白）、包膜蛋白（E1 和 E2 蛋白）和功能蛋白。其中包膜蛋白 E2 刺激机体产生的抗体与 HGV RNA 的转阴相关，可作为 HGV 感染恢复的指标。

HGV 传播途径同 HBV，主要经输血传播，也可经母婴传播和共用注射器等方式传播。易感者主要为静脉吸毒者，其 HGV RNA 的阳性率可高达 31%。供血员 HGV RNA 的阳性率为 2%～3%，而 E2 抗体的阳性率为 9%，提示健康人群有较高的 HGV 感染率。单纯的 HGV 感染一般症状较轻，可引起急性肝炎和慢性肝炎，较少出现黄疸，转氨酶（ALT）升高的平均峰值仅为 HCV 的 1/2，而约 50% 感染者的 ALT 值表现为正常。HGV 可与 HBV 和 HCV 合并感染，形成持续的混合感染，但并不加重乙型和丙型肝炎的临床症状。其在肝癌中的作用尚不清楚。随着对 HGV 研究的深入，越来越多的证据表明 HGV 可能对人体无害。

目前，主要是通过 RT-PCR 法检测血清中 HGV 核酸诊断 HGV 感染。检测 E2 抗体可进行流行病学调查。

二、己型肝炎病毒

己型肝炎病毒（hepatitis F virus，HFV）是近年来发现的一类经肠道传播的又一种肝炎病毒，其核酸为 RNA，但由于该病毒尚未分离成功，故对 HFV 了解甚少。

三、TT 型肝炎病毒

TT 型肝炎病毒是 1997 年首先从一例日本输血后非甲-庚型肝炎患者（T.T.）血清中发现的一类 DNA 病毒，该病毒初以患者姓名命名，当时认为可能是一种新型的与输血传播相关的肝炎病毒（transfusion transmitted virus，TTV）。目前有学者提出 TTV 可能是人体内的"正常病毒群"。TTV 为无包膜的单负链环状 DNA、直径为 30～50nm 的球形病毒，主要通过输血或血制品传播。目前的 TTV 实验室诊断，主要是采用 PCR 法检测血中 TTV 的 DNA。

（陈海伦　陈育民）

第三十三章 疱疹病毒

第一节 概 述

疱疹病毒科（Herpesviridae）是一群中等大小、有许多共同特征的有包膜DNA病毒，已发现110种以上，能感染多种动物和人。能致人类疾病的疱疹病毒称为人疱疹病毒（human herpes virus，HHV），主要有单纯疱疹病毒1型、单纯疱疹病毒2型、水痘-带状疱疹病毒、EB病毒、巨细胞病毒等，现分别称为HHV-1、HHV-2、HHV-3、HHV-4、HHV-5型；此外还有近来发现的HHV-6、HHV-7、HHV-8型。各型人疱疹病毒的传播途径、潜伏部位及所致疾病见表33-1。

表33-1 各型人疱疹病毒的传染与致病比较

现名	常用名	传播途径	潜伏部位	所致疾病
HHV-1	单纯疱疹病毒1型（HSV-1）	密切接触、飞沫	三叉神经节与颈上神经节	唇疱疹、龈口炎、角膜结膜炎、疱疹性脑炎、脑膜炎
HHV-2	单纯疱疹病毒2型（HSV-2）	性接触	骶神经节	生殖器疱疹、新生儿疱疹、宫颈癌
HHV-3	水痘-带状疱疹病毒（VZV）	呼吸道	脊髓后根神经节与颅神经节	水痘、带状疱疹、肺炎、脑炎
HHV-4	Epstein-Barr（EBV）	唾液	B细胞	传染性单核细胞增多症、伯基特（Burkitt）淋巴瘤、鼻咽癌
HHV-5	人巨细胞病毒（HCMV）	胎盘、密切接触、性交、哺乳、输血等	唾液腺、乳腺、肾、单核吞噬细胞等	巨细胞包涵体病、输血后传染性单核细胞增多症、先天性畸形、肝炎、视网膜炎、肺炎
HHV-6	人疱疹病毒6型	唾液	唾液腺	急性玫瑰疹、急性发热症、肺炎
HHV-7	人疱疹病毒7型	唾液	外周血单个核细胞、唾液腺	急性玫瑰疹
HHV-8	人疱疹病毒8型	血液	瘤组织、淋巴结	卡波济（Kaposi）肉瘤

疱疹病毒的共同特点：①呈球型，直径150～200nm。病毒核心是双链线型DNA，衣壳由162个壳微粒组成的对称20面体。核衣壳外有一层脂蛋白包膜，包膜上有糖蛋白组成的小刺突（图33-1）。②HHV-1、HHV-2、HHV-3、HHV-5、HHV-8型能在人二倍体细胞内复制，产生细胞病变，核内有嗜酸性包涵体。病毒可通过细胞间桥直接扩散，感染细胞并同邻近细胞融合，形成多核巨细胞。③病毒可通过呼吸道、消化道、泌尿生殖道、胎盘等多种途径侵入机体，引起显性感染、潜伏感染、整合感染和先天性感染等。

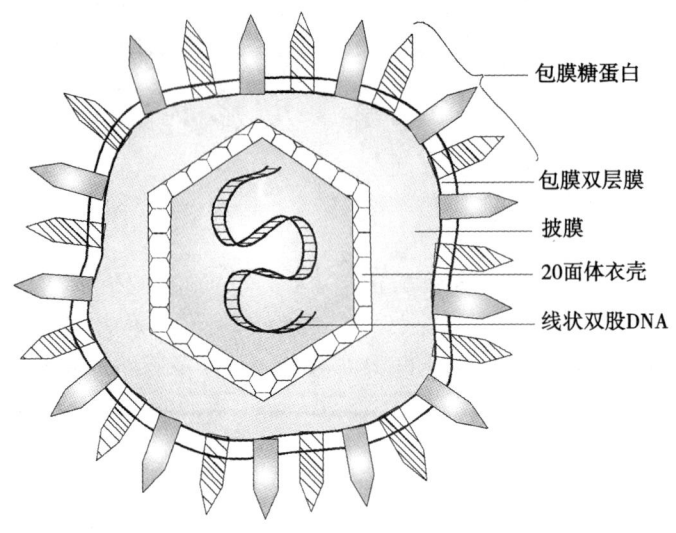

图 33-1 疱疹病毒结构模式图

第二节 单纯疱疹病毒

一、生物学特性

单纯疱疹病毒（herpes simplex virus，HSV）属疱疹病毒科，直径约150nm，有包膜，基因组为双股线状DNA，由互相连接的长节段和短节段DNA组成（图33-2）。HSV宿主范围广，体外能在多种细胞中增殖，常用原代兔肾、人胚肺、人胚肾细胞、地鼠肾等细胞分离培养病毒。被感染细胞数天内可见肿胀、变圆、出现核内嗜酸性包涵体。HSV有两种血清型，即HSV-1、HSV-2，其DNA有50%同源性。

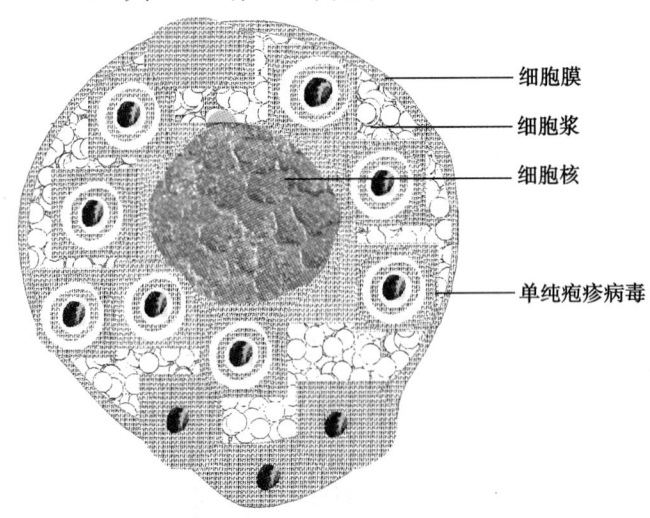

图 33-2 单纯疱疹病毒在感染细胞内的示意图

二、致病性和免疫性

HSV 的人群感染非常普遍，主要引起皮肤粘膜疱疹性疾病。传染源是病人和健康带毒者，主要传播途径是直接密切接触与性接触，亦可经飞沫传染。病毒经口腔、呼吸道和生殖器粘膜以及破损皮肤侵入人体。感染 HSV 后大多无明显症状，最常见的是粘膜或皮肤局部疱疹，偶尔也可产生严重甚至可致死的全身性感染。

（一）原发感染

半岁以后的婴儿易发生 HSV-1 的原发感染，多数为隐性感染；显性感染最常引起龈口炎，在牙龈、咽颊部粘膜产生成群疱疹，疱疹破裂后形成溃疡，病灶内含大量病毒。HSV-1 还可引起疱疹性角膜结膜炎、皮肤疱疹性湿疹、疱疹性甲沟炎或疱疹性脑炎。HSV-2 主要引起生殖器的疱疹病损。

（二）潜伏与再发感染

HSV 感染后，机体可产生特异性免疫力而康复，但不能彻底清除病毒，病毒从侵入部位，沿感觉神经髓鞘上行到神经节，以潜伏感染的形式长期存在于宿主体内，不出现临床症状。HSV-1 主要潜伏于三叉神经节和颈上神经节，HSV-2 潜伏于骶神经节。当人体受到各种非特异性（发热、寒冷、日晒、月经、某些病原体感染或免疫功能降低）刺激，潜伏的病毒被激活，病毒可沿感觉神经元轴突移行至末梢部位的粘膜或上皮细胞内继续增殖，导致局部疱疹复发。两型病毒均可侵犯内脏器官。胚胎期感染有引起先天性畸形的危险。宫颈癌的发生与 HSV-2 感染有关。

（三）免疫性

人体受 HSV 感染后产生的中和抗体能在体内持续多年，可阻止病毒在血流播散，但对细胞内病毒不起作用，不能防止感染的复发。细胞免疫对清除细胞内病毒有一定作用。

三、微生物学检查

可取水疱液等病变部位的标本，接种于人胚肾、人羊膜或兔肾细胞，观察细胞病变，然后用 HSV-1 和 HSV-2 单克隆抗体作免疫荧光染色鉴定。HSV 的快速诊断可取炎症部位标本直接检查病毒抗原，也可用 PCR 法检测疱疹病毒 DNA。

四、防治原则

改善卫生条件，避免有害因素对机体的刺激。减少飞沫、阴道分泌物等传播病毒的机会。HSV 包膜糖蛋白亚单位疫苗在研制中。孕妇感染 HSV-2 者，剖腹产或分娩后给新生儿立即注射丙种球蛋白有预防新生儿感染的作用。无环鸟苷对 HSV 有抑制作用。

第三节 EB 病毒

EB 病毒（Epstein-Barr virus，EBV）是传染性单核细胞增多症的病原体，是 Epstein 和 Barr 从非洲儿童恶性淋巴瘤的培养细胞中发现的。

一、生物学特性

形态结构

EBV 的形态结构与疱疹病毒科其他病毒相似，但免疫原性不同。由 EBV 基因组不同片段编码的病毒特异性抗原可分为两类：

1. 潜伏感染时表达的病毒抗原

（1）EBV 核抗原（EB nuclear antigen，EBNA）：存在于 EBV 感染和转化的 B 细胞核内。

（2）潜伏感染膜蛋白（latent membrane protein，LMP）：潜伏感染 B 细胞出现的膜抗原。

2. EBV 增殖性感染相关抗原

（1）EBV 早期抗原（early antigen，EA）：是病毒增殖早期诱导的非结构蛋白。

（2）EBV 衣壳抗原（viral capsid antigen，VCA）：是病毒增殖后期合成的结构蛋白。

（3）EBV 膜抗原（membrane antigen，MA）：是一种中和性抗原。

体外培养的 EBV 只感染 B 细胞。在多数 B 细胞中，EBV 基因以游离或整合形式存在。EBV 在 B 细胞中可引起两种形式的感染：①增殖性感染，EBV 感染 B 细胞后，仅极少一部分细胞中的病毒基因能充分表达，释放完整病毒颗粒，B 细胞溶解死亡；②非增殖性感染，多数细胞中的 EBV 病毒基因组处于潜伏状态，带有 EBV 基因组的 B 细胞，可获得在组织培养中维持长期生长和增生的能力，称为转化或永生化。细胞中的 EBV 基因组可在一定条件下被激活而表达，变为增殖性感染。某些受 EBV 感染和转化的 B 细胞可转化为恶性肿瘤细胞。

二、致病性和免疫性

（一）感染类型及传播途径

EBV 在人群中感染非常普遍，多为隐性感染，我国 3~5 岁儿童 EBV-IgG/VCA 抗体阳性率达 90% 以上。主要通过唾液传播，偶见经输血传播。感染后病毒可能先侵犯口咽部一些上皮细胞，并在其中增殖，病毒对鼻咽部粘膜细胞有特殊亲嗜性。病毒可从口咽部排出达数周至数月。口咽部上皮细胞释放的 EBV 感染局部粘膜的 B 细胞，后者进入血流造成全身性 EBV 感染。

（二）与 EBV 感染有关的主要疾病

1. 传染性单核细胞增多症　在青春期初次感染较大量的 EBV 者可发病。其临床特点是发热、咽炎、淋巴结炎、脾大、肝功能紊乱以及外周血单核细胞和异型淋巴细胞显著增多。其症状主要由异形淋巴细胞杀伤细胞膜上表达 EBV 抗原的 B 细胞所致。

2. 鼻咽癌　在我国广东、广西、福建、湖南等地为高发区，广东省发病率最高，多发生在 40 岁以上的人。EBV 与鼻咽癌的发病密切相关：①世界各地几乎所有鼻咽癌活检组织中，均可检出 EBV 的 DNA 及病毒抗原；②鼻咽癌病人血清中有较高效价的 EBV 特异的 VCA-IgA 或 EA-IgA 抗体；③有些病人在鼻粘膜尚未发生恶性变之前已查出这些抗体，鼻咽癌治疗好转后，抗体效价下降；若病情复发、转移、恶化，则抗体效价又升高。

3. 非洲儿童恶性淋巴瘤　又称 Burkitt 淋巴瘤（BL），多见于 6~7 岁儿童，发生于非洲中部和新几内亚某些热带雨林地区。儿童发病前已有 EBV 重度感染，所有 BL 病儿的 EBV

抗体均高于正常儿童，从 BL 的活检组织建立的淋巴瘤细胞中可检出 EBV。

三、微生物学检查

EBV 分离培养较困难，一般多用血清学方法作辅助诊断。①用免疫酶染色法或免疫荧光法检测 EBV 特异性抗体（VCA-IgA 或 EA-IgA 抗体），抗体效价≥1∶5～1∶10 或效价持续上升者，对鼻咽癌有辅助诊断意义，也是鼻咽癌早期发现、早期诊断、预后监测及大规模普查的敏感、可靠、简便方法。②异嗜性抗体检测主要用于传染性单核细胞增多症的辅助诊断。病人在发病早期，血清中出现一种 IgM 型抗体，能非特异地凝集绵羊红细胞。抗体效价在发病 3～4 周内达高峰，于恢复期迅速下降，不久即消失。少数正常人和血清病患者的血清也含有此抗体，但血清病病人的异嗜性抗体能被牛红细胞和豚鼠肾组织所吸收，正常人血清的异嗜性抗体一般不被牛红细胞吸收，而被豚鼠肾组织吸收。传染性单核细胞增多症者的异嗜性抗体仅被牛红细胞吸收，而不被豚鼠组织吸收。

四、防治原则

EBV 的感染和致病与环境、气候及生活习惯等因素有关。应注意减少由唾液、飞沫、血制品传播病毒的机会。在鼻咽癌高发区进行血清学普查甚为必要，对特异性抗体阳性者进行定期追踪检查，以期早发现、早治疗。EBV 膜抗原糖蛋白 gp320 已制成亚单位疫苗，可预防传染性单核细胞增多症。痘苗病毒为载体构建的 EBV 膜抗原基因工程疫苗正在试用中。

第四节 水痘-带状疱疹病毒

水痘-带状疱疹病毒（varicella-zoster virus，VZV）在儿童期初次感染可引起水痘，在体内潜居多年后在成年人中复发表现为带状疱疹。VZV 具有疱疹病毒科的基本特征。病毒只在人胚成纤维细胞中增殖并缓慢地产生局灶性细胞病变，受染细胞出现嗜酸性核内包涵体并互相融合成多核巨细胞。

人是 VZV 的唯一自然宿主。VZV 经呼吸道侵入人体，无免疫力的儿童初次感染后，约经 2 周潜伏期全身皮肤出现斑丘疹、水疱疹，可发展为脓疱疹。皮疹分布呈向心性，躯干比面部和四肢多。成人以再次感染为主。孕妇患水痘病情重，并可引起胎儿畸形、流产或死胎。儿童患水痘后，病毒能长期潜伏在脊髓后根神经节或颅神经节内。成年以后，当机体受到有害因素刺激或细胞免疫功能降低时，潜伏病毒可被激活，沿感觉神经轴突到达脊神经支配的皮肤细胞内增殖，出现疱疹，多呈带状分布，故称带状疱疹。

水痘-带状疱疹临床症状典型，一般不依赖实验室诊断。必要时可从疱疹内取材检查细胞核内嗜酸性包涵体，或用单克隆抗体免疫荧光染色法检查 VZV 抗原，有助于快速诊断。

对免疫低下儿童接种 VZV 减毒活疫苗，有预防作用。含特异性病毒抗体的人免疫球蛋白预防 VZV 感染有一定效果。无环鸟苷、阿糖腺苷及大剂量干扰素，能限制水痘和带状疱疹的发展和缓解局部症状。

第五节 巨细胞病毒

巨细胞病毒（cytomegalovirus，CMV）是新生儿巨细胞包涵体病的病原体。

一、生物学特性

CMV 的形态与基因组结构与 HSV 极为相似，但病毒感染的宿主范围和细胞范围均狭窄，种属特异性高，即人 CMV 只能感染人。体外培养只能在人成纤维细胞中增殖，复制周期长，初次分离要 2～6 周才出现细胞病变。典型的细胞病变为细胞变圆、膨胀、核变大，形成巨大细胞，直径达 20～40μm，核内产生有晕与核膜分离的大型嗜酸包涵体，如猫头鹰眼状。胞质内亦可见到包涵体（图 33－3）。

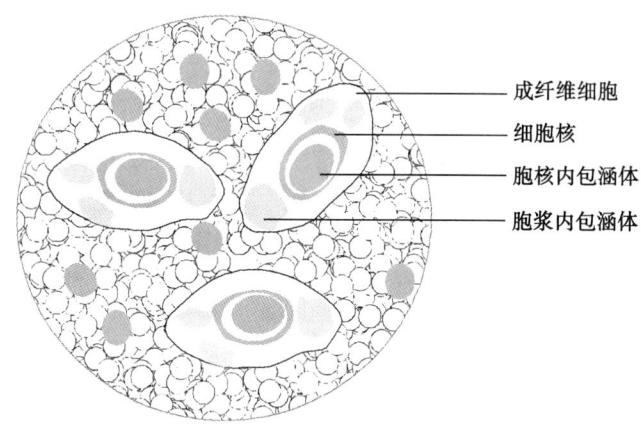

图 33－3　巨细胞病毒的包涵体示意图

二、致病性和免疫性

人群中 CMV 感染非常普遍，60%～90%成人已有 CMV 抗体。初次感染多在 2 岁以下，通常为隐性感染，一般无临床症状。人感染后虽可产生抗体，但多数可长期带毒成为潜伏感染。病毒潜伏部位常在唾液腺、乳腺、肾、白细胞或其他腺体中，病毒可长期或间歇地自感染者的潜伏部位排出，并通过相应途径传播。

孕妇发生原发性或复发性 CMV 感染时，病毒可通过胎盘侵袭胎儿，引起子宫内感染。孕妇原发感染造成胎儿先天感染的危险性比复发感染大，病情也较重。初生患儿有黄疸、肝大、脾大、血小板减少、溶血性贫血和不同程度的神经系统损害，可导致先天畸形、脉络视网膜炎、视神经萎缩等，重者可致流产或死胎，部分患儿可于生后数月至数年才出现耳聋、智力发育低下等症状。隐性感染的孕妇，CMV 可被激活而从泌尿生殖道排出，分娩时可致婴儿感染。因唾液、乳汁、尿、精液和宫颈分泌物中有 CMV，生活密切接触、性交、哺乳等方式亦可感染 CMV。输入含 CMV 的血液，亦可导致感染。由于机体免疫功能低下，或长期使用免疫抑制剂，致使体内潜伏的 CMV 被激活，易发生感染。CMV 基因组的 DNA 片段，可以与宿主细胞的 DNA 整合，具有致癌能力，可能与某些癌症的发生有关。

CMV 感染后可产生多种抗体，但并不能有效地防御 CMV 感染。细胞免疫在抗 CMV 感染中起主要作用。但 CMV 感染对机体细胞免疫也具有抑制作用。

三、微生物学检查及预防

尿标本经离心后取沉渣涂片染色镜检，观察巨大细胞及细胞核内包涵体，方法简便，可用于辅助诊断。病人的尿、唾液、乳汁、生殖道分泌物或白细胞等标本可接种人胚成纤维细胞，观察细胞病变。也可用血清学方法查 CMV-IgM 型抗体及用核酸杂交和 PCR 方法查病毒的核酸。

CMV 的预防主要是认识病毒的传播方式，减少传播机会，避免医源性感染。国内外正在研制 CMV 包膜糖蛋白亚单位疫苗或基因工程疫苗进行预防。

（李　波）

第三十四章 逆转录病毒

第一节 逆转录病毒的种类及特征

一、逆转录病毒的种类

逆转录病毒科（*Retroviridae*）是一大组含有逆转录酶的 RNA 病毒。按其致病作用可分为三个亚科：

（一）肿瘤病毒亚科

包括引起禽类、哺乳类及灵长类等动物白血病、肉瘤、淋巴瘤和乳腺癌等多种病毒，还包括引起人类白血病的人类嗜 T 淋巴细胞病毒（human T-cell lymphotropic virus，HTLV）。

（二）慢病毒亚科

包括人类免疫缺陷病毒（human immunodeficiency virus，HIV）、猫、猴免疫缺陷病毒等，以及引起动物感染的慢病毒如马传染性贫血病毒等。

（三）泡沫病毒亚科

包括猪、牛、灵长类及人泡沫病毒。此类病毒尚未发现与临床疾患有关。

二、逆转录病毒的共同特性

1. 病毒呈球形，有包膜，表面有刺突，大小 100nm 左右。
2. 病毒核心由两条相同单股正链 RNA 组成，它与内层衣壳构成电子密度强的中央类核。
3. 逆转录病毒基因组相似，均含有序列及功能相似的 *gag*、*pol*、*env* 三个结构基因及多个调节基因。
4. 病毒体内含有逆转录酶、核酸内切酶及 RNA 酶 H 等，它们与病毒核酸的逆转录、病毒的整合作用有关。

第二节 人类免疫缺陷病毒

HIV 是获得性免疫缺陷综合征（acquired immunodeficiency syndrome，AIDS，音译为艾滋）的病原体。1981 年首次报道的 AIDS 是美国的男性同性恋者，1983 年首先由 Montagnier（法）等分离出 AIDS 的病原体，1986 年国际病毒分类委员会正式命名为人类免疫缺陷病毒（HIV），包括 HIV-1 和 HIV-2。艾滋病多由 HIV-1 引起，HIV-2 只在西非呈区域性流行。

一、生物学特性

(一) 形态结构

病毒为直径 100～120nm 的球形颗粒。电镜下病毒内部有一致密的圆柱状核心，该核心是由两条相同单正链 RNA、逆转录酶和核蛋白等构成，衣壳蛋白为 p24，与核心构成病毒核衣壳。病毒核衣壳外包有两层膜结构，内层是内膜蛋白（p17），最外层是脂质双层包膜，包膜表面有包膜糖蛋白刺突 gp120 和 gp41（图 34-1）

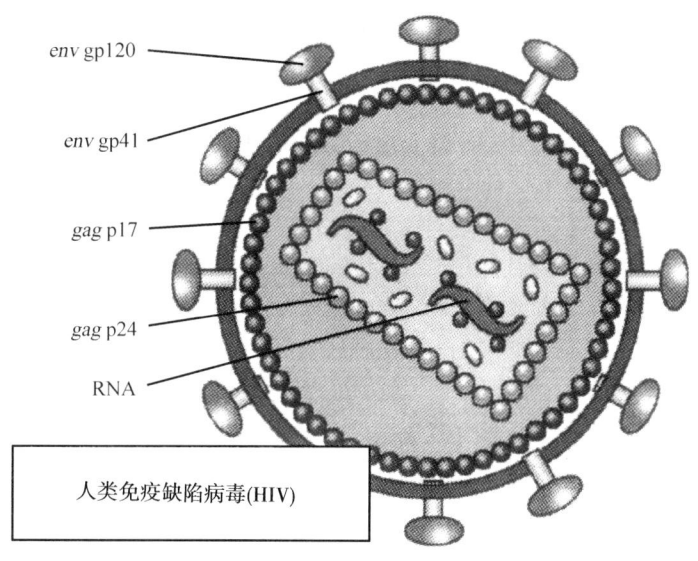

图 34-1　人类免疫缺陷病毒结构示意图

(二) 病毒基因组及功能

基因组全长约 9200bp，两末端各有一长末端重复序列（LTR）。中间含有 *gag*、*pol*、*env* 三个结构基因及 *tat* 等 6 个调节基因。

1. *gag* 基因　编码前体蛋白，水解后形成衣壳蛋白 p24 和内膜蛋白 p17 等。衣壳蛋白 p24 特异性高，与其他逆转录病毒多无交叉抗原，但 HIV-1 和 HIV-2 间有轻度交叉反应。

2. *pol* 基因　编码逆转录酶、整合酶及蛋白水解酶，与病毒的复制有关。

3. *env* 基因　编码病毒包膜糖蛋白 gp120 和 gp41。gp120 为包膜表面的糖蛋白刺突，能特异性与 T 淋巴细胞表面的 CD4 分子结合，gp120 易发生变异；gp41 为跨膜蛋白，可将 gp120 固定在包膜上，并介导 HIV 与 CD4 细胞的融合。

4. 调节基因　HIV 共有 6 个调节基因，其中 *tat*、*rev* 和 *nef* 三个基因最为重要，其产物对 HIV 表达的正、负调节及对维持 HIV 在细胞中复制均具有重要作用。

(三) 病毒变异

基因组最易发生变异的是编码包膜糖蛋白的 *env* 基因和调节基因 *nef*。根据 *env* 基因序列的异同可将目前全球流行的 HIV-1 分为 M、O 和 N 三个组共 12 个亚型，其中 M 组又分 A、B、C、D、E、F、G、H、I、J 共 10 个亚型，O 和 N 组各一个亚型。各亚型的分布因地区、流行时间和人群传播情况而异。据估计 HIV 的 *env* 基因每个位点核苷酸的突变率大约为 1‰，与流感病毒变异率相似。

（四）培养特性

体外 HIV 只感染 $CD4^+$ T 细胞和巨噬细胞。实验室常用正常人 T 细胞或病人自身分离出的 T 细胞培养病毒。黑猩猩和恒河猴可作为 HIV 感染的动物模型。

（五）抵抗力

HIV 对理化因素抵抗力一般。56℃加热 30 分钟可被灭活，但在室温下可存活 7 天。经化学消毒剂 0.5%次氯酸钠、10%漂白粉、50%乙醇、35%异丙醇、0.3% H_2O_2、5%来苏儿 10～30min 处理污染物，或煮沸 20 分钟、高压蒸气灭菌法等均可灭活病毒。

二、致病性和免疫性

（一）传染源

艾滋病的传染源是 HIV 携带者及病人。携带者和患者的血液、精液、阴道分泌物、唾液、乳汁、脑脊液、脊髓及中枢神经组织等标本中均可分离到病毒。

（二）传播途径

1. 性传播　同性或异性间性接触是 HIV 的主要传播方式。因此，艾滋病是威胁人类生命健康的最重要的性传播疾病（STD）。

2. 血液传播　输入带有 HIV 的血液或血液制品，包括器官或骨髓移植、人工授精、静脉药瘾者共用 HIV 污染的注射器和针头等方式传播。中国现阶段艾滋病感染者大多是经血液传播引起的。

3. 垂直传播　包括经胎盘、产道和哺乳等方式传播，其中胎儿经胎盘感染最多见。

日常生活等一般接触基本不会传染艾滋病。

（三）临床表现

HIV 引起获得性免疫缺陷综合征，即艾滋病。从感染到发病有三个主要特点：潜伏期长、严重的免疫系统损伤、合并各种类型的机会感染和肿瘤。临床表现可分为四个阶段。

1. 原发感染急性期　初次感染后 3～6 周，机体开始大量复制病毒，引起高病毒血症。临床上可出现发热、咽炎、淋巴结肿大、皮肤斑丘疹和粘膜溃疡等症状。

2. 无症状潜伏期　此期持续时间较长，平均 5～8 年，最长可达 10 年。多数无临床症状，外周血中一般不能或很少检测到 HIV 抗原。

一般将处于原发感染急性期和无症状潜伏期的感染者，称为 HIV 携带者。

3. AIDS 相关综合征（AIDS-related complex，ARC）　随着感染时间的延长，当 HIV 在体内大量复制并造成机体免疫系统进行性损伤，患者出现发热、盗汗、全身倦怠、慢性腹泻、持续性淋巴结肿大、鹅口疮、口腔粘膜白斑病和血小板减少性紫癜等非特异性临床症状。

4. 典型 AIDS　主要表现为合并感染和恶性肿瘤的发生。由于艾滋病患者机体免疫力低下，一些对正常机体无致病作用的病原生物常可造成艾滋病患者的致死性感染，如白色念珠菌、结核分枝杆菌、巨细胞病毒、人类疱疹病毒-8、EB 病毒、卡氏肺孢子虫等感染。部分病人可并发肿瘤，如 Kaposi 肉瘤及恶性淋巴瘤等。患者还可出现神经系统疾患。感染病毒 10 年内发展为艾滋病的约占 50%，艾滋病患者于 5 年内死亡率约占 90%。

5. 儿童艾滋病的临床表现　小儿艾滋病中 70%～75%来源于母婴传播（宫内、产道及母乳传播），20%来源于输血及血液制品，也可经其他途径传播。儿童艾滋病潜伏期比成人短，有其特殊的临床表现，主要为：①先天性畸形或生长发育迟缓；②神经系统损害；③慢性腹泻和营养不良；④肺部病变是小儿艾滋病常见并导致死亡的主要原因，最多见的是卡氏肺孢子虫性肺炎和慢性淋巴性间质性肺炎；⑤皮肤和粘膜感染；⑥淋巴结和腮腺肿大；⑦恶性肿瘤多为淋巴瘤，而Kaposi肉瘤在艾滋病患儿中罕见。

(四) HIV致病机制

主要是引起机体的免疫系统损伤而造成免疫功能障碍。HIV主要侵害的靶细胞是$CD4^+$ T细胞，因为其表面的CD4分子是HIV的受体。HIV通过其包膜糖蛋白gp120与靶细胞的CD4分子结合，引起gp41分子构象的改变，病毒包膜与细胞膜发生融合而使病毒进入胞内。除CD4分子外，细胞表面尚有一些辅助受体，如CXCR4、CCR5也参与上述致病过程。感染的早期，HIV在宿主细胞内慢性或持续性感染，外周血中HIV病毒血症一般不易检测到。随着感染时间延长，当机体因某些因素激发病毒大量增殖复制，出芽释放，并重新感染新的靶细胞，导致大量$CD4^+$ T细胞受病毒感染而遭破坏，直至最终$CD4^+$ T细胞耗竭，引起细胞免疫功能低下及包括其他免疫细胞在内的免疫调节功能紊乱，可迅速发展成AIDS相关综合征及AIDS。

HIV除感染$CD4^+$ T细胞外，还能感染如单核-巨噬细胞、树突状细胞、神经胶质细胞（主要为小胶质细胞）、皮肤朗罕细胞、肺泡巨噬细胞、肝脏枯否细胞及肠道粘膜上皮细胞等有少量CD4分子表达的细胞。病毒可影响这些细胞的正常功能，并可随这些细胞特别是单核-巨噬细胞播散到全身，引起中枢神经系统疾患，如HIV脑病、AIDS痴呆综合征，胃肠道以及肺、肾、心脑、泌尿生殖器官等病变。

此外，HIV感染引起$CD4^+$细胞的信号激活导致细胞凋亡，也可能是$CD4^+$细胞损伤的原因之一。

机体对HIV感染的免疫应答　机体在HIV原发感染后，可引起体液免疫和细胞免疫。抗gp120的中和抗体有一定的保护作用，但不能彻底清除体内的病毒，感染细胞内的病毒主要依靠机体的细胞免疫功能，如特异性CTL对杀伤HIV感染细胞及阻止病毒扩散有一定作用，但不能清除HIV潜伏感染的细胞，致使HIV一经感染便终生携带。

三、微生物学检查

(一) HIV的抗体检测

适用于HIV感染者和艾滋病人的初筛。常用ELISA法，阳性者必须用蛋白印迹法（western blot）或放射免疫沉淀法（RIP）等进一步确证。最近我国规定，对供血者必须同时检查HIV-1和HIV-2的抗体。一般须检测到两种HIV抗体（如抗p24和抗gp120抗体）方可肯定诊断。

(二) HIV的分离鉴定

用新鲜分离的正常人淋巴细胞或脐血淋巴细胞分离培养病毒，经一定时间后如发现细胞病变及病变处检测到病毒的抗原，或在培养液中检测到逆转录酶活性，可确定HIV的存在。

(三) HIV的抗原检测

常用ELISA法检测HIV的核心蛋白p24。此抗原于病毒感染的急性期出现，潜伏期常为阴性，典型AIDS期抗原又可重新出现。

(四) HIV的核酸检测

用RT-PCR定量测定血浆中HIV的RNA，对判断病情的发展和药物治疗效果有一定的价值。

四、防治原则

艾滋病是一种病死率极高的全球性严重传染病,其在全世界,特别是在发展中国家迅速蔓延,我国艾滋病流行已进入快速增长期。目前尚无治愈艾滋病的药物。还没有研制出可以有效预防艾滋病的特异性疫苗,但可以预防,主要包括:①建立 HIV 感染的监测网络,控制疾病的流行蔓延;②对艾滋病预防知识进行宣教普及,认识其传播方式及其严重危害性。取缔娼妓,严禁吸毒等高危行为;③对供血者进行 HIV 抗体检查,确保输血和血液制品的安全;④对高危人群进行 HIV 抗体检测,对艾滋病病人积极治疗和关爱。

目前治疗 AIDS 的药物主要有:①核苷类逆转录酶抑制剂,如叠氮胸(AZT)、齐多夫定等;②非核苷类逆转录酶抑制剂,如地拉韦啶和奈韦拉平等;这二类药物通过干扰病毒 DNA 合成,抑制病毒在体内的增殖;③蛋白酶抑制剂,如利托那韦(ritonavir),这类药物能抑制 HIV 蛋白水解酶,影响病毒的成熟和释放。临床上常用核苷类和非核苷类逆转录酶抑制剂以及蛋白酶抑制剂两种以上药物联合治疗(俗称鸡尾酒疗法),比使用单一药物治疗效果好。

第三节 人类嗜 T 细胞病毒

人类嗜 T 细胞病毒分为人类嗜 T 细胞病毒 I 型(HTLV-I)和人类嗜 T 细胞病毒 II 型(HTLV-II)。

一、生物学特性

HTLV-I 和 HTLV-II 在电镜下呈直径 100nm 大小的球形颗粒,核心含病毒 RNA 和逆转录酶。衣壳由 p18 和 p24 两种蛋白组成。其外裹以病毒的包膜蛋白,其中病毒特异性包膜糖蛋白 gp120 能与细胞表面的 CD4 受体结合,介导病毒感染和进入细胞等过程。HTLV-I 和 HTLV-II 基因组与逆转录病毒基因组相似,均含有 *gag*、*pol*、*env* 三个结构基因及多个调节基因,两型间基因组核苷酸序列同源性约 50%。

二、致病机制

HTLV 可通过血源途径,共用注射器及性途径等方式传播,亦可经胎盘、产道或哺乳等途径传播。HTLV-I 和 HTLV-II 只感染 $CD4^+$ T 淋巴细胞,在受染细胞中生长繁殖并导致其转化,演变成为 T 淋巴细胞白血病细胞。HTLV-I 主要引起成人 T 细胞白血病。HTLV-II 则导致毛细胞白血病和慢性 $CD4^+$ 细胞淋巴瘤。

三、微生物学检查与防治

HTLV-I 或 HTLV-II 感染的实验室诊断主要依据病毒的分离和特异性抗体的测定。应用免疫印迹法可区别 HTLV-I、HTLV-II 和 HIV 三种病毒的抗体。

目前尚无有效的抗 HTLV 感染的疫苗。AZT 对治疗病毒的感染有一定的疗效。

(彭宜红)

第三十五章 其他病毒

第一节 狂犬病毒

狂犬病毒（rabies virus）属弹状病毒科，是引起狂犬病的病原体。

一、生物学特性

病毒外形呈子弹状，大小约 75nm×180nm，核心含单股负链 RNA。核衣壳为螺旋对称型，外有包膜，包膜上有糖蛋白刺突。固定株是野毒株在兔脑内连续传 50 代后致病潜伏期从 2~4 周缩短为 4~5 日，不引起动物发病，可用以制备疫苗。从自然感染动物体内分离的野毒株，致病潜伏期长、毒力强。狂犬病毒有嗜神经细胞性，易在其中大量增殖，形成胞浆内嗜酸性、圆形或椭圆形包涵体，称内基小体（Negri body）（图 35-1）。室温下病毒传染性可保持 1~2 周，加热 60℃，5 分钟可被灭活，紫外线可迅速灭活病毒。

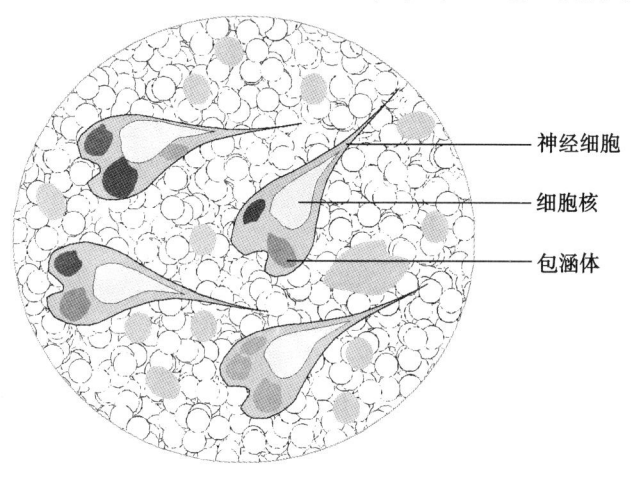

图 35-1 狂犬病毒的包涵体示意图

二、致病性和免疫性

狂犬病毒对温血动物易感。宿主动物 80% 为野犬，还有狼、狐狸、臭鼬、蝙蝠、家畜等。人患狂犬病是由患病动物咬伤所致。在动物发病前 5 天，唾液中可含病毒，人被其咬伤后，病毒通过伤口进入体内。潜伏期一般为 1~3 个月，但亦有短至 1 周或长达数年者。病毒进入体内先在肌纤维细胞中增殖，并沿神经末梢上行至中枢神经细胞内继续增殖，再沿传出神经扩散至唾液腺及其他组织。病毒主要引起脑和脊髓广泛性病理损伤。发病早期症状有发热、乏力、流涎等；典型临床表现是神经兴奋性增高，躁动不安、恐水、恐声、咽喉肌肉痉挛等；最后转入麻痹期，出现昏迷、呼吸及循环衰竭而死亡。病死率几乎达 100%。

三、微生物学检查

检查咬伤人的动物是否患狂犬病,是采取防治措施的重要环节。一般将动物隔离观察,若经7～10天不发病,一般可认为该动物未患狂犬病或咬人时唾液中尚无狂犬病毒。若观察期间发病,即将其处死,取海马回部位脑组织切片,寻找内基小体;再做组织涂片,用免疫荧光抗体法查病毒抗原。患者可取唾液沉渣涂片,用免疫荧光抗体法检查病毒抗原,但阳性率不高。

四、防治原则

加强家犬管理,注射疫苗是预防狂犬病的主要措施。同时避免家养动物与野生动物接触。人被动物咬伤后,伤口局部处理要及时、彻底,立即用20%肥皂水、0.1%新洁尔灭或清水反复冲洗伤口,再用70%酒精及碘酒涂擦。高效价抗狂犬病毒血清于伤口周围与底部浸润注射及肌注,可做被动免疫。同时,应及时接种狂犬疫苗,可以预防发病。我国现使用地鼠肾原代细胞或二倍体细胞培养制备的灭活病毒疫苗,于第1、3、7、14、28天各肌注1ml,免疫效果好,副作用少。

第二节 黄病毒

黄病毒科(*Flaviviridae*)是一大群具有包膜的单正链RNA病毒。黄病毒科包括黄病毒属(*Flavivirus*)、丙肝病毒属等,我国流行的乙型脑炎病毒、登革病毒均属黄病毒属。此外,森林脑炎病毒、西尼罗病毒、中欧脑炎病毒等也是黄病毒属的成员。黄病毒属病毒因是通过吸血的节肢动物(蚊、蜱等)传播,过去曾称为虫媒病毒(arbovirus),现已不再使用"虫媒病毒"一词。

黄病毒科的共同特点:①呈小球状,直径40～70nm。②核酸为单股正链RNA,外面是20面体对称衣壳,最外层为脂质包膜,其上镶嵌有血凝素刺突。③抵抗力弱,对热、脂溶剂、酸及紫外线均敏感。④节肢动物是病毒的传播媒介,又是储存宿主,所以疾病有明显的季节性和地域性。⑤致病力强,引起疾病潜伏期短、发病急、病情重。

一、流行性乙型脑炎病毒

流行性乙型脑炎病毒(乙脑病毒)是引起流行性乙型脑炎(乙脑)的病原体,国际上称为日本乙型脑炎病毒(Japanese B encephalitis virus)。

(一)生物学特性

乙脑病毒直径约45nm,其结构蛋白有C、M、E三种:C是衣壳蛋白;M位于包膜内面;E是镶嵌在包膜中的糖蛋白,为血凝素刺突,能凝集鹅、鸽及雏鸡的红细胞。最易感动物为乳小鼠,经脑内接种病毒后,3～5天即可发病,表现为神经系统兴奋性增高,肢体痉挛,最后转为麻痹而死亡,感染鼠脑组织含大量病毒。病毒在地鼠肾、幼猪肾等原代培养细胞以及C6/34蚊传代细胞中均能增殖,并引起明显的细胞病变。乙脑病毒抗原性稳定,很少变异,不同地区不同时期分离的病毒株之间无明显差别。因此,疫苗预防效果良好。

(二)传播途径

1.传播媒介 乙脑病毒主要由三节喙库蚊、白纹伊蚊传播。我国乙脑流行高峰期在6～

9月，主要与带病毒蚊虫出现的时间和密度有关。另外，蠛蠓可能是另一种重要的传播媒介。

2. 传染源和储存宿主　家畜、家禽是乙脑病毒的中间宿主和传染源。蚊感染病毒后，在一定外界气温条件下，病毒在其唾液腺和肠内增殖，经1～2周后，此时如叮咬家畜或家禽，则可致动物感染，虽不出现明显症状，但有短暂的病毒血症期。在病毒血症期的动物，则可成为更多蚊虫感染病毒的传染源，形成蚊－动物－蚊的循环。若蚊叮咬易感人群则可引起人体感染。乙脑患者和隐性感染者也可成为传染源。蚊体可携带乙脑病毒越冬以及经卵传代，蚊还可能是病毒的长期储存宿主。幼猪是乙脑病毒传播环节中的重要中间宿主。

（三）致病性与免疫性

人群对此病毒普遍易感，但大多数为隐性或轻型感染，只有少数引起中枢神经系统症状，发生脑炎。好发年龄为9个月至10岁的儿童。

乙脑病毒侵入人体后，先在局部血管内皮细胞及淋巴结中增殖，随后少量病毒入血流，形成第一次病毒血症。病毒随血流播散至肝、脾，在单核吞噬细胞内继续增殖，经10天左右，大量病毒再次进入血流，引起第二次病毒血症，导致发热等全身不适。少数病人机体免疫力缺乏时，病毒可穿过血脑屏障，在脑组织中增殖，造成脑实质及脑膜病变，引起高热、惊厥、昏迷等症状。此病毒引起疾病死亡率高，幸存者可留下神经系统后遗症。

机体感染乙脑病毒后可产生中和抗体，可维持数年至终生，对抵抗病毒再次感染有作用。细胞免疫在防止病毒进入脑组织及血脑屏障维持正常功能方面都起重要作用。隐性感染同样可获得免疫力。

（四）微生物学检查

1. 病原学检查　患病早期病人血液和脑脊液可分离病毒，但阳性率低。用病死者脑组织进行小鼠脑内接种，分离病毒阳性率高。病毒分离后可用已知乙脑病毒McAb鉴定，鹅红细胞血凝吸附试验可作为病毒分离的指标。

2. 血清学检测　临床诊断一般检测患者血清中特异性乙脑病毒抗体，用血凝抑制试验、中和试验，IgM抗体捕获的酶联免疫吸附试验等方法检测病人急性期和恢复期双份血清，若两次抗体效价≥4倍增高时则可确定诊断。

（五）防治原则

防蚊灭蚊是预防乙脑的关键。对易感人群（9个月至10岁）实行接种乙脑疫苗，安全有效，是预防乙脑流行的重要环节。若给流行区的幼猪接种疫苗，有可能控制乙脑在猪群及人群的传播和流行。目前使用原代初生地鼠肾细胞培养的乙脑减毒活疫苗，效果良好。重组疫苗和多肽疫苗正在研制中。对乙脑患者，则应隔离治疗。

二、登革病毒

登革病毒（dengue virus）是登革热的病原体，主要在东南亚、西太平洋、中南美洲流行，近年在我国广东、海南和广西等地区均有发生。在自然界，登革病毒储存于人和猴，由埃及伊蚊和白纹伊蚊传播，病毒感染人体后可在毛细血管内皮细胞和单核细胞中增殖，然后经血流播散，引起发热、肌肉和关节酸痛、淋巴结肿胀及皮肤出血、休克等。临床上可表现为典型登革热、登革出血热和登革休克综合征。常用ELISA法和斑点免疫测定法检测登革热病人血清中的IgM抗体，发病第5天抗体阳性率为88%，第6～10天达99%。登革病毒疫苗尚未研制成功。

第三节 出血热病毒

引起出血热的病原体包括多种不同属的病毒（表35-1），我国已发现的有汉坦病毒、新疆出血热病毒、登革病毒等。

表35-1 致人类出血热的病毒及其传播媒介与分布

病毒科	病毒	媒介	所致疾病	分布
布尼亚病毒科	汉坦病毒	啮齿动物	肾综合征出血热	亚洲、欧洲、美洲、非洲
	新疆出血热病毒	蜱	新疆出血热	中国新疆
	Rift 山谷热病毒	蚊	Rift 山谷热	非洲
黄病毒科	登革病毒	蚊	登革出血热	东南亚、南美
	黄热病病毒	蚊	黄热病	非洲、南美
	Kyasanur 森林热病毒	蜱	Kyasanur 森林热	印度
	Omsk 出血热病毒	蜱	Omsk 出血热	西伯利亚
披膜病毒科	Chikungunya 病毒	蚊	Chikungunya 热	非洲、东南亚
砂粒病毒科	Lassa 病毒	啮齿动物	Lassa 热	西非
	Junin 病毒	啮齿动物	阿根廷出血热	南美
	Machupo 病毒	啮齿动物	玻利维亚出血热	南美
线状病毒科	Marburg 病毒	—	Marburg 热	非洲、欧洲
	Ebola 病毒	—	Ebola 热	非洲

一、汉坦病毒

汉坦病毒（hantavirus）是布尼亚病毒科（*Bunyaviridae*）的一个新属，为肾综合征出血热（hemorrhagic fever with renal syndrome，HFRS）的病原体。HFRS 在我国流行范围广，危害严重，习惯称流行性出血热。此病毒1978年由韩国汉坦河附近流行性出血热疫区捕获的黑线姬鼠肺组织中分离出，以后又从病人血清中分离到病毒。

（一）生物学特性

1. 形态与结构　病毒呈球形、卵圆形或多形态性，平均直径约120nm，核酸类型为单负股 RNA，有长、中、短三个片段，分别编码病毒的 RNA 多聚酶（L）、糖蛋白（G_1、G_2）和核蛋白（N）。核衣壳外有包膜，包膜上有刺突，为血凝抗原，含有糖蛋白 G_1、G_2 成分，其凝集鹅红细胞活性在 pH 6.0～6.4 范围最强。

2. 培养特性　病毒可在人肺传代细胞（A_{549}）、非洲绿猴肾细胞（Vero E-6）、人胚肺二倍体细胞、地鼠肾细胞中增殖，但细胞病变不明显。病毒增殖时在细胞质内胞核周围出现特殊形态的包涵体。常用免疫荧光法测定感染细胞胞浆内的病毒抗原。易感动物有黑线姬鼠、长爪沙鼠、大鼠、乳小鼠和金地鼠等，实验感染后在鼠肺、肾等组织中可检出大量病毒。

3. 抗原性　不同地区不同动物宿主分离的病毒基因组核酸序列和抗原成分有差异。用血清学方法可将汉坦病毒分为14个不同的血清型，与人类疾病关系密切的有6个型别：

Ⅰ型（姬鼠型）、Ⅱ型（家鼠型或大鼠型）、Ⅲ型（棕背鼠型）、Ⅳ型（田鼠型）、Ⅴ型（黄颈姬鼠型）、Ⅵ型（小鼠型或小家鼠型）。我国流行的是Ⅰ型和Ⅱ型。

4. 抵抗力　病毒对脂溶剂、酸、热抵抗力弱，60℃ 1小时被灭活，在室温下较稳定，其传染性可保持较长时间。

（二）流行环节

流行性出血热有明显的地区性和季节性，与鼠类分布和活动有关。我国汉坦病毒的宿主动物有几十种，主要有黑线姬鼠、褐家鼠、长尾仓鼠、野兔、猫、犬等。厉螨和小盾恙螨不仅是传播媒介，亦是储存宿主。携带病毒的动物通过唾液、尿、粪排出病毒，污染食物、水、空气等，人或动物经呼吸道、消化道或直接接触等方式被传染。

（三）致病性与免疫性

病毒进入人体后，潜伏期约为1～2周，起病急。发病机制主要是病毒直接引起毛细血管损伤、血管通透性增高、血管舒缩功能和微循环障碍；也与病毒感染引起的免疫病理有关。病毒抗原与其抗体形成免疫复合物，沉积在小血管壁和肾小球基底膜等组织，激活补体，导致血管、肾脏的免疫病理损伤，引起出血。典型的临床表现为高热、出血和肾损害。临床过程包括发热期、低血压休克期、少尿期、多尿期和恢复期。病死率较高，隐性感染率较低。

汉坦病毒感染后，发病1～2天即可出现特异性IgM，第7～10天达高峰。IgG抗体随之出现，可持续多年。病后免疫力持久。

（四）微生物学检查

1. 病毒分离与抗原检测　要在具有严格隔离条件的实验室进行。病人急性期血清、尸检病死者器官和感染动物肺、肾组织，均可用于病毒分离和抗原检测。待检标本接种细胞培养，免疫荧光抗体染色查细胞浆内病毒抗原。标本接种黑线姬鼠、大鼠或初生乳鼠后，可在肺组织中查到特异性病毒抗原。

2. 血清学诊断　用感染汉坦病毒的鼠肺抗原涂片或细胞培养抗原涂片，查病人血清中病毒特异性IgM或IgG抗体。单份血清IgM阳性或双份血清IgG抗体≥4倍增高者，均有诊断意义。

（五）防治原则

注意灭鼠、消毒、食品卫生、环境卫生、个人防护等。对疫区进行疫情监测和调查，对患者要隔离治疗。我国应用金黄地鼠肾细胞培养汉坦病毒制备精制纯化灭活疫苗，人体接种后无不良反应并能产生较高的中和抗体。

二、新疆出血热病毒

新疆出血热病毒是从我国新疆塔里木盆地出血热病人的血液、尸体脏器中以及在疫区捕获的硬蜱中分离获得，分类上为布尼雅病毒科内罗病毒属（$Nairovirus$）的克里米亚－刚果出血热病毒血清组。病毒结构、培养特性和抵抗力与汉坦病毒相似，但其抗原性、传播方式、致病性却不同，能用鸡胚分离传代。

新疆出血热是一种自然疫源性疾病，有严格的地区性和明显的季节性，主要分布在荒漠牧场。硬蜱是该病毒的传播媒介和储存宿主，病毒可经蜱卵传代。野生啮齿动物及家畜等是主要的储存宿主。

每年4～6月蜱大量繁殖，也是发病的高峰。人被带病毒的蜱叮咬后，潜伏期为5～7

天。临床表现为发热、全身疼痛、中毒症状和皮肤粘膜有出血点，严重病人有鼻衄、呕血、血尿及蛋白尿。病后机体可产生多种抗体，获得持久免疫力。

微生物学检查与汉坦病毒基本相同，其预防主要针对传染源和传播途径采取措施。我国研制成功的精制灭活乳鼠脑新疆出血热病毒疫苗，其预防效果在观察中。

第四节 人乳头瘤病毒

乳头瘤病毒属于乳多空病毒科中的乳头瘤病毒属，它包括多种动物乳头瘤病毒和人乳头瘤病毒（human papilloma virus，HPV）。

一、生物学特性

HPV为20面立体对称，呈球形，无包膜。病毒表面有72个壳微粒。病毒基因组为双股环状DNA，以共价闭合的超螺旋结构、开放的环状结构、线性分子三种形式存在。用基因克隆和分子杂交方法，已发现HPV有100多个型，各型之间同源性小于50%，型内同源性大于50%。

HPV只能感染人的皮肤和粘膜上皮细胞。HPV的复制周期受细胞分化状态限制。如在人皮肤疣基底层细胞内，HPV-DNA呈静息状态；随基底层细胞向表层分化，DNA开始在棘细胞内复制并表达早期基因；在颗粒细胞层细胞核内，则有病毒晚期基因的表达和结构蛋白合成。HPV在不同细胞层内进行增殖的特点，对阐明其感染、致病和转化的作用机制有帮助。

二、致病性和免疫性

HPV的传播主要通过直接接触感染者病损部位或间接接触被病毒污染的物品。生殖器感染主要由性交传播。新生儿可在通过产道时受感染。病毒感染仅停留于局部皮肤和粘膜中，不产生病毒血症。

不同型别的HPV侵犯的部位和所致疾病不尽相同。例如尖锐湿疣主要由HPV-6、HPV-11型引起，也可由1、2型所致；跖疣和寻常疣多由HPV的1、2、4型引起；扁平疣主要由HPV的3、10型所致。宫颈癌的发生与HPV的16、18、33等型密切相关。

HPV感染后，机体可产生特异性抗体，但该抗体无保护作用。非特异性免疫功能异常者，如免疫抑制、免疫缺陷及皮肤过敏反应低下者，易患青年扁平疣。

三、微生物学检查

免疫组化方法检测病变组织中的HPV抗原，或用核酸杂交法和PCR方法检测HPV-DNA序列，用于疣的确诊。

第五节 朊 粒

朊粒（prion）又称传染性蛋白粒子。1982年美国科学家Prusiner报道朊粒引起羊瘙痒病，并对此进行深入研究，于1997年获得诺贝尔奖。朊粒主要成分是一种蛋白酶抗性蛋白（PrP）。可引起中枢神经系统的慢性退化性疾病，以海绵状脑病为主要特征。

一、生物学特性

曾将引起海绵状脑病的致病因子译为朊病毒，也曾叫过慢病毒和非寻常病毒，但 Prion 不具病毒体结构，也未检出核酸，对蛋白酶、福尔马林、加热 80℃、电离辐射和紫外线的抵抗力均强。分子量为 27 000～30 000，故称为 PrP 27～30。从羊瘙痒因子感染地鼠脑组织分离的 PrP 称 PrP^{SC}（scrapie isoform prion protein）。正常人及动物脑组织中有一种正常的 PrP 称 PrP^C（cellular isoform prion protein）。PrP^{SC} 与 PrP^C 的氨基酸序列相似，但两者的分子构型不同。在感染的动物脑组织中，PrP 的两种异构体均存在；而正常动物脑组织仅有 PrP^C。PrP^C 通常无感染性，当 PrP^C 转变成 PrP^{SC} 时即具有致病性和传染性。关于 PrP^{SC} 在感染的细胞中如何增殖尚不清楚。

二、致病性和免疫性

常见的朊粒性疾病以瘙痒病和相关的神经退化性疾病为主，这些疾病既有遗传性的，也有传染或散发的。感染动物和人类常见的疾病有牛海绵状脑病（疯牛病）、瘙痒病、传播性水貂脑病、驯鹿和麋的慢性消耗病、震颤病或库鲁（Kuru）病、克-雅（Creutzfeldt-Jakob disease，CJD）症、格斯（Gerstmann-Sträussler-syndrome）综合征和致死性家族性失眠。朊粒疾病的共同特点是：①潜伏期长（可达 30 年）；②引起致死性中枢神经系统的慢性退化性疾病，有的表现为小脑共济失调；③病理表现为神经细胞空泡变性和死亡，星状胶质细胞增生，可见海绵状退化；④临床一旦出现症状，则为亚急性进行性过程，终致患者死亡；⑤感染者对朊粒缺乏有效的免疫应答。疯牛病主要是脑干受到感染，库鲁病和格斯综合征则为小脑受损，克-雅症为大脑皮层受感染，致死性家族性失眠则表现为丘脑受感染。

三、微生物学检查

实验室可采用特异性抗体作免疫印迹法和免疫组化法检测 PrP。试验时需用新鲜脑组织或低温冻存的非固定脑组织。由于朊粒对理化因子的抵抗力强，需用高压蒸气 134℃ 处理 1 小时，用 5% 次氯酸钠或 1mol/L 氢氧化钠浸泡手术器械 1 小时，才能彻底灭活朊粒。

（李 波）

第三十六章 其他原核细胞型微生物

第一节 支原体

支原体（Mycoplasma）是一类无细胞壁、可通过除菌滤器、能在无生命培养基中生长繁殖的最小原核细胞型微生物。由于它们能形成有分支的长丝，故称之为支原体。

支原体在自然界中分布广泛，种类较多，与人类感染有关的是支原体属（Mycoplasma）和脲原体属（Ureaplasma）。其中，对人有致病作用的主要有支原体属的肺炎支原体和脲原体属的溶脲脲原体。此外，支原体还经常污染培养的细胞，给病毒分离等工作带来一定困难。

一、生物学特性

（一）形态与结构

支原体大小为 $0.2\sim0.3\mu m$，形态呈多形性，有球、杆、丝状等。革兰染色阴性，但不易着色。常用 Giemsa 法染色，呈淡紫色。电镜下其细胞膜分内、中、外三层。内、外层含蛋白质及糖类；中间层含脂质，其中胆固醇含量较多，约占 36%。所以，凡能作用于胆固醇的物质如两性霉素 B 和皂素等均可引起支原体细胞膜破裂而死亡。与其他原核细胞型微生物一样，支原体基因组是一环状双股 DNA，但分子量比细菌小。

（二）培养特性

支原体主要以二分裂繁殖，营养要求较高，在牛心浸液中添加 10%～20%动物血清及酵母浸膏的低琼脂培养基中培养，生长较慢，2～3 天后形成"油煎蛋"样小菌落。即菌落中心较厚，周边较薄。肺炎支原体的菌落直径为 0.1～0.3mm，溶脲脲原体的菌落直径仅 0.01～0.04mm，一般需在低倍镜下观察。

（三）生化反应

支原体可根据能否利用葡萄糖、水解尿素等进行初步鉴别。如肺炎支原体能发酵葡萄糖，溶脲脲原体能水解尿素。

（四）抗原构造

支原体抗原主要是由细胞膜上的蛋白质和糖脂组成。各种支原体均有特异性抗原，很少有交叉反应。常用 ELISA 测定蛋白质抗原，常用补体结合试验测定糖脂类抗原。支原体的抗血清可抑制相应的支原体生长，由此建立了生长抑制试验和代谢抑制试验。生长抑制试验与药敏试验的纸片法相似，纸片上含抗血清，如果纸片周围的抑菌圈大于 2mm，则表示两者是对应的。代谢抑制试验是在含酚红的葡萄糖培养基中加入抗血清后再接种支原体，若支原体与抗体相应，则支原体的生长、代谢受到抑制，指示剂颜色不改变。应用这两种方法可对支原体进行鉴定。

（五）抵抗力

支原体对热、干燥及对石炭酸、来苏儿等化学消毒剂敏感；低温或冷冻干燥可将其长期保存。红霉素、四环素、卡那霉素等抑制或影响蛋白质合成的抗生素对支原体有杀伤作用，可用于治疗；而作用于细胞壁的抗生素对支原体无效。

二、致病性和免疫性

（一）致病机制

致病性支原体一般通过其表面蛋白质紧密粘附在宿主细胞表面，很少侵入血液。其致病机制可能是通过吸取宿主细胞膜的胆固醇与脂质作为营养物质，并产生一些有毒的代谢产物，如神经毒素、H_2O_2 等，使宿主细胞受损。此外，溶脲脲原体可通过粘附在精子表面而影响精子运动，引起不育；并可分解尿素产生大量氨，既具有细胞毒作用，也可促使结石的形成。

（二）主要病原性支原体

1. 肺炎支原体（*M. Pneumonia*） 是引起支原体肺炎（亦称原发性非典型性肺炎）的病原体，也可引起上呼吸道感染和慢性支气管炎等。

肺炎支原体主要经飞沫通过呼吸道传播，常发生于夏秋季，青少年多见。支原体肺炎约占非细菌性肺炎的1/2，其病理变化以间质性肺炎为主。感染后一般症状较轻，可表现为头痛、发热、咳嗽等一般症状。偶有严重者，表现为顽固性咳嗽、胸痛、淋巴结肿大等，可伴有心血管、神经系统症状等。

2. 溶脲脲原体（*U. urealyticum*） 可引起泌尿生殖系统感染，甚至造成不育症。溶脲脲原体主要经性接触传播，引起非淋球菌性尿道炎、盆腔炎、阴道炎、输卵管炎等；亦可通过胎盘传给胎儿，引起早产、死胎；或分娩时新生儿经产道感染。

（三）免疫性

机体感染支原体后，可产生各种抗体，其中SIgA有保护作用。细胞免疫在抗感染中也发挥一定作用。

支原体肺炎患者血清中还可产生一种冷凝集素，其本质为IgM型的自身抗体，目前认为可能是肺炎支原体感染细胞后，引起宿主细胞膜抗原结构发生改变而产生的自身抗体。冷凝集素与O型人红细胞在4℃条件下凝集，这种凝集在35℃条件下消失，故称为冷凝集试验，可用于肺炎支原体感染的辅助诊断。

三、微生物学检查和防治原则

支原体的微生物学诊断主要包括支原体的分离培养和血清学试验。分离到支原体后应做生化反应、红细胞吸附试验、生长抑制试验、代谢抑制试验等进一步鉴定。非特异性冷凝集试验可用于肺炎支原体感染的辅助诊断。早期可用ELISA法、PCR技术分别检测支原体的蛋白抗原和DNA。肺炎支原体疫苗尚在研制阶段。治疗多选用红霉素、氯霉素、四环素等药物。

由于支原体和细菌L型均无细胞壁，两者在生物学特性（如多形性、"油煎蛋"样菌落）及致病性等方面具有某些共同特点，故在进行支原体分离鉴定时应予注意。两者的主要区别是细菌L型在去除诱因后常可恢复为有细胞壁的细菌，而支原体就是一类无细胞壁的微生物。

（沈海中）

第二节 衣原体

衣原体（*Chlamydia*）是一类严格在真核细胞内寄生，有独特发育周期，能通过细菌滤器的原核细胞型微生物。

衣原体的共同特征有：①含有 DNA 和 RNA 两种核酸；②细菌壁组成与革兰阴性菌类似；③严格细胞内寄生，有独特的发育周期，以二分裂方式增殖；④有核糖体和自身代谢基本的酶类，但缺乏代谢所需的能量，需宿主细胞提供；⑤对多种抗生素敏感。

衣原体分布广泛，常寄生于人类、哺乳动物及禽类，仅少数种类致病。能引起人类疾病的衣原体有沙眼衣原体、肺炎衣原体、鹦鹉热衣原体等，前两者与人类疾病关系密切。

一、生物学特性

（一）发育周期与形态染色

衣原体在宿主细胞内生长繁殖，有特殊的发育周期，光学显微镜下可见两种不同形态结构，即原体（elementary body）和始体（initial body）。原体小（0.2～0.4μm）而致密，呈球形，有细胞壁，是发育成熟的衣原体，Giemsa 染色呈紫色，Macchiavello 染色为红色。原体有高度传染性，但无繁殖能力。感染宿主细胞后被细胞膜包围形成空泡，在空泡内原体体积逐渐增大发育成始体。始体较大（0.5～1μm），呈球形，电子致密度低、呈纤维网状结构，故又称为网状体。Macchiavello 染色呈蓝色。始体无感染性，是细胞内发育周期中的繁殖型，在胞内以二分裂法增殖形成许多子代原体，聚集成各种形态的包涵体。成熟的子代原体从细胞中释出，再感染新的易感细胞，开始新的发育周期。一般每个发育周期约需 48～72 小时。

（二）培养特性

专性细胞内寄生。可用鸡胚卵黄囊接种、易感动物（如小鼠腹腔）接种及传代细胞（如 Hela 细胞）分离培养。沙眼衣原体是我国学者汤飞凡 1956 年用鸡胚卵黄囊接种法首次在世界上分离成功的。

（三）抗原构造和分类

衣原体的属特异性抗原为胞壁脂多糖，类似革兰阴性菌细胞壁成分。种特异性抗原和型特异性抗原多位于主要外膜蛋白上，是区分衣原体种和型的依据。根据抗原构造和 DNA 同源性特点，衣原体属可分为沙眼衣原体（*C. trachomatis*）、肺炎衣原体（*C. pneumoniae*）、鹦鹉热衣原体（*C. psittaci*）和兽类衣原体（*C. pecorum*）四个种（表 36-1）。其中沙眼衣原体又分为沙眼亚种、性病淋巴肉芽肿亚种（LGV）和鼠亚种。每个生物种又可分成不同的血清型。

（四）抵抗力

对热敏感，56℃仅存活 5～10min，耐低温。对 75％酒精和 2％来苏儿等化学消毒剂敏感。四环素、红霉素等抗生素有抑制衣原体繁殖的作用。

二、致病性和免疫性

不同衣原体所致疾病不同，有些只引起动物疾病，如沙眼衣原体的鼠亚种和鹦鹉热衣原体的大多数菌株；有些只引起人类疾病，如沙眼生物亚种、性病淋巴肉芽肿亚种以及肺炎衣原体等；而有些可引起人畜共患疾病，如鹦鹉热衣原体中部分菌株。

表36－1 四种衣原体的主要性状比较

性状	沙眼衣原体	肺炎衣原体	鹦鹉热衣原体	兽类衣原体
自然宿主	人、小鼠	人	鸟类、低等哺乳类	牛、羊
所致人类疾病	沙眼，性传播疾病，幼儿肺炎	肺炎，呼吸道感染	肺炎，呼吸道感染	呼吸道感染
原体形态	圆、椭圆	梨形	圆、椭圆	圆
包涵体糖原	+	－	－	－
血清型	18	1	不明	3
对磺胺敏感性	敏感	敏感	敏感	敏感

（一）致病物质

衣原体细胞壁含脂多糖，其毒性作用与革兰阴性菌内毒素相似。此外，衣原体主要外膜蛋白具有抗吞噬作用，有助于其在宿主细胞内繁殖，引起第Ⅳ型超敏反应，导致免疫病理损伤。沙眼衣原体主要外膜蛋白还可促使单核细胞产生 IL-1 等细胞因子，沙眼衣原体感染是炎症和疤痕形成的重要因素。

（二）所致疾病

1. 沙眼 由沙眼亚种 A、B、Ba 及 C 血清型引起，经眼－眼或眼－手－眼方式直接或间接传播。沙眼衣原体侵入眼结膜上皮细胞后大量繁殖，在细胞浆内形成包涵体，引起局部炎症。本病早期表现有流泪、结膜充血、滤泡增生及粘液脓性分泌物等，后期可出现乳头增生、结膜瘢痕、眼睑内翻、倒睫及角膜血管翳，严重者可引起角膜损伤，影响视力或致盲，是目前世界上致盲的第一病因。

2. 包涵体结膜炎 由沙眼亚种 B、Ba、D～K 血清型引起。婴儿经产道感染引起滤泡性结膜炎，类似沙眼，但不侵犯角膜，经数周或数月可痊愈。成人经手－眼途径，或因污染的游泳池水而感染引起滤泡性结膜炎。

3. 泌尿生殖道感染 经性接触传播引起非淋球菌性泌尿生殖道炎症。50%～60%系由沙眼衣原体所致，因此是引起非淋球菌性泌尿生殖道感染的最重要病原体，有关血清型与引起包涵体结膜炎者相同。男性多表现为尿道炎，一般不发热，可自行缓解，但多数可导致慢性感染并周期性加重，也可合并附睾炎、直肠炎等。在女性可引起尿道炎、宫颈炎、盆腔炎及输卵管炎。此外，本病还与男女不育不孕有关。

衣原体性泌尿生殖道炎症是目前世界严重的性传播疾病（sexual transmitted diseases,STD）之一，在我国有逐年上升的趋势。

4. 性病淋巴肉芽肿 人是性病淋巴肉芽肿亚种的自然宿主，无动物储存宿主。人类经性接触传播。男性常侵犯腹股沟淋巴结，引起化脓性淋巴结炎和慢性淋巴肉芽肿。女性则侵犯会阴、肛门及直肠组织，引起会阴－肛门－直肠组织狭窄。

5. 上呼吸道感染 由鹦鹉热衣原体和肺炎衣原体引起。前者主要引起鸟类或家禽的自然感染，人类经呼吸道传染，引起上呼吸道感染或肺炎。肺炎衣原体只有一个血清型，无动物储存宿主，可引起人类，尤其是青少年急性呼吸道感染，可导致肺炎、支气管炎、鼻咽炎等，还可形成心包炎、心肌炎和心内膜炎。有报道肺炎衣原体感染与动脉粥样硬化性冠心病有关。

（三）免疫性　衣原体感染后，机体可以产生特异性细胞免疫和体液免疫，但免疫力一般不强，因而常造成持续感染和反复感染。

三、微生物学检查

多数衣原体病根据临床表现即可作出诊断，一般不需微生物检查，如沙眼急性期、包涵体结膜炎、性病淋巴肉芽肿等。但对疾病早期或临床病征不典型者，可进行微生物学检查辅助诊断。

（一）直接镜检

沙眼急性期可从患者眼结膜病灶处刮片，经碘液、Giemsa 或荧光抗体染色后，观察上皮细胞胞浆内有无包涵体或沙眼衣原体。性病淋巴肉芽肿可从患者病损部取材或抽取淋巴结脓液、直肠组织标本等染色镜检。

（二）分离培养

标本接种鸡胚卵黄囊、传代细胞或动物接种，分离衣原体，然后用免疫学方法进行鉴定。

（三）血清学诊断

主要用于鹦鹉热和肺炎的辅助诊断。如双份血清抗体效价升高 4 倍及以上者有诊断意义。方法有补体结合试验、凝集试验等，也可用 ELISA 法进行检测。

（四）核酸检测

可用 PCR 法直接检测衣原体核酸，作出诊断。

四、防治原则

沙眼的预防主要是注意个人卫生，不要共用毛巾、浴巾和脸盆，避免直接或间接接触传染，目前无特异性预防措施。泌尿生殖道衣原体感染的预防应广泛开展性传播疾病知识宣传，积极治愈病人和带菌者。治疗可选用磺胺、红霉素、诺氟沙星等药物。

（彭宜红）

第三节　立克次体

立克次体（Rickettsia）是一类专性活细胞内寄生、革兰阴性的原核细胞型微生物。立克次体是为了纪念首先发现并在研究斑疹伤寒病原体时不幸感染而牺牲的 H. T. Ricketts（美）而命名。

立克次体的共同特征是：①专性细胞内寄生，以二分裂方式繁殖；②含有 DNA 和 RNA 两类核酸；③有多种形态，主要为球杆状，革兰阴性；④大小介于细菌与病毒之间，普通光学显微镜下可看到；⑤对抗生素敏感；⑥大多是人畜共患病的病原体。

对人致病的立克次体有 5 个属，包括立克次体属（Rickettsia）、柯克斯体属（Coxiella）、东方体属（Orrientia）、埃立克体属（Ehrlichia）和巴通体属（Bartonella）。立克次体病多是自然疫源性疾病，呈世界性或地方性流行，我国发现的立克次体病主要有斑疹伤寒、恙虫病和 Q 热等（表 36-2）。

表 36-2 致病立克次体及其致病的流行病学特点

属	群	种	所致疾病	媒介昆虫	储存宿主
立克次体属	斑疹伤寒群	普氏立克次体	流行性斑疹伤寒	人虱	人
		莫氏立克次体	地方性斑疹伤寒	鼠蚤	鼠
		加拿大立克次体	加拿大斑疹伤寒	蜱	兔
	斑点热群	立氏立克次体	落矶山斑点热	蜱	狗、野鼠等
		西伯利亚立克次体	北亚蜱传斑疹伤寒	蜱	野兽、鸟
		康氏立克次体	钮扣热	蜱	小野生动物
		澳大利亚立克次体	昆士兰热	蜱	有袋动物、野鼠
		小蛛立克次体	立克次体痘	革蜱	家鼠
柯克斯体属		贝纳柯克斯体	Q热	蜱	野生小动物、牛、羊
东方体属	恙虫病群	恙虫病立克次体	恙虫病	恙螨	野鼠
埃立克体属	犬埃立克体群	查菲立克体	人单核细胞埃立克体病	蜱	啮齿类
	腺热埃立克体群	腺热埃立克体	腺热埃立克体病	蜱	啮齿类
	嗜吞噬细胞埃立克体群	人粒细胞埃立克体	人粒细胞埃立克体病	蜱	人、马、狗
巴通体属		五日热巴通体	战壕热、杆菌性血管瘤	人虱	人
		汉赛巴通体	猫抓病、杆菌性血管瘤	—	猫、狗
		杆菌样巴通体	Oroya热、秘鲁疣	白蛉	人
		伊丽莎白巴通体	心内膜炎	不明	不明

一、生物学特性

（一）形态与染色

呈多形态性，以球形或杆状多见。大小为 $(0.3\sim0.6)$ μm × $(0.8\sim2.0)$ μm。革兰染色阴性但不易着色，常用 Giemsa 染色，立克次体被染成紫色或蓝色。

（二）结构与组成

立克次体具有细胞壁和细胞膜。其结构与革兰阴性菌相似。细胞壁最外层是由多糖组成的粘液层，在粘液层和细胞壁之间有脂多糖或多糖组成的微荚膜。这些表层结构与其粘附宿主细胞及抗吞噬有关。细胞壁包括外膜、肽聚糖和蛋白脂多糖。胞质内有核糖体，核质为双链 DNA，无核仁和核膜。

在感染的宿主细胞内立克次体排列不规则，不同种的立克次体在细胞内分布的位置不同，具有鉴别作用。如普氏立克次体在细胞质内分散存在；恙虫病立克次体靠近核旁成堆排列；斑点热立克次体在胞浆及核内生长；五日热巴通体粘附于细胞外表面生长繁殖。

（三）培养特性

专性活细胞内寄生，二分裂法繁殖，繁殖速度较慢，9～12小时分裂一次。培养方法常用的有动物接种、鸡胚卵黄囊接种和细胞培养。

（四）抗原构造

立克次体有两种抗原，一为群特异性抗原，与粘液层的脂多糖有关，为可溶性抗原，耐热。另一为种特异性抗原，与外膜蛋白有关，不耐热。

斑疹伤寒等立克次体的脂多糖与变形杆菌某些 X 菌株的菌体抗原有共同的耐热多糖抗原（表 36－3）。因此，利用这些变形杆菌菌株代替立克次体抗原，进行非特异性定量凝集反应，测定人或动物血清中相应的抗体，称为外斐反应（Weil-Felix reaction），用来辅助诊断立克次体病。

表 36－3 主要立克次体与变形杆菌菌株抗原间交叉现象

立克次体	OX_{19}	OX_2	OX_K
普氏立克次体	+++	+	－
斑疹伤寒立克次体	+++	+	－
恙虫病立克次体	－	－	+++
五日热巴通体	－	－	－

二、致病性和免疫性

（一）感染途径

人类感染立克次体主要通过节肢动物如人虱、鼠蚤、蜱或螨的叮咬而传播。人虱、鼠蚤在叮咬处排出带有立克次体的粪便而污染伤口侵入人体；以蜱、螨为媒介的传播途径是由叮咬处直接进入人体；Q 热立克次体可经接触、呼吸道或消化道途径感染人体。

（二）致病机制

立克次体的致病物质主要有内毒素和磷脂酶 A。内毒素的主要成分是脂多糖，其活性与肠道杆菌内毒素相似，如致热原性，损伤内皮细胞，致微循环障碍和中毒性休克等。磷脂酶 A 能溶解宿主细胞膜或细胞内吞噬体膜，有利于立克次体穿入宿主细胞并在其中生长繁殖。立克次体表面粘液层结构有利于粘附到宿主细胞表面和抗吞噬作用，可增强对易感细胞的侵袭力。

立克次体侵入人体后，先在局部淋巴组织或小血管内皮细胞中繁殖，引起初次立克次体血症。再经血流扩散至全身器官的小血管内皮细胞中繁殖后，大量立克次体释放入血导致第二次立克次体血症。由立克次体产生的内毒素等毒性物质也随血流波及全身，引起毒血症。

立克次体损伤血管内皮细胞，引起细胞肿胀、组织坏死和血管通透性增高，导致血浆渗出、血容量降低以及凝血机制障碍、DIC 等。常伴有全身实质性脏器的血管周围广泛性病变，在皮肤可出现皮疹，在肝、脾、肾等则出现相应脏器损害症状。晚期体内可形成抗原抗体免疫复合物，可加重临床症状，甚至可因心、肾衰竭而死亡。

（三）所致疾病

由立克次体引起的疾病统称为立克次体病。包括斑疹伤寒、Q 热和恙虫病等（表 36－2）。

1. 流行性斑疹伤寒 由普氏立克次体引起，人虱为媒介，在人与人之间传播，流行于冬春季节。除高热、头痛、皮疹外，可伴有神经系统、心血管系统的损伤。

2. 地方性斑疹伤寒 由莫氏立克次体引起，以鼠蚤为媒介从鼠传给人。很少累及神经系统和心血管系统。

3. 恙虫病 由恙虫病立克次体引起，以恙螨为媒介传播。该病的特征是先在叮咬局部出现红色斑疹，再变成水疱并破裂，溃疡中央呈黑色焦痂。

4. Q 热 由贝纳柯克斯体引起，在动物间传播媒介是蜱，当感染动物的尿及粪便污染环境后,可经呼吸道或消化道使人受染,出现发热、头痛、腰痛等临床症状。

(四) 免疫性

人患立克次体病后,体内可产生中和立克次体及其毒素的抗体,还能诱发细胞免疫。由于立克次体严格的活细胞内寄生,故其免疫以细胞免疫为主,多数患者病后可获得强而持久的免疫。

三、微生物学检查

因立克次体特别容易引起实验室感染,所以在进行立克次体的微生物学检查时必须严格遵守实验室操作规程,以防感染事故的发生。

(一) 标本的采集

主要采集病人血液,既可供病原体的分离用,也可收集血清作免疫学试验。前者应在发病的早期或用药前采集;后者应采集急性期和恢复期双份血清以观察抗体效价的动态变化。流行病学调查时,尚需采集野生小动物和家畜的器官、节肢动物等。

(二) 分离培养

由于检材中立克次体含量较低,直接镜检意义不大。可将检材(血液、组织悬液等)接种至易感动物腹腔(恙虫病立克次体用小鼠,其他均用雄性豚鼠)分离。若接种后豚鼠体温>40℃,同时有阴囊红肿,表示有立克次体感染,可进一步对分离出的毒株用免疫荧光或其他方法鉴定。

(三) 血清学试验

外斐反应是立克次体病常用的血清学检测方法。一般单份标本的抗体效价在 1:160 以上,或恢复期效价比急性期增高 4 倍以上时有诊断意义。但要注意排除变形杆菌感染的可能性。

四、防治原则

预防的重点是控制和消灭其中间宿主及储存宿主,如灭鼠、灭蚤、灭虱,加强个人自身防护。特异性预防可接种灭活疫苗。治疗可用氯霉素、四环素及强力霉素。禁用磺胺类药物(不能抑制立克次体,反有促进其繁殖作用)。

(曹明耀)

第四节 螺旋体

螺旋体(*Spirochete*)是一类细长柔软、弯曲呈螺旋状、运动活泼的原核细胞型微生物,与细菌基本结构相似。广泛存在于自然界和动物体内,种类繁多。根据其免疫原性,螺旋数目、大小与规则程度及两螺旋间距离的不同分为 2 科 7 属,能引起人和动物疾病的有 3 个属:①钩端螺旋体属;②密螺旋体属,主要有梅毒螺旋体、雅司螺旋体和品他螺旋体;③疏螺旋体属,有回归热螺旋体和伯氏疏螺旋体等。

一、钩端螺旋体

钩端螺旋体(*Leptospira*)简称钩体,种类多,分致病性和非致病性两种。致病性钩体有多种型别,对人和动物引起钩体病。

（一）生物学特性

1. **形态与染色** 菌体为圆柱形，大小 0.15μm×（6～12）μm。在暗视野显微镜下观察，可见螺旋盘绕细密、规则，形似一串发亮的微细串珠，菌体一端或两端弯曲成钩状，常使菌体呈 C、S 形状（图 36－1）。菌体最外层为外膜，其内是螺旋状的肽聚糖层和胞质膜包绕着细胞质，在外膜和肽聚糖层之间，有周鞭毛或称轴丝，各由一端伸展至菌体的中央，运动活泼。革兰染色阴性，但着色较难。常用 Fontana 镀银染色法，菌体染成棕褐色。

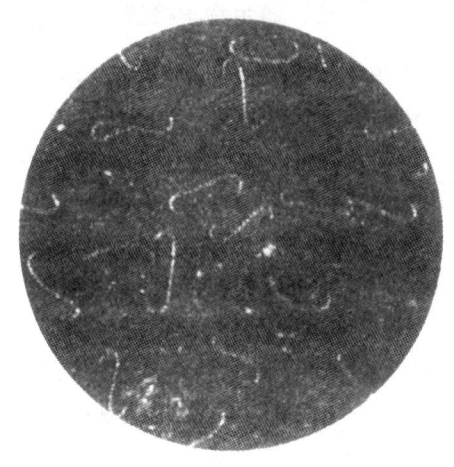

图 36－1 钩端螺旋体（暗视野）

2. **培养特性** 营养要求不高，常用含 10％兔血清和蛋白胨的 Korthof 培养基培养生长良好。兔血清既能促进钩体生长又能中和与去除培养过程中产生的抑制因子。在需氧、pH 7.4、28℃培养 1～2 周，可见液体培养基呈半透明云雾状生长。钩体生化反应不活泼，不分解糖类、蛋白质和氨基酸。

3. **抗原构造与分类** ①表面抗原为多糖蛋白质复合物，具型特异性，是钩体分型的依据；②内部抗原为类脂多糖复合物，具有属特异性，为钩体分群的依据。目前致病钩体已发现 25 个血清群、200 多个血清型，且新的型别仍在不断发现。我国的钩端螺旋体约有 19 个血清群、74 个血清型。

4. **抵抗力** 钩体对干燥、热、直射日光的抵抗力均弱。56℃ 10min 死亡。但较其他致病螺旋体为强。夏季在中性的湿土或水中能活 20 天以上，甚至数月之久，这对本菌的传播有重要意义。常用消毒剂如 0.2％来苏儿、1％石炭酸经 10～30min 可杀死。对青霉素、金霉素敏感。

（二）致病性与免疫性

1. 致病物质

（1）溶血素（streptolysin）：不耐热，对氧稳定。能破坏红细胞而溶血。注入小羊体内，可引起贫血、肝大、出血、黄疸与血尿。

（2）内毒素样物质（endotoxin-like substance，ELS）：其化学组成与细菌脂多糖类似，但结构不同。耐热，能使动物发热，引起炎症和坏死。

（3）细胞毒性因子（cytotoxicity factor，CTF）：将 CTF 注入小鼠，出现肌肉痉挛、呼吸困难而死亡。

2. **所致疾病** 钩体所致的钩体病是地理分布最广泛的人畜共患的传染病，广泛在野生动物和家畜中流行。我国已从多种动物中检出钩体，其中以鼠类和猪为主要传染源和储存宿主，带菌率很高，且排菌期长。动物感染后大多呈无症状的"带菌"状态。其长期在肾曲小管中生长繁殖，不断从尿中排出，污染水源和土壤。人类接触污染的水源和土壤，使钩体有机会穿过正常或破损的皮肤和粘膜侵入人体而受感染。孕妇感染钩体后，也可经胎盘感染胎儿引起流产，也可经吸血昆虫传播。钩体病多流行于夏秋季，如果雨季造成内涝或山洪暴发可引起爆发流行。

钩体自皮肤粘膜侵入人体后，即在局部繁殖，并进入血流引起钩体血症。经1~2周后，散布至肝、肾、脾、肺及脑等器官引起各种症状。因钩体及其释放的毒性产物作用，患者可引起发热、全身酸痛、眼结膜充血、腓肠肌剧痛、淋巴结肿大等症状，全身毛细血管内皮细胞损伤并伴有微循环障碍，以致主要器官受损。由于侵入钩体的型别、毒力及机体免疫力强弱不同，其疾病类型、病程长短和症状轻重差异很大。临床上常见有流感伤寒型、黄疸出血型、肺出血型、脑膜脑炎型、肾功能衰竭型等。部分病人恢复期后可出现眼和神经系统并发症。

3. 免疫性　患病1~2周血中出现特异性抗体，具有凝集和增强吞噬细胞的吞噬等作用，血液中钩体迅速被清除，故以体液免疫为主。但抗体对肾内钩体作用较小，故尿中排菌可达数月。隐性感染或病后，可获得对同型菌株持久性免疫力，但对异型钩体仅有部分免疫或无免疫力。

(三) 微生物学检查

1. 检查螺旋体　发病1周内取血，第2周起即可取尿液，有脑膜炎症状者取脑脊液进行下列检查：

(1) 直接镜检：将标本差速离心集菌后，作暗视野显微镜检查或用Fontana镀银法染色镜检，也可用免疫荧光或酶染色法检查。

(2) 分离培养与鉴定：将标本接种于2至3管Korthof培养基中，28℃培养2~4周（或复方明胶培养基培养5~7天）。如有生长，培养基呈云雾状生长，用暗视野显微镜检查钩体，再用血清学方法鉴定其群型；如40天仍未生长则报告钩体培养阴性。

(3) 动物试验：适用于检查污染标本。其方法是将上述标本注入幼豚鼠或田鼠腹腔内，3~5天后取血、腹腔液镜检及培养。死后解剖，可见皮下及肺有出血斑，内脏有大量钩体。

(4) 分子生物学方法：PCR检查法和同位素或生物素标记DNA探针法检查患者或动物尿中钩体DNA较培养法快速、敏感。限制性内切酶指纹图谱还可用于钩体菌株鉴定、分型、抗原变异的研究等。

2. 血清学诊断　一般在病初及发病2~4周各采血一次进行下列试验：

(1) 显微镜凝集试验：用不同型别活钩体作为抗原，与不同稀释的病人血清混合，37℃作用2小时，再用暗视野显微镜检查。若待检血清中有同型抗体，则在此孔中可见钩体凝集成团形如蜘蛛样，其效价在1：300以上或双份血清效价≥4倍增长则有诊断意义。

(2) 间接凝集试验：若待检血清中有相应抗体，则与钩体的属特异性抗原吸附的载体颗粒结合，出现肉眼可见的凝集现象，为阳性反应。

(3) ELISA：检测钩体病人血清中特异性抗体，被检血清的OD值≥阴性对照OD值2倍，则为阳性。

(四) 防治原则

消灭传染源、切断传播途径和增强机体抗钩体的免疫力是预防的主要措施。保护好环境以及对易感人群进行多价死疫苗接种,所用疫苗必须是当地流行的血清型。近年国内试用钩体外膜亚单位疫苗,有一定效果。治疗首选青霉素、庆大霉素或强力霉素等。脑膜炎型可首选甲硝唑,因此药易通过血脑屏障,能破坏菌体DNA结构。

二、梅毒螺旋体

梅毒螺旋体又称苍白密螺旋体(*Treponema pallidum*,TP)是人类梅毒的病原体。梅毒是性病,在许多国家仍然相当流行,危害较大。

(一)生物学特性

1. 形态与染色　TP纤细,螺旋致密规则,大小0.2μm×(6～15)μm,两端尖直,运动活泼。菌体表面有荚膜样粘多糖。电镜下菌体内有轴丝,最外层为外膜,其内为浆膜,轴丝是运动器官。菌体由蛋白质、类脂及糖类组成。用Fontana镀银染色,螺旋体为棕褐色,菌体变粗易于查见。新鲜标本可直接在暗视野显微镜下观察其形态和运动方式(图36-2)。

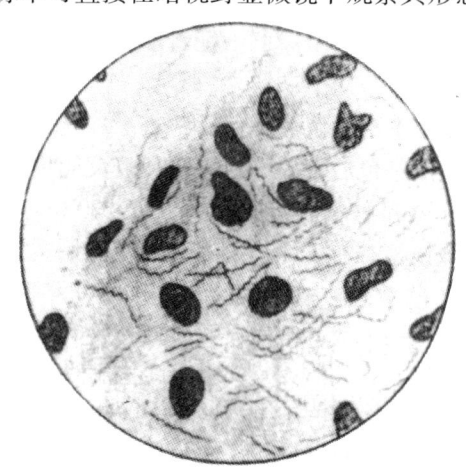

图36-2　梅毒螺旋体

2. 培养特性　人工培养基至今尚未真正培养成功。在兔单层上皮细胞中缓慢生长,需含氧3%适宜。

3. 抵抗力　极弱,对温度和干燥特别敏感。离体后干燥1～2小时或50℃5min死亡。在血液中4℃放置3天可死亡,故血库冷藏3天以上的血液已无传染梅毒的危险。对化学消毒剂敏感,在1%～2%石炭酸内数分钟死亡。

4. 抗原性　①表现特异性抗原,能刺激机体产生特异性凝集抗体;②类属抗原,能刺激机体产生补体结合抗体;③TP侵入人体破坏组织后,组织中磷脂粘附于TP表面形成复合抗原,使机体产生抗磷脂的自身抗体,称之为反应素。

(二)致病性与免疫性

1. 致病因素

(1) TP表面的粘多糖和唾液酸:可粘附宿主细胞,阻止补体和吞噬细胞的杀菌作用。

(2) 透明质酸酶:有利于菌体扩散,破坏毛细血管,导致组织坏死、溃疡,形成梅毒特征性的病理损害。

2. 所致疾病　在自然情况下,人是梅毒的唯一传染源。梅毒可分先天性和获得性两种。先天性梅毒(胎传梅毒)经垂直感染胎儿,扩散至肝、脾、肾上腺等器官大量繁殖,引起胎儿的全身感染。获得性梅毒分为三期。

（1）Ⅰ期梅毒：感染后3周左右局部出现无痛性硬下疳，多见于外生殖器，其溃疡渗出物中含大量TP，传染性极强。约1个月，下疳常自愈。螺旋体则潜伏体内，经2～3个月无症状的潜伏期后进入Ⅱ期。

（2）Ⅱ期梅毒：全身皮肤粘膜常出现梅毒疹，淋巴结肿大，也可累及骨、关节、眼和神经系统。在梅毒疹及淋巴结中有大量螺旋体，有较强传染性。经一段时间后症状可消退，但常发生复发性Ⅱ期梅毒。

（3）Ⅲ期梅毒：又称晚期梅毒。Ⅱ期梅毒经2年左右隐伏，部分病人复发而进入Ⅲ期。出现皮肤粘膜溃疡性坏死病灶，并侵犯内脏组织或器官，进展和消退交替进行。严重者经10～15年后，引起心血管及中枢神经系统病变。此期病灶中螺旋体少，传染性小，破坏性大，可危及生命。

3. 免疫性　梅毒的免疫是传染性免疫，以细胞免疫为主。人感染TP后，首先经吞噬细胞吞噬和杀灭，机体逐渐产生特异性体液免疫和细胞免疫。这种免疫力不完全，多数病人不能完全清除体内的螺旋体，进而发展为Ⅱ期和Ⅲ期梅毒。

（三）微生物学检查

1. 检查TP　Ⅰ期梅毒取硬下疳渗出液，Ⅱ期梅毒取梅毒疹渗出液或局部淋巴结抽出液。直接在暗视野显微镜下检查，见有运动活泼的密螺旋体有助于诊断。也可用直接免疫荧光法或ELISA法检查。

2. 非螺旋体抗原试验　用正常牛心肌的心脂质作为抗原，测定病人血清中的反应素。国内常用不加热血清反应素试验（USR）和快速血浆反应素环状卡片试验（RPR）。这些方法均用于初筛，Ⅰ期梅毒阳性率约为70%，Ⅱ期梅毒可达100%。

3. 螺旋体抗原试验　用TP作抗原，测定病人血清中TP特异性抗体。

（1）荧光密螺旋体抗体吸收（FTA-ABS）试验：为间接免疫荧光法。阳性者可见发荧光的螺旋体。本法敏感性高，特异性强，可作梅毒的确诊。其缺点是操作较麻烦，不能用作疗效的评价。

（2）螺旋体血凝试验：用间接血凝试验，其凝集效价在1∶80以上为阳性。

（3）TP制动试验：用于检测血清中有无抑制TP活动的特异抗体。

另外，PCR法快速直接检测TP特异基因片段；用免疫印迹法检测与TP的47kD抗原发生反应的IgM。

（四）防治原则

梅毒是一种性病，应加强性卫生教育和严格社会管理。对病人要早期确诊，彻底治疗。用足量青霉素治疗，疗效短，效果好。

三、伯氏疏螺旋体

伯氏疏螺旋体（*Borrelia burgdorferi*，BB）是1982年Burgdorfer等自硬蜱体内和人体内分离培养证实的，是Lyme病的病原体，1977年在美国康涅狄格州Lyme镇发现本病，故名。世界上许多国家有Lyme病流行，我国有10多个省区分离到该螺旋体。

（一）生物学特性

BB大小$0.2\mu m \times (10\sim40)\mu m$，有5～10个不规则的螺旋，在暗视野显微镜下扭曲、翻转，运动活泼。革兰染色阴性，但不易着色。Giemsa染色为淡紫色，镀银法呈棕褐色。

营养要求较高,常用 BSK 培养基(含有牛血清白蛋白),最适生长温度 35℃、pH 7.5、5%～10% CO_2,需培养 2～3 周。分裂繁殖一代约 12 小时。分类方法很多,根据 DNA 分析,常见的 BB 有 3 个基因种,不同菌株在基因组和遗传表型上存在异质性。

(二)致病性与免疫性

Lyme 病是硬蜱传播的自然疫源性疾病。储存宿主主要是野生哺乳动物。在不同国家和地区,传播媒介和宿主不同。感染的蜱叮咬人,BB 随唾液侵入皮肤,在局部繁殖,皮肤出现慢性游走性红斑(ECM)、发热、头痛、关节痛或局部淋巴结炎等。随后 ECM 向周围扩散,逐渐出现皮损,形成关节炎、心脏、神经系统多脏器损害。未经治疗的病例一般在起病后约 2 个月内可缓解,但常可复发。人和动物感染后,可产生特异性抗体,此抗体有促吞噬细胞吞噬作用;形成的免疫复合物可激活补体导致炎症。

(三)微生物学检查

Lyme 病菌血症期短暂,病变组织中螺旋体少,直接镜检和培养较困难。于发病后数周取病人血清或脑脊液用 ELISA 法可检出特异性抗体。特异性 IgM 多在 ECM 发生后 2～4 周出现,特异性 IgG 通常在发病后 6～8 周出现,持续感染时可长时间维持高效价抗体。用 PCR 技术检查各种标本内 BB 的 DNA,方法快速、敏感性高。

(四)防治原则

本病以预防为主,防止蜱咬伤。用于人类的亚单位疫苗还在研制中。早期 Lyme 病口服四环素、强力霉素、羟氨苄青霉素、红霉素等有效。如伴有神经系统等深部组织损害,则需青霉素联合头孢三嗪等静脉滴注。

四、回归热螺旋体

回归热螺旋体(*B. recurrentis*)是回归热的病原体。生物学特性类似 BB。回归热是一种由节肢动物传播的,有周期性反复发作的急性传染病。按回归热传播媒介不同,分为两类,均属于疏螺旋体属。回归热螺旋体,以人虱为传播媒介,自然宿主是人,引起流行性回归热;以蜱为传播媒介,引起地方性回归热,在我国已少见。诊断回归热症,必须在发热期间由耳垂或指端取血 1～2 滴,制片用暗视野显微镜观察或 Giemsa 染色后观察,如见有细如卷发的疏螺旋体即可诊断。必要时作小白鼠试验。

治疗主要用青霉素、四环素等均敏感。

(李 波)

第五节 放线菌

放线菌是一类丝状、呈分枝生长的原核细胞型微生物。培养时间久后菌丝易断裂成链杆状,革兰染色阳性。由于在感染组织中或培养中,菌丝缠绕成团呈放线状排列,故称为放线菌。

放线菌种类较多,其中如链霉菌属的放线菌是抗生素的主要生产菌;对人致病的主要有放线菌属和诺卡菌属中的某些放线菌。

一、放线菌属

放线菌属(*Actinomyces*)为非抗酸性丝状菌,多数为厌氧菌,在自然界分布广泛。人和动物的口腔、上呼吸道、胃肠道和泌尿生殖道都有放线菌寄居，当机体免疫力降低时变为条件致病菌，引起内源性感染。衣氏放线菌（*A. israelii*）是引起人类放线菌病的主要病原，最常引起面颈部感染，约占患者的60%；也可引起胸部、腹部、盆腔、中枢神经系统等感染。放线菌病多为慢性化脓性炎症，炎症中心部位形成坏死脓肿，在组织内可形成多发性瘘管，流出的脓汁中可见硫磺样颗粒，其是放线菌在组织中形成的菌落。将硫磺样颗粒制成压片，显微镜下可见颗粒呈菊花状，中心由分枝的菌丝交织组成，周围由菌丝排列成放射状。硫磺样颗粒的检测有助于放线菌感染的诊断。

二、诺卡菌属

诺卡菌属（*Nocardia*）为抗酸染色阳性的丝状菌，多为需氧菌，广泛分布于土壤。对人致病的主要有星形诺卡菌（*N. asteriodes*）和巴西诺卡菌（*N. brasiliensis*），引起诺卡菌病。我国以星形诺卡菌感染多见，其感染为外源性，常侵入肺部引起化脓性感染，重者可扩散引起脑膜炎及脑脓肿。

三、微生物学检查

（一）硫磺样颗粒压片镜检

取脓液或痰等标本，并在标本中寻找硫磺样颗粒，其直径一般都小于1mm，压片镜检可见颗粒呈菊花状。

（二）分离培养

放线菌属进行厌氧培养，4~6天可形成灰白或淡黄色微小菌落。诺卡菌属则进行需氧培养，生长缓慢，一般1周以上可见到菌落。菌落表面干燥，并产生不同色素。

（三）染色镜检

经革兰染色后镜检，也可做抗酸染色以区别放线菌和诺卡菌。

四、防治原则

目前尚无特异性预防方法。局部治疗可采用手术清创。药物治疗，放线菌属可选用青霉素、磺胺、红霉素类等药物；诺卡菌属则选用环丝氨酸和磺胺类药物。

（沈海中）

第三十七章 真 菌

真菌（Fungus）是一类有细胞壁，不分根、茎、叶和不含叶绿素，以寄生或腐生方式生存，少数为单细胞，多数为多细胞，能进行无性或有性繁殖的真核细胞型微生物。真菌在自然界中分布广泛，绝大多数对人类有益，少数可引起人类疾病。

第一节 真菌的基本特性

一、真菌的分类

真菌种类繁多，约有10余万种，在生物学分类上已成为独立的真菌界。真菌界分为真菌门和粘菌门两个门，真菌门又根据菌丝有无横隔、有性孢子类型等分为五个亚门。

（一）鞭毛菌亚门

少数为单细胞，多数为分支的菌丝体，无性孢子为产生能游动的孢子，有性孢子为卵孢子。如壸壶。

（二）接合菌亚门

菌丝无隔，无性孢子为囊孢子，有性孢子为接合孢子。如毛霉菌属、根霉菌属。

（三）子囊菌亚门

原始子囊菌呈单细胞，菌丝有隔，无性孢子为分生孢子，有性孢子为子囊孢子。如酵母菌属、赤霉菌属。

（四）担子菌亚门

菌丝分隔，有性孢子为担孢子。这类真菌包括食用真菌和药用真菌，如银耳、木耳、香菇、灵芝、猪苓等。

（五）半知菌亚门

对其生活史了解不完全，未发现其有性阶段，故称为半知菌。菌丝有隔，无性孢子为分生孢子。如青霉菌属、曲霉菌属、各种皮肤癣菌、假丝酵母菌属等。

此外，真菌又可根据其细胞组成而分为单细胞和多细胞真菌两大类。

二、真菌的形态与结构

与细菌比较，真菌的大小、结构和化学组成等均存在很大差异。真菌比细菌大几倍至几十倍，用普通光学显微镜放大几百倍就能清晰地观察到。真菌的细胞壁中无肽聚糖，但含由多聚N-乙酰氨基葡萄糖构成的大分子几丁质，其坚韧性主要依赖于几丁质。故不受青霉素、头孢菌素的作用。

（一）单细胞真菌

细胞呈圆形或椭圆形。以出芽（budding）方式繁殖，芽生孢子成熟后与母体分离，形成新的个体。能引起人类疾病的有新生隐球菌和白假丝酵母菌等。

（二）多细菌真菌

又称丝状菌或霉菌（mold），由菌丝和孢子组成。

1. 菌丝（hypha）　是由孢子长出芽管并逐渐延长形成。菌丝又可长出许多分支并交织成团，形成菌丝体（mycelium）。

（1）按功能不同可将菌丝分为：①营养菌丝，即能伸入培养基中吸取营养物质的菌丝；②气中菌丝，即能向空气中生长的菌丝；③生殖菌丝：即可产生孢子的气中菌丝。

（2）按结构不同可将菌丝分为：有隔菌丝或无隔菌丝。前者在菌丝内形成隔膜，将菌丝分成数个细胞。后者在菌丝内无隔膜，整条菌丝内含有多个细胞核。大多数致病性真菌的菌丝为有隔菌丝。

（3）按形态不同菌丝可分为：螺旋状、球拍状、结节状、鹿角状、梳状和关节状菌丝等。因不同真菌菌丝的形态不同，故可据此鉴别真菌。

2. 孢子（spore）　是真菌的繁殖结构。根据繁殖方式不同，孢子分为有性孢子和无性孢子两种。病原性真菌大多通过形成无性孢子而繁殖。无性孢子按形态不同分为三种：

（1）分生孢子（conidium）：真菌中最常见的一种无性孢子，由生殖菌丝末端的细胞分裂或收缩形成，也可由菌丝侧面出芽形成。分生孢子又分为大分生孢子和小分生孢子两种，前者由多个细胞组成，体积较大多成梭状、棒状或梨状；后者仅由一个细胞构成，体积较小。

（2）叶状孢子（thallospore）：由菌丝内细胞直接形成。包括由细胞出芽生成的芽生孢子；由菌丝内胞浆浓缩，胞壁增厚形成的厚膜孢子；以及由菌丝细胞壁变厚并分隔成长方形的节段而形成的关节孢子三种类型。

（3）孢子囊孢子（sporangiospore）：是由菌丝末端膨大形成孢子囊，囊内含有许多孢子，孢子成熟后则破囊而出。

各种霉菌的菌丝和孢子的形态不同（图37－1），是鉴别真菌的重要标志。

部分真菌在不同的环境条件（营养、温度等）下，可发生单细胞真菌与多细胞真菌两种形态的可逆转换，称为真菌的双相性。如组织胞浆菌和球孢子菌等在室温（25℃）条件下发育为丝状菌；而在宿主体内或在含有动物蛋白的培养基上37℃培养时则呈酵母菌型。

三、真菌的培养特性与菌落特征

（一）培养特性

真菌的营养要求不高，培养真菌常用沙保培养基（Sabouraud medium），主要含葡萄糖、蛋白胨和琼脂。培养真菌最适的pH为4～6，最适的温度一般为22～28℃，但有些深部感染真菌在37℃条件下才生长良好。真菌一般生长缓慢，需培养1～2周长出菌落。

（二）菌落特征

真菌菌落可分三种类型：

1. **酵母型菌落**　为单细胞真菌形成的菌落形式。菌落光滑湿润、柔软且致密，类似细菌菌落。多数单细胞真菌培养后都形成酵母型菌落，如隐球菌的菌落。

2. **类酵母型菌落**　有些单细胞真菌在出芽繁殖后形成的芽管不与母细胞脱离而形成假菌丝。假菌丝可伸入培养基中，但菌落外观与酵母型菌落相似。如白假丝酵母菌的菌落。

3. **霉菌型菌落（丝状菌落）**　为多细胞真菌形成的菌落形式。菌落可呈绒毛状、棉絮状等。菌落的中心与边缘、表层与底层可呈现不同颜色。丝状菌落的形态和颜色可作为鉴别

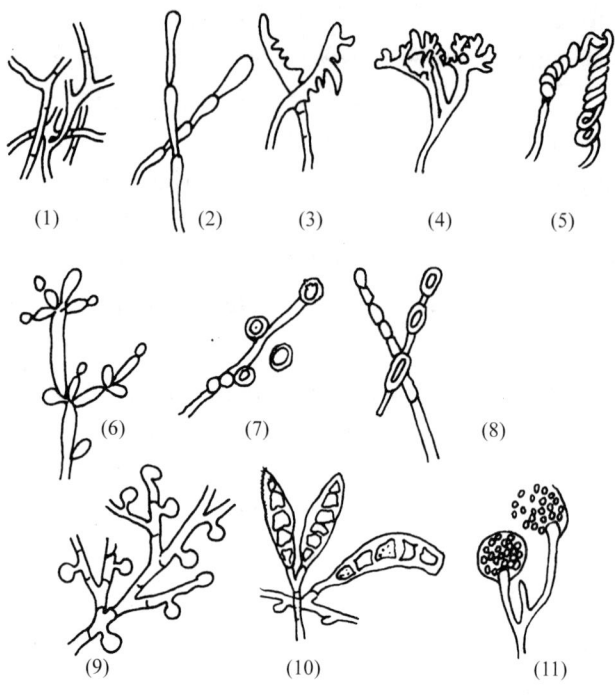

图 37-1 真菌的菌丝及孢子
(1) 有隔菌丝；(2) 球拍状菌丝；(3) 梳状菌丝；(4) 鹿角状菌丝；
(5) 螺旋状菌丝；(6) 芽生孢子；(7) 厚膜孢子；(8) 关节孢子；
(9) 小分生孢子；(10) 大分生孢子；(11) 孢子囊孢子

真菌的依据。

四、真菌的繁殖方式与抵抗力

（一）真菌的繁殖方式

1. 无性繁殖　无性繁殖方式简单、速度快、产生个体多，是真菌繁殖的主要方式，其方式有：①菌丝断裂；②细菌裂殖；③无性孢子萌发出芽，长出菌丝，发育成新的个体。

2. 真菌的抵抗力　真菌对干燥、阳光、紫外线及一般化学消毒剂有较强的抵抗力；但不耐热，菌丝与孢子60℃1小时均可被杀死。真菌对作用于细菌的抗生素不敏感。抗真菌药物如灰黄霉素、制霉菌素B、两性霉素B、氟康唑和酮康唑等对多种真菌均有抑制作用。

五、真菌的致病性和免疫性

（一）致病性

不同种类真菌的致病形式不同。真菌性疾病大致包括：

1. 致病性真菌感染　属于外源性感染，由真菌侵入机体而致病。根据感染部位可分为浅部真菌感染和深部真菌感染。

2. 条件致病性真菌感染　这类真菌多属于非致病的腐生性真菌和寄居在人体的正常菌群，其感染多发生于机体局部或全身免疫功能降低及菌群失调的情况下。常见的条件致病性真菌有白假丝酵母菌、新生隐球菌、卡氏肺孢菌等。

3. 真菌性中毒　某些真菌如黄曲霉菌、镰刀菌、节菱孢菌等污染粮食或食品后，在其生长繁殖过程中可产生毒素,人食入后可导致急性或慢性中毒。有些真菌本身即有毒性如有毒的蘑菇,人及牲畜误食后也可引起急性中毒。

4. 真菌超敏反应性疾病　某些真菌如青霉菌、镰刀菌、着色真菌等的孢子或其代谢产物可作为变应原,引起超敏反应,导致哮喘、超敏性鼻炎、荨麻疹等疾病。

5. 真菌毒素与肿瘤　某些真菌毒素与肿瘤的发生有关,如黄曲霉毒素可诱发肝癌。

(二) 免疫性

机体对真菌的免疫包括非特异性免疫和特异性免疫。皮脂腺分泌的不饱和脂肪酸具有抗真菌作用。学龄前儿童皮脂腺发育尚未完善,故易患头癣。另外,正常菌群的拮抗作用和吞噬细胞的吞噬作用均在抗真菌的非特异性免疫中发挥着重要作用。

真菌感染后可刺激机体产生细胞免疫和体液免疫。细胞免疫在抗真菌感染中的作用较重要。细胞免疫功能低下或缺陷者易患真菌感染。真菌感染诱生的抗体可发挥调理吞噬作用等。

第二节　致病性真菌

一、浅部感染真菌

(一) 皮肤癣菌

皮肤癣菌 (dermatophytes) 可侵犯人的皮肤、毛发和指(趾)甲,引起各种癣症。皮肤癣菌分为三个菌属,即毛癣菌属 (*Trichophyton*)、表皮癣菌属 (*Epidermophyton*) 和小孢子癣菌属 (*Microsporum*)。皮肤癣菌在沙保培养基上生长,形成丝状菌落。可根据菌落的形态、颜色以及镜检孢子、菌丝的形态,对皮肤癣菌进行初步鉴定(表37-1)。

表37-1　皮肤癣菌的形态特点及侵犯部位

菌属	主要致病性皮肤癣菌	菌落特点	孢子和菌丝的形态	侵犯部位		
				皮肤	甲	毛发
毛癣菌属	红色毛癣菌、紫色毛癣菌、须毛癣菌、许兰毛癣菌、断发毛癣菌	可呈颗粒状、粉末状、绒毛状等,颜色可为红、白、黄、棕等色	细长棒状薄壁的大分生孢子及侧生葡萄状的小分生孢子。菌丝可有螺旋状、球拍状和鹿角状等	+	+	+
表皮癣菌属	絮状表皮癣菌	初为白色鹅毛状,后转为黄绿色粉末状	卵圆形大分生孢子,陈旧培养物可见厚膜孢子。菌丝为球拍状、结节状	+	+	-
小孢子癣菌属	铁锈色小孢子癣菌	菌落由绒毛状逐渐变至粉末状,颜色为灰色、橘红色或棕黄色	厚壁梭形大分生孢子和卵圆形小分生孢子。菌丝为结节状、梳状和球拍状等	+	-	+

皮肤癣菌感染属外源性感染,通过接触癣症患者或患癣的动物(如狗、猫等)而受到传染。一种癣菌可引起机体不同部位的感染,而同一部位的病变也可由不同癣菌引起。微生物学检查可取皮屑、指(趾)甲屑或病发,经10%KOH消化后镜检。皮屑和甲屑中见到菌丝;病发内、外见到菌丝和孢子,可初步诊断为皮肤癣菌感染。若要作出菌种的鉴定,可经

沙保培养基培养或玻片小培养后，根据菌落特征、菌丝和孢子的特征鉴定是何种皮肤癣菌。

（二）申克孢子丝菌

申克孢子丝菌（*Sporotrichum schenckii*）广泛存在于土壤及植物表面等，经皮肤微小伤口感染，可引起皮肤、皮下组织及其附近淋巴管的慢性炎症，导致化脓、溃疡渗出及亚急性或慢性肉芽肿。此菌也可通过呼吸道或消化道感染，经血行播散至其他器官引起深部感染。

申克孢子丝菌为双相性真菌：在组织内为酵母菌型，镜下可见圆形或雪茄样出芽细胞，常位于中性粒细胞和单核细胞内，偶见菌丝和星状体；在沙保培养基上培养为丝状菌型，菌落初为灰白色粘稠小点，后逐渐扩大形成黑褐色的皱褶薄膜。

二、深部感染真菌

深部感染真菌是指能侵犯深部组织和内脏的真菌。深部真菌感染可由致病性真菌和条件致病性真菌所致。致病性深部感染真菌属外源性，侵入机体后即可致病，如组织胞浆菌、副球孢子菌、皮炎芽生菌等，引起的感染多见于美洲，我国少见。在我国，深部真菌感染主要是由条件致病性真菌所致。

条件致病性真菌亦称机会致病性真菌，多数是宿主的正常菌群成员，宿主免疫力降低是其致病的主要条件。近年来，条件致病性真菌引起的深部感染日益增多，已成为导致危重病人死亡的重要原因。条件致病性真菌主要有：

（一）白假丝酵母菌

白假丝酵母菌（*Candida albicans*）通常称为白色念珠菌，是念珠菌属中主要的条件致病菌。

1. **生物学特性**　菌体呈椭圆形，以芽生孢子出芽繁殖，孢子伸长形成芽管，不与母细胞脱离，形成丝状称为假菌丝。培养特征是在沙保培养基中于37℃培养1～3天形成类酵母型菌落；在玉米粉培养基上可长出厚膜孢子。假菌丝和厚膜孢子有助于白色念珠菌的鉴定。

2. **致病性**　白假丝酵母菌通常存在于正常人的口腔、上呼吸道、阴道及肠道内，当机体免疫功能低下或菌群失调时可引起疾病。白假丝酵母菌可侵犯人体许多部位，主要引起以下类型感染：

（1）皮肤粘膜感染：皮肤感染好发于皮肤皱褶处，如腋窝、腹股沟及指（趾）间等皮肤潮湿部位。粘膜感染可发生鹅口疮、口角糜烂、外阴与阴道炎等。

（2）内脏感染：常可引起支气管炎、肺炎、食管炎、肠炎、膀胱炎、肾盂肾炎、心内膜炎及心包炎等。偶尔也可引起败血症。

（3）中枢神经系统感染：可引起脑膜炎和脑脓肿等，常由呼吸系统及消化系统病灶播散所致。

（二）新生隐球菌

新生隐球菌（*Cryptococcus neoformans*）广泛存在于土壤和鸽粪中。某些正常人体表、口腔、粪便中也可分离到该菌。

1. **生物学特性**　菌体呈圆形，外周有厚荚膜，常用印度墨汁负染后镜检；在沙保培养基上形成白色、光滑、湿润的酵母型菌落。

2. **致病性**　新生隐球菌一般为外源性感染，由呼吸道传播，大多数感染者症状不明显，且能自愈。细胞免疫功能低下者感染该菌后，首先引起肺部感染，然后从肺部经血行播散，最易侵犯中枢神经系统，引起慢性脑膜炎；还可播散至皮肤、粘膜、骨和内脏器官等。

3.微生物学检查　取可疑患者脑脊液、痰液、脓汁等标本经墨汁负染后镜检，见有圆形或椭圆形的菌体，其外有宽厚的荚膜即有诊断意义。必要时作分离培养、生化反应及动物试验进行鉴定。

（三）曲霉菌

本菌在自然界分布广，种类多，对人致病的主要有烟曲霉菌、黄曲霉菌等。烟曲霉菌主要由呼吸道侵入，引起支气管哮喘和肺部感染，也可侵入血流播散至各器官引起全身性感染。黄曲霉菌产生的黄曲霉素与恶性肿瘤的发生有关，如可导致肝癌。

另外，曲霉菌的孢子可作为变应原引起超敏反应。

（四）毛霉菌

广泛存在于自然界中，常引起食物霉变，在机体免疫力低下时可引起感染。感染多发生在鼻或耳部，也可经血流播散，引起脑膜炎等。

（沈海中）

专业词汇及缩写英汉对照

第一篇 医学免疫学部分（第一至十五章）

adaptive immunity 适应性免疫
adhesion molecule，AM 粘附分子
acquired immunity 获得性免疫
agglutination 凝集反应
allergen 变应原
allergin 变应素
allergy 变态反应
allotype 同种异型
anaphylatoxin 过敏毒素
anaphylaxis 过敏反应
antibody dependent cell-mediated cytotoxicity，ADCC 抗体依赖性细胞介导的细胞毒作用
antibody，Ab 抗体
antigen presenting cell，APC 抗原提呈细胞
antigen，Ag 抗原
antigen-binding site 抗原结合部位
antigenic determinant 抗原决定基
antigenic valence 抗原的结合价
antigenicity 抗原性
antitoxin 抗毒素
artificial active immunization 人工主动免疫
artificial passive immunization 人工被动免疫
autoantigen 自身抗原
avidin 亲和素
β_2 microglobulin，β_2M β_2微球蛋白
B cell receptor，BCR B细胞受体
biological product 生物制品
biotin 生物素
bone marrow 骨髓
bursa of Fabricius 法氏囊
C1-inhibitor，C1-IHN C1抑制物
C4 binding protein，C4bp C4结合蛋白
carrier 载体

central immune organs 中枢免疫器官
chemokine 趋化性细胞因子
class Ⅱ associated invariant chain peptide, CLIP Ⅱ类相关恒定链短肽
classical pathway, CP 经典（传统）途径
cluster of differentiation, CD 分化群
colony stimulating factor, CSF 集落刺激因子
common antigen 共同抗原
complement, C 补体
complementarity-determining region, CDR 互补决定区
complete antigen 完全抗原
concanavalin A, conA 刀豆蛋白 A
conformational determinant 构象决定基
constant region, C 区 恒定区
co-stimulating molecule, CM 协同刺激分子
counter immunoelectrophoresis, CIE 对流免疫电泳
C-reactive protein, CRP C-反应蛋白
cross antigen 交叉抗原
cross-reaction 交叉反应
cytokine receptor, CKR 细胞因子受体
cytokine, CK 细胞因子
cytolysin 溶细胞素
cytotoxic T cell, Tc 细胞毒性 T 淋巴细胞
cytotoxic T lymphocyte, CTL 细胞毒性 T 淋巴细胞
inactivated vaccine 死疫苗
decay-accelerating factor, DAF 衰变加速因子
dendritic cell, DC 树突状细胞
diffuse lymphoid tissue 弥散的淋巴组织
double immunodiffusion 双免疫扩散
enzy immune technique 酶免疫技术
enzyme immunoassay, EIA 酶免疫测定
enzyme linked immunosorbent assay, ELISA 酶联免疫吸附试验
enzyme multiplied immunoassay technique, EMIT 酶扩大免疫测定技术
epidermal growth factor, EGF 表皮生长因子
epitope 表位
erythropoietin, EPO 红细胞生成素
extoxin 外毒素
fibroblast growth factor, FGF 成纤维细胞生长因子
fluorescence immune techniques 荧光免疫技术
follicular dendritic cell, FDC 滤泡树突状细胞
fragment antigen binding, Fab 抗原结合片段

fragment crystallizable，Fc 可结晶片段
framework region，FR 骨架区
GM-CSF 粒细胞-巨噬细胞集落刺激因子
granulocyte-CSF，G-CSF 粒细胞集落刺激因子
group antigen 类属抗原
growth factor，GF 生长因子
hapten 半抗原
heat shock protein HSP 热休克蛋白
heavy chain，H 链 重链
helper T lymphocyte，Th 辅助性 T 淋巴细胞
hemopoietic stem cell，HSC 造血干细胞
heterophilic antigen 异嗜性抗原
high endothelial venule，HEV 高内皮小静脉
histocompatibility antigen，HA 组织相容性抗原
histocompatibility-2 system H-2 系统
homologous restriction factor，HRF 同源限制因子
horseradish peroxidase，HRP 辣根过氧化物酶
human immunodeficiency virus，HIV 人类免疫缺陷病毒
human leucocyte antigen，HLA 人类白细胞抗原
hypersensitivity 超敏反应
hypervariable region，HVR 超变区
Ia-associated invariant chain，Ii 恒定链
idiotype 独特型
IgE-binding factor，IgE-BF IgE 结合因子
immunoreceptor tyrosine-based activation motifs，ITAM 免疫受体酪氨酸活化基序
immune magnetic bead，IMB 免疫磁珠
immunity 免疫
immuno nephelometry 免疫比浊
immunoblot 免疫印迹法
immunodiffusion 免疫扩散
immunoelectrophoresis 免疫电泳
immunogenicity 免疫原性
immunoglobulin，Ig 免疫球蛋白
immunolabelling technique 免疫标记技术
immunologic defence 免疫防御
immunologic homeostasis 免疫自稳
immunologic surveillance 免疫监视
immunological tolerance 免疫耐受
immunology 免疫学
immunoradiometric assay，IRMA 免疫放射测定或免疫放射量度分析

immunoreactivity 免疫反应性
immunoreceptor tyrosine-based inhibitory motifs，ITIM 免疫受体酪氨酸抑制基序
immunosuppression 免疫抑制
immunotherapy 免疫治疗
inactivated vaccine 灭活疫苗
incomplete antigen 不完全抗原
innate immunity 固有免疫
inter cellular adhesion molecules-1、2，ICAM-1、2 细胞间粘附分子-1、2
interdigitating cell，IDC 并指树突状细胞
interferon，IFN 干扰素
interleukin，IL 白细胞介素
isotype 同种型
joining chain，J链 连接链
killer Ig-like receptor，KIR 杀伤细胞Ig样受体
killer lectin-like receptors，KLR 杀伤细胞凝集素样受体
langerhan's cells，LC 朗格汉斯细胞
large granular lymphocyte，LGL 大颗粒淋巴细胞
leukocyte differentiation antigen 白细胞分化抗原
leukotrienes，LTs 白三烯
light chain，L链 轻链
linear determinant 线性决定基
lipopolysaccharide，LPS 脂多糖
live vaccine 活疫苗
live-attenuated vaccine 减毒活疫苗
low molecular weight polypeptide，LMP 低分子量多肽
LPS-binding protein，LBP 脂多糖结合蛋白
lymphocyte function associated antigen-2，LFA-2 淋巴细胞功能相关抗原2
lymphocyte 淋巴细胞
lymphokine activated killer cell，LAK 淋巴因子激活的杀伤细胞
lymphokine，LK 淋巴因子
lymphotactin，LTN 淋巴细胞趋化因子
lymphotoxin，LT 淋巴毒素
macrophage，Mφ 巨噬细胞
macrophage inflammatory protein-1，MIP-1 巨噬细胞炎症蛋白-1
macrophage-CSF，M-CSF 巨噬细胞集落刺激因子
major histocompatibility antigen，MHA 主要组织相容性抗原
major histocompatibility complex，MHC 主要组织相容性复合体
mannan-binding lectin，MBL 甘露聚糖结合凝集素
membrane cofactor protein，MCP 膜辅助因子蛋白
mannose receptor，MR 甘露糖受体

MBL-associated serine protease 1、2，MASP-1、2 MBL 相关的丝氨蛋白酶1、2
medical immunology 医学免疫学
membrane attack complex，MAC 膜攻击复合物
membrane Ig，mIg 膜型 Ig
membrane inhibitor of reactive lysis，MIRL 膜反应性溶血抑制剂
MHC class Ⅰ chain-related molecules A/B，MIC A/B MHC-Ⅰ类链相关的 A/B 分子
microfold cell，M 细胞 微皱褶细胞
mitogen 丝裂原
monoclonal antiboty McAb 单克隆抗体
monocyte，Mon 单核细胞
monokine，MK 单核因子
mucosal immune system，MIS 粘膜免疫系统
mucosal-associated lymphoid tissue，MALT 粘膜相关的淋巴组织
multi-CSF 多重集落刺激因子
multiple alleles 复等位基因
multipotential hemopoietic stem cell 多能造血干细胞
naive B cell 初始 B 细胞
naive T cell 初始 T 细胞
natural cytotoxicity receptor，NCR 自然细胞毒性受体
natural immunity 天然免疫
natural killer cell，NK 细胞 自然杀伤细胞
natural tolerance 天然耐受
negative selection 阴性选择
nerve growth factor，NGF 神经生长因子
nonspecific immunity 非特异性免疫
paracrine 旁分泌
pathogen associated molecular pattern，PAMP 病原相关分子模式
pattern recognition receptor，PRR 模式识别受体
perforin 穿孔素
peripheral blood mononuclear cell，PBMC 外周血单个核细胞
peripheral immune organs 外周免疫器官
Peyer's patches 派氏小结
phytohemagglutinin，PHA 植物血凝素
planed immunization 计划免疫
platelet activating factor，PAF 血小板活化因子
platelet-derived growth factor，PDGF 血小板衍生的生长因子
pokeweed mitogen，PWM 美洲商陆
polyclonal antibody，PcAb 多克隆抗体
polymeric Ig receptor，pIgR 多聚免疫球蛋白受体
polyperforin 多聚穿孔素

positive selection 阳性选择
precipitation 沉淀反应
precursor oligosaccharides 寡糖前体物
pre-T cell 前 T 细胞
primary immune response 初次免疫应答
pro-B cell 始祖 B 细胞
properdin 备解素
prostaglandin D_2, PGD_2 前列腺素 D_2
pro-T cell 始祖 T 细胞
radioimmunoassay, RIA 放射免疫测定
reactive nitrogen intermediates, RNI 反应性氮中间物
reactive oxygen intermediates, ROI 反应性氧中间物
recombinant antigen Vaccine 重组抗原疫苗
recombinant attenuated live vaccine 重组减毒活疫苗
recombinant vector vaccine 重组载体疫苗
regulator T cell, Tr 调节 T 细胞
relative risk, RR 相对危险性
rheumatoid factor, RF 类风湿因子
rocket electrophoresis 火箭电泳
scavenger receptors, SR 清道夫受体
secondary immune response 再次应答
secreted Ig, SIg 分泌型 Ig
secretory component, SC 分泌成分
secretory IgA, SIgA 分泌型 IgA
secretory piece, SP 分泌片
self tolerance 自身耐受
sequential determinant 顺序决定基
sequestered antigen 隐蔽抗原
serine proteases 丝氨酸蛋白酶
serological reaction 血清学反应
sialyl Lewis^x, Sle^x 唾液酸化的路易斯寡糖
single immunodiffusion 单向免疫扩散
single positive cell, SP 单阳性细胞
soluble cytokine receptor, sCKR 可溶性细胞因子受体
specific immune response 特异性免疫应答
specialized antigen transporting cell 抗原转运细胞
stapylococcus protein A, SPA 葡萄球菌蛋白 A
stem cell factor, SCF 干细胞因子
subunit vaccine 亚单位疫苗
superantigen, Sag 超抗原

switch recombinase 转换重组酶
switch sequence 转换序列
synthetic peptide vaccine 合成肽疫苗
T cell receptor, TCR T细胞受体
thrombopoietin, TPO 血小板生成素
thymus dependent antigen TD-Ag 胸腺依赖性抗原
thymus dependent lymphocytes 胸腺依赖性淋巴细胞
thymus independent antigen TI-Ag 胸腺非依赖性抗原
thymus 胸腺
tolerogen 耐受原
Toll like receptors, TLR Toll样受体
toxoid 类毒素
transforming growth factor-β, TGF-β 转化生长因子β
transplantation antigen, TA 移植抗原
transporter associated with antigen processing, TAP 抗原加工相关转运体
tumor infiltrating lymphocyte, TIL 肿瘤浸润淋巴细胞
tumor necrosis factor, TNF 肿瘤坏死因子
thyroid stimulating hormone, TSH 甲状腺刺激素
ubiquitin 泛素
vaccine 疫苗
variable region, V区 可变区
vascular endothelial cell growth factor, VEGF 血管内皮细胞生长因子
Western blotting Western 印迹法
xenogeneic antigen 异种抗原
X—linked severe combined-immunodeficiency disease, XSCID 性联重症联合免疫缺陷病

第二篇 医学微生物学部分（第十六至三十七章）

abortive infection 流产感染
acid-fast bacilli 抗酸杆菌
acquired immunodeficiency syndrome, AIDS 获得性免疫缺陷综合征
actinomyces 放线菌
acute infection 急性感染
adenovirus 腺病毒
AIDS-related complex, ARC AIDS相关综合征
anaerobic bacteria 厌氧性细菌
antigenic drift 抗原性漂移
antigenic shift 抗原性转变
anti-infection immunity 抗感染免疫
antisepsis 防腐

apparent infection 显性感染
arbovirus 虫媒病毒
asepsis technique 无菌操作
asepsis 无菌
B. recurrentis 回归热螺旋体
bacillus 杆菌
Bacillus 芽胞杆菌属
bacteremia 菌血症
bacteriocin 细菌素
bacteriophage，phage 噬菌体
bacterium 细菌
Bacteroides 类杆菌属
Bifidobacterium 双歧杆菌属
biosynthesis 生物合成
Bordetella 鲍特菌属
botulin 肉毒毒素
Brucella 布鲁菌属
capsid 衣壳
capsule 荚膜
carrier state 带菌状态
cell transformation 细胞转化
cell wall 细胞壁
Chlamydia 衣原体
chronic infection 慢性感染
Clostridium 厌氧芽胞梭菌属
coccus 球菌
colicinogenic plasmid Col 质粒
Colony-forming units，cfu 集落形成单位
colony 菌落
common pili 普通菌毛
conditioned pathogen 条件致病菌
conidium 分生孢子
conjugation 接合
conjugative plasmid 接合性质粒
Coprococcus 粪球菌属
cord factor 索状因子
Corynebacterium 棒状杆菌属
Coxsackie virus 柯萨奇病毒
Creutzfeldt-Jakob disease，CJD 克-雅病
cytomegalovirus，CMV 巨细胞病毒

cytopathic effect，CPE 细胞病变效应
cytoplasmic granules 胞质颗粒
cytoplasm 细胞质
cytotoxicity factor，CTF 细胞毒性因子
defective interfering particle，DIP 缺损干扰颗粒
defective virus 缺陷病毒
dengue virus 登革病毒
dermatophytes 皮肤癣菌
diaminopimelic acid，DAP 二氨基庚二酸
disinfection 消毒
disseminated intravascular coagulation，DIC 弥漫性血管内凝血
DNAP DNA 聚合酶
dot blot hybridization 斑点杂交
dysbacteriosis 菌群失调
elementary body 原体
endogenous infection 内源性感染
endotoxemia 内毒素血症
endotoxin-like substance，ELS 内毒素样物质
endotoxin 内毒素
enteric adenovirus，Ead 肠道腺病毒
enteric bacilli 肠道杆菌
Enterobacteriaceae 肠杆菌科
enterotoxin 肠毒素
enteric cytopathic human orphan virus，ECHO virus 人类肠道致细胞病变孤儿病毒，简称埃可病毒
envelope 包膜
Epstein-Barr virus，EBV EB 病毒
Escherichia 埃希菌属
exfoliative toxin 剥脱性毒素
exogenous infection 外源性感染
exotoxin 外毒素
fertility factor 致育因子
fertility plasmid F 质粒
flagellum 鞭毛
fungus 真菌
general tranduction 普遍性转导
generalized infection 全身感染
Gerstmann-Straussler-Scheinker 格斯综合征
gonococcus 淋球菌
granzyme 颗粒酶

hantavirus 汉坦病毒
hemagglutinin，HA 血凝素
hemolysin 溶血素
hemorrhagic fever with renal syndrome，HFRS 肾综合征出血热
hepatitis viruses 肝炎病毒
Herpesviridae 疱疹病毒科
herpes simplex virus，HSV 单纯疱疹病毒
high frequency recombinant，Hfr 高频重组菌
horizontal transmission 水平传播
hospital acquired infection 医院内获得性感染
hospital infection 医院感染
human herpes virus，HHV 人疱疹病毒
human immunodeficiency virus，HIV 人类免疫缺陷病毒
human papilloma virus，HPV 人乳头瘤病毒
human T-cell lymphotropic virus，HTLV 人类嗜T淋巴细胞病毒
hyaluronidase 透明质酸酶
hypha 菌丝
inactivation 灭活
inapparent infection 隐性感染
inclusion body 包涵体
inducible NO synthase，iNOS 诱导型一氧化氮合成酶
influenza virus 流行性感冒病毒
initial body 始体
interference 干扰现象
invasiveness 侵袭力
Japaness encephalitis virus 日本脑炎病毒
Koplik 斑 柯氏斑
latent infection 潜伏感染
latent membrane protein，LMP 潜伏感染膜蛋白
leukocidin 杀白细胞素
lipooligosaccharide，LOS 脂寡糖
lipopolysaccharide，LPS 脂多糖
local infection 局部感染
LPS-binding protein，LBP 脂多糖结合蛋白
lysogenic bacterium 溶原性细菌
lysogenic conversion 溶原性转换
lysosome 溶酶体
lysozyme 溶菌酶
mannan-binding lectin，MBL 甘露聚糖结合凝集素
mannose-binding receptor，MBR 甘露糖受体

measles virus 麻疹病毒
median infective dose, ID_{50} 半数感染量
median lethal dose, LD_{50} 半数致死量
medical microbiology 医学微生物学
meningococcus 脑膜炎球菌
mesosome 中介体
metachromatic granule 异染颗粒
microbiology 微生物学
microcapsule 微荚膜
microorganism 微生物
mold 霉菌
mossy 菌苔
mucoid colony, M型菌落 粘液型菌落
murine toxin, MT 鼠毒素
mutation 突变
mycelium 菌丝体
Mycobacterium 分枝杆菌属
mycolic acid 分枝菌酸
Mycoplasma 支原体属
myeloperoxidase, MPO 髓过氧化物酶
Nairovirus 内罗病毒属
negribody 内基小体
neuraminidase, NA 神经氨酸酶
neutralizing antibody 中和抗体
nitric oxide, NO 一氧化氮
Nocardia 诺卡菌属
nonconjugative plasmid 非接合性质粒
normal flora 正常菌群
nosocomial infection 医院内感染
nuclear material 核质
nucleocapsid 核衣壳
old tuberculin, OT 旧结核菌素
outer membrane protein, OMP 外膜蛋白
outer membrane 外膜
pathogenic bacteria 病原菌
pathogenicity 致病性
pathogen 致病菌
penetration 穿入
peplomer 包膜子粒
peptidoglycan 肽聚糖

Peptococcus 消化球菌属
Peptostreptococcus 消化链球菌属
periplasmic space 周浆间隙或胞质间隙
persistent infection 持续型感染
phagosome 吞噬体
pili 菌毛
plaque forming unit, PFU 空斑形成单位
plasmid 质粒
pneumococcus 肺炎球菌
poliovirus 脊髓灰质炎病毒
polymerase chain reaction, PCR 多聚酶链反应
pre-S1 protein 前S1蛋白
pre-S2 protein 前S2蛋白
prion 朊粒
prophage 前噬菌体
Proteus 变形杆菌属
Pseudomonas 假单胞菌属
purified protein derivative, PPD 纯蛋白衍生物
pyemia 脓毒血症
pyogenic coccus 化脓性球菌
pyrogenic exotoxin 致热外毒素
pyrogen 热原质
rabies virus 狂犬病毒
reactive oxygen intermediate, ROI 活性氧中间物
release 释放
replication 复制
resistance factor 耐药决定因子
resistance plasmid R质粒
resistance transfer factor, RTF 耐药传递因子
respiratory burst 呼吸爆发
respiratory syncytial virus, RSV 呼吸道合胞病毒
restricted transduction 局限性转导
Retroviridae 逆转录病毒科
reverse transcription PCR, RT-PCR 逆转录PCR
ribonucleoprotein, NP 核蛋白
ribosome 核糖体
Rickettsia 立克次体属
rotavirus 轮状病毒
rough colony, R型菌落 粗糙型菌落
Sabouraud medium 沙保培养基

Salmonella 沙门菌属
satellite phenomenon 卫星现象
satellites virus 卫星病毒
septicemia 败血症
serological diagnosis 血清学诊断
serotype 血清型
serum coagulase 血浆凝固酶
severe acute respiratory syndrome, SARS 严重急性呼吸道综合征
sex pili 性菌毛
sexual transmitted diseases, STD 性传播疾病
Shiga-like toxin, SLT 志贺样毒素
Shigella 志贺菌属
slow virus infection 慢发病毒感染
smooth colony, S型菌落 光滑型菌落
spike 刺突
spiral bacterium 螺形菌
Spirochete 螺旋体
sporangiospore 孢子囊孢子
spore 孢子
spore 芽胞
staphylococcal protein A, SPA 葡萄球菌A蛋白
sterilization 灭菌
stormy fermentation 汹涌发酵
strain 株
Streptococcus 链球菌属
streptodornase 链道酶
streptokinase 链激酶
streptolysin O, SLO 链球菌溶血素O
streptolysin 链球菌溶血素
Staphylococcus 葡萄球菌属
subspecies 亚种
subvirus 亚病毒
sulfatides 硫酸脑苷脂
synaptobrevin-Ⅱ 突触囊泡蛋白-Ⅱ
teichoic acid 磷壁酸
temperate phage 温和噬菌体
tetanolysin 破伤风溶素
tetanospasmin 破伤风痉挛毒素
tetanus antitoxin, TAT 破伤风抗毒素
tissue culture infected dose of 50%, $TCID_{50}$ 50%组织细胞感染量

toxemia 毒血症
toxic shock syndrome toxin 1，TSST1 毒性休克综合征毒素-1
transduction 转导
transformation 转化
transfusion transmitted virus，TTV TT型肝炎病毒（与输血传递相关的肝炎病毒）
type 型
Ureaplasma 脲原体属
variation 变异
varicella-zoster virus，VZV 水痘-带状疱疹病毒
vegetative form 繁殖体
vertical transmission 垂直传播
Vibrio 弧菌属
virion 病毒体
viroid 类病毒
virulence plasmid Vi质粒
virulence 毒力（Vi抗原）
virulent phage 毒性噬菌体
virusoid 拟病毒
virus 病毒
Weil-Felix test 外斐试验
western blot 蛋白印迹法
Yersinia 耶尔森菌属
α-hemolytic streptococcus 甲型（α）溶血性链球菌
β-hemolytic streptococcus 乙型（β）溶血性链球菌
β-lysin 乙型溶素
γ-streptococcus 丙型（γ）链球菌

1